NCCD

国家心血管病中心

NATIONAL CENTER FOR CARDIOVASCULAR DISEASES

中国心血管健康与疾病报告 2024

ANNUAL REPORT ON CARDIOVASCULAR HEALTH AND DISEASES IN CHINA（2024）

NCCD
国家心血管病中心
NATIONAL CENTER FOR CARDIOVASCULAR DISEASES

中国协和医科大学出版社
北　京

图书在版编目（CIP）数据

中国心血管健康与疾病报告. 2024 / 国家心血管病中心主编. -- 北京：中国协和医科大学出版社, 2025. 5.（2025.10 重印）.

ISBN 978-7-5679-2659-2

Ⅰ. R54

中国国家版本馆CIP数据核字第2025RN6536号

内 容 简 介

本书由国家心血管病中心编撰。共分五个部分：第一部分概要，第二部分心血管疾病及其危险因素流行状况，第三部分心血管疾病诊疗状况，第四部分心血管疾病研究概述，第五部分心血管疾病卫生经济学。收录了中国心血管健康与疾病方面的大样本横断面和队列人群流行病学调查、随机对照临床研究、大样本注册登记研究等有代表性的、已发表的、高质量的研究结果。此外，本书还纳入了国家心血管病中心承担的有关心血管疾病项目的资料。

本书内容全面、准确、完整，具有代表性和权威性，可以为政府部门制定相关政策提供参考依据，也可为广大医务工作者、医学生日常工作和科学研究提供参考。

主　　编　国家心血管病中心
责任编辑　李元君
封面设计　邱晓俐
责任校对　张　麓
责任印制　黄艳霞
出版发行　**中国协和医科大学出版社**
（北京市东城区东单三条9号　邮编100730　电话010-65260431）
网　　址　www.pumcp.com
印　　刷　北京中科印刷有限公司
开　　本　889mm×1194mm　1/16
印　　张　18.75
字　　数　620千字
版　　次　2025年5月第1版
印　　次　2025年10月第2次印刷
定　　价　168.00元

编 委 会

《中国心血管健康与疾病报告》20 年

献　词

由国家卫生健康委员会（原卫生部）指导、国家心血管病中心（原卫生部心血管病防治研究中心）主办，组织全国相关领域专家编撰的《中国心血管健康与疾病报告》（以下简称“年报”），自2005年第1版出版以来，秉持“博采众长、荟萃精华、行业领先、研判预测”的编撰原则，在价值坚守中与时俱进，一步步成长为中国心血管疾病防治领域独树一帜的权威前沿资讯来源。

年报的创立源于国家对于心血管疾病防治的整体布局和提高全民健康的现实需求。为对我国心血管疾病防治研究提供技术指导与权威评价，为政府制定相关政策与策略提供决策依据，为开展国际交流与合作提供信息交流平台，受国家卫生健康委员会委托，国家心血管病中心组织全国著名专家着手编撰关于心血管疾病防治一体的资讯和工具书。2005年《中国心血管病报告》第一版应运而生，此后，每年定期出版中英文版本。2019年，响应“健康中国行动”，贯彻“以基层为重点，以预防为主”的国家方针，年报改版为《中国心血管健康与疾病报告》。在内容方面增加了心血管健康行为、康复、技术创新与转化等；工作方向上，将预防工作提到了前所未有的重要位置，突出防治工作的经验模式和发展趋势，旨在增强全民健康意识，倡导心血管全生命周期健康管理。2023年首次纳入了国家心血管病中心承担的项目资料。这些一手数据极大地丰富了本书的内容，也更加及时、全面地反映了我国心血管疾病防治的现状。

年报由全国心脑血管领域权威机构知名专家执笔和审稿，具有专家代表性和权威性。年报涵盖了心血管影响因素、危险因素、心血管疾病的诊治和流行趋势及康复、基础研究和研发、经济负担与评价，是目前业内最齐全的、最有代表性的心血管疾病防治实践和研究成果的综合荟萃。

年报及时呈现发展动态，科学归纳总结评价，具有较强的前沿性、先进性和科学性。年报动态跟踪报道我国心血管疾病的流行趋势，综合评价我国心血管疾病防治研究最新进展，对于心血管疾病的危险因素、社区防治及诊治现状等进行了客观呈现，科学评价我国心血管疾病诊疗和防控现状和发展。

年报是行业医师重要的“案头书”“红宝书”。年报集临床和科研及社区防治一线工作于一体，以新的形式作用于临床和科研，成为与临床诊治工作相辅相成的一本重要行业资讯和理论工具，其行业作用和影响力是目前其他报告不可比拟的。

年报是政府部门出台相关政策和行业诊断标准拟定的重要依据。年报动态反映了心血管疾病防控由规模发展转变为关键技术高质量发展的过程，对心血管疾病防治战略调整和行业指南拟定具有重要的参考价值，为从政府或者行业角度健全公共卫生体系，提供科学数据和行业发展态势信息。

年报兼顾专业性、系统性和普适性。以健康中国战略的行动计划为指导，从心血管健康和疾病防治的多个维度，对监测数据和研究结果进行动态的综合分析，包括对覆盖全生命周期的心血管健康、危险因素和疾病负担现状和趋势的评价、防治策略实施的现状和障碍，以及新的防治策略的研究证据。这些信息对于推动健康中国慢性病综合防控战略的实施起到了重要的科技支撑作用。助力将心血管疾病一级预防和二级预防的主战场“下沉”到社区，从而增加一般成年人、心脑血管疾病高危人群和患者中常规的血压、血脂、血糖和体重的可及性，并将合理膳食、科学运动、控烟等健康生活方式有效地融入健康服务体系。促进全人群、全生命周期慢性病健康管理目标和全民健康行动管理目标的实现。

年报融汇贯通心血管疾病科研进展、诊疗技术现状和理论研究动向，以其专业性、前沿性、代表性、权威性，在心血管疾病防治领域独树一帜，蜚声海内外。出版当年即因其创新性和重要性入选十大学术新闻，2015年国家卫生和计划生育委员会将其列为我国疾病预防控制工作领域定期发布的五大重要卫生资讯信息之一。20年来，累计出版60 000册，推广会超过40场。近5年来，年报重要章节内容摘要发表在《中国循环杂志》《中国心血管杂志》《中国心血管病研究》《中国全科医学》、*Journal of geriatric cardiology*、*BES*、*Cardiology Discovery*等权威期刊，被引用次数超过25 000余次，下载超过30余万次。

时光荏苒，今年是年报出版20周年。年报作为心血管疾病防治前沿资讯刊物，浸透着几代专家评委、编著者、出版者的辛勤耕耘，印证着几代心血管疾病医学翘楚的远见卓识，也在中国心血管疾病事业发展中彰显其重要价值。当下我国面临多重疾病威胁并存、多种慢性疾病共患、多种健康影响因素交织的复杂局面。随着医学和科技创新的发展，年报将与时俱进，不断探索新的形式和内容，提升可及性和普适性，致力于优化健康服务、提供健康保障、普及健康生活，实现从内容提供者向综合防治工作引领者的转变，助力健康中国目标的实现。

前　言

随着社会经济的发展，国民生活方式的变化，尤其是人口老龄化及城镇化进程的加速，居民不健康的生活方式日益突出，心血管疾病危险因素对居民健康的影响越加显著，心血管疾病的发病率仍持续增高。目前心血管疾病是城乡居民的首要死亡原因，农村为48.00%，城市为45.86%。心血管疾病给居民和社会带来的经济负担日渐加重，已成为重大的公共卫生问题，加强政府主导的心血管疾病防治工作刻不容缓。

2019年6月24日，国务院印发《国务院关于实施健康中国行动的意见》，此后从国家层面出台《健康中国行动（2019—2030年）》，提出从以“疾病”为中心向以“健康”为中心转变，从注重“治已病”向注重“治未病”转变。为响应“健康中国行动”，贯彻“以基层为重点，以预防为主”的国家方针，真正实现使心血管疾病防治主战场由医院逐步向社区转移，国家心血管病中心将2005年以来每年组织全国相关领域的专家编撰的《中国心血管病报告》改版为《中国心血管健康与疾病报告》（以下简称“年报”）。内容方面增加了心血管健康行为、康复、心血管基础研究与器械研发、卫生经济学评价等。该年报倡导心血管全生命周期的健康管理，提高居民的心血管疾病风险意识，强调每个人是自己健康的第一责任人，注重不健康饮食和身体活动不足等上游危险因素控制，从源头上预防心血管疾病。

本书仍坚持入选的材料为大样本横断面和队列人群流行病学调查、随机对照临床研究、大样本注册登记研究和社区防治典型案例等有代表性的、已发表的、高质量的研究结果。此外，还纳入了国家心血管病中心承担的项目资料。这些一手数据极大地丰富了年报的内容，也更加及时、全面地反映了我国心血管疾病防治的状况。经编委会专家的集体讨论，以求内容全面、准确和完整，充分体现代表性和权威性。

本书不仅是国家心血管疾病防治和开展国际交流与合作的资讯平台，也是提升中国在心血管疾病防治研究领域地位和影响力的重要组成部分。在历年的编写过程中，得到了国家心血管病中心、中国医学科学院阜外医院、年报学术委员会和编写委员会等机构和专家学者的大力支持和帮助，在此谨向他们表示衷心感谢。

尽管全体编写人员在编写过程中力求精益求精，可能还会存在疏漏之处，恳请广大读者提出宝贵意见，以使今后的年报臻于完善。

国家心血管病中心

2025年4月

目 录

第一部分　概　　要

1.1　心血管疾病流行趋势

1.1.1　心血管疾病

1.1.1.1　心血管疾病发病情况

根据全球疾病负担研究（GBD）数据，中国全人群CVD的发病数、发病率、标化发病率分别从1990年的530.07万例、447.81/10万、646.20/10万上升至2019年的1234.11万例、867.65/10万、652.21/10万。中国居民1990—2019年CVD标化发病率总体呈上升趋势。中国居民2020—2030年CVD预测发病率、预测死亡率和预测伤残调整生命年（DALY）率均持续上升。

2023年1月—2023年12月，对“中国居民心脑血管事件监测”项目30个省（自治区、直辖市）和新疆生产建设兵团、262个监测点数据统计分析发现，我国18岁及以上居民心脑血管疾病［包括急性心肌梗死（AMI）、接受经皮冠状动脉腔内成形术（PTCA）/支架植入和（或）冠状动脉旁路移植术的心绞痛、卒中和心脏性猝死］粗发病率为620.33/10万（年龄标化率为635.81/10万），男性发病率（粗率717.36/10万，标化率738.49/10万）高于女性（粗率519.64/10万，标化率530.61/10万）。随着年龄的增长，心脑血管疾病发病率呈现快速增长趋势。

1.1.1.2　心血管疾病死亡情况

2021年CVD死亡率仍居首位，高于肿瘤及其他疾病。农村CVD死亡率从2009年起超过并持续高于城市水平。2021年农村CVD粗死亡率为364.16/10万，其中心脏病粗死亡率为188.58/10万；城市CVD粗死亡率为305.39/10万，其中心脏病粗死亡率为165.37/10万，农村地区高于城市地区。

城乡居民疾病死亡构成比中，CVD占首位。2021年分别占农村、城市CVD死因的48.98%和47.35%。

1.1.1.3　心血管疾病导致的DALY

与1990年相比，中国男性、女性和全人群2019年CVD的DALY和DALY率均有所上升。虽然CVD总疾病负担绝对值处于增长态势，但是年龄标化DALY率下降了33.4%，其中女性（−42.6%）较男性（−24.6%）下降更快。

在1990—2016年，其他所有类型的CVD年龄标化DALY均出现了不同程度的下降，其中降幅较大的有风湿性心脏病（−77.6%）、其他CVD（−68.7%）、高血压性心脏病（−54.8%）和出血性卒中（−52.6%）。

1.1.1.4 冠心病

（1）冠心病患病率

“中国居民心血管病及其危险因素监测”项目于2020—2022年在31个省（自治区、直辖市）共262个监测点开展调查，初步结果显示，我国18岁及以上居民冠心病（CHD）（包括：心肌梗死、支架植入手术、冠状动脉搭桥术和因不稳定型心绞痛住院）患病率为758/10万。男性（940/10万）高于女性（570/10万），城市（892/10万）高于农村（639/10万）。随着年龄的增长，CHD患病率呈现快速升高趋势。

（2）冠心病发病率

根据全球疾病负担研究数据，1990年至2019年，中国1～79岁CHD年龄标化发病率从1990年的177.1/10万人年上升至2010年的203.7/10万人年，2019年下降至197.4/10万人年。

2023年1月—2023年12月，“中国居民心脑血管事件监测”项目30个省（自治区、直辖市）和新疆生产建设兵团、262个监测点数据统计分析发现，18岁及以上居民AMI的粗发病率为87.6/10万（年龄标化率为93.9/10万），男性（113.3/10万）高于女性（60.9/10万）。随着年龄的增长，AMI发病率呈现快速上升趋势。

（3）冠心病死亡率

《中国卫生健康统计年鉴2022》数据显示，2021年中国城市居民CHD粗死亡率为135.08/10万，农村为148.19/10万。无论是城市还是农村地区，男性CHD死亡率均高于女性。

2021年CHD死亡率继续2012年以来的上升趋势，农村地区上升明显，到2016年已超过城市水平。

2002—2021年AMI死亡率总体呈上升态势。从2005年开始，AMI死亡率呈快速上升趋势，农村地区AMI死亡率不仅于2007年、2009年、2010年和2011年超过城市地区，而且自2012年开始农村地区AMI死亡率明显升高，并于2013年开始持续高于城市水平。

（4）AMI住院病死率

来自中国23个省级行政区253个胸痛中心、2019—2020年的36 689例AMI患者的数据分析表明，住院患者的死亡率低于出院后院外死亡，二级医院的死亡率（4.1%）高于三级医院（3.9%）；出院后院外死亡人数中，总体病死率为6.0%，二级医院（7.8%）高于三级医院（5.2%）。

1.1.1.5 脑血管疾病

（1）脑血管疾病患病情况

GBD 2021结果显示，2021年我国共有2634万例卒中患者，比1990年增加145.4%。针对不同亚型卒中，从1990年到2021年，患病数增加最多的是缺血性卒中（IS）（216.3%），其次是脑出血（HS）（40.8%）和蛛网膜下腔出血（SAH）（19.8%）。2021年卒中年龄标化患病率为1301.4/10万，其中IS为1018.8/10万，HS为222.1/10万，SAH为68.9/10万。与1990年相比，卒中年龄标化患病率上升了11.5%，其中IS增加了34.2%，HS和SAH分别降低了28.0%和36.2%。

（2）脑血管疾病发病情况

GBD 2021研究显示，我国每年新发卒中病例409万例，比1990年增加142.6%。针对不同亚型卒中，从1990年到2021年，发病数增加最多的是IS（264.2%），其次是HS（51.6%），SAH则下降了3.6%。2021年卒中年龄标化发病率为204.8/10万，其中IS为135.8/10万，HS为61.8/10万，SAH为7.8/10万。与1990年相比，卒中的年龄标化发病率下降了9.8%，其中HS和SAH的年龄标化发病率分别下降了43.9%和56.5%，而IS的年龄标化发病率则增加了35.7%。

2023年1月—2023年12月，对“中国居民心脑血管事件监测”项目30个省（自治区、直辖市）和新疆生产建设兵团、262个监测点数据进行统计分析发现，18岁及以上居民卒中发病率为491/10万（年龄标化率为513.3/10万），男性（551.8/10万）高于女性（427.9/10万）。随着年龄的增长，卒中发病率呈现增长的趋势。

（3）脑血管疾病死亡情况

根据《中国卫生健康统计年鉴2022》，2021年中国城市居民脑血管疾病（粗）死亡率为140.02/10万，占城市总死亡人数的21.71%，位列城市居民全死因的第三位；农村居民脑血管疾病（粗）死亡率为175.58/10万，占农村总死亡人数的23.62%，位列农村居民全死因的第二位。中国居民脑血管疾病死亡率男性高于女性，农村高于城市。

根据《中国卫生健康统计年鉴》，2003—2021年，脑血管疾病（粗）死亡率整体呈增长趋势，与2003年相比，2021年，城市居民脑血管疾病（粗）死亡率上升1.37倍；农村居民上升1.58倍。并且，各年度农村居民脑血管疾病（粗）死亡率均高于城市居民。

GBD 2021结果显示，2021年我国有259万人死于卒中。1990年到2021年，卒中总的死亡人数增加了69.3%，IS和HS的死亡人数分别增加175.0%和44.9%，而SAH引起的死亡数下降了51.6%。2021年中国卒中的年龄标化死亡率为138.0/10万。与1990年相比，卒中年龄标化死亡率下降了43.0%，其中下降幅度最大的是SAH（−82.7%），其次是HS（−50.7%）；IS下降了14.3%（95% *UI*：−31.9%～6.1%）。

一项基于中国卒中中心联盟（CSCA）的研究将2015—2019年来自全国31省1476家医院的1 006 798名卒中或TIA患者纳入分析，急性IS患者住院期间病死率为0.5%；HS患者住院期间病死率为2.4%；SAH患者住院期间病死率为3%。

1.1.2 烟草使用

2023年全球卷烟销量较2003年下降了10.8%。同期中国卷烟销量增加了38.8%。如果把中国扣除，那么全球卷烟销量则下降了26.4%。

2022年，中国成人吸烟率为24.1%，较2010年（28.1%）下降了14.2%。

2023年，中学生尝试吸烟率从2021年的16.7%下降到13.7%，下降了18.0%。2023年中学生吸烟率为4.2%，经常吸烟率（每月吸烟20天以上）为1.2%，每日吸烟率为0.8%。

2023年，54.5%的中学生报告暴露于二手烟，暴露最高的场所是室外公共场所（40.2%）和室内公共场所（37.5%）。其次为家中（29.4%）和公共交通工具（20.2%）。35.4%的中学生报告在过去30天在学校接触过二手烟，值得注意的是，8.3%学生几乎每天在学校见到过老师吸烟。

吸烟是引起心血管疾病的主要原因之一，二手烟会使卒中风险增加20%～30%。暴露在二手烟中，即使是很短的时间，也会损害血管内皮，使血液变得更黏稠，这些变化会增加心脏病发作的风险。戒烟可以降低吸烟者患心血管疾病和死亡的风险，对所有吸烟的人都是如此，无论年龄、吸烟量和吸烟时间长短。

全球成人烟草调查（GATS）结果显示，在中国只有39.7%的成人知道二手烟会导致心脏病发作，与其他国家相比处于较低水平。

全球12.5亿的成人吸烟者中，超过60%的人想戒烟，但其中约70%的人没有获得全面戒烟服务。中国吸烟者中只有16.2%打算在未来的12个月戒烟，在过去12个月内尝试戒烟的人群，戒烟时未使用任何方法的比例占90.1%，使用药物及咨询戒烟的比例分别为4.6%和3.2%。远远低于全球平均水平。

1.1.3 膳食营养

全国营养调查数据显示，1982—2017年，中国居民主要食物摄入量的变化趋势为，谷物和蔬菜的摄入量减少，全谷物和薯类摄入下降；动物性食物结构依旧不合理，畜肉尤其是猪肉摄入过多，而禽肉和水产品摄入不足；水果、蛋类、奶类、大豆类的摄入量持续较低，与推荐量有较大差距；食用油摄入持续增加，尽管家庭烹调用盐有所减少，但2015—2017年食用油（43.2g/d）和烹调用盐（9.3g/d）的摄入量均远高于推荐量。

基于中国健康与营养调查（CHNS）和2022—2023年中国发展与营养健康影响队列的十省（自治区）调查数据发现，与2018年相比，2022—2023年成年居民能量摄入量略有下降，脂肪供能比进一步增加，平均达40.08%，碳水化合物供能比下降至44.06%，蛋白质供能比保持稳定，为13.02%。2020年中国6～17岁儿童的脂肪供能比达到33.7%。

食物摄入情况与CVD的发生、死亡及其CVD危险因素的发生密切相关。对GBD 2019中1990—2019年中国心血管疾病负担数据分析显示，2019年中国心血管疾病DALY粗率、归因于膳食因素的DALY粗率和PAF分别为6463.47/10万、2745.21/10万和42.46%，与1990年相比，2019年中国归因于高钠饮食的心血管疾病负担在各膳食因素中仍居于首位，归因于低全谷物摄入、高红肉摄入、低豆类摄入、高反式脂肪酸摄入和高加工肉摄入的CVD负担排序上升。

1.1.4 身体活动

2018年，中国成人身体活动不足率较2010年显著升高（22.3% vs 17.9%），经常锻炼率为15.8%，城市（19.7%）高于农村（11.7%），男性（17.0%）高于女性（14.6%），业余静态行为时间较2010年明显增加（3.2h/d vs 2.7h/d）。

2017年小学、初中学生活动达标率高于2016年，但2017—2019年小学生、初中生的达标率均显著下降（32.61% vs 25.33%；28.15% vs 17.61%），同时小学生视屏时间低于2小时的达标率显著下降（86.47% vs 80.55%）。2019年肌肉力量锻炼≥3次/7天的比例达到39.3%，1985—2014年学生体质健康达标优秀率总体趋于下降（2.7% vs 2.2%）。

WHO 2016年报告指出，身体活动达标可以减少我国18.3%的40～74岁人群过早死亡，相当于每年避免101.65万的人过早死亡。

1.1.5 超重与肥胖

《中国居民营养与慢性病状况报告（2020）》显示，中国18岁及以上居民超重率为34.3%，肥胖率为16.4%，与2012年相比，分别上升了4.2个百分点和4.5个百分点。

2000—2018年中国健康与营养调查和2022—2023年中国发展与营养健康影响队列调查（2000年9070人，2004年8877人，2006年8769人，2009年9252人，2011年8945人，2015年10 114人，2018年9514人，2023年8287人）数据显示，2022—2023年我国十省市成年居民超重率、肥胖率、中心性肥胖前期患病率和中心性肥胖率分别为38.5%、17.1%、19.5%和46.9%。与2000年比较，分别增长了12.8%、10.2%、4.7%和23.7%。其中，肥胖率增长速度最快（1.5倍），18～44岁居民肥胖率增长了近3倍。超重肥胖及中心性肥胖的城乡差距越来越小。

1985—2019年7次全国学生体质与健康调研（分别纳入409 945、204 931、209 209、234 420、215 317、

214 353和212 711名7～18岁儿童）数据显示，2019年中国7～18岁儿童青少年超重肥胖检出率为23.4%（超重检出率13.9%，肥胖检出率为9.6%），较1985年增长了18.1倍，城市男生、城市女生、农村男生和农村女生超重肥胖检出率较1985年分别增长了22.3倍、11.7倍、54.2倍和10.1倍，农村男生的增长速度最快。

超重肥胖会增加心血管疾病的疾病负担。根据2021年全球疾病负担GBD数据显示，2021年中国归因于高BMI的CVD死亡人数为35.43万，归因于高BMI的CVD年龄标化死亡率为18.80/10万，6.97%的CVD死亡归因于高BMI。

超重肥胖会造成经济负担。有研究通过投资案例分析了儿童和青少年超重肥胖的健康和经济影响，评估在中国实施一系列干预措施所能降低的死亡率和发病率，结果显示，基于目前儿童青少年的超重肥胖现状，如果不采取任何干预措施，2025—2092年中国将面临33亿DALY，一生的经济影响为218万亿元人民币（31.6万亿美元），平均每个受影响的儿童青少年一生将面临250万元人民币（35万美元）的经济损失。

1.1.6 高血压

1958—2022年，全国范围内的高血压患病率抽样调查表明，高血压患病率整体呈上升趋势。2018年中国慢性病及危险因素监测（CCDRFS）调查显示，18岁及以上居民高血压患病率的加权率为27.5%，随着年龄的增长而升高，男性高于女性（30.8% vs 24.2%），农村高于城市，华北地区和东北地区患病率较高，华南地区患病率最低。“中国居民心血管病及其危险因素监测”项目于2020—2022年在31个省（自治区、直辖市）共262个监测点开展调查，有效样本量298 438人。结果显示，18岁及以上居民高血压患病率为31.6%，男性（36.8%）高于女性（26.3%），农村（33.7%）高于城市（29.1%）。随着年龄的增长，高血压患病率呈现快速升高的趋势。

2019年全国学生体质与健康调研（n＝19万，7～17岁，汉族）显示，儿童及青少年高血压患病率为13.0%，女生高于男生（13.2% vs 12.7%），农村高于城市（14.1% vs 11.9%），且总体呈现随年龄增长逐渐增加的趋势（P＜0.001）。

CHNS研究对12 952名18岁及以上中国人群的前瞻性队列调查显示，高血压年龄标化发病率从1993—1997年的40.8/1000人年增长至2011—2015年的48.6/1000人年。

CCDRFS全国6次调查数据显示，2004—2018年中国18～69岁成人高血压知晓率、治疗率和控制率均呈上升趋势。“中国居民心血管病及其危险因素监测”项目于2020—2022年在31个省（自治区、直辖市）共262个监测点开展调查，有效样本量298 438人，结果显示，18岁及以上居民高血压知晓率、治疗率、控制率分别为43.3%、38.7%和12.9%。

CHNS研究结果显示，中国≥18岁成人血压正常高值年龄标化检出率从1991年的30.1%增加到2015年的43.1%。中国高血压调查（CHS）发现，2012—2015年中国≥18岁居民血压正常高值检出粗率为39.1%、加权率为41.3%，估计全国有血压正常高值人数4.35亿。

根据1990—2017中国及其各省的死亡率、发病率和危险因素研究发现，高收缩压是导致死亡和残疾调整生命年数（DALY）的四大主要危险因素之一。2017年，因高收缩压导致254万人死亡，其中95.7%死于心血管疾病。另一项关于2005—2018年中国及各省归因于高收缩压的心血管疾病负担研究也发现，我国由收缩压升高导致的CVD死亡人数呈持续上升趋势（从2005年的198万增加到2018年的267万），心血管疾病相关寿命损失年（YLL）也持续上升（由2005年的4014万人年增加到2018年的4816万人年）。

1.1.7 血脂异常

2015年中国成人营养与慢性病监测项目（CANCDS）对179 728名18岁及以上居民的调查结果显示，中国居民总胆固醇（TC）、低密度脂蛋白胆固醇（LDL-C）、非高密度脂蛋白胆固醇（HDL-C）、甘油三酯（TG）水平均较2002年升高。

“中国居民心血管病及其危险因素监测”项目于2020—2022年在31个省（自治区、直辖市）共262个监测点调查275 961人，初步结果显示，18岁及以上居民TC、TG、HDL-C及LDL-C水平均值分别为185.8mg/dl、141.0mg/dl、50.7mg/dl和110.7mg/dl。其中，男性TG水平高于女性；18岁及以上居民血脂异常患病率为38.1%，男性（46.1%）高于女性（29.6%），城市（38.9%）高于农村（37.4%）。

2013—2014年第四次中国慢性病与危险因素监测（CCDRFS）项目、2015年CANCDS项目、2014年中国卒中筛查与预防项目（CNSSPP）、2014—2019年China-HEART项目调查结果均显示，我国成年居民血脂异常的主要类型是低HDL-C血症和高TG血症。

“中国居民心血管病及其危险因素监测”项目于2020—2022年在31个省（自治区、直辖市）共262个监测点275 961人的初步分析结果显示，我国18岁及以上居民血脂异常知晓率、治疗率、控制率分别为11.7%、10.1%和4.8%，与2010年中国慢性病监测项目（知晓率10.93%、治疗率6.84%、控制率3.53%）相比，知晓率和控制率有所上升，但仍处于较低水平。

在血脂异常的各种表现形式中，高LDL-C导致全球死亡和伤残寿命损失从1990年的第14位危险因素升至2019年的8位。在我国，这一趋势更为突出，由第15位危险因素升至第6位。高LDL-C造成的CVD负担占CVD总负担的25.1%，对CHD和卒中疾病负担的归因危险百分比分别达到41.9%和9.6%。

利用China-HEART研究近300万人群数据分析LDL-C与全因死亡、CVD死亡风险的关联关系，结果显示，LDL-C与全因死亡、CVD死亡之间均呈U型曲线关系。与LDL-C 100～129.9mg/dl者相比，LDL-C＜70mg/dl和LDL-C＞190mg/dl者的全因死亡和CVD死亡风险分别增加16%和31%。LDL-C水平与全因死亡和心血管死亡之间的关系在不同的动脉粥样硬化性心血管病（ASCVD）风险人群中有所不同。在低风险和一级预防组中，这种关系呈U型，而在二级预防组中则呈反L型。随着ASCVD风险的升高，三组人群对应心血管死亡风险最低的LDL-C水平越来越低。具体来说，心血管死亡风险最低时对应的LDL-C在低ASCVD风险组中为117.8mg/dl，在一级预防组中为106mg/dl，在二级预防组为55.8mg/dl。

1.1.8 糖尿病

CCDRFS在2013—2014年和2018—2019年，在中国大陆对170 287名和173 642名≥18岁成年人进行横断面调查显示，依据ADA诊断标准，糖尿病患病率从2013年的10.9%（95%CI：10.4%～11.5%）上升为2018年的12.4%（95%CI：11.8%～13.0%）。糖尿病前期患病率从2013年的35.7%（95%CI：34.2%～37.3%）上升为2018年的38.1%（95%CI：36.4%～39.7%）。2018年，糖尿病知晓率为36.7%（95%CI：34.7%～38.6%），糖尿病治疗率为32.9%（95%CI：30.9%～34.8%）；糖尿病控制率为50.1%（95%CI：47.5%～52.6%），这些率与2013年相比无明显差异（分别为36.5%，33.2%，49.5%）。

1.1.9 慢性肾脏病

2018年8月—2019年6月，“全国第六次慢性病及其危险因素监测”在全国31个省（自治区、直辖市）纳入的176 874名18岁及以上成人中，白蛋白尿及肾功能受损的患病率分别为6.7%及2.2%，总CKD的患病率为8.2%，较2009—2010年的10.8%有所下降。

2015—2019年，“心血管病高危人群早期筛查与综合干预项目”在全国31个省（自治区、直辖市）对269 026名≥35岁成人的调查显示，晨尿白蛋白肌酐比（UACR）≥30mg/g的患病率为8.75%，其中30mg/g≤UACR＜300mg/g者占比为7.38%、UACR≥300mg/g者占比为1.37%。研究发现，在UACR全程范围内，随UACR水平升高，全因死亡、心血管死亡及CVD特异性死亡的风险均升高。与UACR＜5mg/g相比，即使传统认为正常范围的UACR水平（＜30mg/g），这些死亡的风险仍显著升高。

开滦队列的研究表明，心血管－肾脏－代谢（CKM）综合征在人群中的患病率很高（95.7%），且全因死亡风险随CKM分期增高而增高。对代谢性危险因素的良好控制可以降低心血管事件、肾病进展及死亡的风险，甚至可使CKD患者的相关风险降至与非CKD患者相当。

1.1.10 睡眠与心理

2019年，一项研究采用了匹兹堡睡眠质量指数（PSQI）问卷，调查了我国31个省107 650名15岁以上的居民的睡眠质量。以7分为睡眠困难临界值，发现我国睡眠困难的患病率为21.25%。其中，在睡眠困难人群中，90.27%存在入睡困难，75.70%存在睡眠中断或早醒。

2024年的一项Meta研究对我国32项睡眠研究37万余人的分析显示，睡眠质量差的患病率为19.0%（95%CI：15.8%～22.8%）。其中，较低的教育水平（Q＝4.12，P＝0.042）和生活在欠发达地区（Q＝60.28，P＜0.001）的人群更易受到影响。

2019年发布的中国首次全国性精神障碍流行病学调查显示，在被调查的32 552人中，抑郁障碍的终身患病率为6.8%，12个月患病率为3.6%；焦虑障碍的终身患病率为7.6%，12个月患病率为5%。

2014—2016年，一项全国性研究纳入了覆盖中国7个地区47 841名45岁及以上人群，比较了CVD患者和无CVD者的情绪状况，CVD患者抑郁和焦虑障碍患病率显著高于同性别的无CVD人群。抑郁和焦虑障碍在心力衰竭患者中的患病率分别为12.0%和9.1%，在卒中患者中分别为10.9%和7.9%。在合并三种或更多CVD的人群中，女性抑郁、焦虑障碍的患病率分别为9.7%和7.3%，男性分别为6.3%和3.5%。

1.1.11 环境因素

GBD研究显示，影响我国人群健康的前两位环境因素为空气污染和非适宜温度。2013年和2021年非适宜温度在我国疾病死亡负担的危险因素排名中均为第8位，其中2021年非适宜温度相关的CVD超额死亡人数超过40万人。空气污染在我国疾病死亡负担的危险因素中排名从2013年第1位降到2021年的第3位，超额死亡人数仍然较高，为146.7万人，其中环境颗粒物污染相关的CVD超额死亡人数达121万人。

在我国不同地区272个城市开展的高温热浪与2013—2015年CVD死亡风险之间的关联研究发现，热浪相关总CVD和CHD死亡风险分别增加14%（RR：1.14，95% CI：1.09%～1.18%）和13%（RR：1.13，95% CI：1.07%～1.19%）。在我国31个城市开展的热浪与2007—2013年IHD死亡风险之间关联的研究发现，滞后0～10天内暴露窗的效应估计值最高，热浪相关的IHD死亡风险RR为1.21（95% CI：1.10～1.32）。

在中国272个城市开展的2013—2015年低温暴露与CVD死亡的关系，发现与阈值温度（人群死亡率最低的温度）22.8℃相比，低温寒潮暴露时CVD死亡风险增加，相对危险度（RR）为1.92（95%CI：1.75～2.10），研究进一步发现，寒潮暴露时CHD、卒中死亡风险增加，RR为1.66（95% CI：1.20～2.31）和1.49（95% CI：1.12～1.97）。

2023年全国339个地级及以上城市中，有203个城市室外空气质量达标，达标率为59.9%，六种主要大气污染物（$PM_{2.5}$、PM_{10}、SO_2、NO_2、CO、O_3）水平均比2022年下降。所有超标天数中，以$PM_{2.5}$为首要污染物的天数占比仍然最高，为40.1%。全国339个城市环境空气$PM_{2.5}$年均浓度在5～54μg/m^{3}之间，平均30μg/m^3，比2022年上升3.4%。

1.2 心血管疾病诊疗状况

1.2.1 高血压

HQMS数据显示，2023年收治高血压住院患者（出院主要诊断或其他诊断包含高血压且年龄≥18岁）的医院有6748家，占HQMS中收治CVD住院患者医院数量的83.1%。其中三级医院2286家，二级医院4462家。共收治高血压住院患者5037万人次，占CVD住院患者的65.8%。

高血压住院患者合并疾病居前三位的是冠心病、脑血管疾病和糖尿病，占比分别为30.6%、30.5%和25.8%。

CVD住院患者中继发性高血压患者为99.4万人次，占高血压住院患者的2.0%。继发性高血压病因居前三位的是肾实质性高血压、阻塞性睡眠呼吸暂停综合征（OSAS）和肾血管性高血压，占比分别为41.3%、28.8%和11.0%。

2023年出院主要诊断为高血压的患者住院死亡率为0.1%，非康复离院率（离院方式为住院死亡或非医嘱离院）为3.8%。

一项纳入11 255名具有心血管高危风险的高血压患者的随机对照试验显示，在中位随访3.4年期间，强化治疗组（诊室收缩压目标值120mmHg以下，$n=5624$例）发生主要终点事件（即心肌梗死、血运重建、心力衰竭住院、卒中或心血管死亡的复合终点）的比例显著低于标准治疗组（诊室收缩压目标值140mmHg以下，$n=5631$例）（9.7% vs 11.1%，HR：0.88，95%CI：0.78～0.99；$P=0.028$）。研究表明，对于心血管高危的高血压患者，无论是否合并糖尿病或是否有卒中病史，与降低收缩压目标值140mmHg以下的治疗策略相比，降低收缩压目标值120mmHg以下可进一步预防主要血管事件，且额外风险轻微。

1.2.2 冠心病

HQMS数据显示，2023年收治CHD住院患者（出院主要诊断为冠心病且年龄≥18岁）的医院有6581家，占HQMS中纳入监测的收治CVD住院患者医院数量的81.1%，其中三级医院2169家，二级医院4412家。上述医院共收治冠心病住院患者836.8万人次，其中三级医院567.7万人次，二级医院269.1万人次。

CHD住院患者合并疾病居前三位的是高血压、2型糖尿病和脑血管病，占比分别为61.3%、27.5%和18.4%。

CHD住院患者的主要出院诊断构成中居前三位的是不稳定型心绞痛、未分类的冠心病和稳定型心绞痛，占比依次为40.0%、29.0%和15.1%。

2023年共收治急性心肌梗死住院患者122.2万人次，其中ST段抬高型心肌梗死患者占46.7%，非ST段抬高型心肌梗死患者占43.1%，未分类的急性心肌梗死占10.2%。

AMI住院患者中，7.7%合并心源性休克，5.7%合并恶性心律失常，2.1%合并心搏骤停、2.0%合并室性心动过速。

2023年有190.1万例的患者接受了冠状动脉介入治疗，占CHD住院患者总数的22.7%。有202.9万例的患者接受了单纯冠状动脉造影检查，占CHD住院患者总数的24.2%。行冠状动脉介入治疗患者的住院死亡率为0.6%，非康复离院率为3.0%。

2023年共有654家开展至少一例CABG，其中单纯CABG 6.1万例，住院死亡率为1.0%，非康复离院率为2.6%。2023年CHD住院患者中冠状动脉介入治疗与冠状动脉旁路移植术的规模之比为31.4∶1。

一项前瞻性阜外左主干PCI队列的事后盲法研究，纳入了1170例接受PCI治疗的左主干（LM）分叉病变患者，基于单体位分析模式，分别对主支血管（LM-LAD）和分支血管（LM-LCX）进行回顾性术后定量血流分数（QFR）评估。研究首次提出左主干介入术后生理性残余缺血的理念，生理性残余缺血被定义为术后LM-LAD或LM-LCX的QFR值≤0.80。研究发现，有13.2%的患者术后仍存在残余缺血，包括10.5%的患者术后LM-LCX存在生理性残余缺血，3.2%的患者术后LM-LAD存在生理性残余缺血。结果发现，生理性残余缺血与更高的3年心血管死亡和心肌梗死风险显著相关，相对风险增加4倍。因此，介入治疗左主干分叉病变时，即使PCI结果经解剖学评估已令人满意，仍有必要将术后冠状动脉生理学评估纳入常规诊疗策略中，以指导优化术后即刻生理学结果，改善患者远期预后。

1.2.3 心律失常

HQMS数据显示，2023年纳入监测并开展心律失常诊疗服务的医院有7583家，占HQMS中开展CVD

诊疗服务医院数量的93.4%，其中三级医院2485家，占纳入监测的医院数量的32.8%，二级医院5098家，占比为67.2%。

2023年心律失常住院患者（出院主要诊断或出院其他诊断包含心律失常）1113.2万例。其中，数量位于前三位的疾病类型为房性心动过速/心房扑动/心房颤动、房性期前收缩和室性期前收缩，占比依次为37.84%、18.11%和17.10%。

在心律失常住院患者中开展各类心律失常消融手术总计约34.2万例，占心律失常患者总住院人次的3.1%。左心耳封堵1.9万例，器械植入16.6万例。

近期发表的SS-AFRF研究纳入我国24省（自治区、直辖市）的66家医院，共入选920例接受首次导管消融手术的持续性心房颤动患者，随机分为参松养心胶囊组和安慰剂组。结果显示，参松养心胶囊组在预防房性快速性心律失常复发方面的事件无发生率高于安慰剂组（85.5% vs 77.7%），并改善了术后生活质量，且参松养心胶囊组与对照组在不良反应发生率方面未见显著性差异。该研究为我国传统医药在心律失常防治领域提供新的证据，值得关注。

1.2.4 瓣膜性心脏病

HQMS数据显示，2023年纳入监测并收治瓣膜性心脏病住院患者的医院有6794家，占HQMS中收治CVD住院患者医院数量的83.7%。其中三级医院2402家，二级医院4392家。上述医院共收治瓣膜性心脏病患者（出院诊断包含瓣膜性心脏病）266.1万人次，其中二尖瓣疾病患者最多，为133.9万人次，占比50.3%，其次为主动脉瓣（26.0%）、三尖瓣（21.7%）及肺动脉瓣疾病（2.0%）。

瓣膜性心脏病住院患者合并疾病居前三位的是心力衰竭、高血压和冠心病，分别为44.9%、44.3%和33.6%。

2023年共开展单纯外科主动脉瓣置换术9928例。接受单纯主动脉瓣置换术的患者，生物瓣使用率为46.8%。2023年纳入监测的医院开展TAVR共计9629人次。

2023年共开展单纯二尖瓣外科手术2.8万例，其中32.4%为瓣膜成形术，67.6%为瓣膜置换术。在接受单纯二尖瓣置换术的患者中，生物瓣使用率为45.6%。开展二尖瓣介入手术3019例，其中二尖瓣钳夹术占比最高，为49.7%。2023年共开展三尖瓣外科置换或成形手术4.5万例，三尖瓣介入手术165例；肺动脉瓣外科置换或成形术1307例，开展肺动脉瓣介入手术740例。

1.2.5 心力衰竭

HQMS数据显示，2023年纳入监测并收治心力衰竭住院患者（出院主要诊断或其他诊断包含心力衰竭且年龄≥18岁）的医院有7374家，占HQMS中收治心血管疾病住院患者医院数量的90.8%，其中三级医院2415家，二级医院4959家。上述医院共收治心力衰竭住院患者1429.0万人次，其中三级医院收治患者数量占59.2%，二级医院占40.8%。上述患者27.9%通过急诊收治入院，69.2%通过门诊收治入院，2.9%通过其他途径（如转院等）收治入院。

心力衰竭住院患者中，3.00%的患者在住院期间接受了机械通气治疗，0.41%接受了血液滤过治疗，0.14%接受了主动脉内球囊反搏（IABP）治疗，0.05%接受了植入型心律转复除颤器（ICD）治疗，0.04%接受了心脏再同步治疗除颤器（CRT-D）治疗，0.02%接受了心脏再同步治疗（CRT）。心力衰竭患者的非康复离院（离院方式为住院死亡或非医嘱离院）率为10.2%，其中住院死亡率为2.6%，非医嘱离院率为7.6%，30天再入院率为11.0%。

截至2024年5月，我国共有132家医院开展了908例左心室辅助装置置入术。其中过渡到心脏移植27例（3.0%），衰竭心脏功能恢复撤除装置19例（2.1%），长期随访死亡133例，最长带泵存活26.9年，平均携带时间1.02年。

心脏移植是各种心肌病进展至终末期阶段最为有效和公认的治疗方式。根据中国心脏移植注册系统数据，2015—2023年，中国大陆各移植中心实施并上报心脏移植年手术量共计5208例。

1.2.6 先天性心脏病

HQMS数据显示，2023年纳入监测并收治诊断含先天性心脏病患者的医院有4239家，占HQMS中开展心血管疾病诊疗服务医院数量的52.9%，其中三级医院1974家，占HQMS中所有三级医院的77.4%，二级医院2265家，占HQMS中所有二级医院的40.7%。上述医院共诊治诊断含先天性心脏病的住院患者202.4万人次，主要诊断为先天性心脏病的住院患者33.9万人次。在主要诊断为先天性心脏病的住院患者中，房间隔缺损占41.71%，动脉导管未闭占4.64%，室间隔缺损占9.72%，主动脉缩窄占1.01%；心内膜垫缺损占0.66%，另外，法洛四联症占0.86%。

2023年先天性心脏病住院患者中，新生儿和婴儿期（住院时年龄＜1岁）占5.82%；1～17岁儿童占19.76%；成人（≥18岁）占74.42%。

HQMS数据显示，2023年纳入监测的医院收治的先天性心脏病住院患者中，接受外科手术或介入治疗者有17.7万例，占收治诊断含先天性心脏病患者的47.3%。在接受外科手术或介入治疗者中，简单先天性心脏病有16.0万例，复杂先天性心脏病有1.7万例，分别占90.4%和9.6%。共有6.1万例先天性心脏病患者接受了外科手术治疗，占接受外科手术或介入治疗的先天性心脏病住院患者的34.2%。在接受外科手术治疗的病例中，复杂先天性心脏病占26.8%。

2023年先天性心脏病外科治疗的住院死亡率为0.7%，非康复离院（离院方式为住院死亡或非医嘱离院）率为1.7%。

2023年接受介入治疗的先天性心脏病患者11.7万例，其中儿童（＜18岁）占27.8%。在接受介入治疗的儿童先天性心脏病住院患者中，以房间隔缺损封堵治疗最多，占接受介入治疗儿童先天性心脏病患者的42.9%，其次是动脉导管未闭封堵（21.3%）、室间隔缺损封堵（17.7%）、卵圆孔未闭封堵（15.3%）和肺动脉瓣狭窄介入（2.8%）。

1.2.7 主动脉和外周血管疾病

1.2.7.1 主动脉疾病

HQMS数据显示，2023年开展主动脉疾病诊疗服务的医院有4400家，占HQMS中开展心血管疾病诊疗服务医院数量的50.2%。

2023年收治主动脉疾病住院患者（出院主要诊断包含主动脉疾病，且年龄≥18岁）15.54万人次。在主动脉疾病患者中，主动脉夹层占比最高，为47.4%，其次为主动脉瘤，占比为24.7%。

2023年收治的主要诊断为主动脉夹层住院患者7.4万人次，其中，A型主动脉夹层患者为2.5万人次，B型主动脉夹层患者为3.6万人次，不能明确判定类型的夹层患者为1.2万人次。

主动脉夹层住院患者最常见的合并疾病为高血压（77.3%），其次为肝脏疾病（17.0%）。34.5%的主动脉夹层住院患者接受腔内手术，18.5%的患者接受开放手术，47.0%的患者未接受手术治疗。住院死亡率为4.5%，非康复离院率为17.4%。其中，A型夹层的住院死亡率为8.5%，非康复离院率为25.3%。B型夹层的住院死亡率为1.7%，非康复离院率为11.5%。

HQMS数据显示，2023年开展主动脉瘤诊疗服务的医院有2606家，占HQMS中开展心血管疾病诊疗服务医院数量的32.1%。2023年收治主要诊断为主动脉瘤的住院患者4.1万人次，平均年龄为67.5±11.8岁，女性占20.3%。主动脉瘤住院患者合并高血压的比例为62.0%，其次为卒中（19.2%）。48.9%的主动脉瘤住院患者接受腔内手术，13.8%的患者接受开放手术，37.3%的患者未接受手术治疗。2023年主动脉瘤住院患者的住院死亡率为0.5%，非康复离院率为6.9%。

一项单中心回顾性研究分析了1445例A型主动脉夹层行主动脉全弓置换+冷冻象鼻手术的治疗效果，术后30天内死亡89例（6.2%），持续肾替代治疗169例（11.7%），卒中82例（5.7%），二次开胸65例（4.5%），气管切开36例（2.5%）。研究表明，该术式是治疗A型主动脉夹层的有效方法，但高龄、肾功能受损、体外循环时间延长等因素可能与患者预后不良有关。

1.2.7.2　外周血管疾病

HQMS数据显示，2023年开展颈动脉粥样硬化狭窄闭塞性疾病诊疗服务的医院有4077家，占HQMS中开展心血管疾病诊疗服务医院数量的50.2%。2023年开展下肢静脉曲张诊疗服务的医院有5426家，占HQMS中开展心血管疾病诊疗服务医院数量的66.8%。

2023年收治颈动脉粥样硬化狭窄闭塞性疾病住院患者22.4万人次。2023年收治下肢静脉曲张住院患者38.1万人次。2023年收治下肢动脉硬化闭塞症4.8万例。

2023年，有6.6万人次（29.4%）的患者接受手术治疗。5.1万人次（22.7%）接受颈动脉介入手术，1.1万人次（4.7%）颈动脉内膜剥脱术，4336人次（1.9%）接受颅内颈动脉手术。

下肢静脉曲张疾病住院患者中，33.5万人（87.7%）的患者接受手术治疗。其中，除了接受传统开放手术（高位结扎术或主干剥脱术）外，8.1万人次（24.2%）接受消融手术，10.0万人次（29.8%）接受激光闭合手术。

2023年，83.3%的下肢动脉硬化闭塞症住院患者接受下肢动脉腔内手术，1.2%的患者接受下肢动脉开放手术，15.5%的患者未接受手术治疗。

1.2.8　肺血管病

1.2.8.1　肺动脉高压

HQMS数据显示，2023年收治肺动脉高压住院患者的医院有6238家。其中三级医院2312家，二级医院3926家。收治肺动脉高压成人住院患者（出院诊断包含肺动脉高压且年龄≥18岁）163.8万人次。其中27.1%的住院患者通过急诊收治入院，70.6%的患者通过门诊收治入院。肺动脉高压住院患者平均年龄为67.5±18.7岁，女性占49.1%。肺动脉高压患者的住院死亡率为1.6%，非康复离院率为9.6%。

第一大类至第五大类肺动脉高压［动脉型肺动脉高压、左心疾病所致肺动脉高压、肺病和（或）低氧所致肺动脉高压、肺动脉阻塞所致肺动脉高压、机制不明和（或）多因素所致肺动脉高压］的占比分别为7.1%、32.0%、24.2%、1.8%和4.5%。2023年，肺动脉高压总人群接受右心导管检查率为1.2%，在第一大类至第五大类肺动脉高压中这一比例分别为7.6%、0.7%、0.3%、9.5%和0.2%。

一项随机对照临床研究探讨了肺动脉去神经术（PADN）在动脉型肺动脉高压（PAH）患者中的有效性。128例患者被分配接受PADN加磷酸二酯酶-5抑制剂治疗或假手术加磷酸二酯酶-5抑制剂治疗。与对照组相比，PADN组患者临床恶化发生率较低（1.6% vs 13.8%）。PADN组患者从基线到6个月的6分钟步行距离上有更大的改善（平均调整组间差异33.8m；95% CI：16.7～50.9m；$P<0.001$）。此外，PADN组的末端脑利尿钠肽前体（NT-proBNP）和肺血管阻力（PVR）也有更大改善。

1.2.8.2　静脉血栓栓塞症

HQMS数据显示，2023年收治肺栓塞（PE）住院患者的医院有5632家。2023年收治深静脉血栓形成住院患者的医院有6766家。上述医院收治PE成人住院患者（出院诊断包含肺栓塞且年龄≥18岁）33.7万人次，占出院诊断包含心血管疾病住院患者的0.4%。收治深静脉血栓（DVT）形成成人住院患者186.8万人次，占诊断包含心血管疾病住院患者的2.2%。PE患者的住院死亡率为5.7%，非康复离院率为15.5%；DVT住院患者的住院死亡率为2.3%，非康复离院率为10.3%。

56.3%的肺栓塞住院患者合并外科手术史，35.8%的患者合并有DVT，23.3%的患者合并恶性肿瘤。64.3%的深静脉血栓形成住院患者合并外科手术史，6.4%的患者合并有肺栓塞，24.6%的患者合并恶性肿瘤。

PE患者中，3.1%的患者住院期间接受了导管溶栓治疗。DVT患者中，1.7%的患者住院期间接受了导管溶栓治疗，7.4%的患者安装了静脉滤器。

2021年一项队列研究显示，合并恶性肿瘤会使静脉血栓栓塞（VTE）的发病风险增加9倍。匹配了年龄和性别后，接受化学治疗的恶性肿瘤患者的VTE发病率为12.6%，而健康人群中这一数值为1.4%。可见恶性肿瘤是VTE不容忽视的重要危险因素。

1.2.9 心肌病

HQMS数据显示，2023年有6411家医院收治心肌病住院患者（出院主要诊断或其他诊断中包含心肌病），占HQMS中收治心血管疾病住院患者医院数量的79.0%。上述医院共收治心肌病住院患者84.9万人次，其中主要诊断为心肌病的患者19.7万人次。在所有心肌病的患者中，扩张型心肌病（DCM）占比最高，为62.0%；其次是肥厚型心肌病（HCM），占比为24.2%。

由继发病因引起的DCM住院患者共23.7万人次，其中尿毒症性心肌病最多，占35.0%，其次为贫血性心脏病（20.8%）。因继发病因引起心肌肥厚的住院患者共3.8万人次，其中心脏淀粉样变患者最多，占42.6%，其次为法布里病，占24.2%。

72.1%的住院患者合并心力衰竭，合并心房颤动或心房扑动的比例为24.0%，合并室性心动过速的比例为6.8%，8.9%的患者存在肺动脉高压，猝死发生率为0.7%。

心肌病住院患者的住院死亡率为0.9%，非康复离院率为6.2%。共有76家医院进行了608例心肌活检，占主要诊断为心肌病患者人次数的0.3%。开展心内膜心肌活检的医院数量占所有诊治心肌病医院的1.2%。

心肌病患者中有0.5%接受了植入型心律转复除颤器（ICD）治疗，0.6%接受了心脏再同步化治疗治疗。

经冠状动脉射频消融术（TCRFA）是一种新型心肌内射频消融技术。首次人体研究招募了13名连续住院的梗阻性HCM患者，术后即刻有创性和无创性左室流出道（LVOT）压差（LVOTG）分别下降73.0和63.3mmHg，无创LVOTG在出院时下降45.0mmHg，3个月后下降56.9mmHg。技术成功率为92.3%，临床成功率为84.6%。研究结果显示了新技术TCRFA可行性并展现了令人满意的初始安全性终点和成功率。

1.2.10 心脏康复

HQMS数据显示，2023年冠状动脉介入术后人群为350.3万人次，进行心脏康复治疗为36.6万人次，康复治疗占比为10.5%；冠状动脉搭桥术后、心脏瓣膜病外科术后及心力衰竭患者进行康复治疗的人次分别为3.1万、4.4万和107.2万，康复治疗占比分别为14.6%（3.1万/21.2万）、18.6%（4.4万/23.9万）和9.1%（107.2万/1181.4万）。

中国医院心脏预防康复工作现状调查结果显示，2012年2月至2021年12月中国33个省级行政区（青海省除外）159家医院的2.0万名CVD患者中，分别有73.12%的患者选择医院模式康复，8.01%的患者选择居家康复，18.87%的患者选择混合模式康复。

1.2.11 阻塞性睡眠呼吸暂停

HQMS数据显示，2023年有4995家医院开展阻塞性睡眠呼吸暂停（OSA）诊疗服务，占HQMS中开展心血管疾病诊疗服务医院数量的61.5%，其中1302家（16.0%）医院可开展夜间睡眠呼吸监测，2257家

（27.8%）医院可提供无创正压通气治疗。2023年收治CVD合并OSA的住院患者（出院诊断包含OSA，且年龄≥18岁）共36.3万人次，占CVD住院患者的0.5%，住院患者平均年龄为56.9±14.8岁，女性占27.1%。

OSA住院患者合并疾病前四位是高血压、冠状动脉粥样硬化性心脏病（冠心病）、心力衰竭和心律失常，比例分别为78.6%、34.0%、19.8%和19.7%。在36.3万人次CVD合并OSA患者中，2.6万（7.2%）患者在住院期间接受了无创正压通气治疗。2023年CVD合并OSA住院患者的非康复离院率为3.3%，死亡率为0.35%。

根据HQMS数据显示，2023年在我国提供心血管疾病诊疗服务的医院中，开展夜间睡眠呼吸监测的仅占不到20%；在心血管疾病住院患者中，约有0.5%的患者被检出患有OSA。

1.2.12 肾脏病

HQMS数据显示，2023年纳入监测并能救治CVD（不包括脑血管疾病）合并慢性肾脏病（CKD）、急性肾损伤（AKI）、开展血液透析、腹膜透析及连续性肾脏替代治疗（CRRT）的医院数量分别为7471、5951、4063、1840和3388家，占收治CVD患者的医院总数（8119家）的比例分别为92.0%、73.3%、50.0%、22.7%和41.7%。

2023年住院的8274.0万例CVD患者中有986.6万例合并CKD、49.2万例合并AKI、113.4万例接受了血液透析、22.1万例接受了腹膜透析及28.0万例接受了CRRT。心肌病、心力衰竭、肺动脉高压、心房颤动、瓣膜性心脏病、CHD、AMI、DVT、PE和高血压患者中CKD占比分别为29.3%、21.5%、19.2%、17.9%、17.5%、13.5%、16.5%、14.7%、13.2%和14.8%。

在CKD患者中，64.4%诊断为慢性肾功能不全或慢性肾衰竭。CKD患者中合并高血压、糖尿病及肾动脉狭窄的占比分别为75.6%、40.4%及0.5%。

2023年度住院CVD患者中，合并CKD者的住院死亡率、非康复离院率及AKI发生率及住院天数均高于非CKD者，分别为2.4% vs 0.7%、10.3% vs 5.8%、1.4% vs 0.6%及8天vs 7天。

1.2.13 脑血管疾病

HQMS数据显示，2023年收治卒中住院患者（出院诊断包含脑梗死、脑出血或蛛网膜下腔出血）的医院有7640家，其中三级医院2466家，二级医院5174家。

2023年收治卒中住院患者1663.8万人次，其中脑梗死患者占94.0%。收治的所有卒中患者中，出院主要诊断为卒中的患者占49.9%。卒中住院患者的平均年龄为68.9±11.7岁，住院死亡率为1.2%，非康复离院率为8.0%。

高血压、冠心病和糖尿病是卒中住院患者最常见的合并症，占比分别为66.5%、30.3%和27.7%。

一项随机对照试验（RAISE研究）纳入1412名发病4.5小时内、NIHSS评分4～25分的急性缺血性卒中（AIS）患者。研究结果显示，瑞替普酶组79.5%的患者和阿替普酶组70.4%的患者达到优良功能结局（HR：1.33，95%CI：1.05～1.21，$P_{非劣效}<0.001$，$P_{优效}=0.002$）。研究结果为瑞替普酶在AIS患者治疗提供了高质量循证医学证据，为临床医师及患者溶栓药物提供经济、便捷的多样化选择。

1.3 心血管疾病研究概述

1.3.1 心血管疾病基础研究

中国大陆地区的高水平CVD基础研究从2005年后开始起步，近几年来越来越多有影响力的论文发表在国内外高水平的期刊，如*Nature*、*Cell*、*Circulation*、*European Heart Journal*、*Circulation Research*、

*Signal Transduction and Targeted Therapy*等杂志。通过对有影响力期刊*Nature*及其子刊、*Cell*及其子刊、*Circulation*、*European Heart Journal*、*Circulation Research*、*Nature Communications*、*Advanced Science*和*Cardiovascular Research*等文章数据的搜索和观察，不管从文章质量还是数量上，可以看到近几年我国心血管基础研究的快速发展。

2022—2023年通讯作者和主要作者均来自中国大陆地区，以探索心脏和血管解剖、发育与功能、发病机制为对象的基础研究论文共97篇，涉及心肌梗死、心力衰竭、缺血再灌注损伤、心肌病、心脏重塑、动脉夹层、动脉粥样硬化以及血管重构等方面。其中，热点研究包括心脏保护与再生以及基因治疗等。

2023—2024年通讯作者和主要作者均来自中国地区（包括香港、澳门），以探索心脏和血管解剖，发育与功能/发病机制为对象的基础研究论文共206篇，较以往有明显增加，其研究领域涉及心肌梗死、心力衰竭、缺血再灌注损伤、心律失常、心肌病（肥厚型、扩张型、糖尿病心肌病、病毒性心肌炎）、心脏重塑（心肌肥厚和纤维化）、动脉瘤、动脉粥样硬化、高血压、血管老化以及血管重塑等方面。其中，心脏保护与再生以及基因治疗等研究是在众多研究领域中的热点问题。

1.3.2　心血管疾病临床研究

近年来，我国在CVD领域的研究呈现蓬勃发展势头，数量与质量都不断提升。目前我国CVD领域论文数量位居全球第二位，仅次于美国。自2018年以来，论文数量增长速度高于美国。研究最活跃的几个亚专科是CHD、高血压、心律失常和心力衰竭。其中CHD和高血压的论文数量均已超过美国。

2023年发表的高水平CVD临床研究论文共20篇，涉及冠心病、高血压、心律失常、心力衰竭、先天性心脏病、心肌病、心血管疾病危险因素等方面。其中热点研究为冠心病、高血压、心血管疾病危险因素探索及干预。

1.3.3　心血管疾病器械研究

2023年7月20日—2024年7月31日，国家药品监督管理局共批准74项医疗器械进入创新医疗器械审评通道，其中36项心血管类产品，占比达到48.6%；而且国产原创产品有72项，占97.3%。

同期，国家药品监督管理局共批准获得心血管领域三类医疗器械注册证206项，其中178项为国产产品，其中2项产品曾进入国家创新医疗器械审评通道。在这178项国产产品中，介入类产品有136项，成像类产品12项，血流测量系统0项，开放手术类产品有7项，有源手术类产品7项，AI软件11项，诊断类产品5项。

1.4　心血管疾病卫生经济学

1.4.1　心血管疾病经济负担

2022年中国医院心脑血管病患者出院总人次数为2633.87万，占同期出院总人次数（包括所有住院病种）的14.73%，其中心血管疾病1425.20万人次，占54.1%，脑血管病1208.67万人次，占45.9%。

2022年心脑血管疾病患者出院人次数中，以IHD（876.40万人次，其中心绞痛417.65万人次、AMI 145.97万人次）和脑梗死（825.30万人次）为主，占比分别为33.27%和31.33%。

2023年以心血管疾病为主要诊断的住院总费用合计为2834.3亿元。住院总费用以冠心病为主，占比达42.0%（1191.1亿元），其余依次是心律失常11.4%（323.9亿元）、心力衰竭8.1%（229.8亿元）、瓣膜性心脏病4.5%（128.4亿元）、高血压4.0%（113.5亿元）、主动脉和外周动脉疾病8.9%（252.9亿元）、先天性心脏病2.7%（77.0亿元）、肺血管病2.6%（73.9亿元）、心肌病1.1%（32.0亿元）等。

2023年主要诊断为心血管疾病的患者次均住院总费用为15 944.0元。瓣膜性心脏病的次均住院总费用最高（71 274.3元），其余依次是心律失常（30 067.6元）、冠心病（14 234.6元）、心力衰竭（9724.5元）以及高血压（6239.8元）。在冠心病、心律失常和瓣膜性心脏病中，材料费占住院总费用的比例较其他费用更高，而在心力衰竭和高血压中，诊断费的占比更高。

1.4.2 心血管疾病卫生经济学评价

在老年护理机构盐替代品的成本－效果和盐供应限制（DECIDE-SALT）集群随机临床试验中，以1:1:1:1的比例将中国的48家老年护理机构随机分为4组，对2种钠减少策略进行了为期2年的评估。成本－效果分析结果显示，与普通盐相比，盐替代品在1年和2年时人均增量质量调整生命年（QALY）分别为0.039和0.093，意味着完全健康的情况大约增加了14.24天和34.09天，同时还节约了成本。如果将盐替代策略推广到中国的所有老年护理机构，估计在头两年内可减少48 101例主要心血管事件和107 857例高血压病例，节省54 982 278美元。

在中国儿童和青少年超重和肥胖预防和治疗的投资回报研究中，采用确定性Markov队列模型，从社会成本视角预测2025—2092年在中国实施基于循证的几项干预措施对发病率和死亡率的影响。纳入模型的5项干预措施包括对含糖饮料征收20%的税收、限制向儿童销售不健康食品、通过手机短信传播母乳喂养知识、以学校为基础的儿童肥胖干预及医生提供营养咨询。基于目前儿童超重肥胖现状，如果不采取任何干预措施，2025—2092年，中国将面临33亿DALY、218万亿元人民币的经济损失、平均每个受影响的儿童将面临250万元人民币的经济损失。如果在中国全面实施上述5项干预措施，预计能够减少1.794亿DALY的损失，并带来13.1万亿元的经济收益。

一项研究构建决策分析模拟模型模拟在10年和终生范围内药物治疗对中国血压为130～139/80～89 mmHg且心血管风险高成年人的成本－效果。研究发现，在10年内，与非药物治疗相比，成年人服用抗高血压药物可以获得0.034个增量QALY，增量成本效果比（ICER）13 321.29美元/QALY，即获得一个QALY多产生13 321.29美元的成本。ICER低于1倍的人均国内生产总值（21 318美元），表明抗高血压药物治疗策略具有高的成本－效果。此外，不考虑治疗开始时的年龄，对这种血压层的成年人进行抗高血压药治疗在一生中都是非常具有成本－效果，中青年人口将受益最多。

一项研究评估英克司兰和他汀类药物联合使用与单独使用他汀类药物治疗血脂异常的成本－效果，构建马尔可夫决策模型，以CVD和血脂水平高于他汀类药物治疗目标水平的患者为目标人群。研究发现，如果英克司兰的每次注射价格为20 000.00元人民币，则与他汀类药物组相比，英克司兰联合他汀类药物组的患者将产生449 233.56元的增量成本，在其生命周期中多获得0.21个QALY，则ICER值为2 127 756.78元/QALY，明显高于支付意愿（WTP）阈值（3倍的中国人均GDP，即257 094.00元/QALY），表明英克司兰联合他汀类药物的联合使用不具有成本－效果。如果将英克司兰每次注射的价格降至2500.00元，英克司兰联合他汀类药物组的ICER为257 790.63元/QALY，略低于WTP阈值，表明英克司兰联合他汀类药物将具有成本－效果。

一项研究构建决策树和马尔可夫模型，从中国医疗保健系统的角度探讨血管内治疗（EVT）联合标准药物治疗（SMT）与单独使用SMT对中国基底动脉闭塞（BAO）患者的疗效和经济效应。研究表明，在终生模拟中，每位接受EVT联合SMT的BAO患者将获得2.15个QALY（3.88个生命年），成本为32 213美元。相比之下，单独使用SMT获得1.46个QALY（3.03个生命年），成本为13 592美元。ICER为27 265美元/QALY（22 098美元/生命年），低于WTP阈值。与单独使用SMT相比，在SMT中加入EVT被证明对BAO患者具有成本－效果。

第二部分　心血管疾病及其危险因素流行状况

2.1　心血管疾病流行趋势

2.1.1　心血管疾病

2.1.1.1　心血管疾病发病情况

根据全球疾病负担研究（GBD）数据，中国全人群CVD的发病数、发病率、标化发病率分别从1990年的530.07万例、447.81/10万、646.20/10万上升至2019年的1234.11万例、867.65/10万、652.21/10万。中国居民1990—2019年CVD标化发病率总体呈上升趋势。中国居民2020—2030年CVD预测发病率、预测死亡率和预测伤残调整生命年（DALY）率均持续上升[1]。

一项纳入来自中国12个省，115个城市和农村社区的47 262名中年参与者的前瞻性队列研究（PURE研究）结果显示，CVD发病率为8.35/1000人年，呈现男性高于女性，农村高于城市的特点[2]。

2023年1月—2023年12月，对“中国居民心脑血管事件监测”项目30个省（自治区、直辖市）和新疆生产建设兵团、262个监测点数据统计分析发现，我国18岁及以上居民心脑血管疾病［包括急性心肌梗死（AMI）、接受经皮冠状动脉腔内成形术（PTCA）/支架植入和（或）冠状动脉旁路移植术的心绞痛、卒中和心脏性猝死］粗发病率为620.33/10万（年龄标化率为635.81/10万），男性发病率（粗率717.36/10万，标化率738.49/10万）高于女性（粗率519.64/10万，标化率530.61/10万）（图2-1-1）。随着年龄的增长，心脑血管疾病发病率呈现快速增长趋势（图2-1-2）。

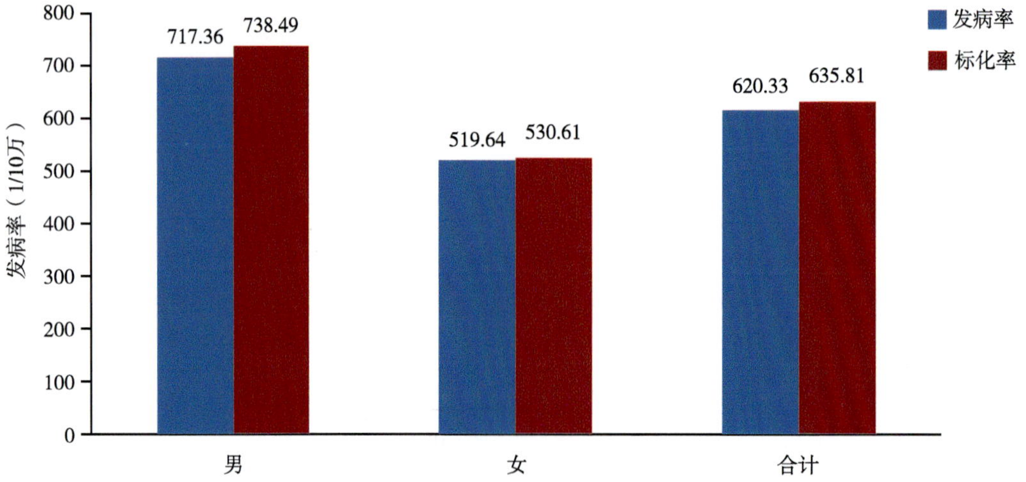

图2-1-1　2023年中国居民心脑血管疾病发病率

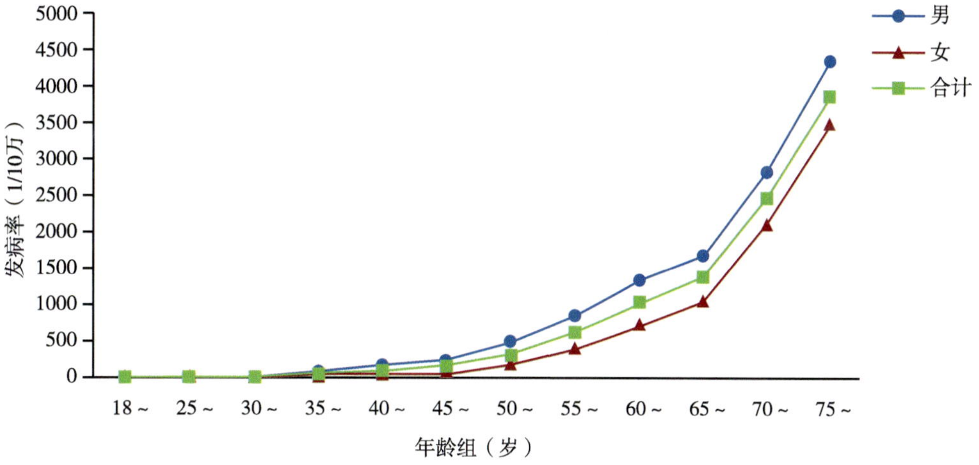

图2-1-2　2023年中国不同年龄居民心脑血管事件发病率

2.1.1.2　心血管疾病死亡情况

2021年CVD死亡率仍居首位，高于肿瘤及其他疾病（图2-1-3，图2-1-4）[3]。一项前瞻性队列研究（ChinaHEART队列），于2014年11月—2022年12月纳入的3 789 025名中国大陆31个省份35岁至75岁居民中，CVD死亡（38 627例死亡）是最常见的死亡原因[4]。

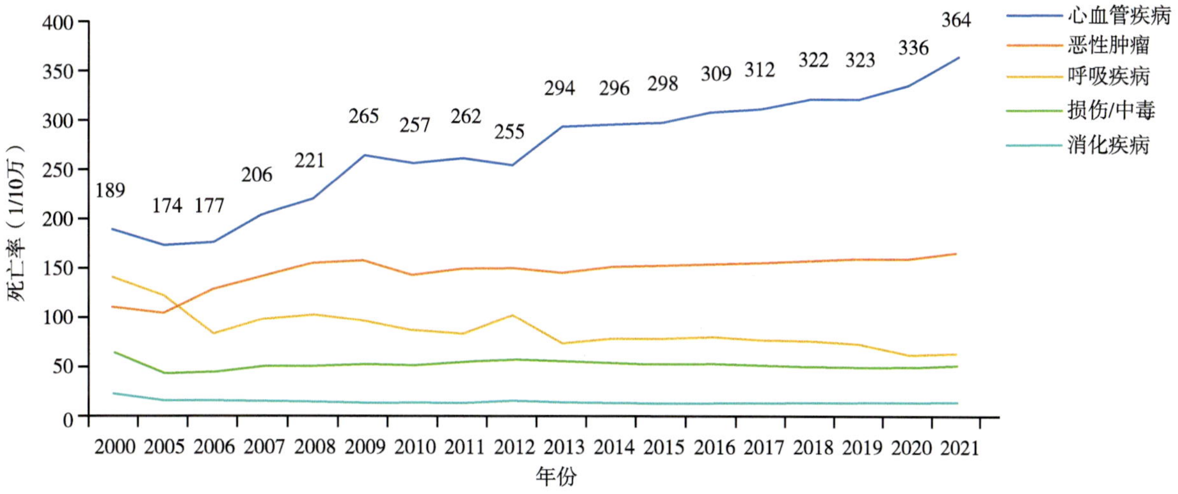

图2-1-3　2000—2021年中国农村居民主要疾病死亡率变化

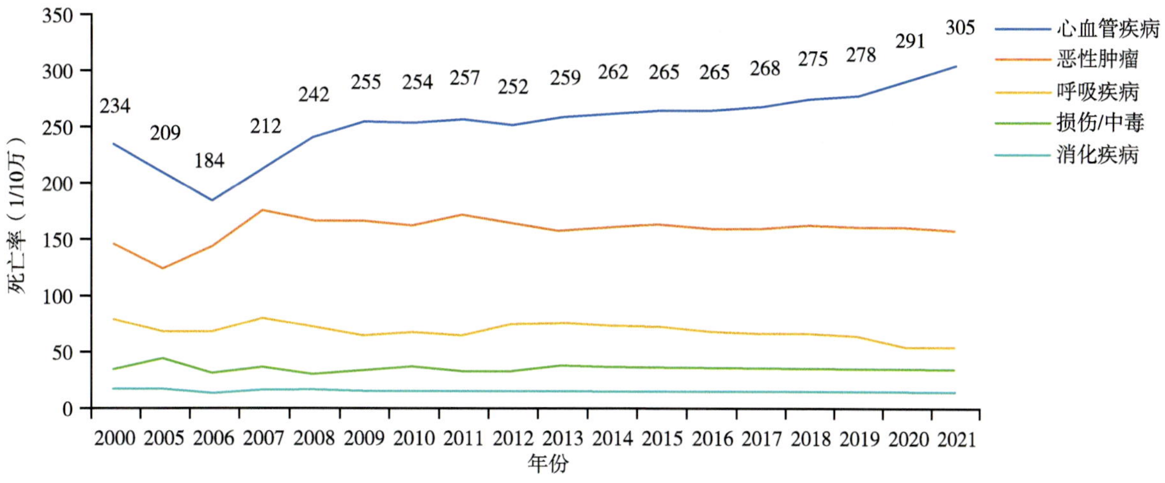

图2-1-4　2000—2021年中国城市居民主要疾病死亡率变化

农村CVD死亡率从2009年起超过并持续高于城市水平（图2-1-5）。2021年农村CVD粗死亡率为364.16/10万，其中心脏病粗死亡率为188.58/10万；城市CVD粗死亡率为305.39/10万，其中心脏病粗死亡率为165.37/10万，农村地区高于城市地区。无论在城市地区还是农村地区，男性CHD死亡率均高于女性[3]。

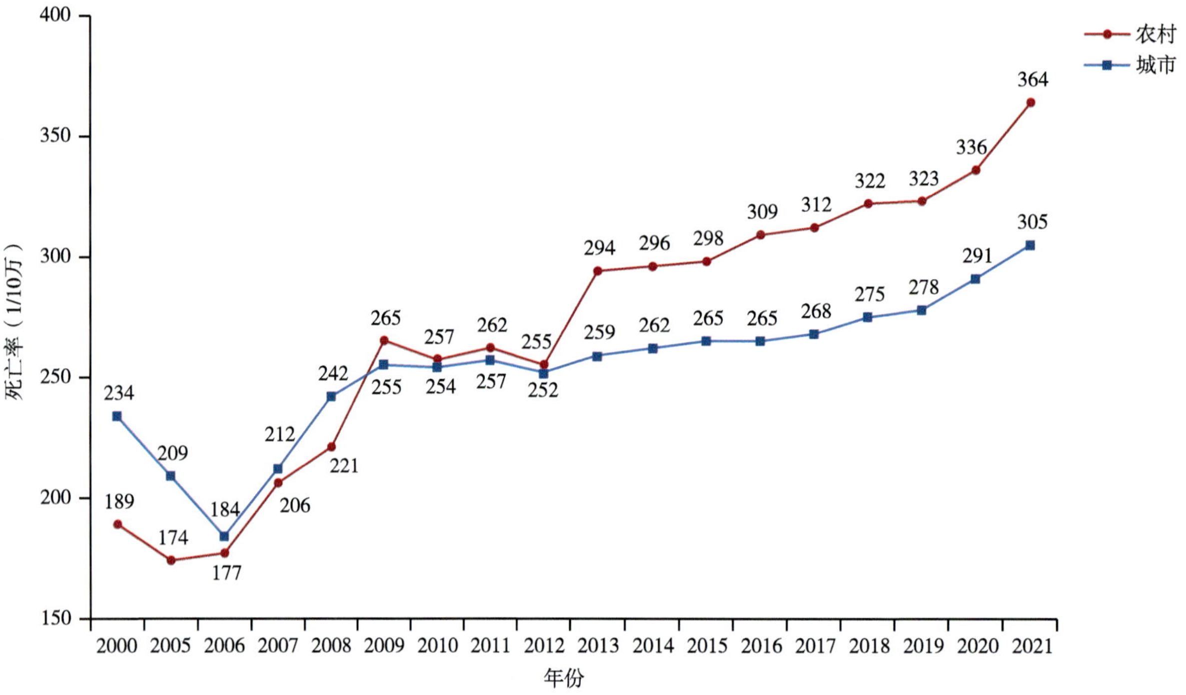

图2-1-5　2000—2021年中国城乡居民心血管疾病死亡率变化

城乡居民疾病死亡构成比中，CVD占首位。2021年分别占农村、城市CVD死因的48.98%和47.35%（图2-1-6，图2-1-7）。

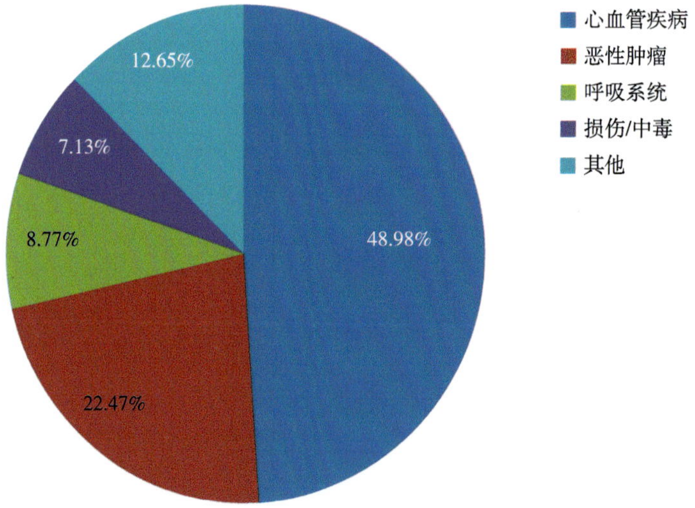

图2-1-6　2021年中国农村居民主要疾病死因构成比

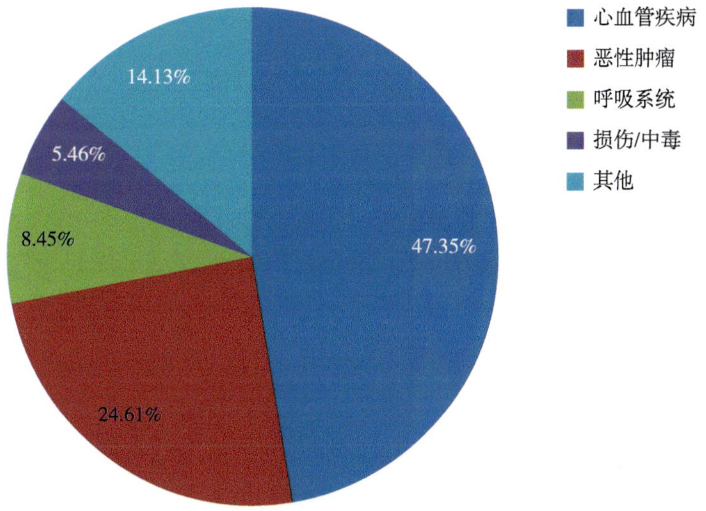

图2-1-7 2021年中国城市居民主要疾病死因构成比

中国死因监测系统（NMSS）[5]覆盖来自中国31个省605个监测点的3亿人群，占中国人口数量的24%。此系统通过以互联网为基础的方式收集人口死亡的详细信息，以2010年人口普查数计算标化率，以寿命损失年（YLL）为主要参数得出CVD过早死亡负担。数据显示，中国CVD年龄标化死亡率（ASMR）从2005年的286.85/10万下降至2020年的245.39/10万，各调查年度的男性ASMR均高于女性（图2-1-8）。2020年中国CVD过早死亡负担较2005年下降了19.27%。虽然CVD过早死亡负担有所下降，但仍处于较高水平，CVD死亡人数仍在增加，2020年较2015年增长了48.06%，老龄化是其主要原因，其次是人口数量的增加。

2020年，缺血性心脏病（IHD）、出血性卒中和缺血性卒中是中国CVD死亡的三大主要原因。在15～50岁的人群中，IHD占据CVD过早死亡率负担的50%～60%。CVD及其亚类的死亡人数和ASMR存在较大的地区差异，经济发达地区普遍低于经济落后地区。

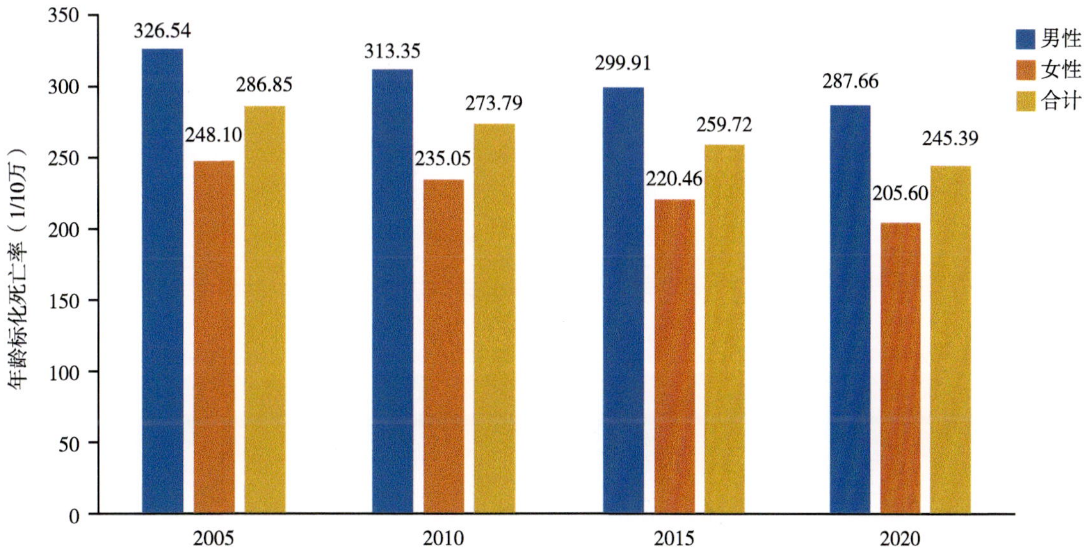

图2-1-8 2005—2020年中国心血管疾病年龄标化死亡率

2.1.1.3 CVD导致的DALY

与1990年相比，中国男性、女性和全人群2019年CVD的DALY和DALY率均有所上升（图2-1-9）。虽然CVD总疾病负担绝对值处于增长态势，但是年龄标化标化DALY率下降了33.4%，其中女性（−42.6%）较男性（−24.6%）下降更快[1]。

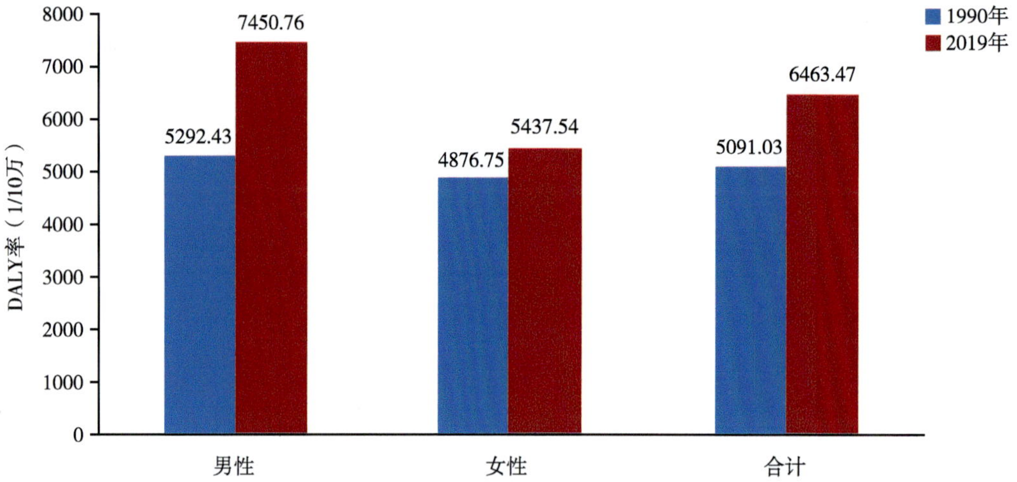

图2-1-9　中国居民1990—2019年CVD的DALY变化情况

在1990—2016年，其他所有类型的CVD年龄标化DALY均出现了不同程度的下降，其中降幅较大的有风湿性心脏病（−77.6%）、其他CVD（−68.7%）、高血压性心脏病（−54.8%）和出血性卒中（−52.6%）[6, 7]。

CVD疾病负担的降低程度与社会发展具有密切关系，经济发展程度越高，CVD疾病负担降幅越大。2016年社会人口学指数（SDI）得分最高的北京、澳门和香港，在过去26年中均取得了超过45%的降幅；而SDI得分较低的西藏、贵州、甘肃和云南，总CVD疾病负担的降幅均在25%以下（图2-1-10）。

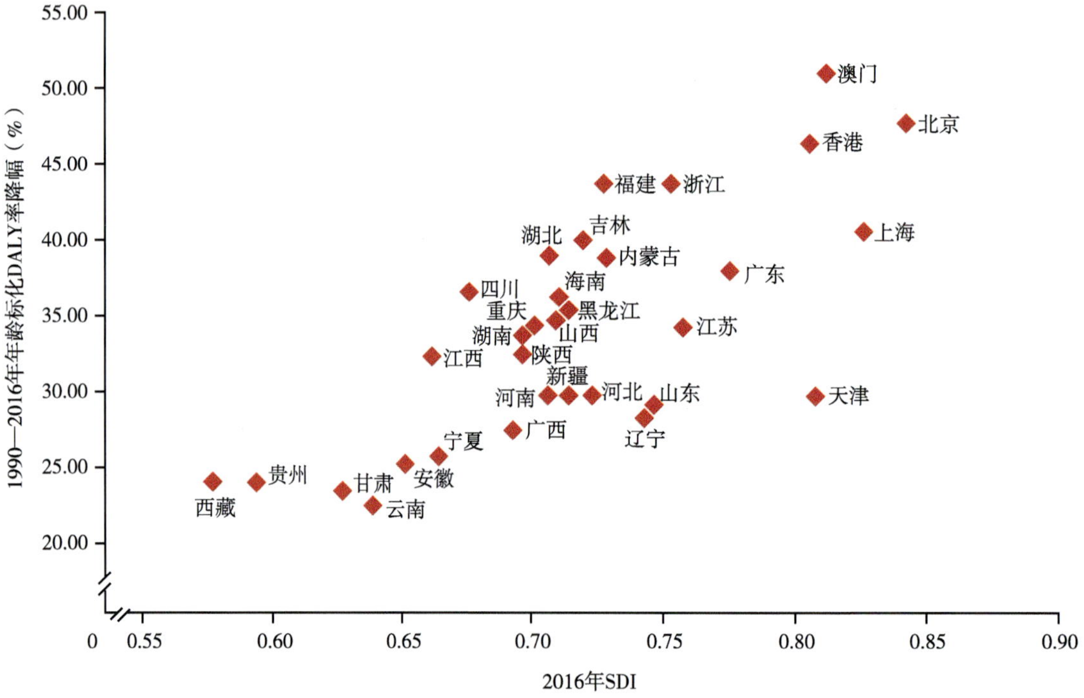

图2-1-10　1990—2016年中国各省级行政区心血管疾病年龄标化DALY率降幅与2016年SDI散点图

注：DALY，伤残调整生命年；SDI，社会人口学指数。

2.1.2　冠心病

2.1.2.1　冠心病患病率

“中国居民心血管病及其危险因素监测”项目于2020—2022年在31个省（自治区、直辖市）共262个监测点开展调查，初步结果显示，我国18岁及以上居民冠心病（CHD）（包括：心肌梗死、支架植入手术、冠状动脉搭桥术和因不稳定型心绞痛住院）患病率为758/10万。男性（940/10万）高于女性（570/10万），城市（892/10万）高于农村（639/10万）。随着年龄的增长，CHD患病率呈现快速升高趋势。不同性别、年龄居民冠心病患病率见图2-1-11。

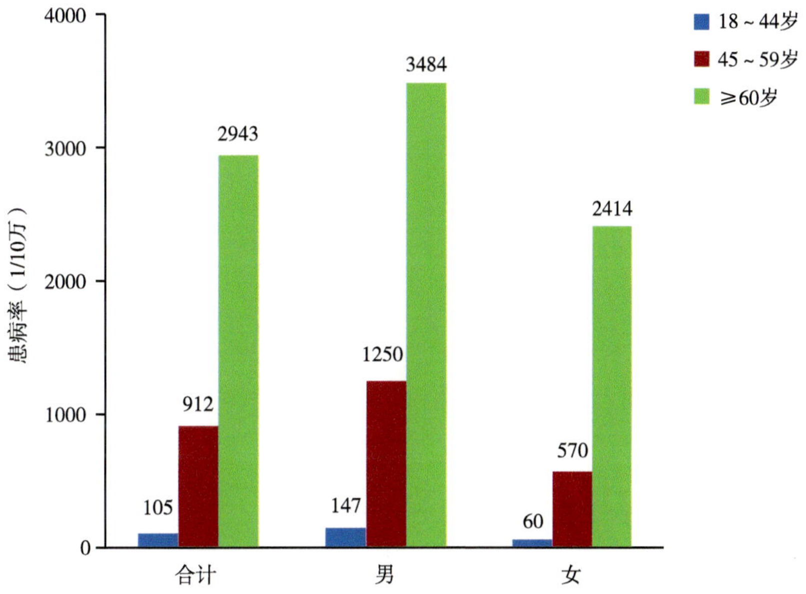

图2-1-11　不同性别、年龄居民冠心病患病率

2013年中国第五次卫生服务调查[8]显示，中国城市地区15岁及以上人口CHD的患病率为12.3‰，农村地区为8.1‰，城乡合计为10.2‰。60岁以上人群CHD患病率为27.8‰。与2008年第四次调查数据相比（城市15.9‰、农村4.8‰、合计7.7‰）城市有所下降，但总患病率升高。以此数据为基础，推算2013年中国大陆15岁以上人口CHD的患病人数约为11 396 104人，比2008年第四次国家卫生服务调查的全年龄段CHD患病人数增加了约108万。

一项研究调查了山西省四种主要慢性疾病的患病率及疾病负担[9]。该研究采用多阶段随机抽样，对14 137名年龄≥15岁的研究对象进行调查，结果显示，CHD农村患病率为3.31%，城市患病率为4.75%。CHD是山西省居民DALY的最显著贡献者，低龄人群CHD负担较大，DALY最高占比在45～59岁年龄组（26.78%）。

2.1.2.2　冠心病发病率

根据GBD数据[10]，1990年至2019年，中国1～79岁CHD年龄标化发病率从1990年的177.1/10万人年上升至2010年的203.7/10万人年，之后，2019年下降至197.4/10万人年。

2023年1月—2023年12月，“中国居民心脑血管事件监测”项目30个省（自治区、直辖市）和新疆生产建设兵团、262个监测点数据统计分析发现，18岁及以上居民AMI的粗发病率为87.6/10万（年龄标化率为93.9/10万），男性（113.3/10万）高于女性（60.9/10万）。随着年龄的增长，AMI发病率呈现快速上升趋势（图2-1-12，图2-1-13）。

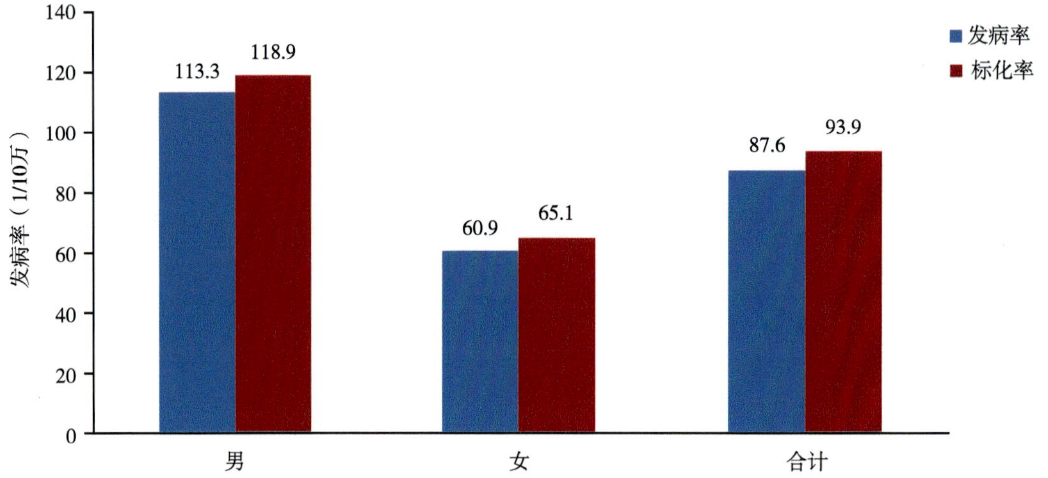

图2-1-12　2023年居民急性心肌梗死发病率

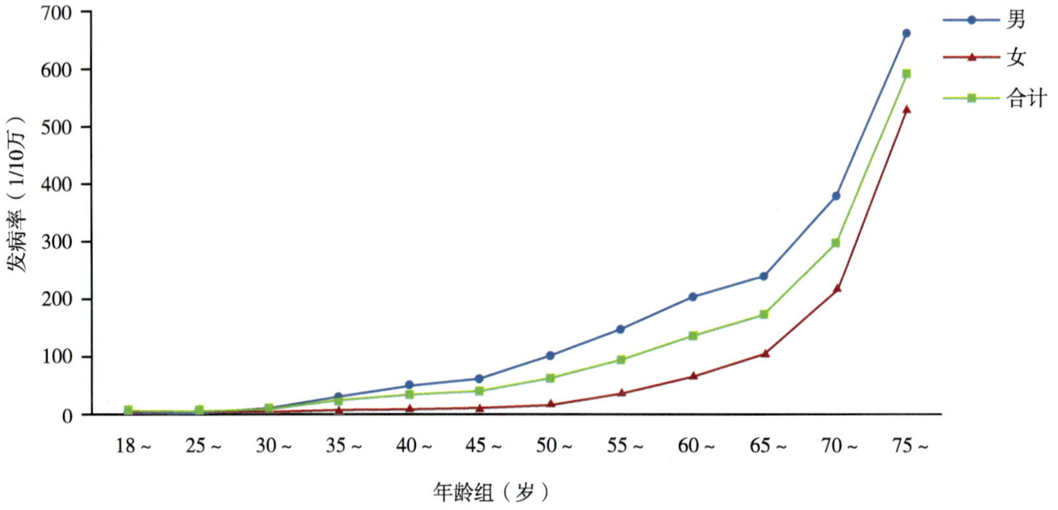

图2-1-13　2023年不同年龄居民急性心肌梗死发病率

2.1.2.3　冠心病死亡率

《中国卫生健康统计年鉴2022》数据显示[3]，2021年中国城市居民CHD粗死亡率为135.08/10万，农村为148.19/10万。无论是城市还是农村地区，男性CHD死亡率均高于女性（图2-1-14）。

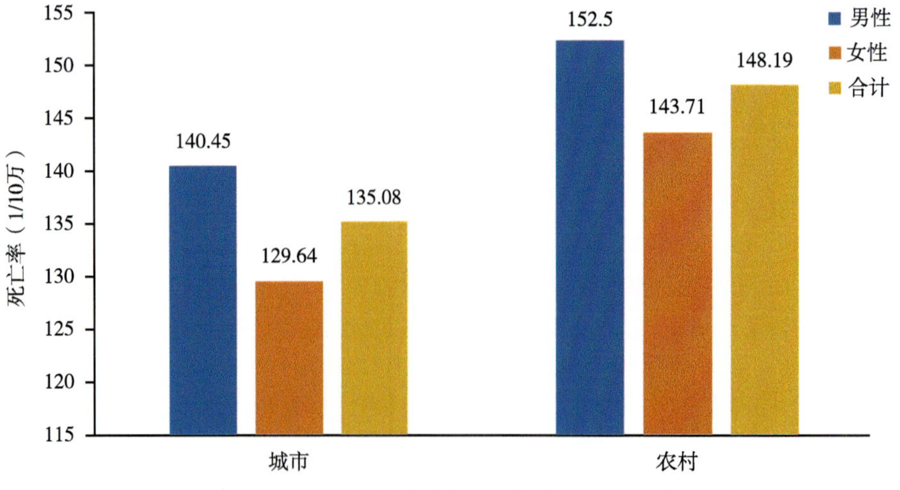

图2-1-14　2021年中国城乡不同性别人群冠心病死亡率

2021年CHD死亡率继续2012年以来的上升趋势（图2-1-15），农村地区上升明显，到2016年已超过城市水平。

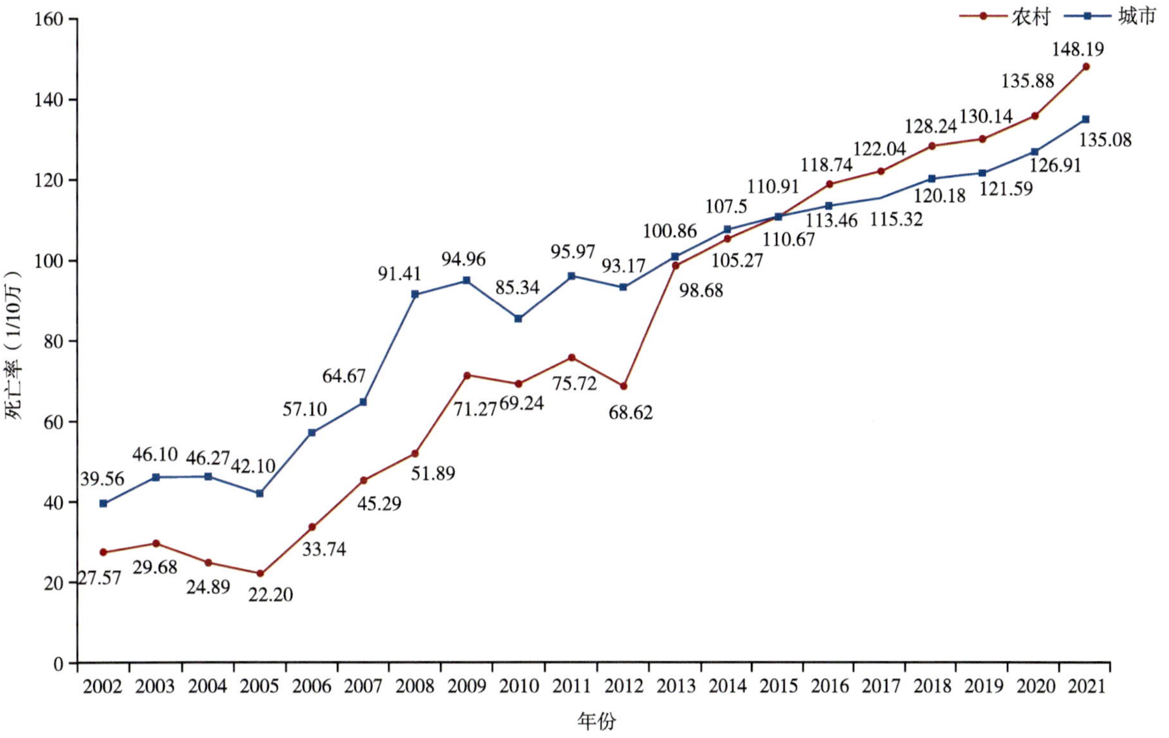

图2-1-15　2002—2021年中国城乡地区冠心病死亡率变化趋势

2002—2021年AMI死亡率总体呈上升态势。从2005年开始，AMI死亡率呈快速上升趋势，农村地区AMI死亡率不仅于2007年、2009年、2010年和2011年超过城市地区，而且自2012年开始农村地区AMI死亡率明显升高，并于2013年开始持续高于城市水平（图2-1-16）。

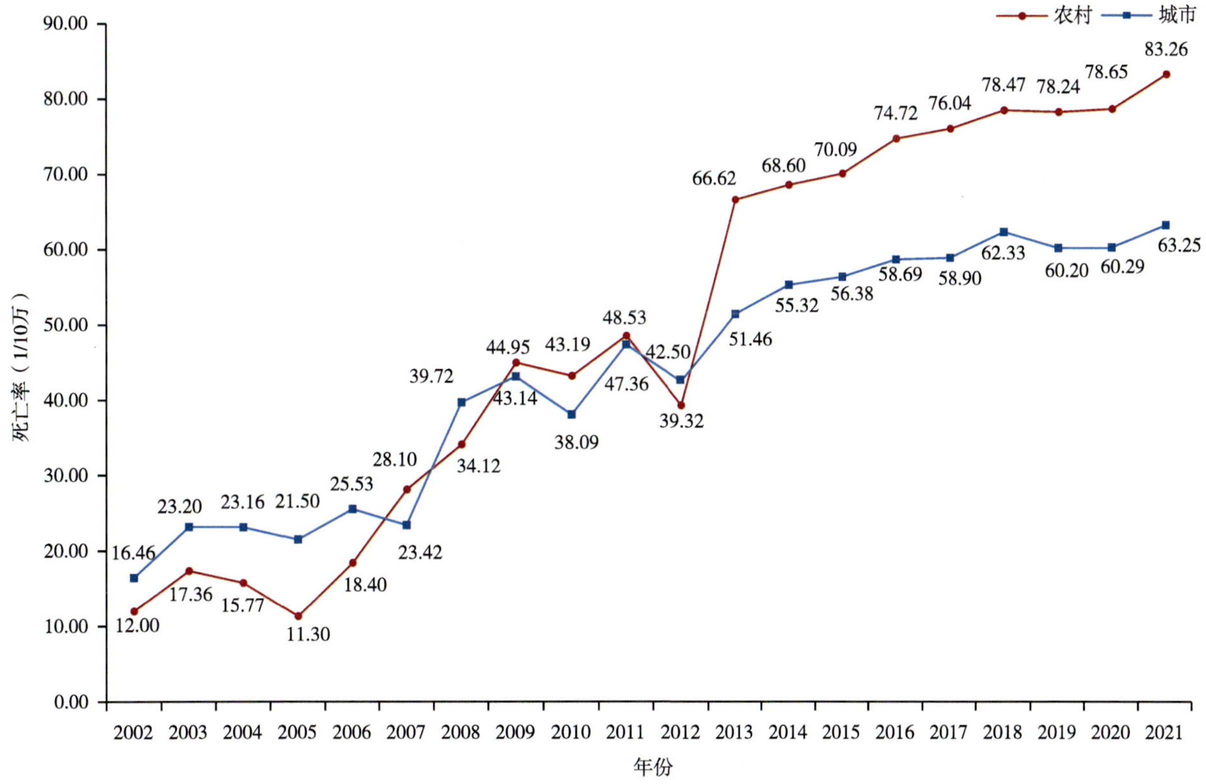

图2-1-16　2002—2021年中国城乡地区急性心肌梗死死亡率变化趋势

AMI死亡率随年龄的增长而增加，40岁后开始显著上升，其递增趋势近似于指数关系。无论城市、农村，还是男性、女性，2002—2021各年度数据均可发现上述现象。

2.1.2.4 AMI住院病死率

研究纳入2013—2016年参加中国急性心肌梗死（CAMI）注册研究的80家收治ST段抬高型心肌梗死（STEMI）患者≥50例的且有急诊冠状动脉介入治疗（PCI）能力的医院[11]。80家医院共连续收治29 581名STEMI患者，住院病死率为6.3%。结合中国STEMI诊断和治疗指南和美国心肌梗死质量标准计算综合质量评分（OBCS）后，研究显示，较低OBCS（＜71.1%）医院、中等OBCS（71.1%～76.5%）医院和较高OBCS（＞76.5%）医院STEMI患者的住院病死率分别为7.2%、6.6%和5.4%。

一项基于CAMI的研究将2013—2016年来自全国31省市108家三个不同等级（省级、地级、县级）医院的急性非ST段抬高型心肌梗死患者纳入分析，该研究共纳入7983例非ST段抬高的心肌梗死（NSTEMI）患者（省级医院：1685、地级医院：5189、市级医院：1109）[12]。结果显示，中国NSTEMI患者院内死亡率随医院等级的递减而递增，省级、地级和县级医院的住院病死率分别为3.0%、4.4%和6.9%。

来自中国23个省级行政区253个胸痛中心、2019—2020年的36 689例AMI患者的数据分析表明，住院患者的死亡率低于出院后院外死亡，二级医院的死亡率（4.1%）高于三级医院（3.9%）；出院后院外死亡人数中，总体病死率为6.0%，二级医院（7.8%）高于三级医院（5.2%）[13]。

2.1.3 脑血管疾病

2.1.3.1 脑血管疾病患病情况

2013年全国卒中流行病学调查显示，在480 687名20岁及以上居民中发现7672例确诊（或曾患）卒中，患病率为1596.0/10万。采用2010年全国人口普查数据进行校正后，年龄标化患病率为1114.8/10万，男性（1222.2/10万）高于女性（1005.7/10万），农村（1291.1/10万）高于城市（814.4/10万）。卒中标化患病率最高的是华中地区（1549.5/10万），其次为东北地区（1450.3/10万）和华北地区（1416.5/10万），最低的是华南地区（624.5/10万）[14, 15]。

GBD 2021结果显示，2021年我国共有2634万例卒中患者，比1990年增加145.4%。针对不同亚型卒中，从1990年到2021年，患病数增加最多的是缺血性卒中（IS）（216.3%），其次是脑出血（HS）（40.8%）和蛛网膜下腔出血（SAH）（19.8%）。2021年卒中年龄标化患病率为1301.4/10万，其中IS为1018.8/10万，HS为222.1/10万，SAH为68.9/10万。与1990年相比，卒中年龄标化患病率上升了11.5%，其中IS增加了34.2%，HS和SAH分别降低了28.0%和36.2%。详见表2-1-1。

表2-1-1 1990年和2021年中国不同亚型卒中的患病数和年龄标化患病率及其变化情况（95%UI）

	患病数			年龄标化患病率		
	1990年（万）	2021年（万）	变化幅度（%）	1990年（1/10万）	2021年（1/10万）	变化幅度（%）
卒中	1073.1（1000.3～1154.3）	2633.5（2415.5～2862.6）	145.4（136.5～155.1）	1167.4（1082.0～1262.6）	1301.4（1200.6～1405.7）	11.5（8.3～14.5）
IS	657.7（587.5～726.2）	2080.4（1861.6～2299.5）	216.3（202.2～228.7）	759.2（675.2～850.3）	1018.8（918.5～1123.4）	34.2（29.9～38.8）
HS	311.5（276.4～351.8）	438.5（389.2～490.7）	40.8（32.5～48.6）	308.4（274.5～348.3）	222.1（200.1～246.5）	−28.0（−30.6～−25.3）

续　表

	患病数			年龄标化患病率		
	1990年（万）	2021年（万）	变化幅度（%）	1990年（1/10万）	2021年（1/10万）	变化幅度（%）
SAH	110.5 （96.2～124.3）	132.3 （117.6～148.4）	19.8 （14.4～25.2）	107.9 （94.6～121.8）	68.9 （61.5～76.9）	−36.2 （−38.3～−34.2）

注：IS，缺血性卒中；HS，脑出血；SAH，蛛网膜下腔出血；95%UI，95%不确定区间。

2.1.3.2　脑血管疾病发病情况

2013年全国卒中流行病学调查显示，在480 687名20岁及以上居民中，1643例为新发卒中，发病率为345.1/10万。采用2010年第六次全国人口普查数据进行年龄标化后，卒中标化发病率为246.8/10万，男性（266.4/10万）高于女性（226.9/10万）；农村（298.2/10万）显著高于城市（203.6/10万）。卒中的流行呈现地域性，东北地区卒中发病率最高（365.2/10万），华南地区最低（154.6/10万）[15]。

GBD 2021研究显示，2021年我国每年新发卒中病例409万例，比1990年增加142.6%。针对不同亚型卒中，从1990年到2021年，发病数增加最多的是IS（264.2%），其次是HS（51.6%），SAH则下降了3.6%。2021年卒中年龄标化发病率为204.8/10万，其中IS为135.8/10万，HS为61.8/10万，SAH为7.8/10万。与1990年相比，卒中的年龄标化发病率下降了9.8%，其中HS和SAH的年龄标化发病率分别下降了43.9%和56.5%，而IS的年龄标化发病率则增加了35.7%，详见表2-1-2。

表2-1-2　1990年和2021年中国不同亚型卒中的发病数和年龄标化发病率及其变化情况（95%UI）

	发病数			年龄标化发病率		
	1990年（万）	2021年（万）	变化幅度（%）	1990年（1/10万）	2021年（1/10万）	变化幅度（%）
卒中	168.6 （150.7～189.7）	409.0 （359.4～470.0）	142.6 （126.4～158.9）	226.9 （202.9～252.8）	204.8 （181.0～231.5）	−9.8 （−15.2～−4.2）
IS	76.1 （62.1～93.8）	277.2 （229.6～331.9）	264.2 （240.9～291.3）	100.0 （81.5～120.9）	135.8 （113.3～159.8）	35.7 （27.9～43.7）
HS	77.4 （64.5～89.6）	117.3 （100.4～133.0）	51.6 （42.4～62.4）	108.9 （91.7～124.9）	61.2 （53.0～69.1）	−43.9 （−46.7～−40.5）
SAH	15.1 （12.9～17.7）	14.5 （12.5～16.9）	−3.6 （−11.4～3.8）	18.0 （15.4～21.1）	7.8 （6.9～8.9）	−56.5 （−60.2～−53.3）

注：IS，缺血性卒中；HS，脑出血；SAH，蛛网膜下腔出血；95%UI，95%不确定区间。

2023年1月—2023年12月，对“中国居民心脑血管事件监测”项目30个省（自治区、直辖市）和新疆生产建设兵团、262个监测点数据进行统计分析发现，18岁及以上居民卒中发病率为491.0/10万（年龄标化率为513.3/10万），男性（551.8/10万）高于女性（427.9/10万）。随着年龄的增长，卒中发病率呈现增长的趋势（图2-1-17，图2-1-18）。

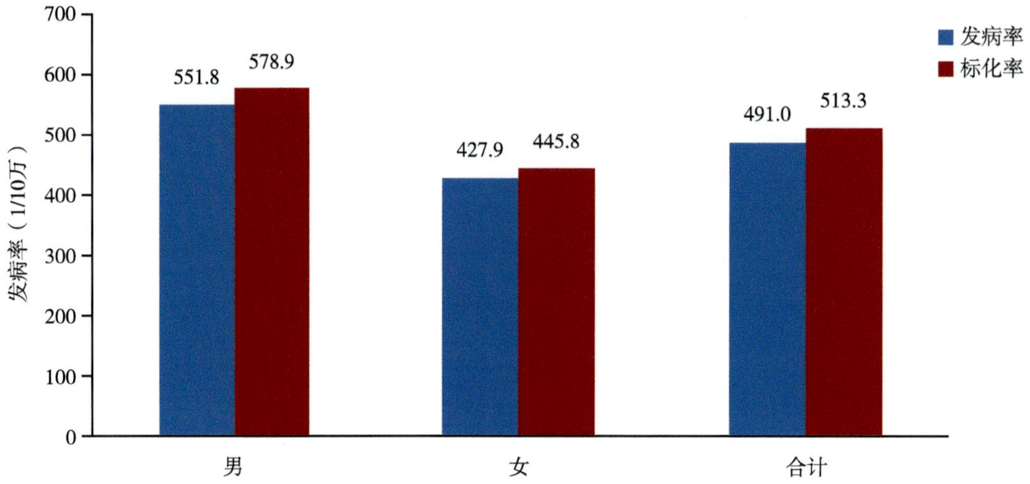

图2-1-17　2023年我国18岁及以上居民卒中发病率

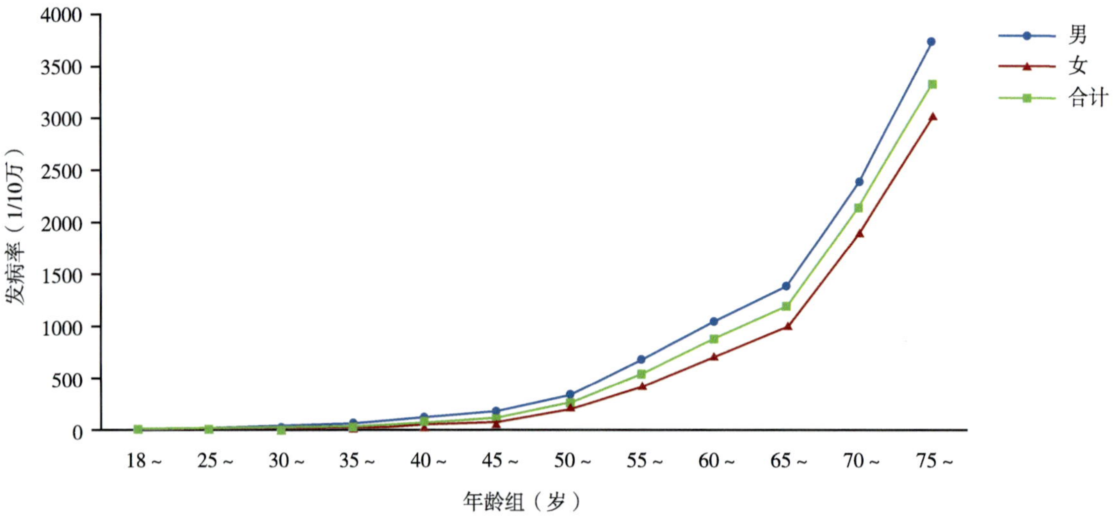

图2-1-18　2023年我国不同年龄居民卒中发病率

2.1.3.3　脑血管疾病死亡情况

（1）2021年中国人群脑血管疾病死亡率：根据《中国卫生健康统计年鉴2022》[3]，2021年中国城市居民脑血管疾病（粗）死亡率为140.02/10万，占城市总死亡人数的21.71%，位列城市居民全死因的第三位；农村居民脑血管疾病（粗）死亡率为175.58/10万，占农村总死亡人数的23.62%，位列农村居民全死因的第二位。中国居民脑血管疾病死亡率男性高于女性，农村高于城市（图2-1-19）。

（2）2021年中国城市和农村人群脑血管疾病分性别、年龄死亡率：根据《中国卫生健康统计年鉴2022》[3]，2021年城市和农村居民脑血管疾病（粗）死亡率均随年龄的增长而增加，且各年龄组男性死亡率均高于女性，其递增趋势近似于指数关系（图2-1-20，图2-1-21）。

GBD 2021结果显示，2021年我国有259万人死于卒中。1990—2021年，卒中总的死亡人数增加了69.3%，IS和HS的死亡人数分别增加175.0%和44.9%，而SAH引起的死亡数下降了51.6%。2021年中国卒中的年龄标化死亡率为138.0/10万。与1990年相比，卒中年龄标化死亡率下降了43.0%，其中下降幅度最大的是SAH（−82.7%），其次是HS（−50.7%）；IS下降了14.3%（95% UI：−31.9% ～ 6.1%）（表2-1-3）。

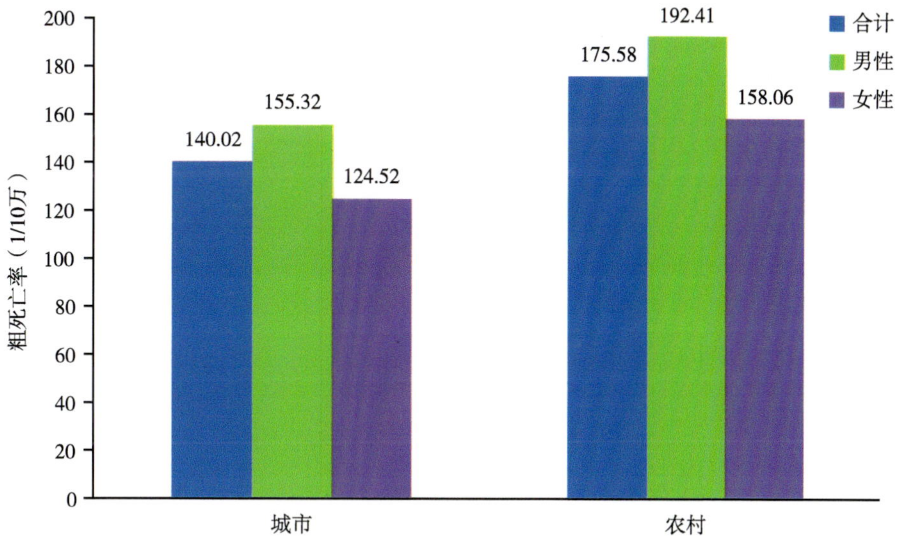

图 2-1-19 2021 年中国城乡不同性别人群脑血管疾病死亡率

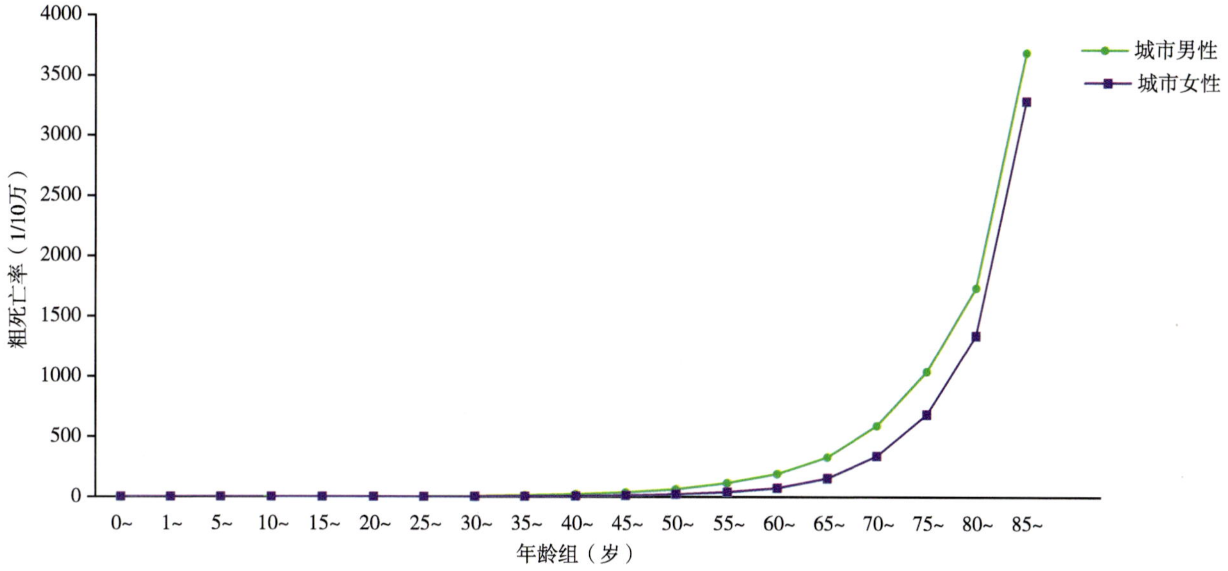

图 2-1-20 2021 年中国城市居民不同性别人群脑血管疾病年龄比死亡率

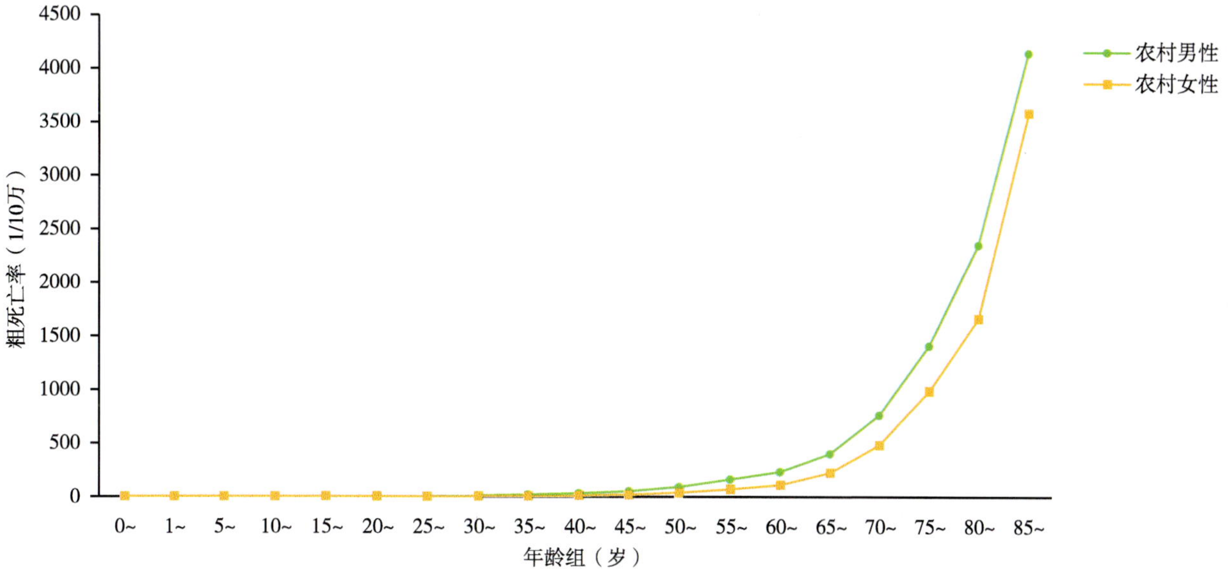

图 2-1-21 2021 年中国农村居民不同性别人群脑血管疾病年龄比死亡率

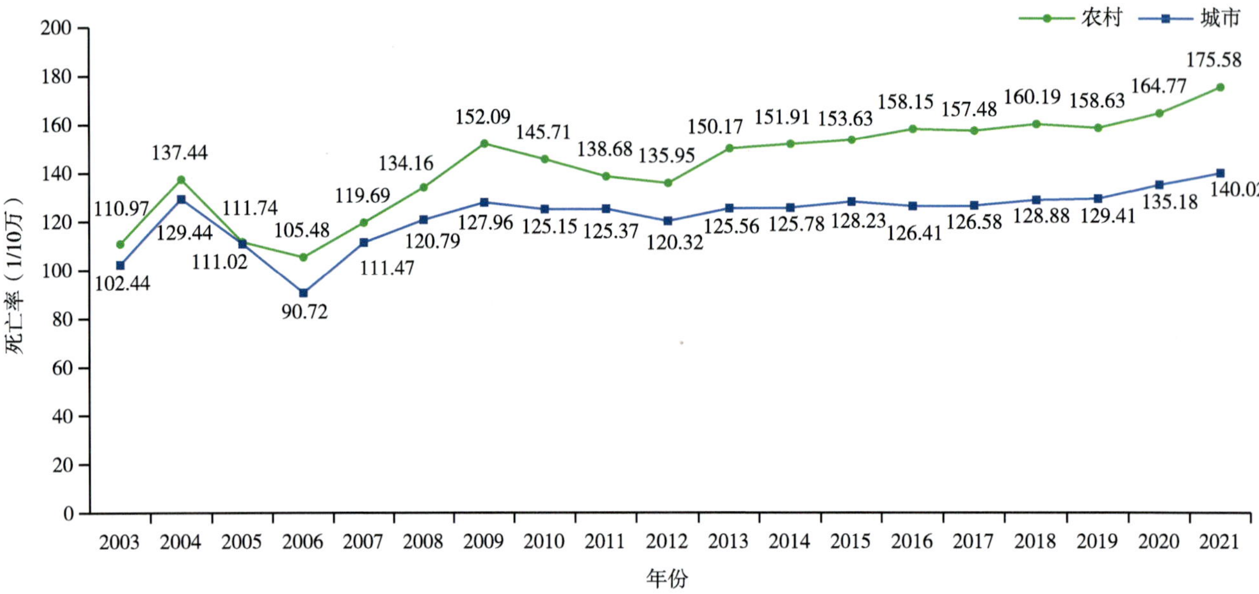

图2-1-22　2003—2021年中国城乡居民脑血管疾病（粗）死亡率变化趋势

表2-1-3　1990年和2021年中国不同亚型卒中的死亡数和年龄标化死亡率及其变化情况（95%UI）

	死亡数			年龄标化死亡率		
	1990年（万）	2021年（万）	变化幅度（%）	1990年（1/10万）	2021年（1/10万）	变化幅度（%）
卒中	153.1 （133.5～172.2）	259.2 （217.9～303.3）	69.3 （38.9～108.4）	242.2 （213.8～272.7）	138.0 （116.7～160.3）	−43.0 （−52.8～−30.9）
IS	42.8 （36.2～50.6）	117.7 （98.7～137.3）	175.0 （116.1～246.6）	75.2 （64.5～88.2）	64.5 （54.0～74.8）	−14.3 （−31.9～6.1）
HS	91.3 （78.4～106.5）	132.3 （110.8～156.8）	44.9 （16.2～79.6）	139.7 （121.1～162.0）	68.8 （57.6～81.2）	−50.7 （−60.3～−39.9）
SAH	19.0 （9.1～24.9）	9.2 （6.7～11.6）	−51.6 （−68.2～−13.7）	27.3 （12.8～36.1）	4.7 （3.4～6.0）	−82.7 （−88.7～−67.9）

注：IS，缺血性卒中；HS，脑出血；SAH，蛛网膜下腔出血；95% UI，95%不确定区间。

2.1.3.4　脑血管疾病导致的DALY

GBD 2021结果显示，卒中所致DALY数高达5319万人年。1990—2021年，我国卒中的DALY数增加了40.0%，其中IS的DALY数增幅最大，为136.0%，HS增加了20.6%，而SAH下降了56.7%。2021年我国人群卒中年龄标化DALY率为2648.0/10万，较1990年大幅下降45.2%。其中SAH的标化DALY率下降了81.3%，HS下降了52.2%；IS下降了14.9%（95% UI：−30.9%～4.2%）（表2-1-4）。

表2-1-4　1990年和2021年中国不同亚型卒中的DALY数和年龄标化DALY率及其变化情况

	DALY数			年龄标化DALY率		
	1990年（万人年）	2021年（万人年）	变化幅度（%）	1990年（1/10万）	2021年（1/10万）	变化幅度（%）
卒中	3800.3 （3342.8～4284.4）	5319.1 （4510.9～6195.8）	40.0 （15.4～70.8）	4834.8 （4242.6～5418.8）	2648.0 （2253.4～3076.9）	−45.2 （−54.4～−33.7）

续　表

	DALY数			年龄标化DALY率		
	1990年（万人年）	2021年（万人年）	变化幅度（%）	1990年（1/10万）	2021年（1/10万）	变化幅度（%）
IS	992.6 （851.0～1165.6）	2343.0 （1991.9～2693.4）	136.0 （89.7～191.0）	1387.9 （1188.7～1621.4）	1181.0 （1009.7～1356.7）	−14.9 （−30.9～4.2）
HS	2277.9 （1963.1～265.1）	2746.4 （2283.9～3267.7）	20.6 （−3.0～50.7）	2830.0 （2441.8～3281.1）	1351.6 （1129.1～1600.9）	−52.2 （−61.2～−41.1）
SAH	529.8 （279.1～680.6）	229.7 （172.7～284.7）	−56.7 （−70.2～−28.0）	616.8 （315.5～799.2）	115.5 （86.9～142.5）	−81.3 （−87.2～−68.4）

注：IS，缺血性卒中；HS，脑出血；SAH，蛛网膜下腔出血；95%UI，95%不确定区间。

2.1.3.5　脑血管疾病住院病死率

一项基于中国卒中中心联盟（CSCA）的研究将2015—2019年来自全国31省1476家医院的1 006 798名卒中或TIA患者纳入分析，急性IS患者住院期间病死率为0.5%；HS患者住院期间病死率为2.4%；SAH患者住院期间病死率为3%[16]。

2.1.4　心脑血管疾病防控政策与行动

近年来我国政府先后制定了《中国防治慢性病中长期规划（2017—2025年）》《“健康中国2030”规划纲要》《健康中国行动（2019—2030年）》等一系列国家政策和策略，近期出台了《健康中国行动——心脑血管疾病防治行动实施方案（2023—2030年）》，明确提出了心脑血管疾病的控制目标。

我国心血管代谢疾病的治疗占用了大量的社会医疗与卫生资源，并造成了巨大的家庭和社会经济负担[17]。我国心脑血管疾病防控应坚持“以基层为重点、以预防为主”的国家方针，坚持“大卫生、大健康”理念，以“共建共享、全民健康”为战略主题，把健康融入所有政策。在生命早期强调心脑血管健康，以饮食、身体活动、肥胖、吸烟、睡眠和心理为干预对象，形成有利于健康生活方式的社会环境，实施以预防高血压、血脂异常、糖尿病发生为目标的“零级预防”，促进从“以治病为中心”向“以健康为中心”的转变[18]；依托国家重大公共卫生服务项目[19]，加大力度推进实施心血管疾病、卒中等早期筛查和早诊早治项目，推广卒中人群筛查及综合干预技术方案，推动互联网技术和可穿戴设备不断快速发展，做好心脑血管疾病一级预防，从注重“治已病”向注重“治未病”转变，建立全国心脑血管疾病综合防控和早诊早治体系。通过实施国家基本公共卫生服务项目，加强对高血压患者和2型糖尿病患者的规范管理，遏制心脑血管疾病死亡率迅猛上升的势头。

2.1.5　小结

心脑血管疾病是导致我国居民死亡和健康寿命损失的首要原因。近年来，由于医疗条件和健康环境的改善，以及医疗技术的进步，使得更多的心脑血管疾病患者得到及时的救治和出院后的正确护理和康复，心血管年龄标化DALY和由卒中造成的过早死亡寿命损失均呈下降趋势。但不能忽视的是，中国人口老龄化和城镇化等导致CVD患病率、粗死亡率上升，疾病负担绝对值增加，特别是农村CVD死亡率呈现加速上升趋势。然而，心脑血管疾病的危险因素大多是可防可控的，因此，在“健康中国行动”的大背景下，基于人群流行现况及趋势，制定并完善心脑血管疾病防控策略，优化医疗资源配置，采取有针对性的人群干预措施，多方面举措并行，齐抓共管，有望在一定程度上改善我国心脑血管疾病防控局面，最终减少我国心血管代谢疾病的发生和疾病负担，为共建共享健康中国奠定坚实的基础。

（执笔人：刘　静　翟　屹　郑聪毅　郝永臣　贾清兰　审稿人：王增武）

参考文献

[1] 盛百合，张馨予，杨洪喜，等．中国居民1990—2019年心血管疾病和慢性呼吸系统疾病负担变化趋势及预测分析[J]．中国公共卫生，2024，40（4）：477-483.

[2] LI S，LIU Z，JOSEPH P，et al．Modifiable risk factors associated with cardiovascular disease and mortality in China：a PURE substudy [J]．Eur Heart J，2022，43（30）：2852-2863.

[3] 国家卫生健康委员会．中国卫生健康统计年鉴2022 [M]．北京：中国协和医科大学出版社，2022.

[4] CHEN L，CHEN S，BAI X，et al．Low-density lipoprotein cholesterol，cardiovascular disease risk，and mortality in China [J]．JAMA Netw Open，2024，7（7）：e2422558.

[5] WANG W，LIU Y，LIU J，et al．Mortality and years of life lost of cardiovascular diseases in China，2005-2020：empirical evidence from national mortality surveillance system [J]．Int J Cardiol，2021，340：105-112.

[6] 李镒冲，刘世炜，曾新颖，等．1990～2016年中国及省级行政区心血管疾病疾病负担报告[J]．中国循环杂志，2019，34（08）：729-740.

[7] LIU S，LI Y，ZENG X，et al．Burden of cardiovascular diseases in China，1990—2016：findings from the 2016 Global Burden of Disease Study [J]．JAMA Cardiol，2019，4（4）：342-352.

[8] 国家卫生计生委统计信息中心．2013第五次国家卫生服务调查分析报告 [M]．北京：中国协和医科大学出版社，2016.

[9] HE L，LA Y，YAN Y，et al．The prevalence and burden of four major chronic diseases in the Shanxi Province of Northern China [J]．Front Public Health，2022，10：985192.

[10] WANG H，ZHANG H，ZOU Z．Changing profiles of cardiovascular disease and risk factors in China：a secondary analysis for the Global Burden of Disease Study 2019 [J]．Chin Med J（Engl），2023，136（20）：2431-2441.

[11] 赵延延，杨进刚，许浩博，等．中国医院急性ST段抬高型心肌梗死医疗质量与住院死亡率的相关性分析 [J]．中国循环杂志，2019，34（5）：437-443.

[12] ZHAO Q，XU H，ZHANG X，et al．Current status and hospital-level differences in care and outcomes of patients with acute non-ST-segment elevation myocardial infarction in China：insights from China Acute Myocardial Infarction Registry[J]．Front Cardiovasc Med，2021，8：800222.

[13] LONG Z，LIU W，ZHAO Z，et al．Case fatality rate of patients with acute myocardial infarction in 253 chest pain centers-China，2019-2020 [J]．China CDC Wkly，2022，4（24）：518-521.

[14] WANG W，JIANG B，SUN H，et al．Prevalence，incidence，and mortality of stroke in China：results from a nationwide population-based survey of 480687 Adults [J]．Circulation，2017，135（8）：759-771.

[15] 孙海欣，王文志．中国脑卒中患病率、发病率和死亡率调查结果发表 [J]．中华神经科杂志，2017，50（5）：337.

[16] GU H Q，YANG X，WANG C J，et al．Clinical characteristics，management，and in-hospital outcomes in patients with stroke or transient ischemic attack in China [J]．JAMA Netw Open，2021，4（8）：e2120745.

[17] 顾东风，翁建平，鲁向锋．中国健康生活方式预防心血管代谢疾病指南 [J]．中国循环杂志，2020，35（03）：209-230.

[18] 胡盛寿，杨进刚．新时代中国心血管疾病防控策略 [J]．中国循环杂志，2022，37（12）：1177-1180.

[19] 国家卫生健康委员会疾病预防控制局．坚持预防为主以全民健康助力全面小康 [J]．中华疾病控制杂志，2020，24（10）：1117-1119.

2.2　烟草使用

2005年世界卫生组织《烟草控制框架公约》（以下简称《公约》）生效，目前全球共有183个缔约方，通过采取一系列综合控烟措施，全球的烟草的销量大幅下降，与2003年相比，2023年全球卷烟销量下降了10.8%。同期中国卷烟销量增加了38.8%。如果把中国扣除，那么全球卷烟销量则下降了26.4%[1]。

2.2.1　中国人群吸烟状况

2.2.1.1　成人烟草流行状况

全球成人吸烟率从2007年的22.8%下降到2021年的17.0%，14年间下降了25.4%。在高收入国家下降24%，在中低收入国家下降28%[2]。中国成人吸烟率从2010年的28.1%下降到2022年的24.1%，12年间下降了14.2%[1]。各地成人烟草流行调查结果显示，2020年上海市和西藏自治区成人吸烟率小于20.0%，云南省和贵州省高于30.0%。此外，18省份位于20.0%～24.9%之间，9省份位于25.0%～29.9%之间[3]。

2.2.1.2　中国青少年烟草流行状况

2023年中学生尝试吸烟率为13.7%，尝试吸烟是开始吸烟行为的一个重要标志。2023年，中学生尝试吸烟率从2021年的16.7%下降到13.7%，下降了18.0%。2023年中学生吸烟率为4.2%，与2021年持平，估计全国有376万中学生吸烟。经常吸烟率（每月吸烟20天以上）为1.2%，每日吸烟率为0.8%。与女学生相比男学生表现出更高吸烟比率，分别为19.1%、6.4%、2.0%和1.4%，女学生比率分别为7.8%、1.8%、0.3%和0.2%（图2-2-1）。职业高中吸烟比率高于普通学校，分别为22.3%、9.6%、3.6%和2.6%，其次是高中生，分别是14.7%、3.8%、1.3%和0.9%，初中生最低，分别为11.2%、3.1%、0.6%和0.4%[4]（图2-2-2）。

2023年，54.5%的中学生报告暴露于二手烟，暴露最高的场所是室外公共场所（40.2%）和室内公共场所（37.5%）。其次为家中（29.4%）和公共交通工具（20.2%）。35.4%的中学生报告在过去30天在学校接触过二手烟，值得注意的是，8.3%学生几乎每天在学校见到过老师吸烟[4]。

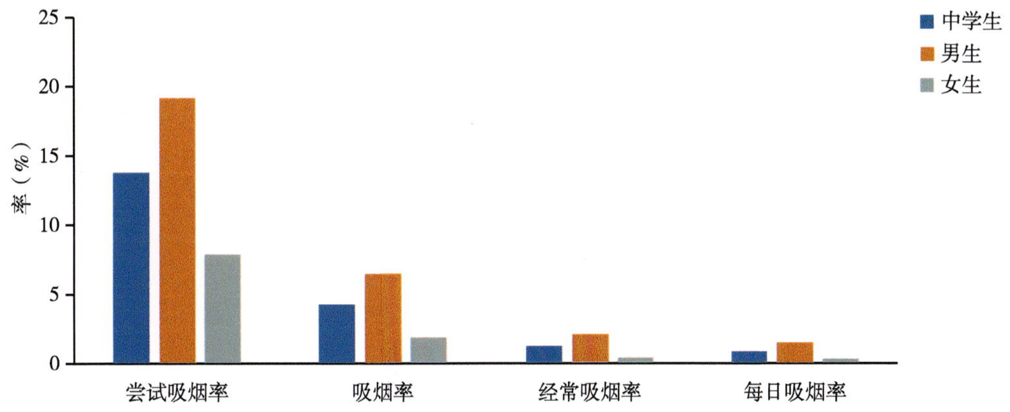

图2-2-1　中学生吸烟情况

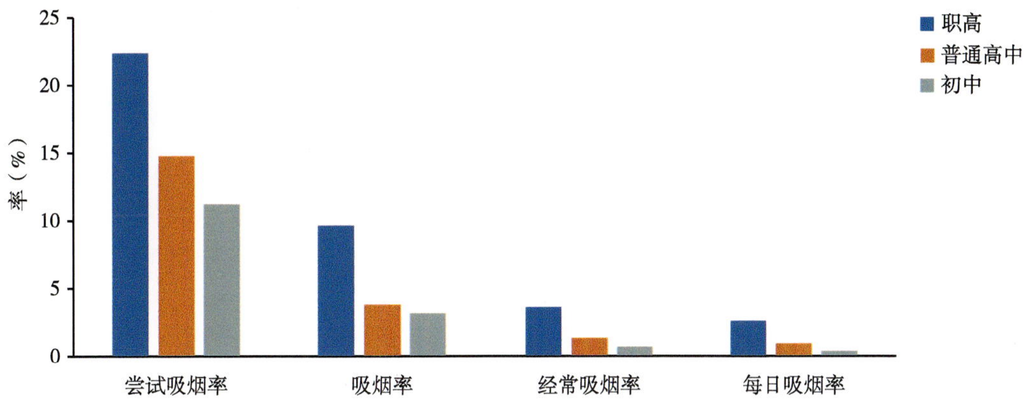

图2-2-2　不同类型中学生吸烟情况

2.2.2 烟草使用危害研究

吸烟是引起心血管疾病的主要原因之一，二手烟会使卒中的风险增加20%～30%。暴露在二手烟中，即使是很短的时间，也会损害血管内皮，使血液变得更黏稠，这些变化会增加心脏病发作的风险。戒烟可以降低吸烟者患心血管疾病和死亡的风险，对所有吸烟的人都是如此，无论年龄、吸烟量和吸烟时间长短[5]。

2023年，世界卫生组织（WHO）发布《2023年全球烟草流行报告——保护人们免受烟草烟雾危害》，报告指出，二手烟没有安全暴露水平，每年有870万人死于烟草相关疾病，其中130万人是接触二手烟的非吸烟者——几乎相当于每年死于道路交通事故的人数。除了死亡外，许多人还因接触二手烟而患病。在成人中，二手烟暴露与卒中、冠心病、癌症、慢性阻塞性肺疾病、呼吸道感染等疾病死亡相关[2]（图2-2-3）。

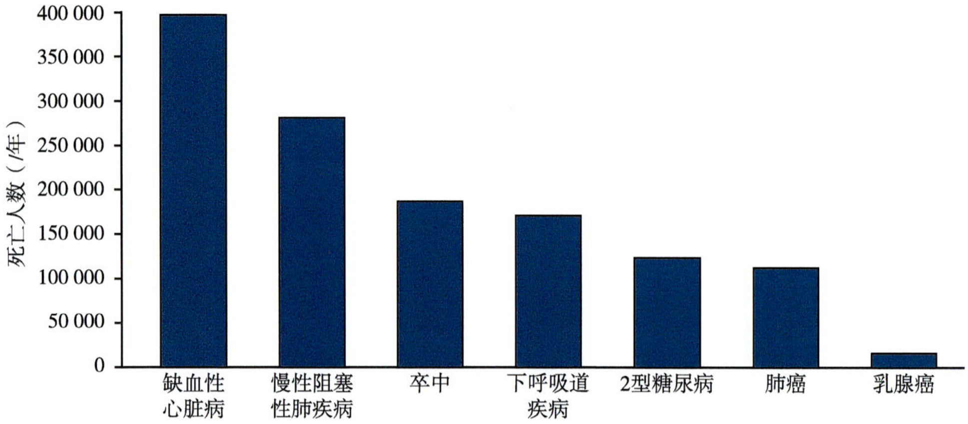

图2-2-3 归因于二手烟暴露的主要死亡原因

知晓二手烟的危害对确保无烟环境非常重要。如果人们不知道或不相信二手烟对自己和他人的健康有威胁，他们将不太可能支持并遵守无烟法规。全球成人烟草调查（GATS）结果显示，在中国只有39.7%的成人知道二手烟会导致心脏病发作，与其他国家相比处于较低水平[2, 6]。

2.2.3 临床戒烟指南

全球12.5亿的成人吸烟者中，超过60%的人想戒烟，但其中约70%的人没有获得全面戒烟服务[5]。中国吸烟者中只有16.2%打算在未来的12个月戒烟，在过去12个月内尝试戒烟的人群，戒烟时未使用任何方法的比例占90.1%，使用药物及咨询戒烟的比例分别为4.6%和3.2%。远远低于全球平均水平[6]。《公约》第14条指南建议缔约国制定国家的戒烟指南，然而近60%的缔约国没有烟草依赖的临床治疗指南。因此，迫切需要制定一个循证的指南，以指导缔约国帮助成人戒烟和提供烟草依赖治疗[5]。

2024年7月WHO发布了首份成人临床戒烟指南。指南建议采取行为干预措施，例如由卫生保健机构提供简短（30秒至3分钟）咨询服务，以及为吸烟者提供强化的行为支持服务。此外，也可采用短信、智能手机应用程序和互联网程序等数字干预措施作为自我管理工具。指南指出，将药物治疗与行为干预相结合可显著提高戒烟成功率。WHO推荐采用伐尼克兰、盐酸安非他酮、金雀花碱以及尼古丁替代疗法等有效的戒烟药物。WHO鼓励卫生保健机构、政策制定者和利益攸关方采纳并实施该指南，以促进戒烟进而改善全球数以百万计需要戒烟者的健康[5]。

我国也早在2015年由国家卫生和计划生育委员会颁布了《中国临床戒烟指南》，该指南在2007年《中国临床戒烟指南（试行本）》的基础上，参考近年临床戒烟领域最新研究成果，并结合我国戒烟干预工作特点编写，分为专业戒烟干预、简短戒烟干预、对戒烟干预的行政支持和管理三个部分，分别针对专业戒烟人员、普通医务人员及相关管理人员提供戒烟工作指导[7]。

2.2.4 国家控烟政策与进展

中国要控制心脑血管疾病流行，控烟是重要措施之一。2023年国家卫生健康委员会等14个部门出台了《健康中国行动——心脑血管疾病防治行动实施方案（2023—2030年）》。方案提出，心脑血管疾病发病率及危险因素水平上升趋势得到了有效的控制，心脑血管疾病死亡率到2030年要下降到190.7/10万以下。方案特别强调要积极推进无烟环境建设，深入开展控烟宣传，强化戒烟服务，广泛禁止烟草广告，持续推进控烟措施[8]。

从2014年开始，北京、上海、深圳陆续颁布了最接近《公约》要求的地方性法规，并开展了大量宣传，无烟单位创建和积极有效的执法。三个城市成人吸烟率均已经下降到20%以下，公共场所二手烟暴露率也有在一定程度下降[9, 10, 11]。《北京市控制吸烟条例》实施7年后，北京市吸烟人口减少了63万[9]，观察到急性心肌梗死下降了5.4%，卒中的长期增长趋势每年减缓15.3%，慢性阻塞性肺疾病住院率即刻下降14.7%，长期趋势每年放缓3.0%。与未实施该政策的假想情况相比，在实施该政策后的25个月内避免了18 137例卒中患者和5581例慢性阻塞性肺疾病患者住院[12, 13]。2017年上海实施公共场所全面禁烟立法，当地18岁以上城市居民的人群吸烟率下降了2.2个百分点，相当于当前吸烟者数量减少了8.4%[14]。深圳2014版控烟条例实施后的2.7年里，急性心肌梗死、缺血性卒中、出血性卒中的发病风险分别下降了6%、6%和7%[15]。

2020年香港特别行政区的男性预期寿命是83.4岁，女性是87.7岁，连续七年成为全球最长寿地区。有研究结果显示：低吸烟率是香港人口长寿至关重要的原因之一。控烟在男性和女性预期期望寿命增加中分别贡献了50.0%和34.8%的原因[16]。2023年特区政府计划出台更加严格的长短期控烟措施，包括继续提高烟草税、扩大禁烟场所、提高走私烟罚款、禁止向未成年人提供烟草产品、禁止排队等候时吸烟、加强戒烟服务和宣传教育；禁止向某一日期后出生的人售卖烟草产品、引入世界卫生组织建议的与通胀挂钩的烟草税调整机制、加强烟草产品规格的限制等措施。香港正向“零烟害、无烟世代”迈进[17]。

2.2.5 小结

烟草使用增加患心脏病的风险，中国成人吸烟率持续下降，但是与其他国家相比，下降速度慢，吸烟率依旧处于高水平，特别是男性。我国已采取一系列措施来控制吸烟率。2023年国家卫生健康委员会等14个部门出台了《健康中国行动——心脑血管疾病防治行动实施方案（2023—2030年）》，包括了系列控烟措施；北京、上海、深圳已经取得了一定的控烟效果；为了实现“零烟害”，迈向“无烟世代”，香港特别行政区计划出台长期、短期控烟措施。

（执笔人：姜　垣　审稿人：何　耀）

参考文献

[1] 澎湃新闻. 控烟近20年，我国烟草产销量下降的拐点何时到来？［EB/OL］.［2024-08-28］.［2024-08-30］. https://m.thepaper.cn/newsDetail_forward_28541881.

[2] WHO. WHO report on the global tobacco epidemic，2023：protect people from tobacco smoke.［EB/OL］.［2024-07-31］.［2024-08-30］. https://www.who.int/publications/i/item/9789240077164.

[3] 中国疾病预防控制中心. 2020年各地15岁及以上人群吸烟率数据图.［EB/OL］.［2022-03-16］.［2024-08-30］. https://www.chinacdc.cn/jksj/jksj04/202407/t20240731_287942.html.

[4] ZNEG X Y，LIU S W，XIAO L. Cigarette use and secondhand smoke exposure among secondary school students—China，2023［J］. China CDC Weekly，2024，6（22）：509-515.

[5] WHO. Clinical treatment guideline for tobacco cessation in adults.［EB/OL］.［2024-07-2］.［2024-08-30］. https://www.

who.int/publications/i/item/9789240096431.
[6] 中国疾病预防控制中心. 2018中国成人烟草流行调查报告[M]. 北京：人民卫生出版社，2020.
[7] 国家卫生计生委办公厅. 关于印发中国临床戒烟指南的通知. [EB/OL]. [2015-05-15]. [2024-08-30]. http：//www.nhc.gov.cn/xcs/s3581/201505/3145e85ad0f84dd1990230274e37ac2a.shtml.
[8] 医疗应急司. 关于印发健康中国行动—心脑血管疾病防治行动实施方案（2023—2030年）的通知. [EB/OL]. [2023-11-14]. [2024-08-30]. http：//www.nhc.gov.cn/ylyjs/pqt/202311/bf1eefe9eb3e4594a6195ed3ed4e26c9.shtml.
[9] 新京报. 北京成人吸烟率降至19.9%，吸烟人数7年减少63万. [EB/OL]. [2022-09-28]. [2024-08-30]. https：//www.chinanews.com.cn/life/2022/09-28/9862439.shtml.
[10] 解放日报. 去年上海常住人口2475.89万预期寿命和平均受教育年限接近全球最高水平. [EB/OL]. [2022-09-28]. [2024-08-30]. https：//www.shanghai.gov.cn/nw4411/20230328/5be59ae8d83a4ba580f03e637c4e0383.html.
[11] 深圳商报. 深圳：全国烟味最淡的城市之一控烟十年，成人吸烟率降至16.9%；世卫组织驻华代表称赞：非凡的里程碑. [EB/OL]. [2024-05-17]. [2024-08-30]. https：//www.sznews.com/news/content/2024-05/17/content_30946541.htm.
[12] ZHENG Y T，WU Y Q，WANG M Y，et al. Impact of a comprehensive tobacco control policy package on acute myocardial infarction and stroke hospital admissions in Beijing，China：interrupted time series study[J]. Tob Control，2020，30(4)：434-442.
[13] WU Y Q，WANG Z J，ZHENG Y T，et al. Trends in hospital admissions for chronic obstructive pulmonary diseases after comprehensive tobacco control policies in Beijing，China [J]. Nicotine Tob Res，2022，24（12）：1978-1984.
[14] FU H，TSUEI S，ZHENG Y，et al. Effects of comprehensive smoke-free legislation on smoking behaviours and macroeconomic outcomes in Shanghai，China：a difference-in-differences analysis and modelling study [J]. The Lancet Public Health，2024，9（12）：e1037-e1046.
[15] SHI Y，XIONG J F，LIU L Q，et al. Impact of smoke-free legislation on acute myocardial infarction and subtypes of stroke incidence in Shenzhen，China，2012—2016：an interrupted time-series analysis [J]. Biomed Environ Sci，2023，356（5）419-28.
[16] NI M Y，CANUDAS-ROMO V，SHI J，et al. Understanding longevity in Hong Kong：a comparative study with long-living，high-income countries [J]. Lancet Public Health，2021，6（12）：e919-e931.
[17] 香港吸烟与健康委员会. 烟草终局约章. [EB/OL]. [2022-04-11]. [2024-08-30]. https：//www.smokefree.hk/uploadedFile2/Tobacco%20Control/Endgame/Tobacco_endgame_Charter_tc.pdf.

2.3 膳食营养

2.3.1 膳食营养现状及变化趋势

自1982年至2015—2017年历年的全国营养调查数据显示[1，2]，中国居民主要食物摄入量的变化趋势总体上看，谷物和蔬菜的摄入量减少，全谷物和薯类摄入下降；动物性食物结构依旧不合理，畜肉尤其是猪肉摄入过多，而禽肉和水产品摄入不足；水果、蛋类、奶类、大豆类的摄入量持续较低，与推荐量有较大差距（图2-3-1）；食用油摄入持续增加，尽管家庭烹调用盐有所减少，但2015—2017年食用油（43.2g/d）和烹调用盐（9.3g/d）的摄入量均远高于推荐量。

“十三五国家科技基础资源调查专项——中国0～18岁儿童营养与健康系统调查与应用”项目，对我国6～17岁儿童膳食调查数据的分析显示，谷类、畜禽肉、蛋类、新鲜蔬菜、烹调油、烹调盐每天摄入量中位数依次为239.4g、79.1 g、44.0 g、160.0 g、27.8 g、11.5 g[3]。

2022—2023年中国发展与营养健康影响队列调查对十省（自治区）9429名成年居民膳食摄入数据分析显示[4]，米类、面类、其他谷物和杂豆、薯类、大豆类、蔬菜、水果、坚果、畜类、禽类、鱼虾类、蛋类、奶类、烹调盐和烹调油的平均每天摄入量分别为191.4 g、133.1 g、39.9 g、33.1 g、9.9 g、231.8 g、42.5 g、3.3 g、83.9 g、14.7 g、20.5 g、38.4 g、28.7 g、8.6 g和41.1 g。表明我国十省（自治区）成年居民谷类食物

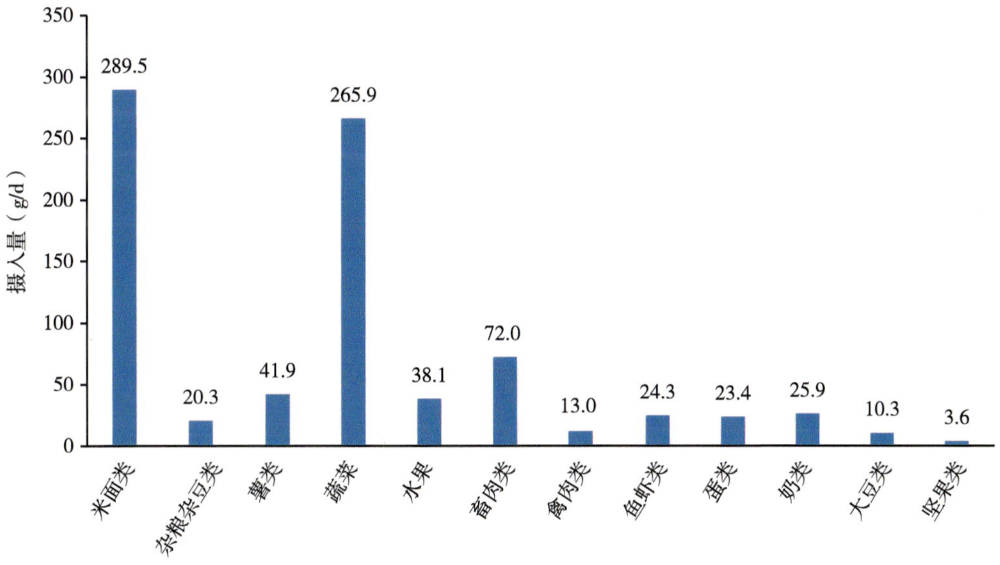

图2-3-1　2015—2017年中国居民各类食物摄入量

摄入量能够达到推荐量，畜禽肉类摄入量过高，烹调盐和烹调油的摄入量仍然较高，而其他各类食物均未达到推荐量。

《中国居民营养与慢性病报告（2020年）》显示，中国居民膳食总能量供给充足，平均每标准人日能量摄入量为2007.4kcal，从长期变化趋势看呈下降趋势[1]。从膳食能量来源看，碳水化合物供能比呈明显下降趋势；而脂肪供能比则呈不断上升趋势，城市居民自2002年起超过推荐量30%的上限水平，农村居民2015—2017年脂肪供能比首次突破30%的推荐上限，达到33.2%[1-2, 5]。基于CHNS和2022—2023年中国发展与营养健康影响队列的十省（自治区）调查数据发现[6]，与2018年相比，2022—2023年成年居民能量摄入量略有下降，脂肪供能比进一步增加，平均达40.08%，碳水化合物供能比下降至44.06%，蛋白质供能比保持稳定，为13.02%。2020年中国6～17岁儿童的脂肪供能比达到33.7%[3]。

中国居民微量营养素摄入不足普遍存在。2015—2017年CNHS中72 231名18岁及以上成人数据显示，中国成人钙摄入不足率最高，其次为维生素B_2（图2-3-2）[7]。而钠摄入量过高，2015年全国营养调查对10 114名18岁及以上人群24小时尿钠进行测定，为4121 mg，据此估计钠摄入量为4431mg/d，高出推荐量的2倍多[8]。

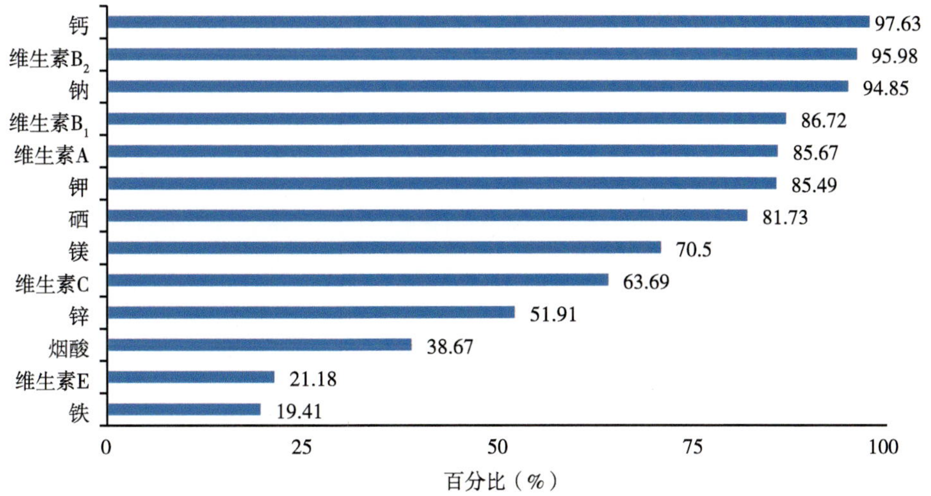

图2-3-2　基于EAR或AI的中国成年人膳食微量营养素摄入不足的百分比

注：图中与钠对应的条形显示中国成年人钠摄入超过AI的百分比，EAR代表估计平均需要量；AI代表适宜摄入量。

对1989—2018年中国健康与营养调查（CHNS）25 400名青年人的膳食数据分析显示，中国15个省（自治区、直辖市）18～35岁青年人膳食模式主要分为三种："传统米食"（米及米制品、深色蔬菜、猪肉的摄入量在三种模式中最高）、"传统面食"［面及面制品、其他谷类、薯类、浅色蔬菜（与"传统米食"差异无统计学意义）的摄入量最高］、"优质蛋白"［水果、奶及奶制品、水产品（与"传统米食"差异无统计学意义）、酒类的摄入量最高］。1989—2018年"传统米食"膳食模式始终保持较高比例，2009年起"传统面食"膳食模式不断减少，2011年起"优质蛋白"膳食模式比例大幅增加。提示膳食模式较为合理的人群比例有所提高，但传统膳食模式仍需改善[9]。

2.3.2 膳食营养与心血管疾病及其风险因素的关系

2.3.2.1 食物摄入

食物摄入情况与心血管疾病（CVD）的发生、死亡及其危险因素的发生密切相关。对GBD2019中1990—2019年中国心血管疾病负担数据分析显示[10]，2019年中国心血管疾病DALY粗率、归因于膳食因素的伤残调整生命年（DALY）粗率和人群归因分值（PAF）分别为6463.47/10万、2745.21/10万和42.46%，与1990年相比，2019年中国归因于高钠饮食的心血管疾病负担在各膳食因素中仍居于首位，归因于低全谷物摄入、高红肉摄入、低豆类摄入、高反式脂肪酸摄入和高加工肉摄入的心血管疾病负担排序上升（表2-3-1）。

表2-3-1 1990年和2019年我国归因于各膳食因素的心血管疾病负担DALY变化

指标	1990年		2019年		AAPC（%，95%CI）	*P*值
	标化率（/10万）	排序	标化率（/10万）	排序		
DALY						
高钠摄入	1582.78	1	954.80	1	−1.76（−1.88，−1.64）	＜0.01
低水果摄入	496.91	2	211.65	5	−2.90（−3.09，−2.70）	＜0.01
低全谷物摄入	380.55	3	375.38	2	−0.04（−0.17，0.09）	0.568
高红肉摄入	354.71	4	364.13	3	0.11（−0.03，0.25）	0.112
低膳食纤维摄入	293.08	5	93.01	7	−3.86（−4.03，−3.69）	＜0.01
低豆类摄入	258.58	6	218.26	4	−0.59（−0.80，−0.37）	＜0.01
低蔬菜摄入	229.31	7	14.28	13	−9.16（−9.37，−8.95）	＜0.01
低坚果和种子摄入	162.38	8	88.05	8	−2.07（−2.25，−1.90）	＜0.01
高反式脂肪酸摄入	134.17	9	115.02	6	−0.53（−0.65，−0.40）	＜0.01
低多不饱和脂肪酸摄入	106.37	10	82.93	9	−0.84（−1.04，−0.65）	＜0.01
低海鲜Ω-3脂肪酸摄入	78.75	11	75.93	10	−0.14（−0.26，−0.02）	＜0.05
高含糖饮料摄入	64.76	12	41.78	11	−1.54（−1.73，−1.34）	＜0.01
高加工肉摄入	11.99	13	17.93	12	1.46（1.13，1.79）	＜0.01

注：AAPC平均年度变化百分比。

基于中国居民营养调查（CNNS）、中国慢性病及危险因素监测（CCDRFS）、高血压调查以及中国死因监测系统的数据分析显示，2002—2018年，水果、全谷物和蔬菜摄入不足是缺血性心脏病（IHD）、缺血性卒中（IS）和出血性及其他卒中（HOS）的主要膳食危险因素，归因于不健康膳食的心血管死亡人数和死亡率呈上升趋势，2018年，全国归因于膳食危险因素的IHD、IS、HOS的死亡率分别为77.9/10万、34.1/10万、32.8/10万[11]（图2-3-3）。

对GBD2019中1990—2019年中国2型糖尿病负担数据分析显示[12]，1990—2019年间，2型糖尿病归因于饮食因素的疾病负担构成比为26.13%～26.79%，呈增加趋势；其中，归因于红肉和加工肉类摄入量高的疾病负担呈上升趋势，而归因于含糖饮料摄入量高及全谷物、水果、膳食纤维、坚果和种子类摄入量低的疾病负担呈下降趋势（表2-3-2）。

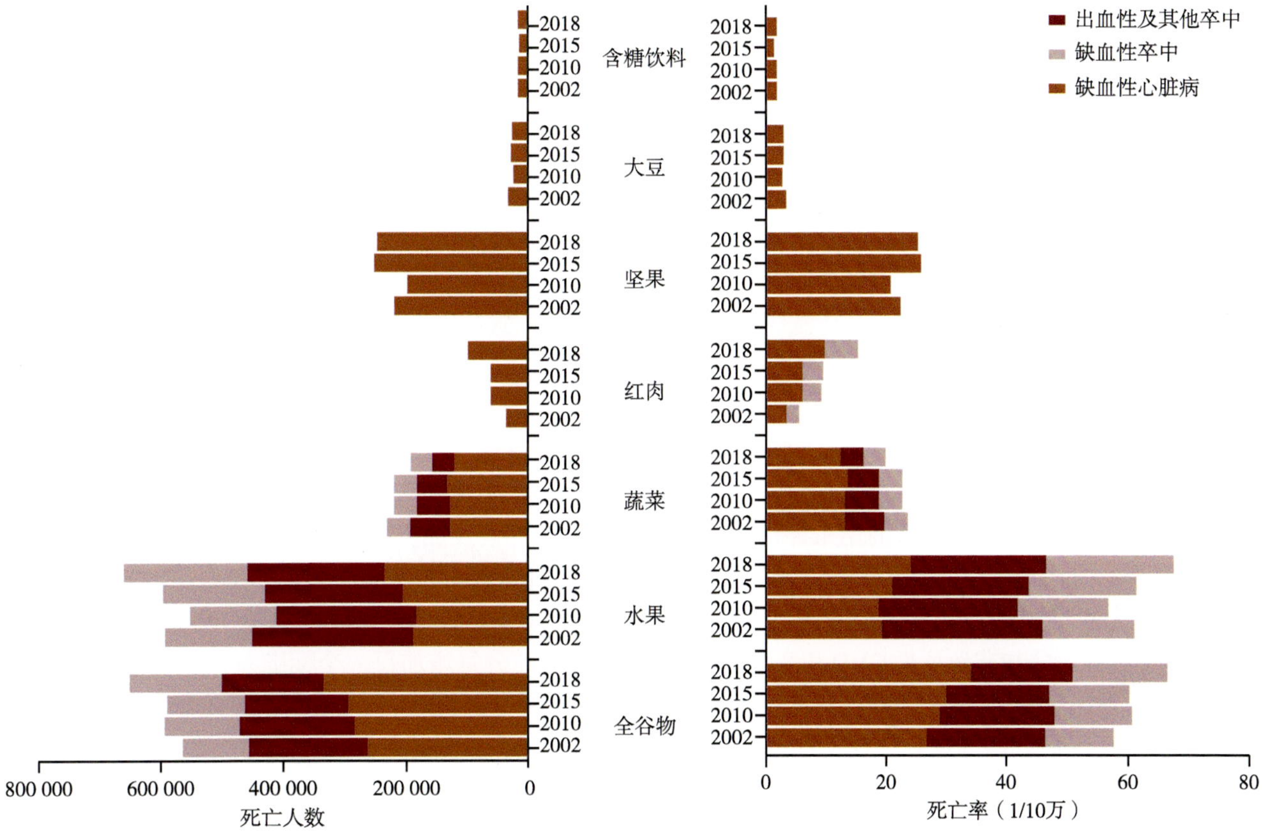

图2-3-3　2002—2018年中国归因于膳食危险因素的死亡人数和死亡率

表2-3-2　1990年和2019年我国归因于各膳食因素的2型糖尿病负担DALY变化

指标	1990年		2019年		AAPC（%）
	标化率（/10万）	排序	标化率（/10万）	排序	
DALY					
水果摄入量低	35.55	1	20.21	3	−1.97（−2.08～−1.86）
红肉摄入量高	27.48	2	49.77	1	2.04（1.86～2.21）
全谷物摄入量低	21.36	3	23.70	2	0.27（−0.02～0.55）
含糖饮料摄入量高	15.59	4	12.89	5	−0.66（−0.78～−0.55）
膳食纤维摄入量低	14.73	5	9.12	6	−1.71（−1.92～−1.45）
坚果和种子类摄入量低	10.66	6	8.70	7	−0.78（−0.92～−0.64）
加工肉类摄入量高	7.21	7	16.14	4	2.77（2.46～3.08）

注：AAPC，平均年度变化百分比。

2.3.2.2 膳食模式与心血管疾病及其危险因素的关系

DASH膳食被认为是防控高血压的有效膳食模式，也有利于降低CVD、糖尿病风险。2018—2023年在重庆开展的中国多民族队列（CMEC）研究中，对14 176名30～79岁成年人随访4.64年后，显示高消费量的DASH膳食降低了患糖尿病的风险（Q5 vs Q1 HR：0.71，95% CI：0.40～0.56）；而大量摄入酒精－小麦制品饮食模式与糖尿病的高风险相关（Q5 vs Q1 HR：1.32，95% CI：1.04～1.66）。亚组分析结果显示，DASH膳食与性别之间存在交互作用，其中女性的相关性较强[13]。

中国人群饮食模式存在地域差异，以植物为主的饮食模式具有保护作用，而以动物为主的饮食模式具有较高的2型糖尿病风险。对2015年中国成人营养与慢性病监测36 648名成人数据进行主成分分析，提取了植物性食物为主、动物性食物为主、东方传统的膳食模式，分别代表北部、西北部和南部地区。校正混杂因素后，与最低四分位数相比，最高四分位数的植物性食物为主的膳食模式的参与者与较低的2型糖尿病风险相关（OR：0.82，95% CI：0.74～0.90）；而高四分位数的动物性食物为主的参与者患2型糖尿病的风险更高（OR：1.15，95% CI：1.04～1.27）[14]。

膳食模式与高血压相关。利用1997—2015年中国健康与营养调查CHNS数据，对12 002名成年人的分析显示，平均8.7年的随访，确定了4232例高血压病例，多变量校正后，与“低全球饮食质量评分”（GDQS）＜15的人群相比，高GDQS评分人群高血压风险降低RR为0.72（95% CI：0.62～0.83）[15]。对52 648名成年人的分析显示[16]，对高血压有保护作用的膳食模式的特征为新鲜蔬菜水果、蘑菇及食用菌、海藻、大豆及制品、混合豆类、乳制品、鲜蛋等摄入量高，精制谷物摄入量低。与最低的五分位数相比，最高的五分位数的参与者患高血压的概率更低（RRR-DP：OR：0.77，95%CI：0.72～0.83；PLS-DP：OR：0.76，95% CI：0.71～0.82）。

膳食结构与炎症之间存在着密切关联，而系统性慢性炎症与代谢性疾病的发生发展密切相关。膳食炎症指数（DII）是近年发展起来的用来评估饮食中的食物、营养素及成分对机体炎症反应所造成的影响的指标。数值越大代表所摄取的饮食促炎效果越高，越低（负值越负）则表示抗炎效果越好。1997—2015年CHNS研究，对4822名成年人中位随访18年期间，观察到234例非致死性CVD，包括136例卒中和114例心肌梗死，DII评分与非致死性CVD和卒中呈线性相关，DII评分每增加每一个标准差，非致死性CVD发病率和卒中发病率分别增加15%、22%[17]。对10 694名参与者分析显示，DII最高四分位数患新发高血压的风险明显高于最低四分位数（校正HR：1.13，95%CI：1.02～1.24）。在DII高于1.09后，新发高血压的风险显著增加[18]。

2.3.3 合理膳食政策、行动和指南

为引导居民合理膳食，国家颁布了一系列政策，如《“健康中国2030”规划纲要》《国民营养计划（2017—2030年）》，并实施了一系列国家行动和专项，如《健康中国行动（2019—2030年）》之“合理膳食行动”、全民健康生活方式行动之“三减三健专项行动”。为充分发挥传统食养理念在预防和辅助治疗疾病中的作用，国家卫生健康委员会印发了《成人高脂血症食养指南（2023年版）》《成人高血压食养指南（2023年版）》和《成人糖尿病食养指南（2023年版）》。随后，为倡导文明健康生活方式，提高慢性病患者维护和促进自身健康的能力，国家卫生健康委员会印发了“高血压营养和运动指导原则（2024年版）”“高脂血症营养和运动指导原则（2024年版）”“高血糖症营养和运动指导原则（2024年版）”。基于充分证据，中华预防医学会健康风险评估与控制专业委员会等11个学术组织和机构联合发布了《中国低钠盐推广应用指南》，为正确使用低钠盐，科学防控高血压和CVD提供了坚实的证据[19]。

2.3.4 小结

我国居民全谷物、蔬菜、水果、奶、豆等摄入不足，红肉摄入过多，油、盐摄入量过高、脂肪供能比较高，微量营养素缺乏普遍存在，这种不合理的膳食结构是造成CVD发生及死亡的重要危险因素。因此，应继续推动合理膳食行动，大力普及营养健康知识，推进营养健康场所建设，开展营养指导和干预，提高公众的营养健康素养，实现降低CVD等疾病负担的目标。

（执笔人：刘爱玲　审稿人：赵文华）

参考文献

[1] 国家卫生健康委疾病预防控制局. 中国居民营养与慢性病报告（2020年）[M]. 北京：人民卫生出版社，2022.
[2] 赵丽云，丁钢强，赵文华. 2015—2017年中国居民营养与健康状况监测报告[M]. 北京：人民卫生出版社，2022.
[3] 赵文华，李淑娟，杨振宇，等. 中国儿童营养与健康状况地图集[M]. 北京：中国地图出版社，2024.
[4] 张继国，王惠君，杜文雯，等. 2022—2023年中国十省（自治区）成年居民食物消费状况[J]. 卫生研究，2024，53（6）：870-873.
[5] YUAN X，WEI Y，JIANG H，et al. Longitudinal relationship between the percentage of energy intake from macronutrients and overweight/obesity among Chinese adults from 1991 to 2018[J]. Nutrients，2024，16：666.
[6] 贾小芳，苏畅，何宇纳，等. 2022—2023年中国十省（自治区）成年居民宏量营养素摄入现状及食物来源[J]. 卫生研究，2024，53（6）：862-869.
[7] HUANG K，FANG H，YU D，et al. Usual intake of micronutrients and prevalence of inadequate intake among Chinese adults：data from CNHS 2015-2017[J]. Nutrients，2022，14：4714.
[8] LIU Z，MAN Q，LI Y，et al. Estimation of 24-hour urinary sodium and potassium excretion among Chinese adults：a cross-sectional study from the China National Nutrition Survey[J]. Am J Clin Nutr，2024，119：164-173.
[9] 赵博雅，李维怡，刘梦冉，等. 1989—2018年中国18-35岁青年人膳食模式变迁状况[J]. 卫生研究，2024，53（3）：419-434.
[10] 周利慧，张馨予，杨洪喜，等. 1990—2019年中国居民归因于膳食因素的心血管疾病负担趋势分析[J]. 中国慢性病预防与控制，2023，31（9）：641-646.
[11] FANG Y，XIA J，LIAN Y，et al. The burden of cardiovascular disease attributable to dietary risk factors in the provinces of China，2002—2018：a nationwide population-based study[J]. Lancet Reg Health West Pac，2023，37：100784.
[12] 徐英，李志学，马艳，等. 1990～2019年我国15岁以上居民中2型糖尿病归因于饮食因素的疾病负担研究[J]. 中国循环杂志，2022，37（10）：1016-1022.
[13] HU Y，DING X，CHEN L，et al. Dietary patterns and new-onset diabetes mellitus in southwest China：a prospective cohort study in the China multi-ethnic cohort（CMEC）[J]. Nutrients，2024，16：1636.
[14] DONG W，LI Y，MAN Q，et al. Geographical distribution of dietary patterns and their association with T2DM in Chinese adults aged 45 y and above：a nationwide cross-sectional study[J]. Nutrients，2023，16：107.
[15] LIU Z，ZhAO D，DAI S，et al. Inverse association between the global diet quality score and new-onset hypertension in adults：a nationwide cohort study[J]. J Nutr，2024，154（4）：1252-1261.
[16] YANG Y，PIAO W，CAI S，et al. Comparison of data-driven identified hypertension-protective dietary patterns among Chinese adults：based on a nationwide study[J]. Eur J Nutr，2023，62（7）：2805-2825.
[17] LIU B，REN X，TIAN W. Dietary inflammatory potential and the risk of nonfatal cardiovascular diseases in the China Health and Nutrition Survey[J]. Nutrition，2024，124：112469.
[18] XU Z，LI X，DING L，et al. The dietary inflammatory index and new-onset hypertension in Chinese adults：a nationwide cohort study[J]. Food & function，2023，14（24）：10759-10769.
[19] 中华预防医学会健康风险评估与控制专业委员会，中国营养学会，中国疾病预防控制中心营养与健康所，等. 中国低钠盐推广应用指南[J]. 中国预防医学杂志，2024，58（8）：957-973.

2.4 身体活动

身体活动（PA）是指由于骨骼肌收缩产生的机体能量消耗增加的所有活动[1]，包含频率、强度、类型和时间四个基本要素。代谢当量（MET）是反映身体活动的强度，＜3.0、3.0～5.9、≥6.0代表身体活动为低、中、高强度。静态行为指清醒状态时处于坐、倚靠、躺体位，并且强度≤1.5 MET的身体活动行为。身体活动量一般以活动强度（MET）与时间（min或h）的乘积表达，每周的活动量一般表达为MET·h/7d或MET·min/7d。

通常以问卷调查或运动传感器（如计步器、加速度计等）评估个体和人群身体活动特征。《中国人群身体活动指南（2021）》和WHO身体活动指南均推荐18～64岁的成人每周应达到150～300 min中等强度或75～150 min高强度身体活动，或等量的二者的组合，并规律进行肌肉力量锻炼，减少静态行为。6～17岁中小学生每天至少进行60min的中高强度身体活动，同时每次静态行为持续不超过1h，每天视屏时间累计少于2h[2, 3]。我国成人经常锻炼率指每周至少3次、每次至少30min中高强度锻炼者的比例[4]。身体活动总量和形式等与心血管健康密切相关。

2.4.1 流行现况与趋势

2.4.1.1 青少年

3～6岁幼儿2020年的中高强度身体活动达标率为62.3%，城镇（63.1%）高于农村（58.6%），屏幕时间达标率为52.8%[5]。

中小学生2016年体育课≥2节/7d、课外体育训练≥5次/7d的比例分别为85.2%、31.5%，周末看电视、使用手机、看电脑≥2h比例分别为23.7%、27.7%、17.5%[6]。2017年小学、初中学生活动达标率高于2016年（图2-4-1）[7, 8]，但2017—2019年间小学生、初中生的达标率均显著下降（32.61% vs 25.33%；28.15% vs 17.61%），同时小学生视屏时间低于2h的达标率显著下降（86.47% vs 80.55%）[9]。2019年肌肉力量锻炼≥3次/7d的比例达到39.3%[10]，1985—2014年间学生体质健康达标优秀率总体趋于下降[11]（图2-4-2）。

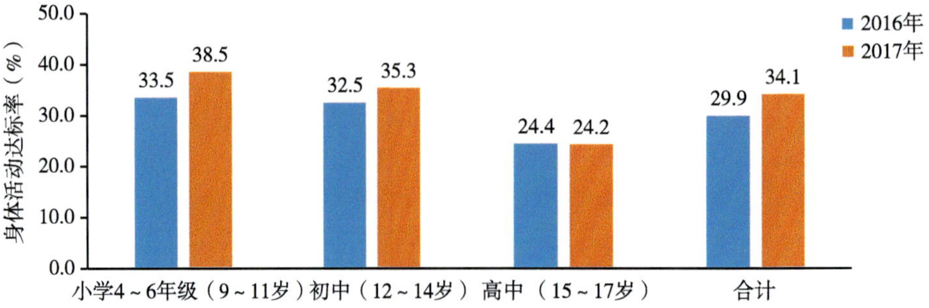

图2-4-1 2016年和2017年中国中小学生身体活动达标率

注：身体活动达标指每天至少进行1h中高强度身体活动。

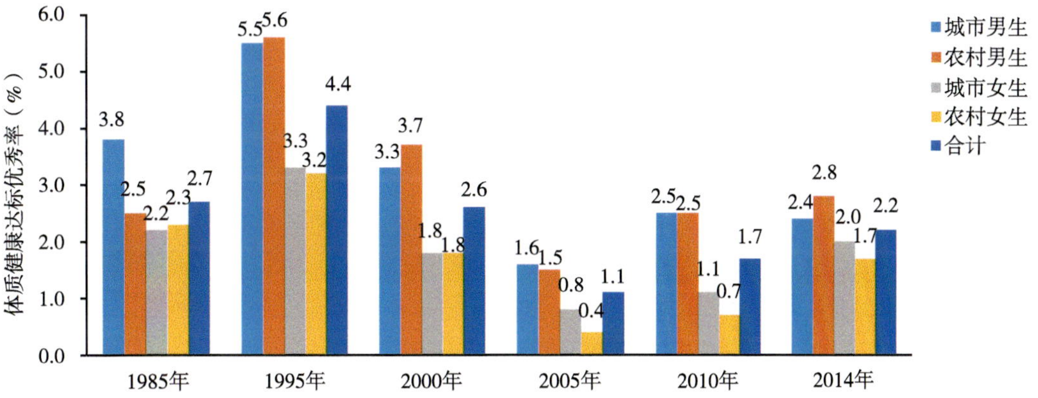

图2-4-2 1985—2014年中国汉族中学生体质健康达标优秀率

2.4.1.2 成人

1991—2009年中国成人身体活动量大幅下降（399 MET · h/7d vs 213 MET · h/7d），并以职业活动降幅最大，静态行为明显增加（15.1 h/7d vs 20.0 h/7d）[12，13]。2018年成人身体活动不足率较2010年显著升高（22.3% vs 17.9%），经常锻炼率为15.8%，城市（19.7%）高于农村（11.7%）（图2-4-3），业余静态行为时间较2010年明显增加（3.2 h/d vs 2.7h/d）[14，15]。

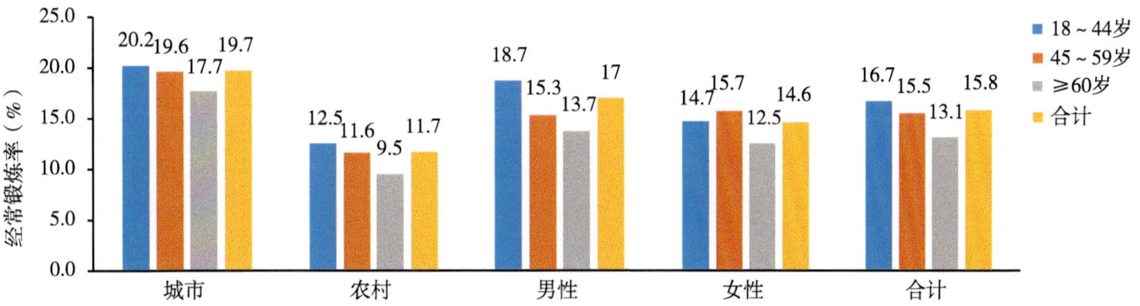

图2-4-3 2018年≥18岁中国成人经常参加锻炼率

注：经常锻炼指每周进行不少于3次、每次至少30min的中高强度身体活动。

有关心血管疾病（CVD）患者出院后身体活动特征的报告相对较少。对张家口3所三级医院冠心病患者出院后12个月的调查结果显示，1162名患者中，469人（40.4%）保持了规律的身体活动，其中走路是最主要的活动类型[16]。

2.4.2 身体活动与心血管健康及死亡风险

2.4.2.1 身体活动对心血管健康的影响

2011—2013年对南京、合肥两市社区成人调查显示[17]，相对于不活跃（< 600 MET · min/7d）者，中、高度活跃者伴有≥1个、≥2个、≥3个CVD可改变危险因素（CVDMRF）的风险降低12%～19%（表2-4-1）。

中国健康与营养调查（CHNS）[18]中，相对于身体活动量最低组，最高组的男性HDL-C水平（β＝0.050）升高，男性低HDL-C风险降低31%。并且，日均屏幕时间＞3 h/d与男性高卒中风险升高83%有关，2～3 h/d与女性中度卒中风险升高48%有关[19]。

表2-4-1　身体活动活跃程度与CVD可改变危险因素（CVDMRF）聚集性的相关性[OR,（95%CI）]

	≥1个CVDMRF		≥2个CVDMRF		≥3个CVDMRF	
	中度活跃	高度活跃	中度活跃	高度活跃	中度活跃	高度活跃
合计	0.88（0.79～0.98）	0.88（0.79～0.99）	0.85（0.78～0.92）	0.85（0.78～0.92）	0.84（0.76～0.91）	0.81（0.74～0.89）
地区						
南京	0.83（0.68～1.01）	0.79（0.64～0.97）	0.75（0.65～0.88）	0.71（0.61～0.83）	0.71（0.60～0.84）	0.65（0.55～0.78）
合肥	0.88（0.77～1.01）	0.89（0.78～1.01）	0.87（0.79～0.96）	0.88（0.80～0.96）	0.87（0.78～0.96）	0.84（0.76～0.93）
性别						
男性	0.86（0.78～0.96）	0.88（0.73～1.03）	0.83（0.63～1.02）	0.81（0.72～0.91）	0.82（0.60～1.04）	0.80（0.73～0.87）
女性	0.99（0.87～1.13）	0.97（0.85～1.11）	0.97（0.87～1.09）	0.98（0.87～1.09）	0.93（0.81～1.06）	0.95（0.83～1.09）
年龄（岁）						
＜35	0.97（0.30～3.09）	0.67（0.19～2.30）	0.27（0.08～0.84）	0.51（0.16～1.61）	0.26（0.06～1.12）	0.33（0.08～1.41）
35～44	0.77（0.65～0.90）	0.81（0.69～0.95）	0.69（0.60～0.79）	0.70（0.61～0.80）	0.71（0.59～0.85）	0.69（0.57～0.82）
45～54	0.76（0.62～0.95）	0.77（0.62～0.95）	0.77（0.67～0.89）	0.82（0.71～0.95）	0.76（0.65～0.88）	0.69（0.59～0.81）
55～64	0.92（0.70～1.20）	0.96（0.74～1.26）	0.98（0.83～1.16）	0.96（0.81～1.13）	0.87（0.74～1.03）	0.90（0.76～1.06）
65～74	0.65（0.41～1.03）	0.84（0.54～1.32）	0.98（0.76～1.28）	0.97（0.75～1.27）	1.00（0.78～1.29）	0.91（0.70～1.17）
≥75	0.54（0.09～3.62）	0.48（0.09～2.54）	0.71（0.21～2.38）	0.83（0.25～2.76）	0.75（0.22～2.56）	0.23（0.06～0.95）

注：中度活跃，600～3000MET·min/7d；高度活跃，≥3000MET·min/7d。

CIMIC研究显示[20]，与基线活动量最低组（第1个四分位组）相比，第2、3、4分位组的研究对象高血压风险分别下降8%、28%、30%（表2-4-2）。CHNS研究中[21]，与最低身体活动量组成人（第1个四分位组）相比，第3、4四分位组的收缩压（0.98mmHg，0.96mmHg）、舒张压（0.30mmHg，0.38mmHg）、高血压风险（12%，15%）均分别降低。男性职业活动在＜80 MET·h/7d者，高血压风险相对更高；女性则在80～240MET·h/7d时风险最低。但是，交通性活动＜213MET·min/7d或≥394MET·min/7d者的高血压风险分别升高29%、15%[22，23]。

表2-4-2　农村地区人群总身体活动水平与高血压发病的关系

项别	身体活动水平			
	第1分位组	第2分位组	第3分位组	第4分位组
发病例数	1813	1748	1591	1628
随访时间（人年）	58 102	59 116	62 601	61 962
年发病率（%）	3.12	2.96	2.54	2.63
HR（95%CI）	1.00	0.92（0.86～0.99）	0.72（0.67～0.77）	0.70（0.65～0.75）

注：Cox回归分析时调整了基线年龄、性别、BMI、南北方、受教育水平、饮酒、吸烟、空腹血糖、总胆固醇和基线收缩压，以身体活动量第1个四分位组为参照组。

天津一项调查显示[24]，相对于每天活动≥2h的5～6岁儿童，＜1h每天活动空腹血糖异常风险升高79%。中国台湾地区研究显示[25]，相对于高度活跃者（＞9.8MET·h/7d），中等活跃（0.6～9.8MET·h/7d）、缺乏活动（≤0.6MET·h/7d）成人的糖尿病发病风险升高31%、56%。并且，与＜3.75MET·h/7d的空腹血糖受损者相比，≥15.0MET·h/7d者的糖尿病发病风险降低25%（表2-4-3）[26]。CHNS研究中[27]，相对于最低活动量组，活动总量和职业活动最高者的糖尿病风险分别降低27%、23%。ChinaMUCA

和中国心血管健康研究中[28]，与久坐少动组成人（身体活动水平PAL 1.00～1.39）相比，活动较少（PAL 1.40～1.59）、活跃（PAL 1.60～1.89）、非常活跃（PAL＞1.89）者的糖尿病发病风险分别降低18%、37%和53%。中国双生子队列研究中[29]，身体活动达标者的2型糖尿病遗传度比未达标者降低约32%。

CKB研究中[30]，相对于非主动通勤者，步行与通勤人群的缺血性心脏病（IHD）风险降低10%，骑自行车者的IHD、缺血性卒中风险分别降低19%、8%。CHARLS研究中，相对于活动不达标者，中度（600～3000MET·min/7d）、高度达标（＞3000MET·min/7d）可降低老年人卒中风险30%、8%[31]；心肺适能（e-CRF）升高1MET，CVD发病风险降低9%[32]。China-PAR研究中[33]，与基线未达标者相比，活动达标者CVD发病风险降低26%，高度活跃者降低38%。与基线及随访期间身体活动均不活跃者相比，保持活跃者的CVD风险可降低43%（表2-4-4）。

表2-4-3 中国台湾地区空腹血糖受损者身体活动水平与糖尿病发病的关系

	身体活动水平			
	极低（n＝24 469）	低（n＝8450）	中（n＝5328）	高（n＝6581）
发病例数	2535	731	542	612
发病率（%）	10.4	8.7	10.2	9.3
HR（95%CI）	1.00	0.88（0.80～0.98）	0.80（0.71～0.90）	0.75（0.67～0.83）

注：Cox回归分析时调整基线年龄、性别、婚姻状态、受教育水平、工作时身体活动量、饮酒、吸烟、睡眠时间、蔬菜摄入量、收缩压、心率和血清总胆固醇水平，以极低身体活动者为参照组；身体活动水平分组切点值分别为3.75MET·h/7d、7.5MET·h/7d和15.0MET·h/7d。

表2-4-4 China-PAR研究人群中高强度身体活动变化情况与CVD风险

	病例数/有发病风险人数	调整发病率（95%CI）*	HR（95%CI）
CVD			
持续不活跃	178/4520	9.51（7.93～11.41）	1.00（参照组）
由不活跃转为活跃	47/1942	6.81（5.01～9.26）	0.71（0.50～1.00）
由活跃转为不活跃	125/3271	6.39（5.25～7.79）	0.97（0.74～1.26）
持续活跃	127/5496	5.10（4.21～6.17）	0.57（0.43～0.77）
卒中			
持续不活跃	93/4520	5.70（4.45～7.29）	1.00（参照组）
由不活跃转为活跃	27/1942	3.65（2.43～5.49）	0.78（0.49～1.25）
由活跃转为不活跃	77/3271	3.86（2.96～5.04）	1.07（0.75～1.52）
持续活跃	85/5496	2.96（2.32～3.78）	0.65（0.44～0.96）
缺血性心脏病			
持续不活跃	73/4520	3.40（2.55～4.54）	1.00（参照组）
由不活跃转为活跃	15/1942	2.43（1.43～4.11）	0.59（0.32～1.06）
由活跃转为不活跃	41/3271	2.04（1.50～2.77）	1.02（0.67～1.56）
持续活跃	38/5496	1.76（1.26～2.47）	0.53（0.33～0.87）

续 表

	病例数/有发病风险人数	调整发病率（95%CI）*	HR（95%CI）
心力衰竭			
持续不活跃	20/4520	0.60（0.31～1.15）	1.00（参照组）
由不活跃转为活跃	3/1942	1.09（0.25～4.64）	0.44（0.10～2.02）
由活跃转为不活跃	12/3271	0.37（0.17～0.84）	0.75（0.27～2.11）
持续活跃	4/5496	0.45（0.15～1.34）	0.37（0.10～1.36）
心血管疾病死亡			
持续不活跃	55/4520	2.62（1.79～3.85）	1.00（参照组）
由不活跃转为活跃	15/1942	2.42（1.43～4.12）	0.89（0.50～1.60）
由活跃转为不活跃	42/3271	2.06（1.44～2.94）	1.24（0.80～1.93）
持续活跃	37/5496	1.64（1.16～2.32）	0.52（0.31～0.89）

注：*模型调整了年龄、性别、地区、城市化程度、教育程度、CVD家族史、研究对象来源、当前吸烟状况、饮酒量和低强度身体活动等因素。调整发病率指每1000人年并根据Poisson回归模型调整了年龄和性别。

2.4.2.2 身体活动与CVD死亡风险

WHO 2016年报告指出[34]，身体活动达标可以减少我国18.3%的40～74岁人群过早死亡，相当于每年避免101.65万的人过早死亡。

CKB研究中[35]，与身体活动量≤9.1 MET·h/d相比，≥33.8 MET·h/d组的CVD死亡风险降低41%。身体活动量每增加4 MET·h/d，其风险降低12%（表2-4-5）。且与身体活动量最低高血压患者相比，最高四分位组的IHD、脑血管病死亡风险分别下降33%、35%（表2-4-6）[36]。而与不参加业余身体活动的2型糖尿病患者相比，业余身体活动量≥15MET·h/7d可以降低23%全死因死亡、21%CVD死亡风险[37]。

CLHLS研究显示[38]，规律锻炼（HR：0.900，95% CI：0.870～0.931）、休闲活动（HR：0.903，95% CI：0.864～0.943）均可降低老年人全死因风险，并存在协同效应（HR：0.811，95% CI：0.770～0.855）。

广州生物库研究中[39]，相对于保持中等强度活动者，从中、高强度下降到低强度者，全因死亡风险升高47%。保持高强度活动、由低变高强度的死亡风险分别降低17%、29%；持续低强度活动者的死亡风险更高，CVD死亡风险的分析相似（图2-4-4）。

上海男性、女性健康研究中[40]，与非业余活动成人相比，中等强度业余活动者的CVD死亡风险下降25%，活动但未达标者的CVD死亡风险也明显下降，并存在剂量-反应关系。中国家庭追踪调查（CFPS）中[41]，家务与全因死亡风险降低43%～60%、CVD死亡风险降低42%～50%有关。广州心脏研究（GZHS）中[42]，1MET·h/7d家务降低1%全因死亡风险，1MET·h/7d快走或保健体操或/秧歌则降低46%全因死亡风险。CHARLS研究中[43]，最高握力（41.10±6.16 kg）与男、女性死亡风险分别降低53%、49%有关，年轻男性（OR：0.29）获益比老年男性（OR：0.49）更高。

表2-4-5 职业、非职业和总身体活动量与心血管死亡的关系

基线身体活动量（MET·h/d）	心血管死亡人数（例）	死亡率［1/（1000人·年）］	HR（95%CI）
总身体活动量			
≤9.1	3611	3.12	1.00（0.96～1.04）
9.2～14.7	1830	2.10	0.75（0.72～0.79）
14.8～22.4	1206	1.84	0.67（0.63～0.71）

续　表

基线身体活动量（MET·h/d）	心血管死亡人数（例）	死亡率［1/（1000人·年）］	HR（95%CI）
22.5～33.7	1061	1.63	0.60（0.56～0.64）
≥33.8	729	1.69	0.59（0.55～0.64）
职业活动量			
0	4164	3.13	1.00（0.95～1.05）
0.1～5.9	1276	1.91	0.75（0.70～0.80）
6.0～13.8	1260	1.73	0.66（0.62～0.69）
13.9～25.7	1054	1.79	0.61（0.58～0.66）
≥25.8	683	2.20	0.59（0.55～0.65）
非职业活动量			
0～3.9	2047	3.30	1.00（0.95～1.05）
4.0～6.5	1685	2.39	0.89（0.85～0.93）
6.6～8.4	1795	2.28	0.85（0.81～0.89）
8.5～11.6	1485	2.03	0.78（0.74～0.82）
≥11.7	1425	1.92	0.71（0.67～0.75）

注：1.死亡率为人年率［1/（1000人·年）］，并调整年龄、性别和地区。

2. Cox分析时按年龄、性别和地区分层，并调整基线经济收入、受教育水平、BMI、饮酒、吸烟、收缩压、新鲜水果摄入量、久坐不动时间和自我健康状态评价。

3.分析职业或非职业身体活动时，同时调整非职业或职业身体活动量。

表2-4-6　高血压患者总身体活动量与CVD死亡及总死亡的关系

总身体活动量四分位分组	死亡人数（例）	死亡率［1/（1000人·年）］	HR（95%CI）
总死亡			
第1分位	3993	15.33	1.00（参照组）
第2分位	2369	8.87	0.80（0.76～0.84）
第3分位	1913	7.06	0.69（0.65～0.73）
第4分位	1431	5.28	0.67（0.62～0.72）
趋势检验P值			＜0.001
缺血性心脏病死亡			
第1分位	694	2.66	1.00（参照组）
第2分位	369	1.38	0.78（0.68～0.88）
第3分位	222	0.82	0.68（0.57～0.80）
第4分位	149	0.55	0.67（0.55～0.83）
趋势检验P值			＜0.001
脑血管病死亡			
第1分位	1152	4.42	1.00（参照组）
第2分位	656	2.46	0.76（0.69～0.84）
第3分位	545	2.01	0.64（0.58～0.72）
第4分位	405	1.49	0.65（0.57～0.74）
趋势检验P值			＜0.001

注：1. Cox分析时调整年龄、性别、受教育水平、婚姻状态、饮酒、吸烟、红肉、水果和蔬菜摄入量、BMI、收缩压、糖尿病、是否绝经（女性）及平均每天静坐时间。

2.分析IHD或脑血管病死亡时还分别调整心脏病或卒中家族史。

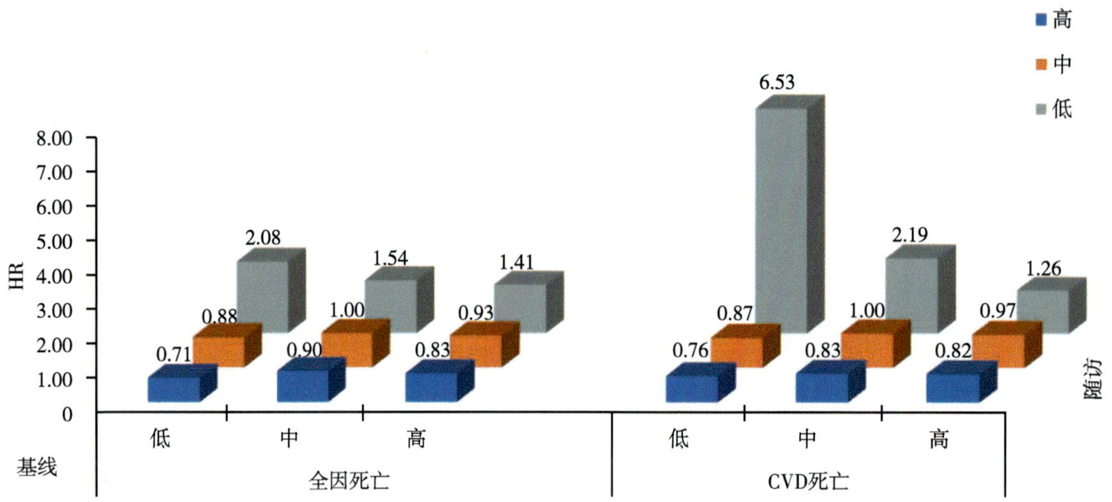

图2-4-4　18 104名中老年人2003—2008年（基线）、2012年（首次重复测量）并随访至2017年的死亡风险

2.4.3　促进人群身体活动的政策策略

2007年，卫生部疾控局、中国疾控中心等发起了“全民健康生活方式行动”，倡导“健康一二一”，即日行一万步、吃动两平衡、健康一辈子。2010年卫生部疾控局首次发布了《中国成人身体活动指南（试行）》，覆盖全生命周期的《中国人群身体活动指南（2021）》于2021年发布。针对机关和工作场所，我国政府在1951年就发布了《关于推行广播体操活动的通知》。国家对中小学校关于体育课、校内课外活动设置给予明确要求，健康中国对“中小学健康促进行动”进一步明确和细化。并且，“科学运动”已纳入2024年国家卫生健康委员会等16部委联合启动的“体重管理年”活动（国卫医急发〔2024〕21号）的重要内容之一。

人群身体活动状况监测主要来自国民体质监测、中国学生体质与健康调研、中国居民营养与健康状况监测及中国成人慢性病及危险因素监测等。国民体质监测始于2000年，并定期发布《国民体质监测公报》。中国学生体质与健康调研监测学生体育课、锻炼参与情况、体质水平等。中国居民营养与健康状况调查、中国成人慢性病及危险因素监测等均收集人群身体活动相关信息，国家卫生健康委原疾控局综合全国性相关监测数据，分别于2015和2020年发布了《中国居民营养与慢性病状况报告》，推进相关研究与实践。

2.4.4　小结

身体活动不足是影响我国居民健康的重要危险因素。目前我国居民身体活动不足普遍流行。其中儿童青少年身体活动达标率不足40%，且视屏时间较长；成人经常锻炼率不足1/5，25～34岁人群尤其值得关注，并且业余静态行为时间趋于增加，平均每天超过3小时。国内外大规模人群的研究证据均表明，适量身体活动可改善心血管代谢健康，降低CVD发病和死亡风险。促进人群身体活动已列入健康中国行动，我国政府不断加强监测、促进居民身体活动的政策制定等。

（执笔人：陈晓荣　审稿人：赵文华）

参考文献

［1］CASPERSEN C J，POWELL K E，CHRISTENSON G M．Physical activity，exercise，and physical fitness：definitions and distinctions for health-related research［J］．Public Health Rep，1985，100（2）：126-131．

［2］World Health Organization．WHO guidelines on physical activity and sedentary behaviour．［EB/OL］．［2020-11-25］．［2021-11-26］．https：//www.who.int/publications/i/item/9789240015128．

［3］中国人群身体活动指南编写委员会．中国人群身体活动指南2021［M］．北京：人民卫生出版社，2021．

[4] 国家卫生计生委疾病控制局. 中国居民营养与慢性病状况报告（2015年）[M]. 北京：人民卫生出版社，2015.
[5] 王欢，张彦峰，武东明，等. 中国3～6岁幼儿中大强度身体活动、屏幕时间和睡眠时间达标率的空间分布特征和相关因素分析[J]. 体育科学，2023，43（1）：26-33.
[6] 陈佩杰. 中国儿童青少年体育健身发展报告（2016）[M]. 北京：科学出版社，2016.
[7] FAN X，CAO Z B. Physical activity among Chinese school-aged children：national prevalence estimates from the 2016 physical activity and fitness in China-the Youth Study [J]. Journal of sport and health science，2017，6（4）：388-394.
[8] ZHU Z，TANG Y，ZHUANG J，et al. Physical activity，screen viewing time，and overweight/obesity among Chinese children and adolescents：an update from the 2017 physical activity and fitness in China-the Youth Study [J]. BMC public health，2019，19（1）：197.
[9] GUO M M，KOH K T，WANG X Z. Trends of physical activity and recreational screen time among Chinese children and adolescents：a national study from 2017 to 2019 [J]. BMC public health，2024，24（1）：1305.
[10] XIN F，ZHU Z，CHEN S，et al. Prevalence and correlates of meeting the muscle-strengthening exercise recommendations among Chinese children and adolescents：results from 2019 physical activity and fitness in China-the Youth Study [J]. Journal of sport and health science，2022，11（3）：358-366.
[11] 宋逸，罗冬梅，胡佩瑾，等. 1985—2014年中国汉族13～18岁中学生体质健康达标优秀率趋势分析[J]. 北京大学学报（医学版），2020，52（2）：317-322.
[12] NG S W，HOWARD A G，WANG H J，et al. The physical activity transition among adults in China：1991-2011 [J]. Obes Rev，2014，15 Suppl 1：27-36.
[13] NG S W，POPKIN B M. Time use and physical activity：a shift away from movement across the globe [J]. Obes Rev，2012，13（8）：659-680.
[14] ZHANG M，MA Y，XIE X，et al. Trends in insufficient physical activity among adults in China 2010—18：a population-based study [J]. Int J Behav Nutr Phys Act，2023，20（1）：87.
[15] 中国疾病预防控制中心，中国疾病预防控制中心慢性非传染性疾病预防控制中心. 中国慢性病及其危险因素监测报告2018 [M]. 北京：军事医学出版社，2021.
[16] WANG J，LIU H，CHEN C，et al. Physical activity and factors affecting its maintenance among patients with coronary heart disease not undergoing cardiac rehabilitation in China [J]. The Journal of cardiovascular nursing，2020，35（6）：558-567.
[17] SHI R，CAI Y，QIN R，et al. Dose-response association between physical activity and clustering of modifiable cardiovascular risk factors among 26 093 Chinese adults [J]. BMC Cardiovasc Disord，2020，20（1）：347.
[18] ZOU Q，SU C，DU W，et al. Longitudinal association between physical activity，blood lipids，and risk of dyslipidemia among Chinese adults：findings from the China Health and Nutrition Surveys in 2009 and 2015 [J]. Nutrients，2023，15（2）：341.
[19] REN Y，SUN K，RONG Y，et al. Association between daily screen time and risk of stroke among middle-aged and elderly people：research based on China health and nutrition survey [J]. Frontiers in sports and active living，2023，5：1307930.
[20] 巩欣媛，陈纪春，李建新，等. 中国农村地区成年人体力活动与高血压发病的关系[J]. 中华预防医学杂志，2018，52（6）：615-621.
[21] ZOU Q，WANG H，SU C，et al. Longitudinal association between physical activity and blood pressure，risk of hypertension among Chinese adults：China Health and Nutrition Survey 1991-2015 [J]. Eur J Clin Nutr，2021，75（2）：274-282.
[22] LI Q，LI R，ZHANG S，et al. Occupational physical activity and new-onset hypertension：a nationwide cohort study in China [J]. Hypertension，2021，78（7）：220-229.
[23] LI R，ZHANG S，LI Q，et al. Transportation physical activity and new-onset hypertension：A nationwide cohort study in China [J]. Hypertens Res，2022，45（9）：1430-1440.
[24] WANG S，LI W，QIAO Y，et al. Abnormal glucose in pre-school children and the association with obesity/physical activity：a large population-based study [J]. Diabetes Metab Res Rev，2021，37（7）：e3442.
[25] GUO C，YANG H T，CHANG L Y，et al. Habitual exercise is associated with reduced risk of diabetes regardless of air pollution：a longitudinal cohort study [J]. Diabetologia，2021，64（6）：1298-1308.
[26] LAO X Q，DENG H B，LIU X，et al. Increased leisure-time physical activity associated with lower onset of diabetes in 44 828 adults with impaired fasting glucose：a population-based prospective cohort study [J]. British journal of sports medicine，2019，53（14）：895-900.

[27] WANG J, HE L, YANG N, et al. Occupational and domestic physical activity and diabetes risk in adults: results from a long-term follow-up cohort [J]. Frontiers in endocrinology, 2022, 13: 1054046.
[28] FANG S, CHEN J, HUANG J, et al. Physical activity level and incident type 2 diabetes among Chinese adults [J]. Med Sci Sports Exerc, 2015, 47 (4): 751-756.
[29] 陈松建，高文静，吕筠，等. 体力活动对2型糖尿病遗传效应的修饰作用——中国双生子队列研究 [J]. 中华流行病学杂志，2021，42（7）：1167-1173.
[30] FAN M, LV J, YU C, et al. Association between active commuting and incident cardiovascular diseases in Chinese: a prospective cohort study [J]. J Am Heart Assoc, 2019, 8 (20): e012556.
[31] 粟昭隐，康巍瀚，刘亚涛，等. 中国中老年人身体活动水平与卒中发生的相关性：基于CHARLS数据 [J]. 中国康复理论与实践，2024，30（4）：449-453.
[32] LIU Y, ZHU J, GUO Z, et al. Estimated cardiorespiratory fitness and incident risk of cardiovascular disease in China [J]. BMC public health, 2023, 23 (1): 2338.
[33] LIU Q, LIU F C, HUANG K Y, et al. Beneficial effects of moderate to vigorous physical activity on cardiovascular disease among Chinese adults [J]. J Geriatr Cardiol, 2020, 17 (2): 85-95.
[34] STRAIN T, BRAGE S, SHARP S J, et al. Use of the prevented fraction for the population to determine deaths averted by existing prevalence of physical activity: a descriptive study [J]. Lancet Glob Health, 2020, 8 (7): e920-e930.
[35] BENNETT D A, DU H, CLARK R, et al. Association of physical activity with risk of major cardiovascular diseases in Chinese men and women [J]. JAMA Cardiology, 2017, 2 (12): 1349-1358.
[36] FAN M, YU C, GUO Y, et al. Effect of total, domain-specific, and intensity-specific physical activity on all-cause and cardiovascular mortality among hypertensive adults in China [J]. J Hypertens, 2018, 36 (4): 793-800.
[37] TARP J, LUO M, SANCHEZ-LASTRA M A, et al. Leisure-time physical activity and all-cause mortality and cardiovascular disease in adults with type 2 diabetes: Cross-country comparison of cohort studies [J]. Journal of sport and health science, 2024, 13 (2): 212-221.
[38] XU L, WANG J, LI Y, et al. The relationship between physical activity and all-cause mortality among older adults-China, 1998-2018 [J]. China CDC weekly, 2023, 5 (39): 866-871.
[39] HUANG Y, JIANG C, XU L, et al. Mortality in relation to changes in physical activity in middle-aged to older Chinese: an 8-year follow-up of the Guangzhou Biobank Cohort Study [J]. J Sport Health Sci, 2021, 10 (4): 430-438.
[40] LIU Y, WWN W, GAO Y T, et al. Level of moderate-intensity leisure-time physical activity and reduced mortality in middle-aged and elderly Chinese [J]. J Epidemiol Community Health, 2018, 72 (1): 13-20.
[41] HU L, WANG L, ZHANG Y, et al. Participation in household physical activity lowers mortality risk in Chinese women and men [J]. Int J Environ Res Public Health, 2023, 20 (2): 987.
[42] HU P, ZHENG M, HUANG J, et al. Association of habitual physical activity with the risk of all-cause mortality among Chinese adults: aprospective cohort study [J]. Frontiers in public health, 2022, 10: 919306.
[43] WANG Y, LIU Y, HU J, et al. Association of handgrip strength with all-cause mortality: a nationally longitudinal cohort study in China [J]. Journal of science and medicine in sport, 2022, 25 (11): 878-883.

2.5 超重肥胖

肥胖是指可能损害健康或对健康构成风险的异常或过量脂肪堆积，由多因素引起。肥胖本身是一种形式的营养不良，也是慢性疾病，还是糖脂代谢异常、心血管疾病（CVD）、癌症等多种慢性病的重要危险因素。我国儿童与成人、城市和农村，人群超重肥胖均呈快速增长趋势，已成为影响健康的公共卫生问题。

2.5.1 超重与肥胖流行特征

中国居民营养与健康状况监测（CNHS）、中国慢性病及危险因素监测（CCDRFS）、中国健康与营养调查（CHNS）以及全国学生体质与健康调研等调查结果均显示，尽管不同性别、不同年龄和不同地区人群超重率和肥胖率有差异，但总体上我国居民超重肥胖均呈持续上升的趋势，且农村增长速度高于城市[1-4]。

2.5.1.1　儿童青少年

“十三五国家科技基础资源调查专项——中国0～18岁儿童营养与健康系统调查与应用”项目对七大地区10.5万0～18岁儿童的调查[5]显示，2020年中国0～5岁儿童超重肥胖率为7.8%（超重率5.7%，肥胖率为2.1%），农村高于城市，男生高于女生；6～17岁儿童青超重肥胖率为26.5%（超重率14.5%，肥胖率为12.0%），城市高于农村，男生高于女生（图2-5-1）。

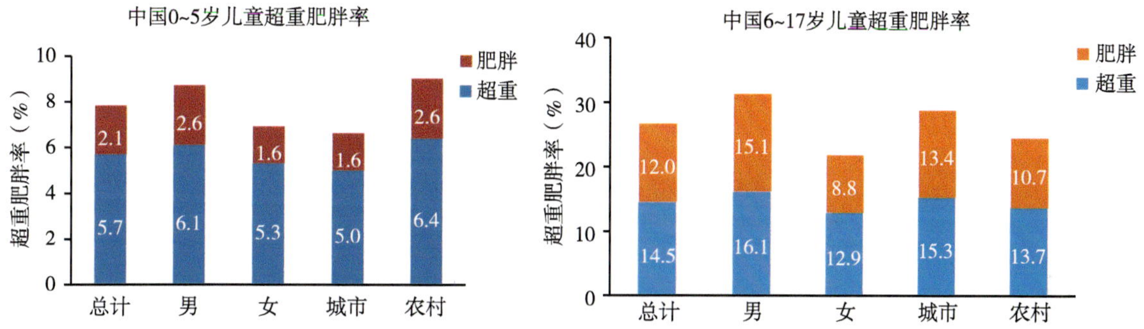

图2-5-1　中国0～18岁儿童超重肥胖率

1985—2019年7次全国学生体质与健康调研（分别纳入409 945、204 931、209 209、234 420、215 317、214 353和212 711名7～18岁儿童）数据[3]显示，2019年中国7～18岁儿童青少年超重肥胖检出率为23.4%（超重检出率13.9%，肥胖检出率为9.6%），较1985年增长了18.1倍，城市男生、城市女生、农村男生和农村女生超重肥胖检出率较1985年分别增长了22.3倍、11.7倍、54.2倍和10.1倍，农村男生的增长速度最快（图2-5-2）。

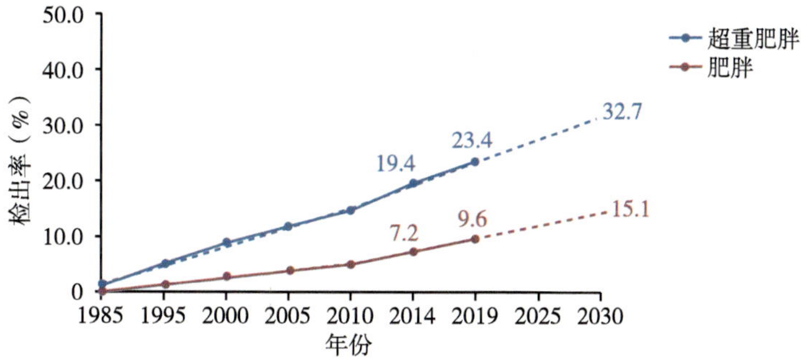

图2-5-2　1985—2019年中国7～18岁儿童青少年超重肥胖检出率和肥胖检出率

注：采用中国肥胖问题工作组的“中国学龄儿童青少年超重、肥胖筛查BMI值分类标准”判断学生超重、肥胖情况。数据来自1985—2019年7次全国学生体质与健康调研。

不同时期的儿童青少年超重肥胖增长速度有所差异。2000—2019年5次全国学生体质与健康调研中的7～18岁汉族儿童青少年数据[6]显示，男女生超重检出率增速至2010—2014年达到最大值，为0.52%/年和0.50%/年，此后至2019年，增速下降至0.09%/年和0.29%/年。2014—2019年男女生肥胖增速（男0.70%/年、女0.51%/年）比2010—2014年的最大值（男0.92%/年、女0.58%/年）略有下降，但仍然大于2010年以前。从年龄段看，男女生低年龄段超重率增速显著下降，但高年龄段肥胖率增速显著提高，肥胖呈现由低龄化转变为高龄化的趋势（图2-5-3）。

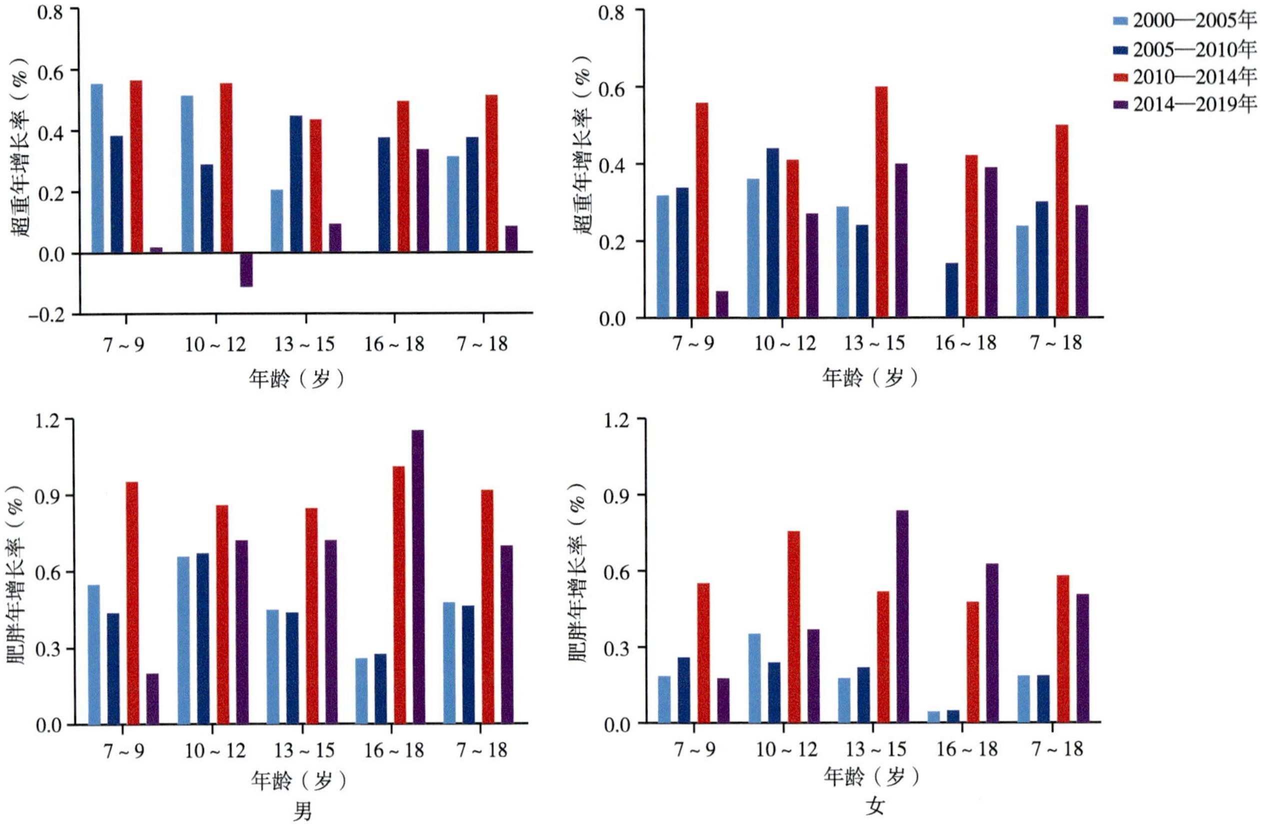

图2-5-3　2000—2019年中国汉族7～18岁男女生超重及肥胖检出率年增值

注：采用1985年全国体质健康调研中的身高标准体重法，体重超过标准体重20%的视为肥胖。数据来自2000—2019年5次全国学生体质与健康调研。

2.5.1.2　成人

2000—2019年5次全国学生体质与健康调研（分别纳入16 094、17 486、14 653、13 625和11 125名19～22岁大学生）数据[7]显示，2019年超重肥胖检出率为23.53%，男生超重肥胖率高于女生（33.20% vs 13.85%）。男生超重肥胖年增长率一直呈上升趋势，而女生超重肥胖年增长率自2010年开始逐步上升，2014—2019年间增加幅度最大，见图2-5-4。

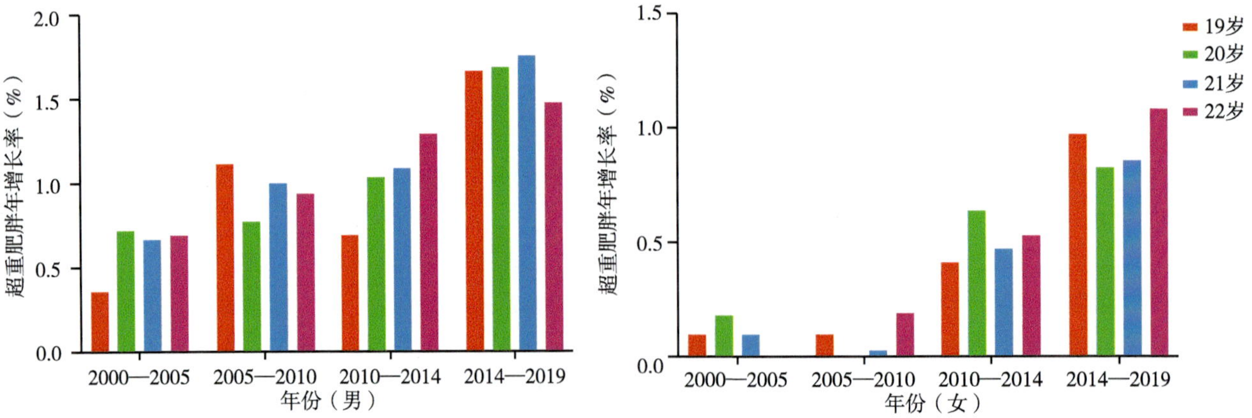

图2-5-4　2000—2019年中国汉族不同年龄大学生超重肥胖检出情况

注：采用1985年全国体质健康调研中的身高标准体重法，以同等身高群体的第80百分位数体重（标准体重）作为参考，超过标准体重10%～20%的视为超重肥胖。数据来自2000—2019年5次全国学生体质与健康调研。

《中国居民营养与慢性病状况报告（2020）》显示[1]，中国18岁及以上居民超重率为34.3%，肥胖率为16.4%，与2012年相比，分别上升了4.2个百分点和4.5个百分点。“中国居民心血管病及其危险因素监测”项目于2020—2022年间在31个省（自治区、直辖市）共262个监测点开展调查，有效样本量293 022人，初步结果显示，18岁及以上居民超重率、肥胖率和中心性肥胖率分别为34.6%、17.8%和34.9%。就肥胖率而言，男性（20.5%）高于女性（15.0%），农村（18.7%）高于城市（16.7%）。随着年龄的增长，超重率和肥胖率均呈现先升高后降低的趋势（图2-5-5，图2-5-6）。

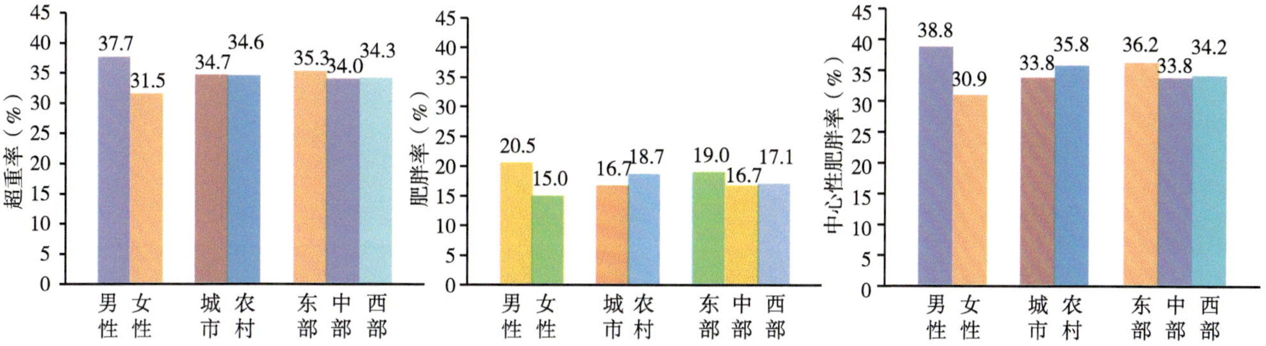

图2-5-5　2020—2022年中国不同性别、地区居民超重率、肥胖率、中心性肥胖率

注：超重和肥胖采用中国判断标准；数据来自“中国居民心血管疾病及其危险因素监测”项目。

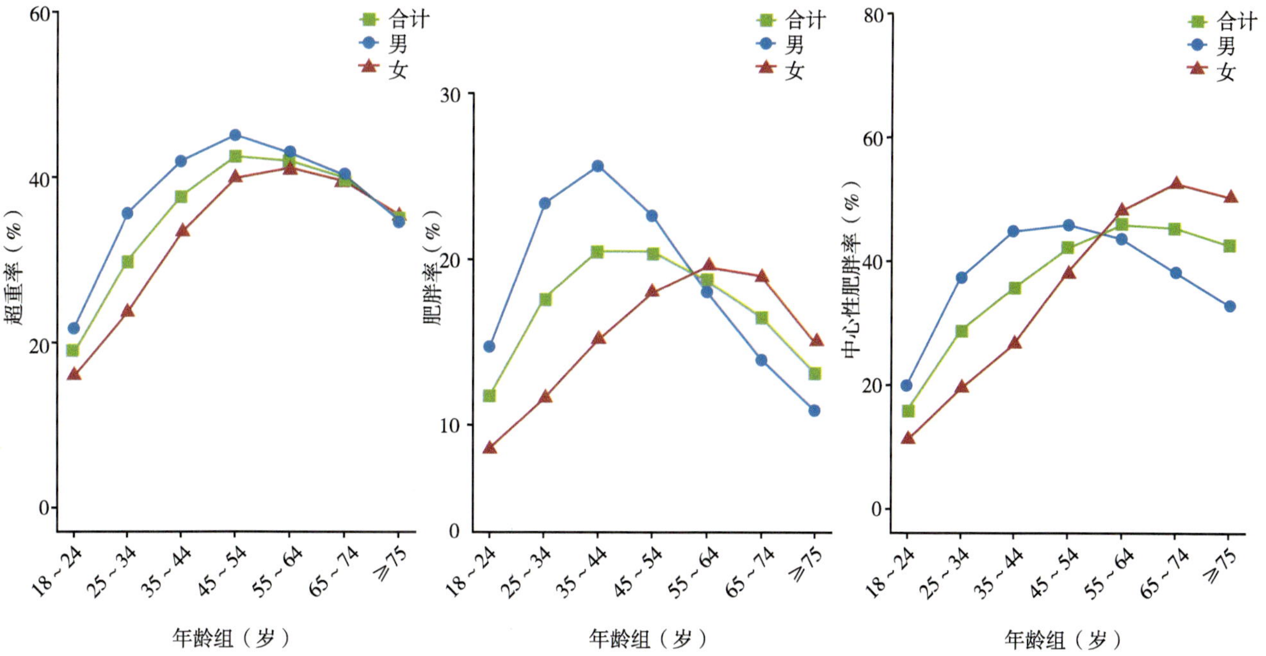

图2-5-6　2020—2022年中国不同年龄分性别居民超重率、肥胖率、中心性肥胖率

注：超重和肥胖采用中国判断标准；数据来自“中国居民心血管疾病及其危险因素监测”项目。

2000—2018年中国健康与营养调查和2022—2023年中国发展与营养健康影响队列调查（2000年9070人，2004年8877人，2006年8769人，2009年9252人，2011年8945人，2015年10 114人，2018年9514人，2023年8287人）数据显示[8]，2022—2023年我国十省市成年居民超重率、肥胖率、中心性肥胖前期患病率和中心性肥胖率分别为38.5%、17.1%、19.5%和46.9%。与2000年比较，分别增长了12.8%、10.2%、4.7%和23.7%。其中，肥胖率增长速度最快（1.5倍），18～44岁居民肥胖率增长了近3倍。超重肥胖及中心性肥胖的城乡差距越来越小（图2-5-7）。

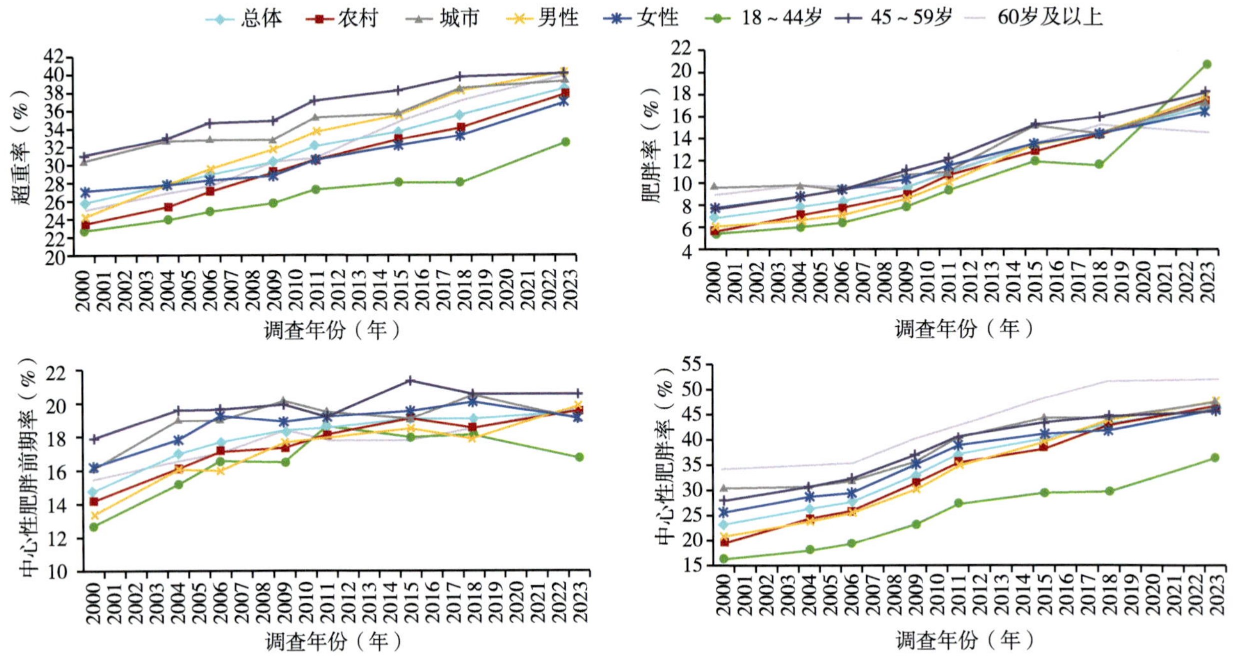

图2-5-7　2000—2023年中国十省（自治区）成年居民超重、肥胖及中心性肥胖变化趋势

注：超重和肥胖采用中国判断标准；数据来自“2000—2018年中国健康与营养调查”和“2022—2023年中国发展与营养健康影响队列”项目。

与其他国家相比，我国肥胖率虽不高，但肥胖人数较多。2024年《柳叶刀》杂志描述了1990—2022年全球20岁及以上人群低体重和肥胖［体重指数（BMI）≥30 kg/m^2）］人群的变化情况[9]，显示肥胖已成为大多数国家最常见的营养不良形式，2022年成人肥胖人数最多为美国、中国和印度。

2.5.2　超重肥胖的心血管疾病风险

大量的研究表明，超重肥胖造成高血压、高脂血症、高血糖等代谢异常，显著增加CVD发生及死亡的风险。

对开滦队列2006、2012年57 493名未患心血管代谢疾病（CMD）的成人中位随访7.62年后[10]，8412人罹患CMD，考虑了潜在的混杂因素后，体重增加模式、稳定的超重/肥胖和曾经超重/肥胖均与CMD、CVD（包括心肌梗死和卒中）、2型糖尿病的发生相关（表2-5-1）。此外，开滦队列2006年纳入86 635名未患传导阻滞心脏病（CCB）参与者（平均年龄50.8岁，38.4%体重正常，42.8%超重，18.8%肥胖），平均随访10.6年后，与正常BMI相比，肥胖人群发生CCB的风险增加，HR（95%CI）为1.21（1.04～1.42）。老年人和糖尿病患者的风险增加幅度更大[11]。

表2-5-1　BMI变化模式与健康结局的HRs（95%CI）

结果	BMI变化模式			
	保持低体重或体重正常组	体重增加组	稳定的超重/肥胖组	曾经超重/肥胖组
CMD				
发病例数	1567	809	5305	731
IR，/1000人年	12.33	16.31	26.94	22.91
HR（95% CI）	1（参考值）	1.34（1.23～1.46）	2.12（2.00～2.24）	1.73（1.59～1.89）

续 表

结果	BMI变化模式			
	保持低体重或体重正常组	体重增加组	稳定的超重/肥胖组	曾经超重/肥胖组
心血管代谢多发病				
发病例数	109	65	432	64
IR，/1000人年	0.82	1.24	2.01	1.86
HR（95% CI）	1（参考值）	1.55（1.14～2.11）	2.37（1.92～2.92）	2.05（1.50～2.79）
CVD				
发病例数	768	367	1928	275
IR，/1000人年	5.90	7.17	9.21	8.19
HR（95%CI）	1（参考值）	1.24（1.10～1.41）	1.53（1.41～1.67）	1.25（1.09～1.44）
2型糖尿病				
发病例数	855	488	3688	491
IR，/1000人年	6.61	9.63	18.19	15.01
HR（95% CI）	1（参考值）	1.46（1.31～1.64）	2.71（2.52～2.92）	2.20（1.97～2.46）

模型经过年龄、性别、吸烟状态、饮酒状态、身体活动及教育水平调整，BMI，体重指数；CMD，心血管代谢疾病；CVD，心血管疾病；HR，风险比；IR，发病率。

2011年中国健康与养老追踪调查（CHARLS）纳入7703名≥45岁的中老年人，与具有最佳身体BMI或腰围的非肌少症参与者相比，肌肉减少型肥胖与CVD、心脏病、卒中风险增加相关，HR（95%CI）分别为1.39（1.16～1.67）、1.36（1.10～1.67）、1.40（1.02～1.92）[12]。

中国健康与营养调查1997—2011年7轮（分别纳入8141、2080、1489、820、1395、3040名成年人）数据显示，与早发动脉粥样硬化性心血管疾病（ASCVD）风险增加相关的因素包括肥胖，校正的HR为1.64（95%CI：1.03～2.61）[13]。

中国心脏代谢疾病和癌症队列研究纳入115 638名参与者，平均随访3.61年，结果显示，与体重正常的人相比，有胰岛素敏感性的肥胖个体、没有代谢综合征的个体均表现出心血管疾病的风险增加，HR（95%CI）分别为1.69（1.37～2.08）、1.46（1.13～1.89）。无论胰岛素敏感性如何，CVD风险随BMI类别中异常数量的增加而增加[14]。

内脏脂肪与心血管疾病发生和死亡风险相关。ChinaHEART队列纳入3 916 214名成人，中位随访3.8年后，共发现34 867例CVD死亡，与内脏脂肪指数（CVAI）四分位数1的参与者相比，CVAI四分位数4的参与者心血管疾病死亡风险升高23.0%（95%CI：19.0%～27.0%）[15]。2011—2020年中国健康与养老追踪调查（CHARLS）7909名≥45岁的中老年人随访10年，Cox比例风险回归结果显示，内脏脂肪面积（VAI）与心脏代谢多病（CMM）风险增加相关，HR（95%CI）为1.330（1.179～1.500）[16]。2011—2018年CHARLS的7439名≥45岁的中老年人在随访7年后，发生1326例CVD、1032例心脏病、399例卒中，与CVAI四分位数1相比，四分位数4的CVD、心脏病和卒中的HR（95% CI）分别为1.50（1.25～1.79）、1.29（1.05～1.57）和2.45（1.74～3.45）。CVAI与CVD、心脏病和卒中存在线性相关性，且CVAI的预测价值高于其他肥胖指标[17]。

2.5.3 疾病负担

超重肥胖会增加心血管疾病的疾病负担。根据2021年全球疾病负担GBD数据[18]显示，2021年中国归因于高BMI的CVD死亡人数为35.43万，归因于高BMI的CVD年龄标化死亡率为18.80/10万，6.97%的CVD死亡归因于高BMI。

超重肥胖会造成经济负担。有研究通过投资案例分析了儿童和青少年超重肥胖的健康和经济影响，评估在中国实施一系列干预措施所能降低的死亡率和发病率，结果显示，基于目前儿童青少年的超重肥胖现状，如果不采取任何干预措施，2025—2092年中国将面临33亿伤残调整生命年（DALY），一生的经济影响为218万亿元人民币（31.6万亿美元），平均每个受影响的儿童青少年一生将面临250万元人民币（35万美元）的经济损失[19]。

2.5.4 干预政策

为遏制超重肥胖，政府、社会等各层面已颁布和实施了一系列政策、建议、指南等。继《"健康中国2030"规划纲要》《国民营养计划（2017—2030年）》《健康中国行动（2019—2030年）》《全民健康生活方式行动》《儿童青少年肥胖防控实施方案》《儿童肥胖预防与控制指南（2021）》《中国成人超重和肥胖预防控制指南（2021）》《中国居民肥胖防治专家共识》《中国超重/肥胖医学营养治疗指南（2021）》等之后，国家卫生健康委员会于2024年2月发布了《成人肥胖食养指南》和《儿童青少年肥胖食养指南》，并于11月发布了《成人肥胖患者饮食和运动建议（示例）及使用说明》和《儿童青少年肥胖饮食和运动建议（示例）及使用说明》供各级医疗卫生机构参考使用。2024年6月，国家卫生健康委员会等16个部门发布《"体重管理年"活动实施方案》，提出力争通过三年左右时间，实现体重管理支持性环境广泛建立，全民体重管理意识和技能显著提升，健康生活方式更加普及，全民参与、人人受益的体重管理良好局面逐渐形成，部分人群体重异常状况得以改善，通过体重管理这一"小切口"，推动慢性病防控这一事关人民健康的"大问题"逐步破解。针对儿童青少年这一重点人群，2024年7月，国家疾病预防控制局会同教育部、国家卫生健康委员会和国家体育总局联合发布《中小学生超重肥胖公共卫生综合防控技术导则》，推动落实预防为主、早期干预和疾病预警的三级预防策略，综合防控中小学生超重肥胖、促进全面发展。

2.5.5 小结

我国各年龄段居民超重肥胖仍呈快速上升趋势，不仅严重影响居民健康，也将制约健康中国目标的推进。为此，亟须全社会共同行动，关口前移，针对全人群全生命周期，采取综合性、针对性的防控策略和措施，并加强监测和评估，推动科学研究和成果转化，确保取得实效。

（执笔人：刘爱玲　田奕欣　审稿人：赵文华）

参考文献

[1] 国家卫生健康委疾病预防控制局. 中国居民营养与慢性病状况报告（2020年）[M]. 北京：人民卫生出版社，2022.

[2] 赵丽云，丁钢强，赵文华. 2015—2017年中国居民营养与健康状况监测报告[M]. 北京：人民卫生出版社，2022.

[3] 董彦会，陈力，刘婕妤，等. 1985—2019年中国7～18岁儿童青少年超重与肥胖的流行趋势及预测研究[J]. 中华预防医学杂志，2023，57（4）：461-469.

[4] WANG L M，ZHOU B，ZHAO Z P，et al. Body-mass index and obesity in urban and rural China：findings from consecutive nationally representative surveys during 2004-18[J]. Lancet，2021，398（10294）：53-63.

[5] 赵文华，李淑娟，杨振宇，等. 中国儿童营养与健康状况地图集[M]. 北京：中国地图出版社，2024.

[6] 王洋，阿力木江·依米提·塔尔肯. 2000—2019年中国汉族7～18岁儿童青少年超重与肥胖变化趋势[J]. 卫生研究，2023，52（4）：519-527.

[7] 张帅，李成跃，阿力木江·依米提·塔尔肯. 2000—2019年中国汉族大学生消瘦及超重肥胖的变化趋势[J]. 现代预防医学，2024，51（12）：2270-2276.

[8] 张晓帆，王惠君，苏畅，等. 2000—2023年中国十省（自治区）成年居民超重肥胖及中心性肥胖的流行现况及趋势[J]. 卫生研究，2024，53（6）：874-879.
[9] NCD Risk Factor Collaboration. Worldwide trends in underweight and obesity from 1990 to 2022：a pooled analysis of 3663 populationrepresentative studies with 222 million children，adolescents，and adults[J]. Lancet，2024，403（10431）：1027-1050.
[10] CAI Z，CHEN G，ZHAO W，et al. Increased risk of cardiometabolic disease in ideal weight adults with history of overweight/obesity in China：a prospective cohort study[J]. J Am Heart Assoc，2024，13（9）：e033610.
[11] LIU P，WANG Y，ZHANG X，et al. Obesity and cardiac conduction block disease in China[J]. JAMA Netw Open，2023，6（11）：e2342831.
[12] JIANG M，REN X，HAN L，et al. Associations between sarcopenic obesity and risk of cardiovascular disease：a population-based cohort study among middle-aged and older adults using the CHARLS[J]. Clin Nutri，2024，43（3）：796-802.
[13] DING Y，ZHOU Y，HAN H，et al. Risk factors of premature atherosclerotic cardiovascular disease in China：a longitudinal analysis of the China Health and Nutrition Survey Cohort[J]. Asia Pac J Public Health，2024，36（2-3）：192-201.
[14] HU C，WANG S，LIN H，et al. Body size，insulin sensitivity，metabolic health and risk of cardiovascular disease in Chinese adults：Insights from the China Cardiometabolic Disease and Cancer Cohort（4C）study[J]. Diabetes Obes Metab，2024，26（6）：2176-2187.
[15] WU X，WANG C，LV D，et al. Associations between Chinese visceral adiposity index and risks of all-cause and cause-specific mortality：a population-based cohort study[J]. Diabetes Obes Metab，2024，26（4）：1264-1272.
[16] LIU J，LIU W，WANG L，et al. Association of vsceral adiposity index and handgrip strength with cardiometabolic multimorbidity among middle-aged and older adults：findings from Charls 2011—2020[J]. Nutrients，2024，16（14）：2277.
[17] REN Y，HU Q，LI Z，et al. Dose-response association between Chinese visceral adiposity index and cardiovascular disease：a national prospective cohort study[J]. Front Endocrinol（Lausanne），2024，15：1284144.
[18] Global Burden of Disease Study 2021（GBD 2021）. GBD Results Database.[EB/OL].[2024-11-26].[2024-11-26]. https：//vizhub.healthdata.org/gbd-results/.
[19] MA G，MEYER CL，JACKSON-MORRIS A，et al. The return on investment for the prevention and treatment of childhood and adolescent overweight and obesity in China：a modelling study[J]. Lancet Reg Health West Pac，2023，43：100977.

2.6 高血压

2.6.1 中国人群血压水平及变化趋势

（1）成人

中国高血压调查（CHS）[1]结果显示，我国成人收缩压（SBP）加权值为126.1mmHg，舒张压（DBP）加权值为76.0mmHg，SBP随年龄的增加而逐渐升高，DBP随年龄的增加先升高后降低（图2-6-1）。男性血压高于女性（128.0/77.8mmHg vs 124.2/74.2mmHg）；城乡无差异（126.4/76.0mmHg vs 125.6/76.0mmHg）。

中国健康与营养调查（CHNS）[2]结果显示，1991—2015年，我国成人平均SBP从115.9mmHg不断攀升到123.6mmHg，DBP从74.9mmHg攀升到79.6mmHg。不论年龄、性别，收缩压和舒张压均呈现此上升趋势（表2-6-1）。

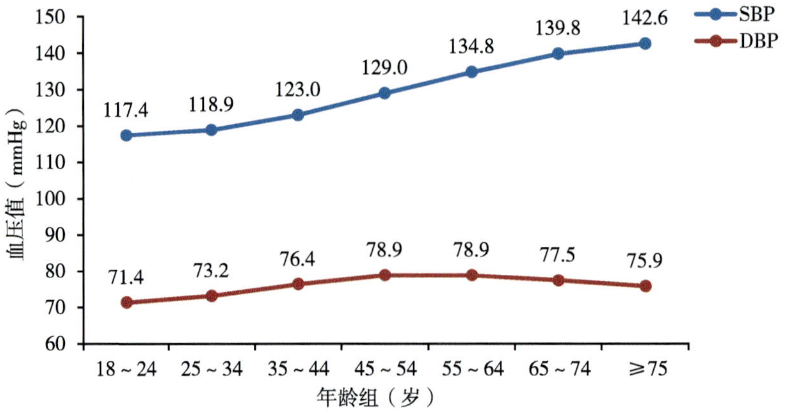

图2-6-1　CHS研究不同年龄段居民血压水平（加权值）

表2-6-1　1991—2015年中国成人年龄标化血压水平变化趋势

特征	1991年	1993年	1997年	2000年	2004年	2006年	2009年	2011年	2015年	年均增长量（mmHg）	平均相对增长率（%）	趋势*P*值
收缩压（mmHg）												
合计	115.9	116.1	118.8	119.0	120.2	119.1	121.0	120.9	123.6	0.3	0.3	＜0.001
年龄												
18～39岁	108.7	109.6	112.2	112.2	113.7	113.0	113.7	114.1	116.0	0.3	0.3	＜0.001
40～59岁	117.2	117.0	120.1	120.8	121.8	120.8	123.5	123.5	126.8	0.4	0.3	＜0.001
≥60岁	132.5	131.5	133.8	133.9	134.4	131.9	135.7	133.7	137.4	0.2	0.2	＜0.001
性别												
男性	117.8	117.9	120.6	120.9	122.5	121.3	123.2	123.4	126.7	0.4	0.3	＜0.001
女性	114.1	114.4	117.0	117.2	118.0	116.9	119.0	118.7	121.1	0.3	0.3	＜0.001
舒张压（mmHg）												
合计	74.9	75.8	77.1	77.3	77.8	77.7	79.0	77.8	79.6	0.2	0.3	＜0.001
年龄												
18～39岁	71.5	72.7	74.1	74.1	75.1	74.8	75.6	74.8	76.5	0.2	0.3	＜0.001
40～59岁	76.5	77.2	78.5	79.1	79.6	79.5	81.5	80.5	82.3	0.2	0.3	＜0.001
≥60岁	80.6	80.9	82.3	82.0	81.2	81.3	82.7	80.5	82.5	0.1	0.1	＜0.001
性别												
男性	76.3	77.2	78.5	78.8	79.5	79.5	81.0	79.8	82.2	0.3	0.3	＜0.001
女性	73.6	74.5	75.7	75.9	76.2	76.0	77.1	76.2	77.5	0.2	0.2	＜0.001

注：年龄标化的标准人口采用2010年中国人口普查数据。

（2）儿童及青少年

2019年全国学生体质与健康调研（n＝19万，7～17岁，汉族）[3]显示，儿童及青少年平均收缩压为106.4±12.9mmHg，平均舒张压为66.5±9.8mmHg。SBP和DBP均随年龄的增长而升高，男性高于女性，农村高于城市（表2-6-2）。

表2-6-2　儿童及青少年各亚组血压水平情况

特征	调查人数	收缩压（mmHg）	P值	舒张压（mmHg）	P值
合计	195 625	106.4		66.5	
年龄			＜0.001		＜0.001
7～9岁	53 987	98.5		62.1	
10～12岁	53 922	105.1		65.9	
13～15岁	52 870	111.1		68.8	
16～17岁	34 846	113.7		70.6	
性别			＜0.001		＜0.001
男性	97 847	108.4		66.9	
女性	97 778	104.5		66.0	
城乡			＜0.001		＜0.001
城市	98 058	106.3		66.1	
农村	97 567	106.6		66.8	
地区			＜0.001		＜0.001
东部	67 523	106.7		66.4	
中部	39 279	106.7		66.5	
西部	70 019	105.2		66.0	
东北	18 804	109.7		68.4	

CHNS研究7～17岁儿童及青少年的9次横断面调查[4]数据显示，总体而言，1991—2015年，SBP和DBP均呈增加趋势。SBP从1991年的96.1mmHg升高至2015年的102.7mmHg；DBP从1991年的62.6mmHg升高至2015年的67.4mmHg。不论年龄、性别、城乡，SBP和DBP均呈增长趋势（表2-6-3）。

表2-6-3　1991—2015年中国儿童及青少年血压水平变化趋势

特征	1991年	1993年	1997年	2000年	2004年	2006年	2009年	2011年	2015年	t值	趋势P值
收缩压（mmHg）											
合计	96.1	96.4	97.4	99.2	100.0	97.9	100.2	100.0	102.7	18.1	＜0.001
年龄											
7～12岁	90.8	91.8	92.6	95.3	94.9	92.9	96.6	95.8	98.7	17.0	＜0.001
13～17岁	103.3	102.9	104.0	104.7	106.8	105.0	104.6	105.7	107.2	7.5	＜0.001
性别											
男性	96.6	96.8	97.6	99.9	100.6	98.5	100.8	100.9	103.8	14.1	＜0.001
女性	95.5	96.0	97.2	98.3	99.3	97.2	99.5	99.0	101.4	11.3	＜0.001
地区											
城市	97.7	95.7	96.1	99.2	100.1	100.4	100.5	100.1	103.7	11.8	＜0.001
农村	95.5	96.6	97.9	99.2	99.6	96.9	100.0	99.4	102.2	13.9	＜0.001
舒张压（mmHg）											
合计	62.6	63.5	63.8	65.0	65.7	64.7	66.8	65.3	67.4	17.5	＜0.001
年龄											
7～12岁	59.2	60.5	60.8	62.6	62.9	61.5	64.9	62.7	65.2	16.8	＜0.001

续 表

特征	1991年	1993年	1997年	2000年	2004年	2006年	2009年	2011年	2015年	t值	趋势P值
13～17岁	67.1	67.6	68.0	68.5	69.7	69.2	69.3	68.8	69.2	6.6	＜0.001
性别											
男性	62.8	63.7	63.8	65.4	65.9	65.0	67.0	66.2	68.0	13.9	＜0.001
女性	62.3	63.2	63.8	64.6	65.5	64.3	66.7	64.4	66.7	10.7	＜0.001
城乡											
城市	63.6	64.3	63.7	65.3	65.5	66.7	67.1	65.7	67.4	8.4	＜0.001
农村	62.1	63.1	63.8	64.9	65.4	63.9	66.7	65.2	67.3	15.4	＜0.001

2.6.2 患病率及变化趋势

（1）成人

1958—2022年，全国范围内的高血压患病率抽样调查表明，高血压患病率整体呈上升趋势（表2-6-4）。

表2-6-4 全国高血压患病率调查

研究名称	调查年份（年）	年龄（岁）	抽样方法	样本量	患病率（%）
中国医学科学院重点项目——高血压研究[1]	1958—1959	≥15	非随机抽样	739 204	5.1
全国高血压抽样调查[2]	1979—1980	≥15	随机抽样	4 012 128	7.7
全国高血压抽样调查[3]	1991	≥15	分层随机抽样	950 356	13.6
中国健康与营养调查（CHNS）[3]	2002	≥18	多阶段分层整群随机抽样	1 411 892	18.8
中国居民营养与慢性病状况调查[3]	2012	≥18	多阶段分层随机抽样	—	25.2
中国高血压调查（CHS）[3]	2012—2015	≥18	多阶段分层随机抽样	451 755	27.9（加权率为23.2）
中国健康与营养调查（CHNS）[3]	2015	20～79	多阶段分层整群随机抽样	8907	34.1（标化率[4]25.6%）
中国慢性病及危险因素监测（CCDRFS）[3]	2018	≥18	多阶段分层整群随机抽样	179 873	27.5（加权率）
中国居民心血管病及其危险因素监测[3]	2020—2022	≥18	多阶段分层整群随机抽样	298 438	31.6（加权率）

注：1．高血压诊断标准DBP＞90 mmHg和（或）39岁以下SBP＞140 mmHg，40岁以上年龄每增加10岁，SBP的标准提高10 mmHg。
2．高血压诊断标准SBP≥141 mmHg和（或）DBP≥91 mmHg，且未考虑2周内服药情况。
3．高血压诊断标准SBP≥140 mmHg和（或）DBP≥90 mmHg，或近2周内服用降压药物。
4．为年龄标化患病率。标准人口采用世卫组织标准人口年龄分布计算年龄标准化估计值。

2018年中国慢性病及危险因素监测（CCDRFS）[5]调查显示，18岁及以上居民高血压患病率的加权率为27.5%，随着年龄的增加而升高，男性高于女性（30.8% vs 24.2%），农村高于城市，华北地区和东北地区患病率较高，华南地区患病率最低（表2-6-5）。

表2-6-5　2018年中国不同特征成年居民高血压患病率

特征	调查人数	男性［%（95%CI）］	女性［%（95%CI）］	合计［%（95%CI）］
年龄（岁）				
18～29	9416	13.4（11.5～15.2）	4.5（3.4～5.7）	8.9（7.7～10.1）
30～39	17 744	19.0（17.6～20.5）	7.7（6.8～8.6）	13.4（12.6～14.3）
40～49	32 403	30.9（29.8～32.1）	20.4（19.5～21.4）	25.7（24.9～26.6）
50～59	47 265	45.1（43.7～46.4）	41.0（39.8～42.1）	43.0（42.1～44.0）
60～69	49 000	54.1（52.8～55.3）	54.8（53.5～56.0）	54.4（53.4～55.4）
70～79	20 187	62.1（60.1～64.1）	68.0（66.3～69.7）	65.2（63.6～66.7）
≥80	3858	62.4（59.6～65.2）	70.1（67.2～72.9）	66.7（64.3～69.1）
趋势检验*P*值		＜0.0001	＜0.0001	＜0.0001
城乡				
城市	73 400	30.3（28.6～32.0）	21.2（19.9～22.5）	25.7（24.4～27.1）
农村	106 473	31.4（30.4～32.5）	27.4（26.3～28.4）	29.4（28.4～30.3）
趋势检验*P*值		0.3	＜0.0001	＜0.0001
地域				
华北	25 891	38.8（36.5～41.1）	28.1（26.2～29.9）	33.3（31.5～35.2）
东北	16 823	37.6（32.7～42.5）	27.8（23.1～32.6）	32.7（28.1～37.4）
华东	46 071	31.9（30.3～33.4）	23.9（22.2～25.7）	27.9（26.4～29.3）
华中	22 368	29.9（27.6～32.1）	24.9（22.5～27.1）	27.3（25.4～29.2）
华南	18 217	22.1（18.9～25.2）	17.8（15.3～20.3）	20.0（17.5～22.5）
西南	27 480	27.3（24.5～30.0）	23.6（21.6～25.6）	25.5（23.3～27.6）
西北	23 023	28.4（25.3～31.5）	23.5（20.6～26.4）	26.0（23.3～28.7）
趋势检验*P*值		＜0.0001	＜0.0001	＜0.0001
合计	179 873	30.8（29.8～31.9）	24.2（23.3～25.1）	27.5（26.6～28.4）

注：高血压患病率为经过加权计算后的加权率。

CCDRFS对18～69岁成人的6次全国调查[5]结果显示，高血压患病率从2004年的24.9%（年龄标化率20.8%）上升到2018年的38.1%（年龄标化率24.7%），整体呈上升趋势。不同特征人群高血压患病率变化趋势与整体变化趋势基本一致（表2-6-6）。

表2-6-6　2004—2018年中国18～69岁人群高血压患病率变化趋势

单位：%

特征	患病率	2004年	2007年	2010年	2013年	2015年	2018年
总计	粗率	24.9	28.8	34.8	33.1	36.6	38.1
	年龄标化率*	20.8	24.1	29.6	25.1	25.2	24.7
性别							
男性	粗率	26.5	28.8	36.5	34.9	38.8	40.9
	年龄标化率*	22.4	24.2	32.2	27.4	28.4	29.0
女性	粗率	23.6	28.9	33.5	31.8	34.7	35.9
	年龄标化率*	19.2	24.0	26.8	22.6	21.8	20.2

续 表

特征	患病率	2004年	2007年	2010年	2013年	2015年	2018年
城乡							
城市	粗率	26.5	29.2	35.0	33.2	36.1	38.4
	年龄标化率*	20.5	23.0	28.9	23.7	23.9	24.9
农村	粗率	23.8	28.6	34.8	32.9	37.0	37.8
	年龄标化率*	21.2	25.4	30.4	25.9	26.7	24.4

注：*标准人口采用2010年中国人口普查数据。

“中国居民心血管病及其危险因素监测”项目于2020—2022年间在31个省（自治区、直辖市）共262个监测点开展调查，有效样本量298 438人。初步结果显示，18岁及以上居民高血压患病率为31.6%，男性（36.8%）高于女性（26.3%），农村（33.7%）高于城市（29.1%）。随着年龄的增长，高血压患病率呈现快速升高的趋势。

（2）儿童及青少年

2019年全国学生体质与健康调研（n＝19万，7～17岁，汉族）[3]显示，儿童及青少年高血压患病率为13.0%，女生高于男生（13.2% vs 12.7%），农村高于城市（14.1% vs 11.9%），且总体呈现随年龄增长逐渐增加的趋势（P＜0.001），14、17岁年龄组患病率略有波动（图2-6-2）。

1991—2015年，CHNS研究对7～17岁儿童及青少年进行了9次横断面调查[4]。结果显示，儿童及青少年高血压年龄标化患病率从1991年的5.7%上升到2015年的12.8%（图2-6-3）。

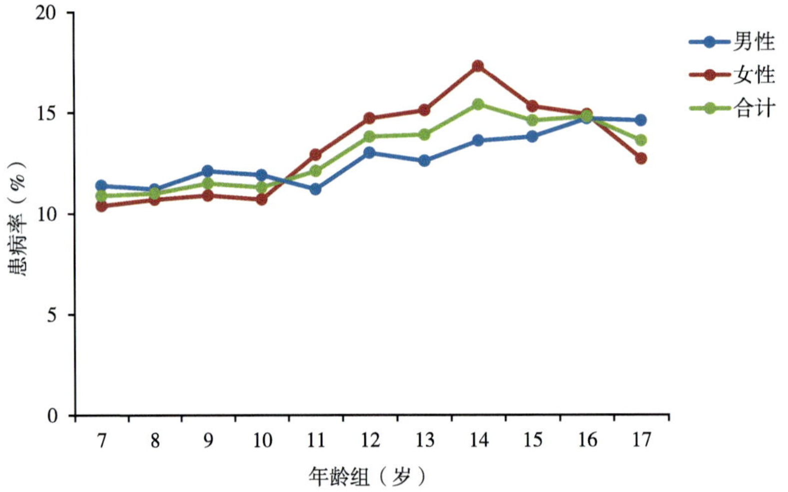

图2-6-2　2019年不同年龄儿童及青少年高血压患病率

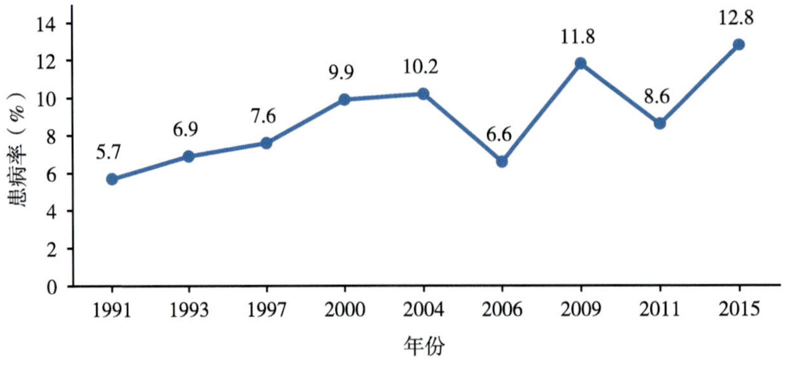

图2-6-3　1991—2015年中国7～17岁儿童及青少年高血压患病率变化趋势

2.6.3　发病率及变化趋势

CHNS研究对12 952名18岁及以上中国人群的前瞻性队列调查[7]显示，高血压年龄标化发病率从1993—1997年的40.8/1000人年增长至2011—2015年的48.6/1000人年。不同性别高血压粗发病率及年龄标化发病率见表2-6-7。

表2-6-7　1993—2015年中国人群高血压粗发病率和年龄标化发病率

性别	1993—1997年	2000—2009年	2011—2015年
合计			
病例数（人年）	1114（35 486）	2571（70 575）	1434（29 492）
粗发病率（1/1000人年）(95%CI)	31.3（29.6～33.2）	36.4（35.0～37.8）	48.6（46.2～51.2）
年龄标化发病率*（1/1000人年）(95%CI)	40.8（38.3～43.4）	41.5（39.9～43.2）	48.6（46.1～51.0）
男性			
病例数（人年）	594（17 530）	1292（32 524）	669（12 532）
粗发病率（1/1000人年）(95%CI)	33.8（31.2～36.7）	39.7（37.6～41.9）	55.7（51.7～60.0）
年龄标化发病率*（1/1000人年）(95%CI)	46.2（42.1～50.4）	45.7（43.0～48.3）	55.7（51.7～59.7）
女性			
病例数（人年）	520（17 956）	1279（38 051）	735（16 960）
粗发病率（1/1000人年）(95%CI)	28.9（26.5～31.5）	33.6（31.8～35.5）	43.3（40.3～46.5）
年龄标化发病率*（1/1000人年）(95%CI)	36.5（33.2～39.7）	38.0（35.9～40.1）	43.3（40.2～46.3）

注：*标准人口采用2011—2015年数据。

2.6.4　知晓率、治疗率、控制率

全国范围内的多项高血压知晓率、治疗率和控制率水平调查研究显示，中国高血压知晓率、治疗率和控制率均呈上升趋势（表2-6-8）。

表2-6-8　不同研究中的高血压知晓率、治疗率与控制率

研究名称	调查年份（年）	年龄（岁）	设计方法	样本量	知晓率（%）	治疗率（%）	控制率（%）
全国高血压抽样调查	1991	≥15	分层随机抽样	95 0356	27.0	12.0	3.0
CHNS	2002	≥18	多阶段分层整群随机抽样	272 023	30.2	24.7	6.1
中国居民营养与慢性病状况调查	2012	≥18	多阶段分层随机抽样	—	46.5	41.1	13.8
中国居民营养与健康状况监测	2010—2012	≥18	多阶段分层整群随机抽样	120 428	46.5	41.1	14.6
中国劳动人口高血压患病率、知晓率、治疗率和控制率调查[1]	2012—2013	18～60	多阶段整群抽样	37 856	57.6（标化率47.8）	30.5（标化率20.4）	11.2（标化率8.5）

续 表

研究名称	调查年份（年）	年龄（岁）	设计方法	样本量	知晓率（%）	治疗率（%）	控制率（%）
CHS	2012—2015	≥18	多阶段分层随机抽样	451 755	51.6（加权率46.9）	45.8（加权率40.7）	16.8（加权率15.3）
China PEACE MPP[2]	2014	35～75	方便抽样	640 539	46.5（标化率）	38.1（标化率）	11.1（标化率）
CHNS[3]	2015	20～79	多阶段分层整群随机抽样	8907	43.8（标化率27.2）	39.2（标化率23.6）	13.8（标化率8.4）
CCDRFS	2018	≥18	多阶段分层整群随机抽样	179 873	41.0	34.9	11.0
中国居民心血管病及其危险因素监测	2019—2022	≥18	多阶段分层整群随机抽样	298 438	43.5（加权率）	38.7（加权率）	12.9（加权率）

注：1．年龄、性别标化，标准人口采用全国第六次人口普查数据。
2．年龄、性别标化，标准人口采用2010年人口普查数据。
3．年龄标化，标准人口采用2011年世卫组织标准人口数据。

CCDRFS[6]调查显示，2018年中国≥18岁成人高血压知晓率、治疗率和控制率（加权率）分别为41.0%、34.9%和11.0%。高血压知晓率、治疗率和控制率总体随年龄增加而升高，女性高于男性，城市高于农村。不同特征人群的高血压知晓率、治疗率和控制率见表2-6-9。

表2-6-9　2018年中国不同特征高血压患者高血压知晓率、治疗率和控制率

特征	调查人数	知晓率［%（95%CI）］	治疗率［%（95%CI）］	控制率［%（95%CI）］
性别				
男性	79 469	36.9（35.4～38.4）	30.8（29.5～32.0）	9.8（9.1～10.6）
女性	100 404	46.2（44.7～47.7）	40.1（38.6～41.6）	12.5（11.4～13.6）
*P*值		＜0.0001	＜0.0001	＜0.0001
年龄				
18～29	9416	16.1（10.5～21.6）	10.2（7.0～13.5）	1.0（0.4～1.6）
30～39	17 744	20.5（18.3～22.7）	15.0（12.8～17.2）	5.7（4.2～7.3）
40～49	32 403	32.8（31.1～34.5）	26.5（24.9～28.2）	8.9（7.9～9.9）
50～59	47 265	45.8（44.2～47.4）	39.3（37.7～40.9）	12.8（11.8～13.8）
60～69	49 000	51.6（50.0～53.2）	45.0（43.3～46.8）	14.6（13.5～15.8）
70～79	20 187	55.7（53.9～57.5）	50.0（48.1～52.0）	14.8（13.3～16.3）
≥80	3858	53.9（50.6～57.2）	48.2（45.1～51.3）	13.4（11.3～15.5）
*P*值		＜0.0001	＜0.0001	＜0.0001
城乡				
城市	73 400	43.1（41.2～45.1）	37.5（35.9～39.2）	13.6（12.4～14.8）
农村	106 473	39.0（37.4～40.6）	32.4（30.8～33.9）	8.5（7.6～9.5）
*P*值		0.0009	＜0.0001	＜0.0001

续　表

特征	调查人数	知晓率［%（95%CI）］	治疗率［%（95%CI）］	控制率［%（95%CI）］
地域				
华北	25 891	42.9（40.7～45.1）	38.0（35.6～40.3）	10.6（9.3～11.9）
东北	16 823	34.7（28.4～41.0）	26.8（22.7～30.8）	6.3（4.3～8.4）
华东	46 071	46.0（43.6～48.4）	39.9（37.4～42.5）	14.3（12.5～16.2）
华中	22 368	42.8（39.8～45.8）	37.3（34.5～40.2）	11.6（9.3～13.8）
华南	18 217	32.7（28.0～37.5）	26.5（23.4～29.5）	8.6（6.7～10.6）
西南	27 480	37.8（34.5～41.1）	30.8（27.3～34.4）	9.1（6.6～11.6）
西北	23 023	36.6（32.5～40.6）	30.5（26.6～34.4）	9.4（7.6～11.2）
*P*值		＜0.0001	＜0.0001	＜0.0001
合计	179 873	41.0（39.7～42.4）	34.9（33.6～36.1）	11.0（10.2～11.8）

注：高血压知晓率、治疗率和控制率均为经过加权计算后的加权率。

CCDRFS全国6次调查数据[5]显示，2004—2018年中国18～69岁成人高血压知晓率、治疗率和控制率均呈上升趋势（图2-6-4）。不同特征人群的高血压知晓率、治疗率和控制率变化趋势与整体人群趋势基本一致（表2-6-10）。

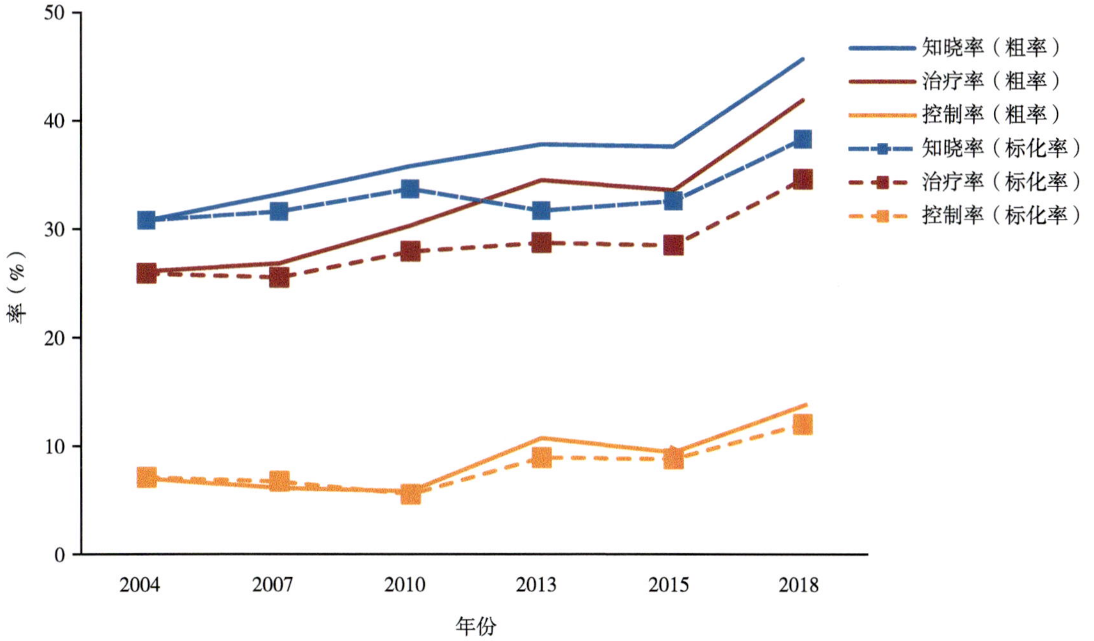

图2-6-4　2004—2018年中国成人高血压知晓率、治疗率、控制率变化趋势

表2-6-10　2004-2018年中国不同特征成人高血压知晓率、治疗率、控制率变化趋势

单位：%

特征	率	2004年	2007年	2010年	2013年	2015年	2018年
知晓率							
总计	粗率	30.8	33.2	35.8	37.8	37.6	45.7
	年龄标化率	30.8	31.6	33.7	31.7	32.6	38.3
性别							
男性	粗率	25.0	30.0	32.4	34.6	33.8	41.8
	年龄标化率	25.7	29.2	30.9	29.0	29.2	34.3
女性	粗率	35.9	36.1	38.8	40.4	41.1	49.1
	年龄标化率	37.0	34.2	37.2	35.0	37.2	44.2
城乡							
城市	粗率	39.7	41.4	39.5	44.1	42.5	49.0
	年龄标化率	36.3	37.0	35.6	37.5	36.3	38.9
农村	粗率	24.7	27.9	33.3	33.3	34.0	42.9
	年龄标化率	24.5	25.8	31.5	28.4	28.7	37.6
治疗率							
总计	粗率	26.1	26.8	30.3	34.5	33.6	41.9
	年龄标化率	25.9	25.5	27.9	28.7	28.5	34.6
性别							
男性	粗率	20.1	23.3	26.1	30.8	29.5	37.6
	年龄标化率	20.5	22.4	24.2	25.7	24.7	30.3
女性	粗率	31.5	30.0	34.2	37.5	37.5	45.7
	年龄标化率	32.5	28.8	32.5	32.4	33.7	41.1
城乡							
城市	粗率	33.1	33.8	33.9	40.9	38.8	45.7
	年龄标化率	29.9	30.1	29.6	34.4	32.3	35.6
农村	粗率	21.3	22.3	27.9	30.0	29.8	38.8
	年龄标化率	21.4	20.6	26.1	25.5	24.6	33.5
控制率							
总计	粗率	7.0	6.1	5.8	10.7	9.4	13.7
	年龄标化率	7.1	6.7	5.5	8.9	8.8	12.0
性别							
男性	粗率	5.5	5.3	5.2	9.7	8.6	12.3
	年龄标化率	5.6	6.0	4.9	8.3	7.5	10.3
女性	粗率	8.4	6.8	6.4	11.5	10.3	15.0
	年龄标化率	8.8	7.3	6.3	9.6	10.6	14.5

续　表

特征	率	2004年	2007年	2010年	2013年	2015年	2018年
城乡							
城市	粗率	9.3	8.9	8.2	14.7	12.7	17.4
	年龄标化率	8.4	8.7	7.1	12.9	11.3	14.0
农村	粗率	5.5	4.3	4.2	7.8	7.1	10.6
	年龄标化率	5.5	4.5	3.8	6.6	6.1	9.5

注：标准人口采用2010年中国人口普查数据。

此外，“中国居民心血管病及其危险因素监测”项目于2020—2022年间在31个省（自治区、直辖市）共262个监测点开展调查，有效样本量298 438人，初步结果显示，18岁及以上居民高血压知晓率、治疗率、控制率分别为43.3%、38.7%和12.9%（表2-6-11）。

表2-6-11　中国居民高血压患者知晓率、治疗率和控制率（95%CI）

单位：%

		知晓率	治疗率	控制率
合计		43.3（41.5～45.2）	38.7（36.9～40.6）	12.9（11.6～14.4）
性别	男性	39.9（38.1～41.8）	34.7（32.9～36.5）	11.4（10.2～12.8）
	女性	48.2（46.1～50.4）	44.6（42.3～46.8）	15.2（13.5～17.0）
城乡	城市	46.9（44.0～49.7）	42.2（39.3～45.1）	16.9（14.3～19.8）
	农村	40.7（38.4～42.9）	36.1（33.9～38.3）	10.0（8.9～11.2）
地区	东部	46.8（43.4～50.2）	42.6（39.0～46.2）	15.1（12.4～18.2）
	中部	42.2（38.9～45.5）	38.0（34.7～41.3）	12.1（10.0～14.6）
	西部	39.5（37.2～41.9）	34.0（31.7～36.3）	10.7（9.4～12.2）

2.6.5　血压正常高值检出率

2.6.5.1　成人

CHS研究[1]调查结果显示，中国18岁及以上居民血压正常高值检出率粗率为39.1%（95%CI：38.9%～39.2%），加权率为41.3%（95%CI：39.3%～43.2%）。随着年龄的增长，血压正常高值检出率先升高后降低，不同年龄组检出率的差异具有统计学意义。血压正常高值检出率（加权率）男性显著高于女性（47.8% vs 34.6%，$P<0.001$）；城乡无差异（41.4% vs 41.1%）。

CHNS研究[2]结果显示，中国18岁及以上成人血压正常高值年龄标化率从1991年的30.1%增加到2015年的43.1%，呈逐年上涨趋势，且不同年龄段和性别均呈现增长趋势（表2-6-12）。

表2-6-12　1991—2015年中国成人血压正常高值年龄标化检出率（%）

项目	1991年（n=8604）	1993年（n=8203）	1997年（n=8592）	2000年（n=9473）	2004年（n=9209）	2006年（n=9165）	2009年（n=9499）	2011年（n=12 542）	2015年（n=11 296）	年均增长量（mmHg）	年均相对增长率	P值
合计	30.1 （29.1～31.1）	33.4 （32.4～34.4）	36.9 （35.9～37.9）	38.4 （37.5～39.4）	41.3 （40.2～42.4）	41.6 （40.5～42.8）	41 （39.9～42.1）	42.4 （41.4～43.4）	43.1 （41.9～44.2）	0.5	1.8	＜0.001
年龄												
18～39岁	26.8 （25.5～28.1）	30.6 （29.2～32.1）	35.4 （33.9～37.0）	35.9 （34.3～37.4）	40.7 （38.8～42.6）	39.6 （37.6～41.7）	37.3 （35.3～39.3）	38.3 （36.5～40.1）	41.0 （38.8～43.2）	0.6	2.2	＜0.001
40～59岁	33.7 （32.0～35.5）	36.7 （35.0～38.5）	39.9 （38.2～41.6）	42.2 （40.7～43.8）	44.2 （42.7～45.8）	45.4 （43.9～46.9）	46.2 （44.7～47.7）	47.4 （46.1～48.7）	45.8 （44.4～47.2）	0.5	1.5	＜0.001
≥60岁	31.1 （28.6～33.8）	33.7 （31.2～36.3）	34.2 （31.9～36.6）	37.2 （35.0～39.4）	36.4 （34.3～38.4）	38.8 （36.8～40.8）	39.6 （37.8～41.5）	42.9 （41.3～44.5）	42.6 （41.1～44.1）	0.5	1.5	＜0.001
性别												
男性	34.5 （33.0～36.0）	38.3 （36.7～39.8）	41.0 （39.5～42.5）	44.2 （42.8～45.7）	47.2 （45.6～48.8）	47.8 （46.1～49.4）	46.2 （44.5～47.8）	49.4 （47.9～50.9）	48.9 （47.1～50.7）	0.6	1.7	＜0.001
女性	26.0 （24.8～27.3）	29.0 （27.7～30.4）	32.7 （31.3～34.1）	33.0 （31.7～34.4）	35.4 （34.0～36.9）	35.8 （34.3～37.4）	36.0 （34.5～37.5）	36.4 （35.1～37.7）	38.2 （36.7～39.7）	0.5	1.9	＜0.001

2.6.5.2　儿童及青少年

2019年全国学生体质与健康调研显示[3]，我国7～17岁儿童及青少年血压正常高值检出率为15.5%。其随着年龄的增长逐渐增加（图2-6-5），男生（20.2%）高于女生（10.3%），农村（15.4%）高于城市（15.1%）。

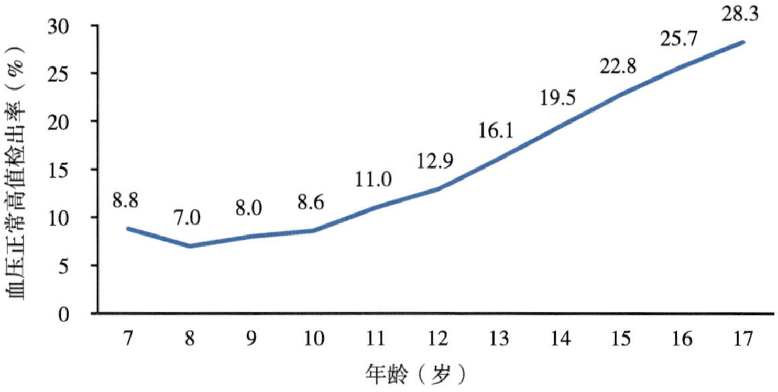

图2-6-5　2019年7～17岁儿童及青少年血压正常高值检出率

CHNS研究对7～17岁儿童及青少年1991—2015年的9次调查调查[4]结果显示，儿童及青少年血压正常高值检出率从1991年的6.6%上升到2015年11.7%。各亚组血压高值检出率呈增加趋势，其中13～17岁年龄组的增加幅度最显著（表2-6-13）。

表2-6-13　1991—2015年7～17岁儿童及青少年血压正常高值检出率变化趋势（%）

特征	1991年	1993年	1997年	2000年	2004年	2006年	2009年	2011年	2015年	趋势检验*P*值
合计	6.6	7.0	7.8	8.1	11.8	8.8	8.1	8.6	11.7	＜0.001
年龄										
7～12岁	3.3	4.5	5.0	4.2	7.7	4.2	6.0	4.9	9.1	＜0.001
13～17岁	10.5	10.1	12.0	12.8	15.5	15.1	11.8	14.7	19.4	＜0.001
性别										
男性	8.0	7.6	9.0	10.3	14.5	9.9	9.1	11.1	13.2	＜0.001
女性	5.1	6.3	6.4	5.6	8.8	7.5	6.9	5.9	10.1	＜0.001
地区										
城市	8.9	5.8	6.7	7.6	10.5	12.2	9.6	11.4	13.4	＜0.001
乡村	5.8	7.3	8.3	8.3	12.3	7.3	7.6	6.9	10.9	＜0.001

2.6.6　高血压的危险因素

2.6.6.1　高钠、低钾膳食

钠摄入过多是引发高血压的一个重要病因，减盐（减少钠摄入）早已被WHO列为三个预防慢性病的最佳措施之一。食用富钾低钠盐（代盐）作为一种减盐策略，在降低钠摄入的同时，增加钾的摄入。中国老年人的DECIDE-salt研究显示，在血压正常的老年人群中，用代盐代替常规盐可使高血压发生率降低约40%，且不受年龄、性别、地域、体育活动和教育程度的影响。与食用常规盐相比，食用代盐没有增加低血压发生风险[8]。食用代盐虽可增加高血钾症发生频率，但并不增加不良临床结局[9]。且两年成本效益分析显示，由于可以大幅降低心血管不良事件导致的医疗支出，代盐的人均成本比普通盐低25.95美元[10]。

2.6.6.2 超重或肥胖

超重和肥胖显著增加全球人群全因死亡的风险，同时也是高血压患病的重要危险因素。研究显示[11]，与体重指数正常且无腹型肥胖者相比，体重正常但有腹型肥胖者发生高血压的风险明显增加。腰围是新发高血压的独立危险因素，每增加10cm，新发高血压风险增加18%[12]。

2.6.6.3 过量饮酒

长期过量饮酒或偶尔大量饮酒均与血压升高相关。基于中国健康与营养调查数据最新分析显示[13]，与轻度饮酒者和中度饮酒者相比，长期酗酒者的血压升高速度较快且死亡率高。此外，饮酒者需要更高剂量的降压药物治疗，才能达到与不饮酒者同样的血压控制水平[14]。

2.6.6.4 吸烟

吸烟或吸二手烟均与血压升高相关。一项基于中国健康与营养调查的最新研究[15]显示，在男性中，随着吸烟强度增加、吸烟累积暴露量增加，高血压发生率均呈升高趋势。戒烟≥2年者的高血压风险与不吸烟者类似。

2.6.6.5 精神因素

长期焦虑、抑郁状态可增加高血压的患病风险。一项基于中国健康与养老追踪调查的数据分析[16]发现，在我国45岁以上的成年人中，抑郁症状普遍存在，并与高血压和心血管疾病发生的高风险相关。此外，孤独也会增加高血压风险。基于中国老年健康调查数据分析[17]显示，与和家人同住的老年人相比，独居老人患高血压的风险更高。

2.6.6.6 环境因素

近年来大气污染也备受关注。研究[18]显示，暴露于$PM_{2.5}$及其成分（炭黑、有机物、硝酸盐、铵和硫酸盐）均伴随高血压的发生风险和心血管疾病的死亡率增加。其中，老年人受$PM_{2.5}$及其成分的影响更大。此外，一项研究显示[19]，环境绿化可以减弱由SO_2和CO暴露导致的血压升高风险。

2.6.6.7 社会因素

随着社会经济的发展和贫富差距的扩大，社会经济地位、受教育水平对健康的影响日益受到重视。一项基于China-PAR研究的最新分析[20]显示，社会经济地位越低的人群患高血压风险越高。其中，社会经济地位低的女性发生高血压的风险更高。另一项研究[21]发现，多接受4.2年的学校教育者，高血压风险降低约44%，且与智力和认知的影响无关。

2.6.7 归因于高收缩压的心血管疾病负担

根据1990—2017中国及其各省的死亡率、发病率和危险因素研究发现[22]，高收缩压是导致死亡和残疾调整生命年数（DALY）的四大主要危险因素之一。2017年，因高收缩压导致254万人死亡，其中95.7%死于心血管疾病。另一项关于2005—2018年中国及各省归因于高收缩压的心血管疾病负担研究也发现[23]，我国由收缩压升高导致的心血管疾病死亡人数呈持续上升趋势（从2005年的198万增加到2018年的267万），心血管疾病相关寿命损失年（YLL）也持续上升（由2005年的4014万人年增加到2018年的4816万人年）。此外，因高收缩压导致的心血管疾病负担在不同省份之间的差距较大，2018年最低的是北京市（3037.33/10万人年），最高的是黑龙江省（7189.98/10万人年）。因高收缩压导致的缺血性心脏病和缺血性卒中标化寿命损失年率在东北地区较高。

2.6.8 高血压研究

2.6.8.1 中国家庭主厨减盐干预措施可有效降低血压

一项首次针对中国家庭主厨开展减盐干预并评估其效果研究[24]显示，将60个社区（含788个家庭、1576名参与者）随机分成2组，干预组给予减盐干预措施（包括建立减盐环境、减盐教育、盐摄入监测等），对照组无任何干预措施。12个月后发现，与对照组相比，干预组24h尿钠下降平均效应值为336.8mg/24h（相当于盐摄入量下降了0.9g/24h），收缩压和舒张压也分别下降了1.98mmHg和1.05mmHg，且与性别、年龄、教育水平、家庭收入、家庭角色等因素无关。此外，干预组对食盐推荐摄入量、低钠盐使用、食品营养标签识别和使用等知识也有显著改善。

2.6.8.2 太极拳在高血压前期人群降压效果更显著

一项太极拳对高血压前期人群影响的研究显示[25]，将342名18至65岁间的高血压前期人群，随机分入太极拳组（173人）和中等强度有氧运动组（169人）。每周进行四次60分钟的训练，包括10分钟热身、40分钟太极拳或有氧运动（爬楼梯、慢跑、快步走和骑自行车）、10分钟的冷却活动。且每周集体练习不少于1次。经过12个月的训练发现，与有氧运动组相比，太极拳组收缩压下降更明显（−7.01mmHg vs −4.61mmHg），且24小时动态收缩压（−3.2mmHg vs −1.04mmHg）和夜间动态收缩压（−3.45mmHg vs 0.63mmHg）也显著降低。但在腰围、体重、BMI等方面，两组人群变化无差异。

2.6.9 高血压防控政策

近年来，政府推行了诸如“健康中国行动”“中国防治慢性病中长期规划”“国家基本公共卫生服务”“国家慢性病综合防控示范区建设”及“全民健康生活方式行动”等多个项目。2023年，国家先后发布了《“十四五”规划》和《健康中国行动——心脑血管疾病防治行动实施方案（2023—2030年）》等政策，以期进一步加强高血压等慢病的管理。国家卫生健康委员会依托国家心血管疾病中心开展的“国家基本公共卫生服务项目基层高血压防治管理项目”，于2017年起面向全国开展“五统一”工作。深圳市作为第二批“基层高血压医防融合管理新模式”试点地区，在项目办的指导下，建立了政府主导、以社康机构为平台、二三级医院及公共卫生机构为技术支撑的慢性病防治服务体系；落实18岁及以上就诊居民首诊测量血压机制；实现基本医疗和基本公共信息模块的融合；以《国家基本公共服务规范（第三版）》和《国家基层高血压防治管理指南》为基础，建立市、区、医疗机构1＋2＋N培训机制，每年基层培训全员化和社康机构全覆盖。目前，其高血压患者的管理人数从2018年的24.6万提升至2023年的75.6万，规范管理率由2018年的54.0%提升至2023年的67.72%，在管人群的血压控制率由2018年的66.0%提升至2023年的74.24%。

2.6.10 小结

高血压是我国重要的公共卫生问题。随着老龄化社会的到来，高血压防治工作面临巨大的挑战。尽管政府推行了诸如“健康中国行动”“中国防治慢性病中长期规划”“国家基本公共卫生服务项目”“国家慢性病综合防控示范区建设”及“全民健康生活方式行动”等多个项目，高血压知晓率、治疗率、控制率状况均有改善，但由于人口老龄化等原因，患病率仍呈增加趋势。针对健康饮食、城乡社区健康管理等干预措施的研究，为进一步改善高血压的管理效果提供了依据，如何有效预防新发，提高知晓率、治疗率，尤其是控制率，仍然具有挑战。

（执笔人：李 艳、闫 蕾、李 静 审稿人：王文志）

参考文献

[1] WANG Z W, Chen Z, ZHANG L F, et al. Status of hypertension in China: results from the China Hypertension Survey, 2012—2015 [J]. Circulation, 2018, 137 (22): 2344-2356.

[2] YI Q, ZHA M, YANG Q, et al. Trends in the prevalence of hypertension according to severity and phenotype in Chinese adults over two decades (1991—2015) [J]. J Clin Hypertens (Greenwich), 2021, 23 (7): 1302-1315.

[3] 陈力，张奕，马涛，等. 2010—2019年中国7～17岁汉族儿童青少年正常高值血压和血压偏高的流行趋势 [J]. 中华预防医学杂志，2023，57 (4): 499-507.

[4] 马淑婧，羊柳，赵敏，等. 1991—2015年中国儿童青少年血压水平及高血压检出率的变化趋势 [J]. 中华流行病学杂志，2020，41 (2): 178-183.

[5] 张梅，吴静，张笑，等. 2018年中国成年居民高血压患病与控制状况研究 [J]. 中华流行病学杂志，2021，42 (10): 1780-1789.

[6] ZHANG M, SHI Y, ZHOU B, et al. Prevalence, awareness, treatment, and control of hypertension in China, 2004-18: findings from six rounds of a national survey [J]. BMJ, 2023, 380: e071952.

[7] LUO Y, XIA F, YU X, et al. Long-term trends and regional variations of hypertension incidence in China: a prospective cohort study from the China Health and Nutrition Survey, 1991-2015 [J]. BMJ Open, 2021, 11 (1): e042053.

[8] ZHANG X H, YUAN Y F, LI C L et al. Effect of a salt substitute on incidence of hypertension and hypotension among normotensive adults [J]. J Am Coll Cardiol, 2024, 83 (7): 711-722.

[9] YUAN Y, JIN A, NEAL B, et al. Salt substitution and salt-supply restriction for lowering blood pressure in elderly care facilities: a cluster-randomized trial. Nat Med, 2023, 29 (4): 973-981.

[10] LAI X Z, YUAN Y F, WANG H X, et al. Cost-effectiveness of salt substitute and salt supply restriction in eldercare facilities: the DECIDE-Salt cluster randomized clinical trial [J]. JAMA Network Open, 2024, 7 (2): e2355564.

[11] REN H H, GUO Y Y, WANG D, et al. Association of normal-weight central obesity with hypertension: a cross-sectional study from the China health and nutrition survey [J]. BMC Cardiovasc Disord, 2023, 23 (1): 120.

[12] SUN J Y, MA Y X, LIU H L, et al. High waist circumference is a risk factor of new-onset hypertension: evidence from the China Health and Retirement Longitudinal Study [J]. J Clin Hypertens (Greenwich), 2022, 24 (3): 320-328.

[13] QIU W, CAI A LI L, et al. Longitudinal trajectories of alcohol consumption with all-cause mortality, hypertension, and blood pressure change: results from CHNS cohort, 1993-2015 [J]. Nutrients, 2022, 14 (23): 5073.

[14] YE X F, WANG W Y, WANG X Y, et al. Alcohol consumption and antihypertensive treatment effect in male patients with hypertension [J]. Am J Hypertens, 2024, 37 (2): 112-119.

[15] FAN H, ZHANG X. Effects of smoking intensity trajectory, cumulative smoking exposure, and the number of years since quitting on the subsequent risk of hypertension [J]. J Clin Hypertens (Greenwich), 2022, 24 (7): 937-944.

[16] QIU W, CAI A, LI L, et al. Association of depression trajectories and subsequent hypertension and cardiovascular disease: findings from the CHARLS cohort [J]. J Hypertens, 2024, 42 (3): 432-440.

[17] WANG X, YUAN X Y, XIA B, et al. Living alone increases the risk of hypertension in older Chinese adults: a population-based longitudinal study [J]. Innov Aging, 2023, 7 (6): igad071.

[18] LV S, LI Z, LI H, et al. Long-term effects of $PM_{2.5}$ components on hypertension: a national analysis in China [J]. Environ Res, 2023, 222: 115323.

[19] ZHANG Y，CHEN S，CHEN L，et al. Association of SO_2/CO exposure and greenness with high blood pressure in children and adolescents：a longitudinal study in China [J]. Front Public Health，2023，11：1097510.

[20] MA H，LIU F，LI J，et al. Sex differences in associations between socioeconomic status and incident hypertension among Chinese adults [J]. Hypertension，2023，80（4）：783-791.

[21] WANG Y，YE C，KONG L，et al. Independent associations of education，intelligence，and cognition with hypertension and the mediating effects of cardiometabolic risk factors：a mendelian randomization study [J]. Hypertension，2023，80（1）：192-203.

[22] ZHOU M，WANG H，ZENG X，et al. Mortality，morbidity，and risk factors in China and its provinces，1990—2017：a systematic analysis for the Global Burden of Disease Study 2017 [J]. Lancet，2019，394（10204）：1145-1158.

[23] CAO X，ZHAO Z P，KANG Y，et al. The burden of cardiovascular disease attributable to high systolic blood pressure across China，2005-18：a population-based study [J]. Lancet Public Health，2022，7（12）：e1027-e1040.

[24] ZHANG X，ZHANG P，SHEN D，et al. Effect of home cook interventions for salt reduction in China：cluster randomised controlled trial [J]. BMJ，2023，382：e074258.

[25] LI X Y，CHANG P F，WU M，et al. Effect of Tai Chi vs aerobic exercise on blood pressure in patients with prehypertension：a randomized clinical trial [J]. JAMA Network Open，2024，7（2）：e2354937.

2.7　血脂异常

2.7.1　血脂指标与血脂异常的定义

血脂异常是指血浆中总胆固醇（TC）和（或）甘油三酯（TG）升高，也包括低密度脂蛋白胆固醇（LDL-C）升高及高密度脂蛋白胆固醇（HDL-C）降低在内的各种脂代谢异常。

在血脂异常的各种表现形式中，高LDL-C导致全球死亡和伤残寿命损失从1990年的第14位危险因素升至2019年的8位。在我国，这一趋势更为突出，由第15位危险因素升至第6位。高LDL-C造成的心血管疾病负担占心血管疾病总负担的25.1%[1]，对冠心病和卒中疾病负担的归因危险百分比分别达到41.9%和9.6%[2，3]。

2.7.2　血脂水平

2015年中国成人营养与慢性病监测（CANCDS）项目调查显示，中国居民TC、LDL-C、非HDL-C、TG水平均较2002年升高（图2-7-1）[4]。同时，全球1127项人群研究的数据显示，1980—2018年，东亚和东南亚国家的平均非HDL-C水平增幅最大，且每10年增加8.9mg/dl。中国在1980年是非HDL-C水平全球最低的国家之一，但到2018年，已达到并超过许多高收入西方国家的水平[5]。

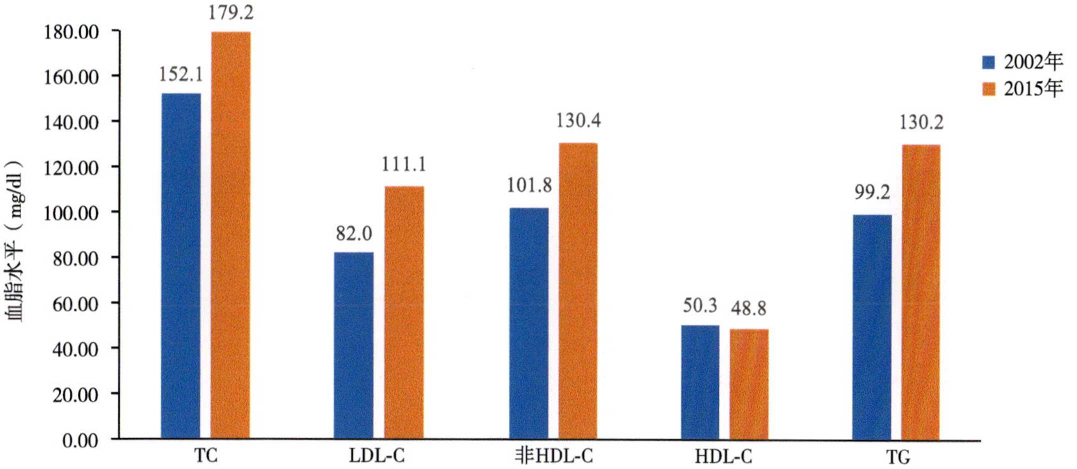

图2-7-1　中国≥18岁成人血脂水平13年变化

"中国居民心血管病及其危险因素监测"项目于2020—2022年间在31个省（自治区、直辖市）共262个监测点调查275 961人，初步结果显示，18岁及以上居民TC、TG、HDL-C及LDL-C水平均值分别为185.8mg/dl、141.0mg/dl、50.7mg/dl和110.7mg/dl。其中，男性TG水平高于女性（图2-7-2）。

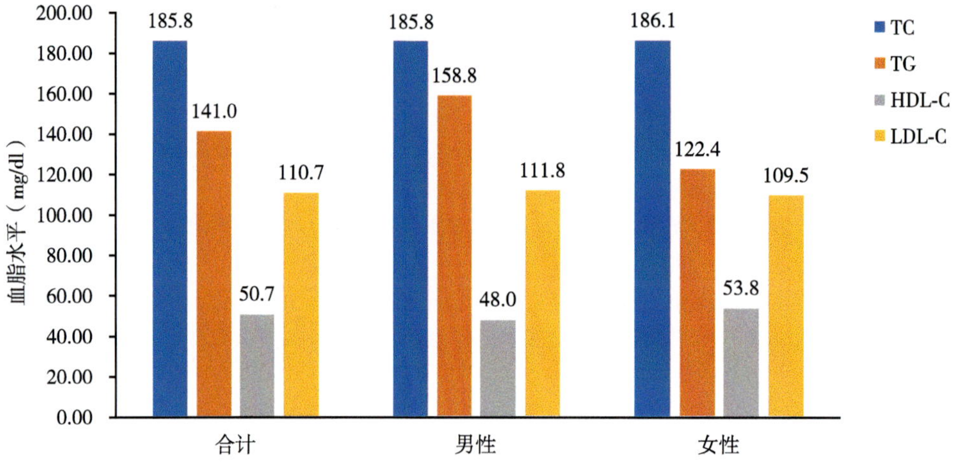

图2-7-2　中国≥18岁成人TC、TG、HDL-C和LDL-C水平

2.7.3　血脂异常患病率

如果将存在任一类型的血脂水平异常（包括TC≥551.71mg/dl、LDL-C≥160.22mg/dl、HDL-C＜40.25mg/dl、TG≥87.46mg/dl）或目前服用调脂药物定义为血脂异常，2002年中国健康与营养调查（CHNS）[6]、2010年中国慢性肾病工作组调查（CNSCKD）[7]、2011年CHNS[8]及2012年中国居民营养与慢性病状况调查[9]显示，中国≥18岁成人的血脂异常患病率大幅上升；2012—2015年中国高血压调查（CHS）[10]和2014—2019年中国心血管病高危人群早期筛查与综合干预项目（ChinaHEART）[11]针对≥35岁成人的血脂异常患病率调查结果相近（图2-7-3）。

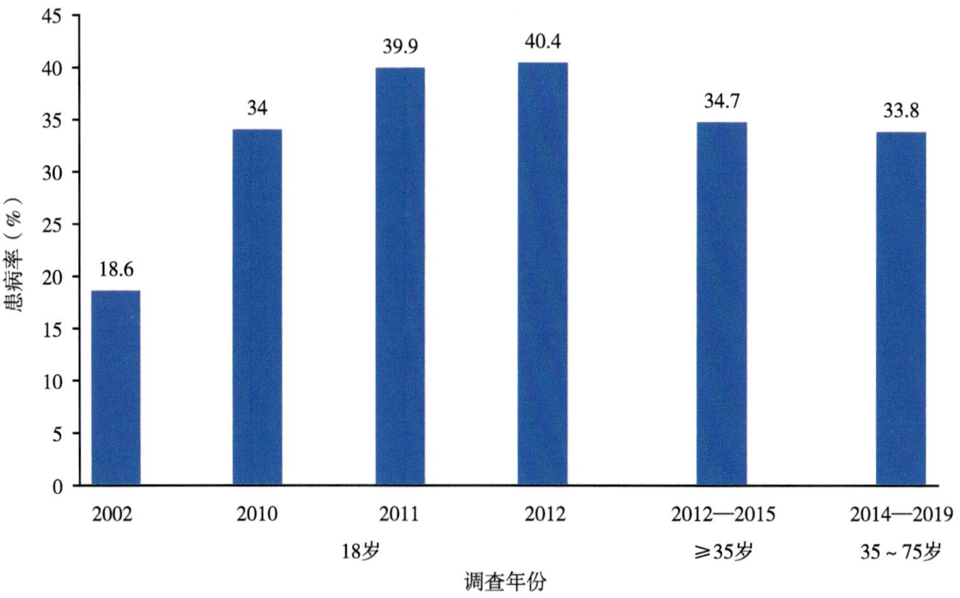

图2-7-3　2002—2019年中国成人血脂异常患病率

2013—2014年第四次中国慢性病与危险因素监测（CCDRFS）项目[12]、2015年CANCDS项目[4]、2014年中国脑卒中筛查与预防项目（CNSSPP）[13]、2014—2019年China-HEART项目[11]的调查结果均显示，我国成年居民血脂异常的主要类型是低HDL-C血症和高TG血症（图2-7-4）。2018年深圳地区的调查数据显示，低HDL-C血症患病率较1997年几乎翻倍，女性从8.8%升至17.5%，男性从22.1%升至39.1%。高TG血症在男性中呈显著上升趋势，但女性的上升趋势不明显[14]。

"中国居民心血管病及其危险因素监测"项目于2020—2022年间在31个省（自治区、直辖市）共262个监测点开展调查，有效样本量275 961人，初步结果显示，18岁及以上居民血脂异常患病率为38.1%，男性（46.1%）高于女性（29.6%），城市（38.9%）高于农村（37.4%）。随着年龄的增长，血脂异常患病率呈先升高后降低的趋势（图2-7-5）。

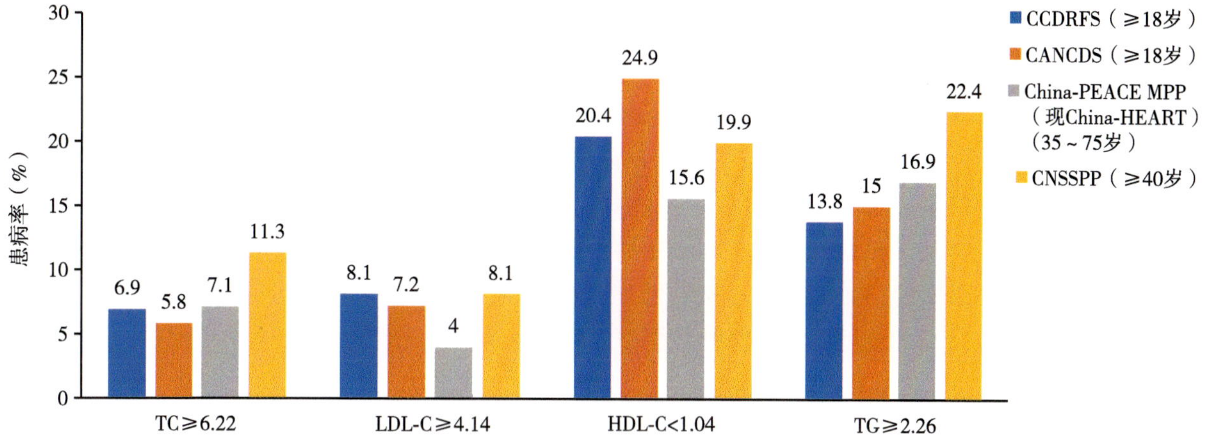

图2-7-4　中国成人不同血脂异常类型患病率

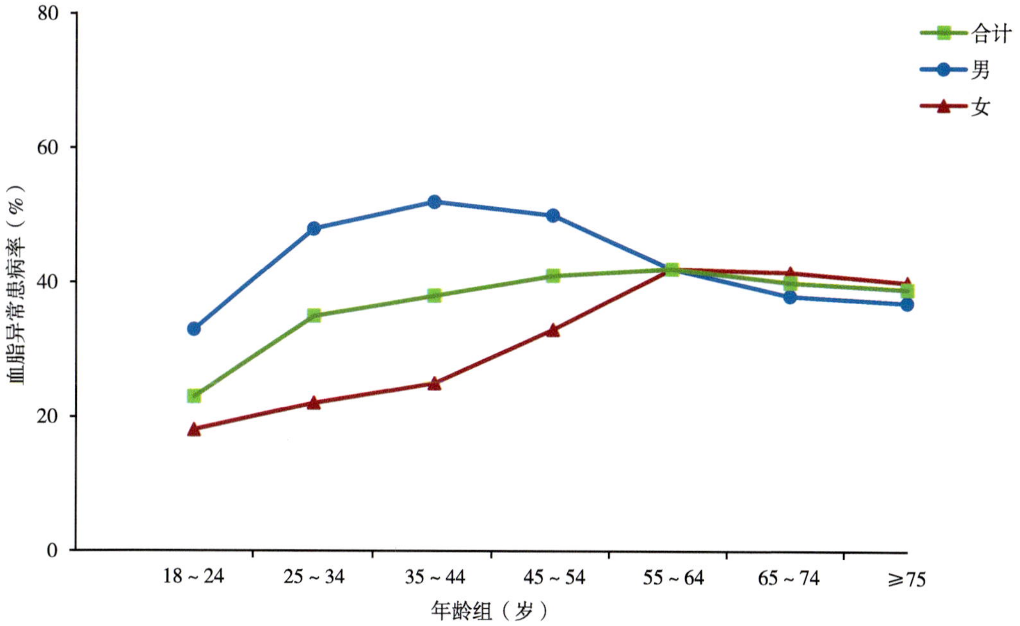

图2-7-5　不同性别、年龄居民血脂异常患病率

2.7.4 血脂异常与心血管疾病发病和死亡风险

2.7.4.1 LDL-C与心血管疾病死亡

LDL-C升高与动脉粥样硬化性心血管疾病（ASCVD）发病：香港一项前瞻性队列研究于2008年至2014年连续纳入缺血性卒中患者904例，均具有颈内动脉和颅内动脉磁共振血管造影检查结果以及卒中后多次LDL-C检测数据，平均随访6.5年。结果显示，卒中后平均LDL-C＜69.7mg/dl者再发卒中（包括缺血性和出血性卒中）风险、再发主要不良心血管事件（MACE）风险均显著低于LDL-C≥69.7mg/dl者，且无论有无颅内大动脉狭窄（以管腔狭窄50%为界）、何种缺血性卒中亚型、年龄＜75岁或≥75岁，均有同样趋势[15]。

利用ChinaHEART近300万人群数据分析了LDL-C与全因死亡、心血管疾病（CVD）死亡风险的关联关系。结果显示，LDL-C与全因死亡、CVD死亡之间均呈U型曲线关系[16]。与既往研究中呈现的LDL-C与CVD死亡之间的线性正相关关联的区别在于本研究包括出血性卒中死亡。与LDL-C在100～129.9mg/dl者相比，LDL-C＜70mg/dl和LDL-C＞190mg/dl者的全因死亡和CVD死亡风险分别增加16%和31%（表2-7-1）。LDL-C水平与全因死亡和心血管死亡之间的关系在不同的ASCVD风险人群中有所不同。在低风险和一级预防组中，这种关系呈U型，而在二级预防组中则呈反L型。随着ASCVD风险的升高，三组人群对应心血管死亡风险最低的LDL-C水平越来越低[17]。具体来说，心血管死亡风险最低时对应的LDL-C在低ASCVD风险组中为117.8mg/dl，在一级预防组中为106mg/dl，在二级预防组为55.8 mg/dl（图2-7-6）。

表2-7-1　血浆LDL-C分组与全因死亡和具体原因死亡的关联分析结果［HR（95%CI）］

	＜70mg/dl	70～99.9mg/dl	100～129.9 mg/dl	130～159.9 mg/dl	160～189.9 mg/dl	≥190mg/dl
全因死亡	1.16（1.14～1.18）	1.02（1.00～1.04）	1（参照组）	1.01（0.98～1.04）	1.05（1.00～1.10）	1.31（1.23～1.39）
心血管疾病死亡	1.10（1.06～1.14）	0.98（0.95～1.01）	1（参照组）	1.03（0.98～1.08）	1.08（1.00～1.16）	1.51（1.40～1.62）
缺血性心脏病死亡	0.98（0.92～1.04）	0.95（0.89～1.01）	1（参照组）	1.07（0.99～1.15）	1.22（1.10～1.34）	2.08（1.92～2.24）
缺血性卒中死亡	1.03（0.93～1.13）	0.93（0.84～1.02）	1（参照组）	1.04（0.91～1.17）	0.89（0.65～1.13）	1.16（0.81～1.51）
出血性卒中死亡	1.37（1.29～1.45）	1.11（1.04～1.18）	1（参照组）	1.06（0.95～1.17）	0.97（0.78～1.16）	1.04（0.74～1.34）

注：全部模型调整了年龄、性别、教育程度、婚姻状况、家庭收入、吸烟、饮酒、体重指数、高血压病史、糖尿病病史、心血管疾病病史及服用他汀

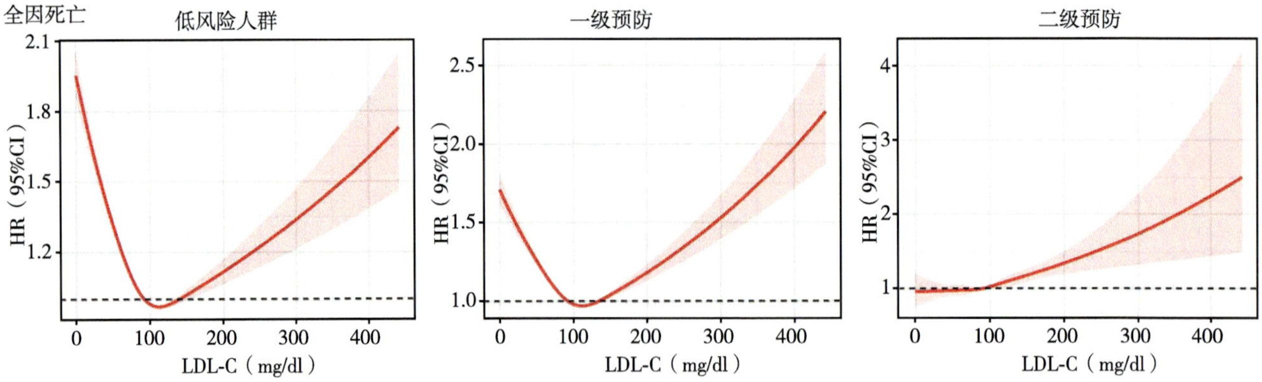

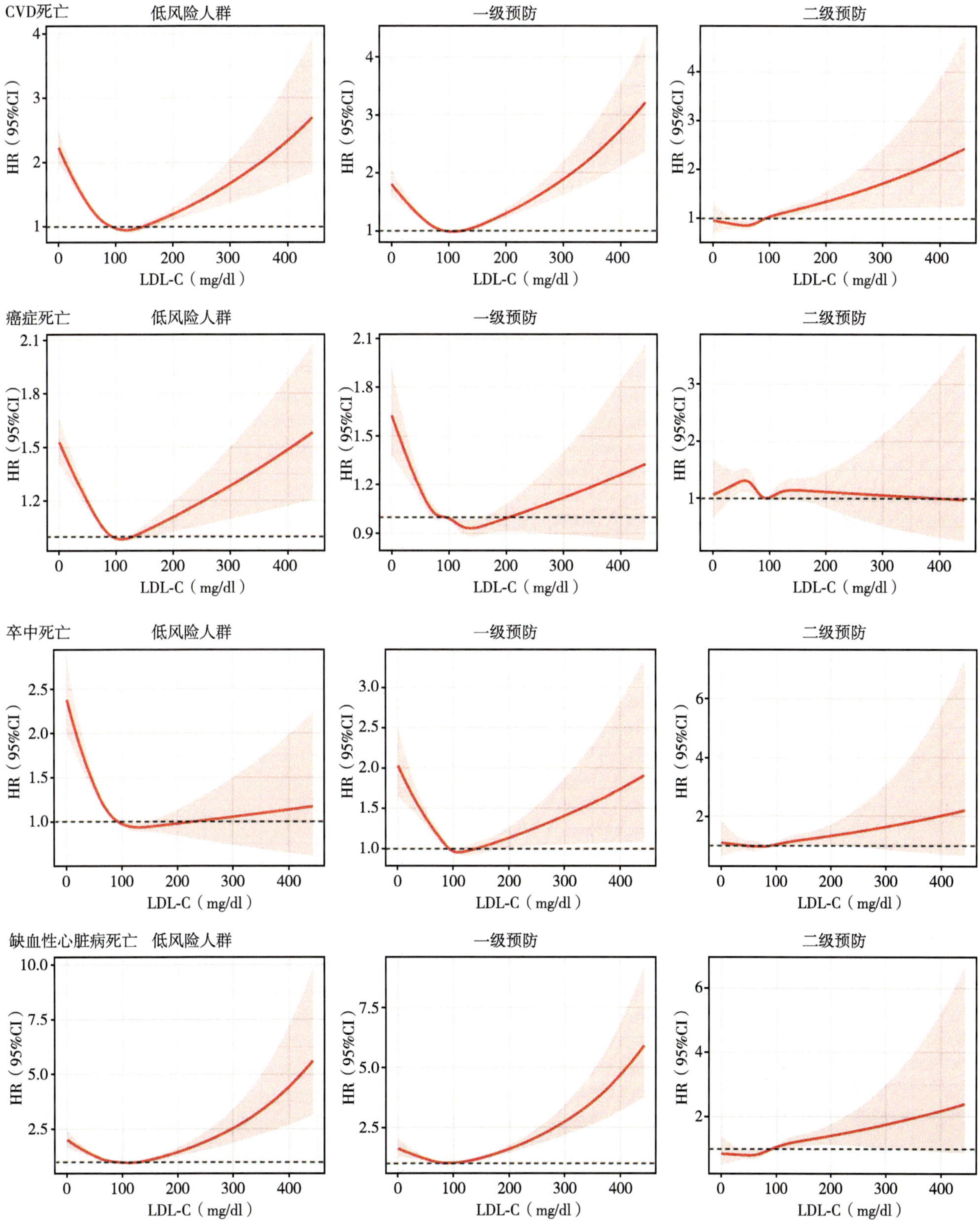

图2-7-6　血浆LDL-C水平与全因死亡和具体原因死亡在不同风险人群的关联关系

2.7.4.2 HDL-C与心血管死亡

H型高血压防治公共服务项目（HHPCP）对基线无卒中史的高血压患者进行了一项巢式病例对照研究，纳入新发卒中病例组与对照组（年龄、性别、地域匹配）各2463例，多因素分析显示，HDL-C作为连续变量或三分位分类变量均与首次卒中风险呈显著负相关（与HDL-C＜53mg/dl相比，HDL-C≥65.4mg/dl可降低首次卒中风险18%），但按临床异常切点的分类变量与卒中风险无相关；将HDL-C、LDL-C、TG水平进行联合分析显示，只有在低HDL-C的情况下，高LDL-C或高TG才会增加首次卒中风险［HDL-C＜53.0mg/dl合并LDL-C＞138.1mg/dl时首次卒中风险增加66%，HDL-C＜53.0mg/dl合并TG＞140.8mg/dl时首次卒中风险增加47%］[18]。

利用ChinaHEART研究近340万人群数据分析HDL-C与全因和CVD死亡风险的关联关系，结果显示，HDL-C与全因死亡、CVD死亡之间均呈U型曲线关系（图2-7-8）。与死亡风险最低（死亡风险最低所对应的HDL-C水平是指：HDL-C在50～79mg/dl时，全因死亡和CVD死亡风险最低）所对应的HDL-C水平相比，HDL-C＜30mg/dl者的全因死亡和CVD死亡风险分别增加23%和33%。HDL-C＞90mg/dl者的全因死亡和CVD死亡风险则分别增加10%和9%。

此外，该研究还发现，HDL-C水平与缺血性心脏病和缺血性卒中死亡风险之间呈U型曲线关系（图2-7-7）。与HDL-C在70～79mg/dl者相比，HDL-C＜30mg/dl和HDL-C＞90mg/dl者的缺血性心脏病死亡风险分别增加40%和15%。同样地，缺血性卒中死亡风险分别增加38%和43%[19]。

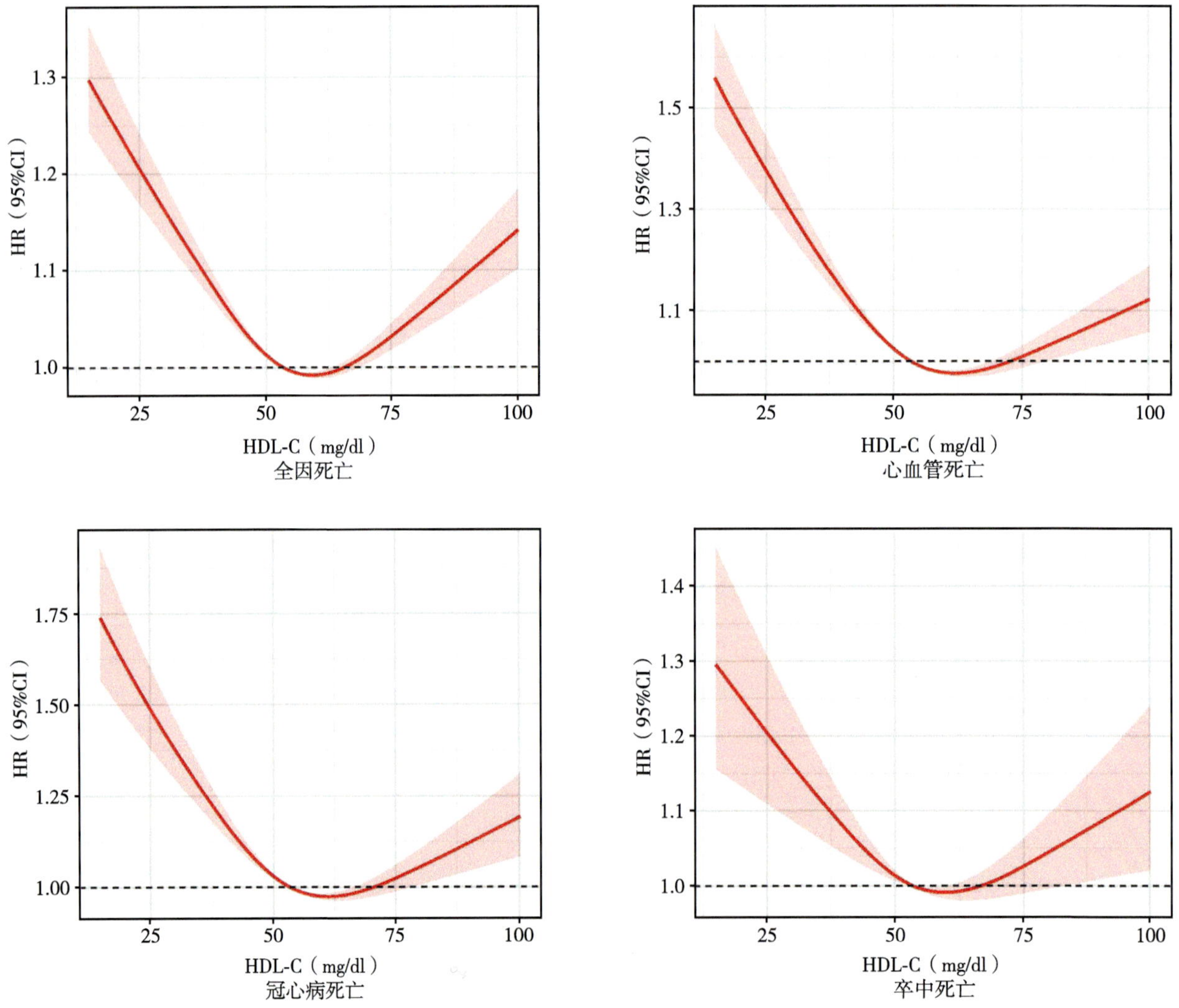

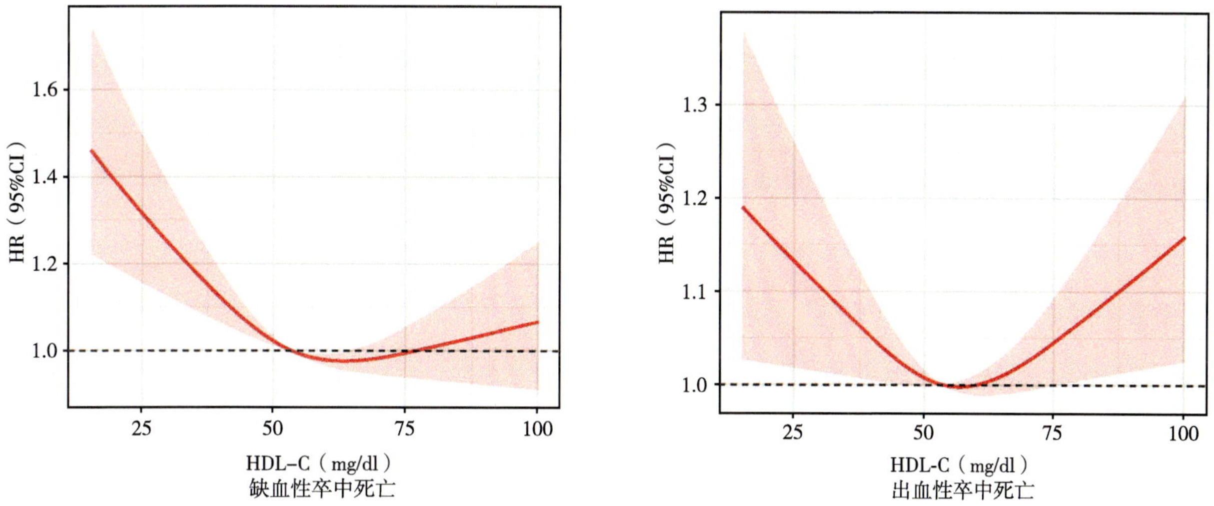

图2-7-7　HDL-C水平与全因死亡和心血管死因别死亡风险的关系

2.7.4.3　非HDL-C与CVD死亡

PURE-China研究（n＝47 262，中位随访11.9年）显示，在可改变的CVD危险因素中，非HDL-C升高对CVD的人群归因分数居第三，为7.8%，仅次于高血压和教育程度较低；非HDL-C升高对心肌梗死人群归因分数居第二，为11.0%，仅次于高血压；较之于非HDL-C≤123.8mg/dl，非HDL-C＞154.8mg/dl的CVD、心肌梗死与卒中的校正风险比分别为1.26、1.42和1.25[20]。

利用ChinaHEART研究近340万人群数据，全面分析非HDL-C与全因死亡和CVD死亡风险的关联关系，结果显示，非HDL-C与全因死亡、CVD死亡之间均呈U型曲线关系。与死亡风险最低所对应的非HDL-C水平（指非HDL-C为130～140mg/dl时，全因死亡和CVD死亡风险最低）者相比，非HDL-C＜40mg/dl者的全因死亡、CVD死亡风险分别增加75%和70%。非HDL-C＞220 mg/dl者的全因死亡和CVD死亡风险则分别增加34%和47%。

此外，非HDL-C水平与缺血性心脏病和缺血性卒中死亡风险之间均呈U型曲线关系。与非HDL-C在90～100mg/dl者相比，非HDL-C＜40mg/dl和非HDL-C＞220mg/dl者的缺血性心脏病死亡风险分别增加65%和82%，同样地，缺血性卒中死亡风险分别增加101%和5%。然而，非HDL-C水平与出血性卒中死亡风险之间呈L型曲线。与非HDLC水平＞160mg/dl者相比，非HDL-C＜40mg/dl者的出血性卒中死亡风险增加2.1倍（表2-7-2）。

表2-7-2　血浆非HDL-C分组与全因死亡和心血管疾病死亡的关联分析结果［HR（95%CI）］

	＜40 mg/dl	40～69 mg/dl	70～99 mg/dl	100～129 mg/dl	130～159 mg/dl	160～189 mg/dl	190～219 mg/dl	≥220 mg/dl
全因死亡	1.71（1.45～2.01）	1.36（1.30～1.42）	1.11（1.08～1.15）	1.00（0.97～1.03）	1（参照组）	1.05（1.00～1.09）	1.14（1.07～1.21）	1.44（1.33～1.57）
心血管死亡	1.74（1.57～1.93）	1.42（1.38～1.45）	1.16（1.14～1.18）	1.03（1.01～1.05）	1（参照组）	1.03（1.00～1.06）	1.09（1.05～1.14）	1.33（1.26～1.41）

注：全部模型调整了年龄、性别、教育程度、家庭收入、吸烟、饮酒、肥胖、高血压病史、糖尿病病史、肿瘤病史、慢性阻塞性肺疾病病史、服用他汀药物以及血浆甘油三酯水平。

2.7.4.4 残余胆固醇（R-C）与CVD死亡

利用ChinaHEART研究近340万人群数据，分析R-C与全因死亡、CVD死亡风险的关联关系[21]，结果显示，R-C与全因死亡之间单调递增的关系。与R-C小于17.9mg/dl者相比，R-C在17.9～22.0mg/dl之间和R-C＞27.7mg/dl者的全因死亡风险分别增加4%和3%。

R-C与CVD死亡、缺血性心脏病死亡呈线性正相关关联。与R-C＜17.9mg/dl者相比，R-C在17.9～22.0mg/dl之间时CVD死亡、缺血性心脏病死亡风险分别增加11%和7%，在22.0～27.7mg/dl之间时CVD死亡、缺血性心脏病死亡风险分别增加14%和9%，R-C＞27.7mg/dl时CVD死亡、缺血性心脏病死亡风险分别增加17%和19%。与R-C＜17.9mg/dl者相比，R-C＞27.7mg/dl时的缺血性卒中、出血性卒中风险分别增加22%和8%。此外，基线较高的RC水平与新发卒中风险升高之间存在较为稳定的非线性关联[22]。

2.7.4.5 脂蛋白（a）与CVD事件风险

一项利用我国多省市心血管疾病危险因素队列（CMCS）的研究显示，脂蛋白（a）[Lp（a）]浓度与心血管疾病事件发生风险之间存在单调正向关联。与Lp（a）＜10.0 mg/dl参与者相比，Lp（a）≥50.0mg/dl人群的心血管疾病、冠心病、缺血性卒中发病风险分别升高了62%、70%和45%。Kaplan-Meier分析进一步显示，Lp（a）≥50.0mg/dl的参与者发生心血管疾病事件的风险在随访期间显著升高，10年发生率为11.7%。此外，这些关联在各亚组中仍然保持一致[23]。

2.7.5 血脂异常知晓率、治疗率和控制率

2.7.5.1 一般人群

2007—2008年中国糖尿病和代谢异常研究（CNDMDS）[25]（n＝46 239，≥20岁）针对血脂异常类型为高胆固醇血症的人群进行了调查，包括血脂检测显示胆固醇升高（TC≥241.7mg/dl或LDL-C≥160.2mg/dl）或边缘升高（200.5mg/dl≤TC＜241.5mg/dl或130.4mg/dl≤LDL-C＜160.2mg/dl）或自报正在服用降胆固醇药物的成人，结果显示，高胆固醇血症人群的知晓率、治疗率和控制率均较低，农村显著低于城市（图2-7-8）、女性显著低于男性（图2-7-9）。

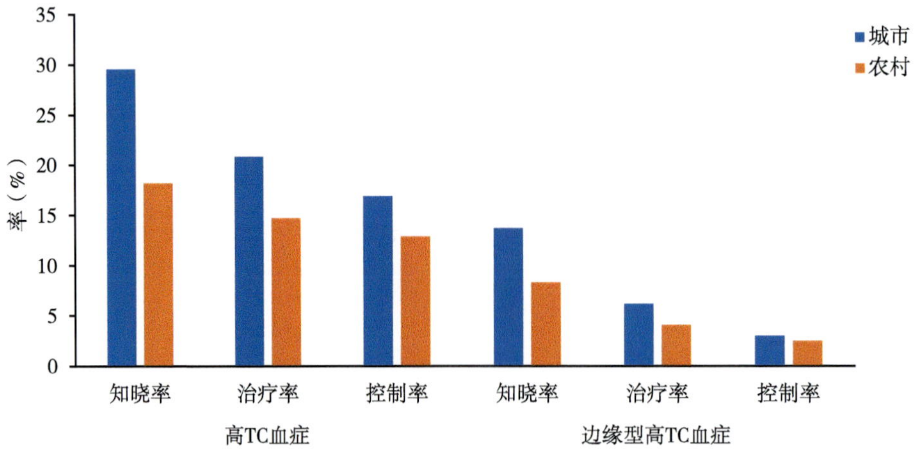

图2-7-8 中国高胆固醇血症成人血脂异常知晓率、治疗率和控制率及城乡差异

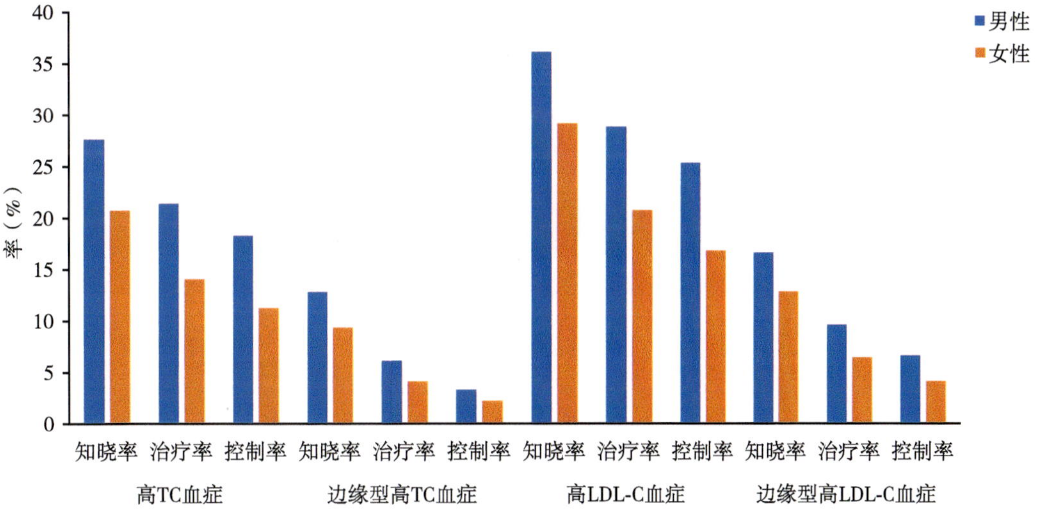

图2-7-9　中国高胆固醇血症成人血脂异常知晓率、治疗率和控制率及性别差异

“中国居民心血管病及其危险因素监测”项目于2020—2022年间在31个省（自治区、直辖市）共262个监测点开展调查，有效样本量275 961人。初步分析结果显示，我国18岁及以上人群血脂异常知晓率、治疗率、控制率分别为11.7%、10.1%和4.8%。随着年龄的增长，人群血脂异常知晓率、治疗率、控制率均先增高后降低，65～74岁组知晓率（24.7%）、治疗率（21.6%）、控制率（11.9%）最高。男性血脂异常知晓率、治疗率及控制率均低于女性，分别为10.7% vs 13.3%、9.2% vs 11.6%；控制率：3.9% vs 6.1%。无论男性女性，城市血脂异常的知晓率、治疗率和控制率均高于农村（图2-7-10，图2-7-11）。

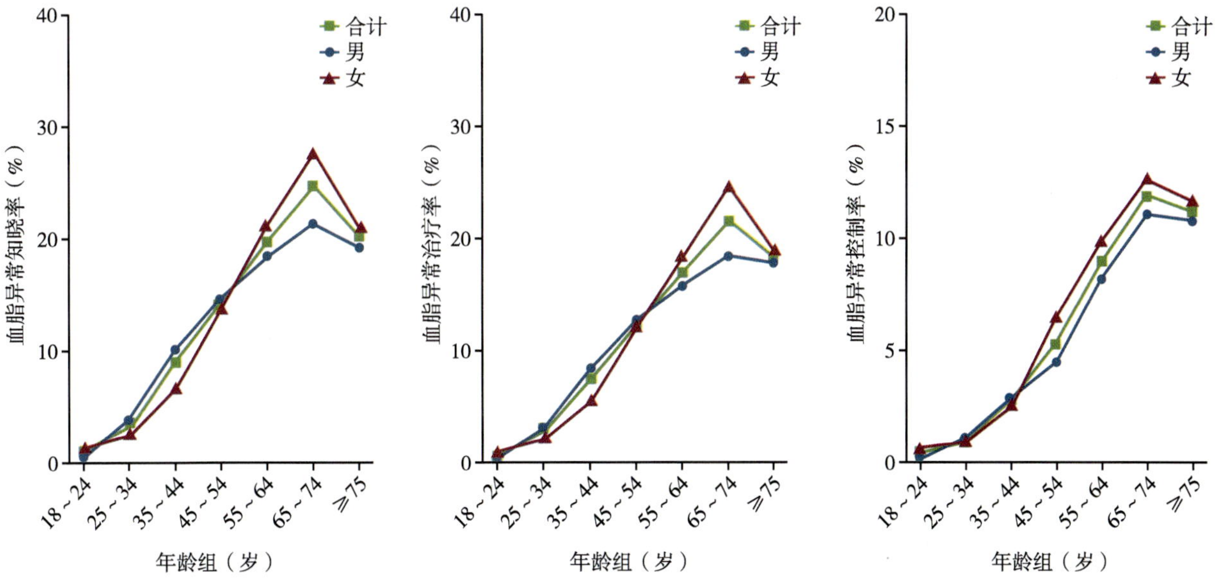

图2-7-10　调查人群分性别、年龄的血脂异常知晓率、治疗率与控制率

注：血脂异常知晓率定义为血脂异常患者中，已被乡镇（社区）级或以上医院确诊为血脂异常患者的比例；血脂异常治疗率定义为血脂异常患者中，采用药物治疗者所占比例；血脂异常控制率定义为血脂异常患者中，血脂得到有效控制者（血清TC、血清LDL-C、血清TG、血清HDL-C均在合适范围内）所占比例。

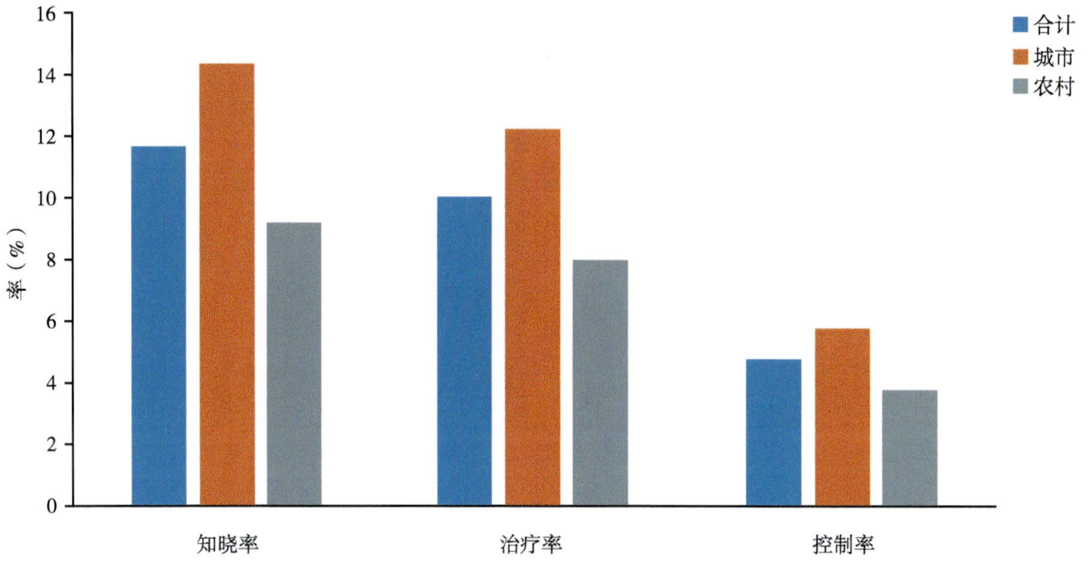

图2-7-11 调查人群分城乡的血脂异常知晓率、治疗率与控制率

注：血脂异常知晓率定义为血脂异常患者中，已被乡镇（社区）级或以上医院确诊为血脂异常患者的比例；血脂异常治疗率定义为血脂异常患者中，采用药物治疗者所占比例；血脂异常控制率定义为血脂异常患者中，血脂得到有效控制者（血清TC、血清LDL-C、血清TG、血清HDL-C均在合适范围内）所占比例。

本次调查显示，我国18岁及以上人群血脂异常知晓率、治疗率、控制率与2010年中国慢性病监测项目（知晓率10.93%、治疗率6.84%、控制率3.53%）[26]相比，知晓率和控制率有所上升，但仍处于较低水平。可见我国18岁及以上成年居民血脂异常防控形势严峻，需要加强防治知识普及宣传，倡导合理膳食，建议定期监测血脂，达到降低血脂异常发生的目的。

2.7.5.2 心血管疾病高危人群

China-HEART研究按照《中国成人血脂异常防治指南（2016年修订版）》10年ASCVD危险评估流程的危险分层定义，China-HEART调查人群中236 579例（占总人群10.2%）为10年ASCVD高危人群，LDL-C＜100.6mg/dl的达标率为42.9%、女性低于男性（36.47% vs 49.81%），未达标者治疗率仅4.5%；71 785例（占总人群3.2%）为10年ASCVD极高危人群，LDL-C＜60.7mg/dl的达标率为26.6%、女性低于男性（22.22% vs 30.99%），治疗率14.1%、LDL-C治疗达标率为44.8%[11]。家族性高胆固醇血症（FH）为终生ASCVD高危人群，China-PEACE MPP项目采用中国共识标准从1 059 936名受试者中筛查出FH患者1383例，LDL-C治疗率仅18.1%，无1例LDL-C＜69.7mg/dl[27]。

2.7.5.3 心血管疾病患者

中国心血管病医疗质量改善（CCC）项目在全国192家医院注册因急性冠脉综合征（ACS）住院的患者80 282例，其中既往有明确心肌梗死病史或冠状动脉血管重建术、此次再发ACS的患者6523例，结果显示：再发ACS患者入院时的降脂治疗率50.8%，LDL-C达标率36.1%（LDL-C＜69.7 mg/dl）；其中≥75岁的再发ACS患者入院时他汀治疗率更低，仅为33.9%，达标率也更低，仅为24.7%（LDL-C＜69.7 mg/dl）[28, 29]。DYSISII-China研究[30]于2017年9月至2019年5月从28家三级医院心脏科纳入住院ACS患者1103例，6个月随访时有752例接受降脂治疗的患者进行了血脂复查，结果显示，LDL-C治疗达标率（＜69.7mg/dl）为41.2%。

一项全国多中心横断面调查于2013年7～8月连续纳入既往6～12个月内被确诊缺血性卒中的患者3956例，虽然降脂治疗率可达79.6%（其中他汀使用率97.6%），然而LDL-C达标率仍很低，仅为27.4%[31]

（图2-7-12）。

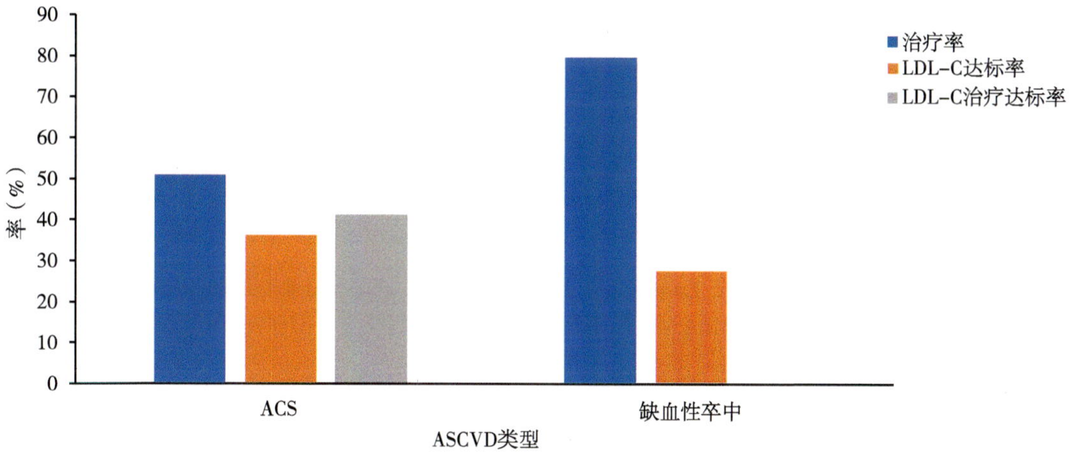

图2-7-12　中国ASCVD二级预防人群降脂药物治疗率和LDL-C达标率

注：LDL-C＜69.7mg/dl为达标。

2.7.6　小结

目前，我国因血脂异常而导致的疾病负担依然可观。我国成年居民血脂异常的主要类型是低HDL-C血症和高TG血症。LDL-C、HDL-C和非HDL-C等血脂组分异常的在不同性别和年龄人群间的分布特征各异，其与心血管疾病死亡风险之间呈现不同的关系。高胆固醇血症人群的知晓率、治疗率和控制率均较低，农村显著低于城市、女性显著低于男性。我国亟待针对多样化人群的不同血脂组分等开展大规模多中心临床研究，优化并推广降脂策略，应以提升我国心血管疾病的防控水平。

（执笔人：路甲鹏　陈　亮　田　原　武　依　审稿人：郭远林　李　希）

参考文献

[1] Institute for Health Metrics and Evaluation. Global Burden of Disease Study 2019 (GBD 2019) Data Resources. [EB/OL]. [2020] [2024-03-22]. http://www.healthdata.org/gbd/2019 .

[2] DAI H, MUCH A A, MAOR E, et al. Global, regional, and national burden of ischaemic heart disease and its attributable risk factors, 1990—2017: results from theGlobal Burden of Disease Study 2017 [J]. Eur Heart J Qual Care Clin Outcomes, 2022, 8 (1): 50-60.

[3] GBD 2019 Stroke Collaborators. Global, regional, and national burden of stroke and its risk factors, 1990—2019: a systematic analysis for the Global Burden of Disease Study 2019 [J]. Lancet Neurology, 2021, 20 (10): 795-820.

[4] SONG P K, MAN Q Q, LI H, et al. Trends in lipids level and dyslipidemia among Chinese adults, 2002—2015 [J]. Biomed Environ Sci, 2019, 32 (8): 559-570.

[5] NCD Risk Factor Collaboration (NCD-RisC). Repositioning of the global epicentre of non-optimal cholesterol [J]. Nature, 2020, 582 (7810): 73-77.

[6] 赵文华，张坚，由悦，等．中国18岁及以上人群血脂异常流行特点研究［J］．中华预防医学杂志，2005，（5）：12-16 .

[7] PAN L, YANG Z, WU Y, et al. The prevalence, awareness, treatment and control of dyslipidemia among adults in China [J]. Atherosclerosis, 2016, 248: 2-9.

[8] 戴璟，闵杰青，杨云娟．中国九省市成年人血脂异常流行特点研究［J］．中华高血压杂志，2019，27（3）：300.

[9] 国家卫生计生委疾病预防控制局．中国居民营养与慢性病状况报告2015［M］．北京：人民卫生出版社，2015.

[10] 李苏宁，张林峰，王馨，等．2012—2015年我国≥35岁人群血脂异常状况调查［J］．中国循环杂志，2019，34（7）：681-687.

[11] LU Y，ZHANG H，LU J，et al. Prevalence of dyslipidemia and availability of lipid-lowering medications among primary health care settings in China [J]. JAMA Netw Open，2021，4（9）：e2127573.

[12] ZHANG M，DENG Q，WANG L，et al . Prevalence of dyslipidemia and achievement of low-density lipoprotein cholesterol targets in Chinese adults：a nationally representative survey of 163 641 adults [J]. Int J Cardiol，2018，260：196- 203.

[13] OPOKU S，GAN Y，FU W，et al. Prevalence and risk factors for dyslipidemia among adults in rural and urban China：findings from the China National Stroke Screening and prevention project（CNSSPP）[J]. BMC Public Health，2019，19（1）：1500.

[14] PENG K，CAI W，LIU X，et al. Trends of hypercholesterolemia change in Shenzhen，China during 1997—2018 [J]. Front Public Health，2022，10：887065.

[15] LAU K K，CHUA B J，NG A，et al. Low-density lipoprotein cholesterol and riskof recurrent vascular events in Chinese patients with ischemic stroke with and without significant atherosclerosis [J]. J Am Heart Assoc，2021，10（16）：e021855.

[16] LU J，ZHANG H，CHEN B，et al. Association and its population heterogeneities between low-density lipoprotein cholesterol and all-cause and cardiovascular mortality：a population-based cohort study [J]. Chin Med J（Engl）. 2024,137（17）：2075-2083.

[17] CHEN L,CHEN S,BAI X,et al. Low-density lipoprotein cholesterol,cardiovascular disease risk,and mortality in China[J]. JAMA Network Open. 2024，7（7）：e2422558.

[18] ZHANG Y，LI J，LIU C，et al. High-density lipoprotein cholesterol and the risk of first ischemic stroke in a Chinese hypertensive population [J]. Clin Interv Aging，2021，16：801-810.

[19] LU J，HAN G，LIU X，et al. Association of high-density lipoprotein cholesterol with all-cause and cause-specific mortality in a Chinese population of 3.3 million adults：a prospective cohort study [J]. Lancet Reg Health West Pac，2024，42：100874.

[20] LI S，LIU Z，JOSEPH P，et al. Modifiable risk factors associated with cardiovascular disease and mortality in China：a PURE substudy [J]. Eur Heart J，2022，43（30）：2852-2863.

[21] TIAN Y，WU Y，QI M，et al. Associations of remnant cholesterol with cardiova-scular and cancer mortality in a nationwide cohort [J]. Sci Bull（Bei jing），2024，69（4）：526-534.

[22] XIONG CC，GAO F，ZHANG JH，et al. Investigating the impact of remnant cholesterol on new-onset stroke across diverse inflammation levels：Insights from the China Health and Retirement Longitudinal Study（CHARLS）[J]. Int J Cardiol，2024，405：131946.

[23] QI Y，DUAN Y，DENG Q，et al. Independent relationship of lipoprotein（a）and carotid atherosclerosis with long-term risk of cardiovascular disease [J]. J Am Heart Assoc，2024，13（9）：e033488.

[24] LI J，GE X，LIU X，et al. Serum apolipoproteins and mortality risk：evidence from observational and Mendelian randomization analyses [J]. Am J Clin Nutr，2024，119（4）：981-989.

[25] YANG W，XIAO J，YANG Z，et al. Serum lipids and lipoproteins in Chinese men and women [J]. Circulation，2012，125（18）：2212-2221.

[26] 李剑虹，王丽敏，米生权，等. 2010年我国成年人血脂异常知晓率和治疗率及控制率调查 [J]. 中华预防医学杂志，2012，46（8）：687-691.

[27] TENG H，GAO Y，WU C，et al. Prevalence and patient characteristics of familial hypercholesterolemia in a Chinese population aged 35 ~ 75 years：results from China PEACE Million Persons Project [J]. Atherosclerosis，2022，350：58-64.

[28] XING Y，LIU J，HAO Y，et al. Prehospital statin use and low-density lipoprotein cholesterol levels at admission in acute coronary syndrome patients with history of myocardial infarction or revascularization：findings from the Improving Care for Cardiovascular Disease in China（CCC）project [J]. Am Heart J，2019，212：120-128.

[29] 邢月妍，刘静，刘军，等. 75岁及以上老年急性冠状动脉综合征住院患者他汀使用现状及低密度脂蛋白胆固醇水平. [J]. 中华心血管病杂志，2019，47（5）：351-359.

[30] GONG Y，LI X，MA X，et al. Lipid goal attainment in post-acute coronary syndr-ome patients in China：Results from the 6-month real-world dyslipidemia international study II [J]. Clin Cardiol，2021，44（11）：1575-1585.

[31] WANG C J，WANG Y L，LI Z X，et al. The Management of LDL Cholesterol and predictors of goal achievement in stroke patients in China：a cross-sectional study [J]. CNS Neurosci Ther，2016，22（7）：577-583.

2.8 糖尿病

2.8.1 中国人群糖尿病及糖尿病前期的流行状况

“中国慢性病与危险因素调查”在2013—2014年和2018—2019年，在中国大陆对170 287和173 642名≥18岁成年人进行横断面调查显示[1]，依据ADA诊断标准，糖尿病患病率从2013年的10.9%（95%CI：10.4%～11.5%）上升为2018年的12.4%（95%CI：11.8%～13.0%）。糖尿病前期的患病率由2013年的35.7%（95% CI：34.2%～37.3%）上升为2018年的38.1%（95%CI：36.4%～39.7%）[糖尿病前期诊断标准为：空腹血糖：100～125mg/dl或糖化血红蛋白（HbA_{1c}）5.7～6.4%]。2018年，糖尿病知晓率为36.7%（95%CI：34.7%～38.6%），糖尿病治疗率为32.9%（95%CI：30.9%～34.8%）；糖尿病控制率为50.1%（95%CI：47.5%～52.6%），这些率与2013年相比几乎没有变化。2013—2018年，农村糖尿病和糖尿病前期患病率增加明显。

表2-8-1　2013—2018年中国慢性病患病率调查[a]

	样本量		按不同诊断标准划分的糖尿病患病率[%（95%CI）]			
			空腹血糖，餐后两小时血糖，或糖化血红蛋白[b]		由健康专业人员诊断的空腹血糖或餐后两小时血糖[c]	
	2018	2013	2018	2013	2018	2013
总人数	173 462	170 287	12.4（11.8～13.0）	10.9（10.4～11.5）	11.9（11.3～12.5）	10.4（9.8～10.9）
性别						
男	76 726	72 736	13.3（12.6～14.0）	11.7（11.0～12.4）	12.9（12.2～13.6）	11.1（10.4～11.7）
女	96 916	97 551	11.5（10.8～12.2）	10.2（9.7～10.7）	11.0（10.3～11.6）	9.6（9.1～10.2）
年龄分组						
18～29	9046	13 486	5.0（3.9～6.2）	5.0（4.0～6.1）	4.4（3.4～5.4）	4.4（3.6～5.3）
30～39	17 173	21 980	6.5（5.9～7.1）	6.9（6.3～7.6）	6.3（5.6～6.9）	6.6（5.9～7.2）
40～49	31 466	42 268	11.1（10.5～11.8）	10.6（9.9～11.2）	10.9（10.2～11.6）	10.1（9.5～10.8）
50～59	45 951	43 011	19.3（18.4～20.1）	16.2（15.5～16.9）	18.7（17.9～19.6）	15.4（14.6～16.1）
60～69	47 291	32 714	23.9（22.9～24.9）	19.8（18.8～20.7）	23.3（22.3～24.3）	19.0（18.1～19.9）
≥70	22 715	16 828	27.3（25.7～28.9）	20.7（19.1～22.3）	26.6（24.9～28.2）	19.8（18.2～21.4）
居住地						
城市	70 790	78 317	13.1（12.2～14.0）	12.6（11.7～13.5）	12.7（11.9～13.5	12.0（11.1～12.9）
农村	102 852	91 970	11.6（10.8～12.4）	9.5（9.0～10.1）	11.1（10.3～12.0）	8.9（8.4～9.5）

注：a采用加权法代表中国人口，Taylor级数线性化方法估计方差和95%CI，使用中国第六次人口普查中相同的年龄和性别特征对百分比进行加权；b糖尿病诊断为自我报告的由专业医生诊断为糖尿病或空腹血糖≥7.0mmol/L或75g葡萄糖负荷后2小时血糖≥11.1mmol/L，或糖化血红蛋白≥6.5%；c糖尿病诊断为自我报告的由专业医生诊断为糖尿病或空腹血糖≥7.0mmol/L或75g葡萄糖负荷后2小时血糖≥11.1mmol/L。

2.8.2 糖尿病及糖尿病前期的心血管疾病风险

2020—2022年[2]，中国30个省（不包括西藏、台湾、香港和澳门）1669家医院进行了大型心血管疾病（CVD）风险评估观察性研究，共入组1 870 720例受试者，收集糖尿病患者的病程、体重指数（BMI）、靶器官损害，如动脉粥样硬化性心脏病、蛋白尿、肾功能受损、左心室肥厚、视网膜病变及已知的CVD危险因素。发现67.50%的2型糖尿病（T2DM）患者具有极高的CVD风险。东北地区（75.82%）、华中地区（73.65%）和西南地区（72.66%）极高危T2DM的比例较高，而中国南方极高危T2DM患病率最低（60.15%）。多变量二元逻辑回归分析表明，CVD极高风险类别与年龄［OR：1.04，95%CI：1.04～1.04，$P<0.0001$］、BMI（OR：1.07，95%CI：1.07～1.07，$P<0.0001$）、糖尿病病程（OR：1.05，95%CI：1.05～1.05，$P<0.0001$）、高血压（OR：3.75，95%CI：3.72～3.78，$P<0.0001$）、血脂异常（OR：5.22，95%CI：5.18～5.27，$P<0.0001$）和吸烟（OR：2.92，95%CI：2.89～2.95，$P<0.0001$）有关。

2017—2019年在辽宁省对9958例60岁及以上的老年人进行调查[3]，收集糖尿病患者中糖尿病及其他慢性疾病的患病情况。在2023年9月调查了入组受试者的死亡率。采用Cox比例风险回归模型估计老年糖尿病患者血糖控制与全因死亡和CVD死亡风险的相关性。结果显示，2017—2019年，辽宁省≥60岁老年人的糖尿病粗患病率为20.2%（2014/9958），标准化患病率为19.9%。糖尿病患者中高血压、血脂异常和超重/肥胖的患病率分别为77.0%、51.7%和67.5%。中位随访时间为5.5年，糖尿病患者的全因死亡率和CVD死亡率分别为244.3/10 000人年和142.9/10 000人年。与非糖尿病个体相比，糖尿病患者全因死亡风险增加1.68倍（HR：1.68，95%CI：1.44～1.94），CVD死亡风险增加1.56倍（HR：1.56，95%CI：1.29～1.89）。空腹血糖（FPG）和HbA_{1c}水平正常的糖尿病患者与非糖尿病人群全因死亡和CVD死亡风险的差异无显著性（均$P>0.05$）。FPG或HbA_{1c}目标均未达标者增加了全因死亡的风险（均$P<0.05$）。对于未达到HbA_{1c}目标的个体，CVD死亡风险增加（均$P<0.05$）。

2.8.3 生活方式干预预防糖尿病心血管并发症

中国大庆糖尿病预防研究是世界上开展最早、历时最长的生活方式干预预防糖尿病的研究。这项研究纳入了来自33个诊所的577名葡萄糖耐量试验诊断的糖耐量受损的成年人，随机分配到对照组或者三种生活方式干预组中的一组（饮食、运动、饮食加运动），强化生活方式干预从1986年持续到1992年。在30年的随访中，与对照组相比，干预组使糖尿病发病推迟3.96年（中位数），糖尿病发病风险下降39%（HR：0.61，95% CI：0.45～0.83），心血管事件下降26%（HR：0.74，95% CI：0.59～0.92），复合微血管事件下降35%（HR：0.65，95% CI：0.45～0.95），心血管死亡下降33%（HR：0.67，95% CI：0.48～0.94），全因死亡下降26%（HR：0.74，95% CI：0.61～0.89），干预组较对照组平均预期寿命增加1.44岁。干预组卒中和严重视网膜病变的发生率比对照组分别降低25%（HR：0.75，95% CI：0.59～0.96）和40%（HR：0.60，95% CI：0.38～0.95），冠心病、因心力衰竭住院以及肾病、神经病变的发生率也低于对照组，但是未达显著性差异。这些新发现都进一步证明，对糖耐量受损人群进行生活方式干预可以降低糖尿病慢性并发症和糖尿病相关死亡率[4]（图2-8-1）。

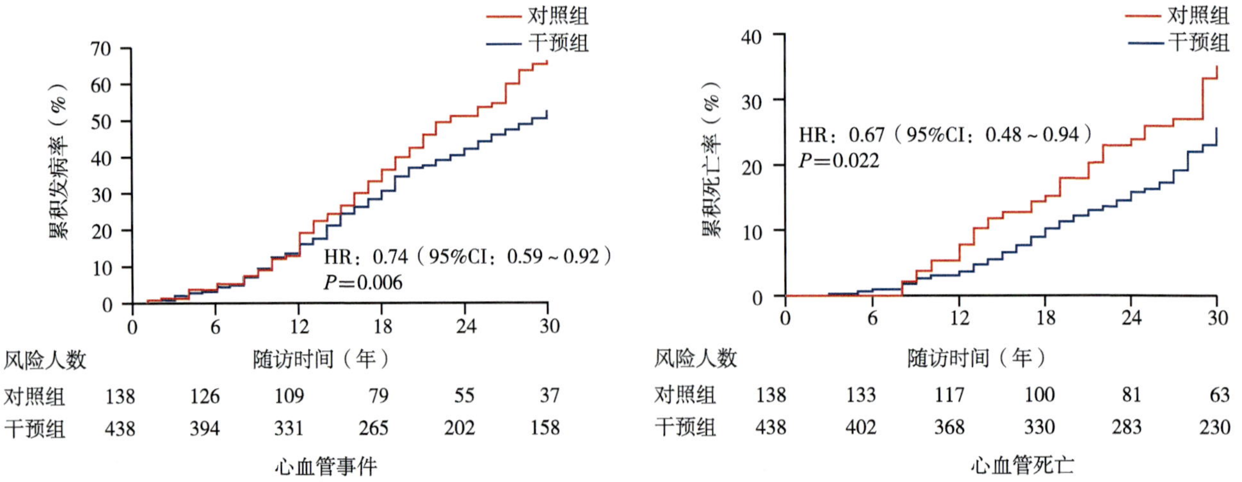

图2-8-1　大庆糖尿病预防后续30年随访研究，生活方式干预组与对照组心血管事件及心血管死亡率比较（1986—2016）

有前瞻性分析[5]纳入了41 314例糖尿病患者［15 191例来自糖尿病预防和控制综合研究（CRPCD）项目，26 123例来自中国卡多瑞生物样本库（CKB）研究］。使用Cox比例风险模型评估生活方式因素（包括吸烟、饮酒、体力活动、饮食、体型和睡眠时间）与卒中、脑出血（ICH）和缺血性卒中（IS）风险的相关性。在8.02和9.05年的中位随访期间，在CRPCD和CKB队列的糖尿病患者中分别记录了2499和4578例卒中、2147和4024例IS以及160和728例ICH。在CRPCD队列中，有≥5个健康生活方式因素（HLS）的患者比有≤2个HLS的患者卒中风险低14%（HR：0.86，95%CI：0.75～0.98）。在CKB队列中，与有≤2个HLS的患者相比，有≥5个HLS的患者卒中的校正HR为0.74（95%CI：0.66～0.83），IS为0.74（95%CI：0.66～0.83），ICH为0.57（95%CI：0.42～0.78）。比较≥5 HLS和≤2 HLS的患者，卒中的合并校正HR为0.79（95%CI：0.69～0.92），IS为0.80（95%CI：0.68～0.93），ICH为0.60（95%CI：0.46～0.78）。

2.8.4　指南、共识与建议

2023年9月发表了《中国成人2型糖尿病及糖尿病前期患者动脉粥硬化性心血管疾病预防与管理专家共识》[6]，提出T2DM及糖尿病前期（Pro-DM）与动脉粥样硬化性心血管疾病（ASCVD）共病管理，即在确诊糖代谢异常早期对患者进行综合干预，有效降低ASCVD发生率和致死、致残率。对Pro-DM及T2DM患者的生活方式管理、体重管理、血糖、血压、血脂、抗血小板药物治疗、合并症管理提出建议。药物治疗方面，①建议ASCVD或心血管疾病（CVD）高危患者，优先使用经证实有心血管获益的胰高糖素样肽-1受体激动剂（GLP-1RA）和（或）钠葡萄糖共转运蛋白-2抑制剂（SGLT-2i）。若同时合并心力衰竭（HF）或慢性肾脏病（CKD），建议优先使用SGLT-2i。②对于没有GLP-1RA和（或）SGLT-2i强适应证的T2DM患者，二甲双胍可作为常规一线降糖药物。③二甲双胍与GLP-1RA、SGLT-2i联用是合理的。④其他降糖药物可根据血糖控制需求个体化应用。⑤如果患者处于严重高血糖状态［糖化血红蛋白（HbA_{1c}）＞10%或血糖＞16.7 mmol/L，伴明显高血糖症状］或明显分解代谢状态（体重明显减轻），应考虑起始胰岛素治疗。血糖控制目标：①控制HbA_{1c}，建议大多数非妊娠患者＜7.0%；体弱者可考虑＜7.5%；病程较长、预期寿命有限及年老体弱的成年T2DM患者考虑＜8.0%。②建议空腹血糖（FBG）控制在4.4～7.2 mmol/L，1～2hBG控制在＜10.0 mmol/L。

2023年10月，美国心脏病协会（AHA）发表了关于心血管–肾脏–代谢综合征（CKM）的主席建议，将CKM定义为：一种由肥胖、糖尿病、慢性肾脏疾病和心血管疾病（包括心力衰竭、心房颤动、冠心病、卒中和外周动脉疾病）之间病理生理相互作用导致的全身性疾病，从之前的只关注心血管代谢，到更关注心–肾–代谢危险因素。2024年ADA指南[7]继续以改善心肾结局为主导，以降低T2DM高危患者的心肾风险作为糖尿病治疗目标；建议个体化进行低血糖的风险评估，强调低血糖风险，评估低血糖风险较高降糖药物的使用；药物治疗方案强调早期联合治疗，以缩短达到个性化降糖治疗目标的时间；强化体重管理的重要性，糖尿病患者需个体化治疗，兼顾体重和血糖目标；心血管疾病和风险管理方面，为糖尿病伴心力衰竭患者提供全面的管理建议，对于射血分数保留或降低的2型糖尿病合并心力衰竭的患者，建议使用SGLT2抑制剂，以降低心力衰竭恶化和心血管死亡的风险。

2.8.5　小结

2型糖尿病的治疗策略应该是综合性的，包括血糖、血压、血脂、体重的控制，抗血小板治疗和改善生活方式等措施（A类推荐）。心血管疾病是2型糖尿病的主要致残和致死原因，糖尿病患者需要针对心血管危险因素进行综合治疗，这是降低心血管事件的主要措施。由于对危险因素的积极控制，到2020年，美国心血管健康改善率达20%，由心脑血管病导致死亡率降低20%。而中国目前心血管疾病的发病率和死亡率还在快速增长。社会经济的发展，不良生活习惯明显增加了心血管疾病。为此在2009年中国卫生部提出了“健康中国2030战略”，在糖尿病高危人群中进行生活方式的干预以及对糖尿病综合管理，以预防糖尿病及糖尿病的长期心血管并发症，降低死亡率，提高人民生活质量，延长寿命。

（执笔人：巩秋红　审稿人：陆菊明）

参考文献

[1] WANG L，PENG W，ZHAO Z，et al. Prevalence and Treatment of Diabetes in China，2013—2018 [J]. JAMA，2021，326（24）：2498-2506.

[2] WANG W，QIAO J，ZHANG L，et al. Prevalence of very high cardiovascular disease risk in patients with type 2 diabetes mellitus：apopulation-based cross-sectional screening study [J]. Diabetes Obes Metab，2024，26（10）：4251-4260.

[3] 田园梦，井丽，阎涵，等. 辽宁省2017-2019年60岁及以上老年人群糖尿病患病情况及其与死亡风险的相关性分析 [J]. 中华流行病学杂志，2024，45（7）：941-946.

[4] GONG Q，ZHANG P，WANG J，et al. Morbidity and mortality after lifestyle intervention for people with impaired glucose tolerance：30-year results of the Da Qing Diabetes Prevention Outcome Study [J]. Lancet Diabetes Endocrinol，2019，7（6）：452-461.

[5] SU J，FAN X，LI M，et al. Association of lifestyle with reduced stroke risk in 41 314 individuals with diabetes：two prospective cohort studies in China [J]. Diabetes Obes Metab，2024，26（7）：2869-2880.

[6] 中国心血管代谢联盟. 中国成人2型糖尿病及糖尿病前期患者动脉粥样硬化性心血管疾病预防与管理专家共识 [J]. 中国糖尿病杂志，2023，31（9）：641-656.

[7] American Diabetes Association Professional Practice Committee. 9. Pharmacologic approaches to glycemic treatment：standards of care in diabetes-2024 [J]. Diabetes Care，2024，47（Suppl 1）：S158-S178.

2.9　慢性肾脏病

2.9.1　慢性肾脏病定义

慢性肾脏病（CKD）定义为持续≥3个月的影响健康的肾脏结构和（或）功能异常[1]。根据病因、肾小球滤过率（GFR）水平和白蛋白尿程度对其进行分期（CGA分期）及风险评估（表2-9-1）[2]。CKD的常见病因见表2-9-2。

表2-9-1　CKD分期及风险分层

CKD的分期及其不良预后的风险				白蛋白尿（mg/g）		
				A1期（正常或轻度增加）	A2期（中度增加）	A3期（显著增加）
	分期	肾功能描述	GFR	＜30	30～299	300～1999
GFR ml/（min·1.73m^2）	G1期	正常或升高	≥90	低危	中危	高危
	G2期	轻度减退	60～89	低危	中危	高危
	G3a期	轻～中度减退	45～59	中危	高危	极高危
	G3b期	中～重度减退	30～44	高危	极高危	极高危
	G4期	重度减退	15～29	极高危	极高危	极高危
	G5期	肾衰竭	＜15	极高危	极高危	极高危

表 2-9-2　慢性肾脏病的常见病因

病因	系统性疾病	原发性
肾小球疾病	糖尿病、肥胖、自身免疫病、感染、肿瘤、药物等	IgA 肾病、膜性肾病、局灶节段性肾小球硬化症、微小病变肾病、膜增生性肾小球肾炎、新月体肾炎等
肾小管间质疾病	尿酸、结节病、免疫病、感染、毒药物等	泌尿系感染、结石、梗阻等
肾血管疾病	高血压、动脉粥样硬化、缺血、胆固醇结晶栓塞、系统性血管炎、系统性硬化症	ANCA 相关性局限性血管炎、纤维肌发育不良等
囊性肾病及先天性肾病	多囊肾、Alport综合征、Fabry综合征等	肾发育不良、髓质囊性病、足细胞病等

2.9.2　慢性肾脏病的患病率

随经济发展及社会变迁，我国CKD患病率及其病因谱均有所变化，可防可治的糖尿病、高血压及尿路梗阻所致的CKD逐渐成为主导。2011年，我国三级医院住院患者中糖尿病所致CKD占比首次超过慢性肾小球肾炎跃居第一[3]。根据中国肾脏网络（CK-NET）年报，2016年我国三级医院住院患者中糖尿病肾病、高血压肾病及梗阻性肾病的占比分别为26.7%、21.4%及16.0%，均高于慢性肾小球肾炎（14.4 %）[4]。

2018年8月—2019年6月，“全国第六次慢性病及其危险因素监测”[5]在全国31个省、自治区及直辖市纳入的176 874名≥18岁的成人中，白蛋白尿及肾功能受损的患病分别为6.7%及2.2%，总CKD的患病率为8.2%，较2009—2010年的10.8%[6]有所下降。在年龄较大、女性、非汉族、居住在农村或中国北部和中部地区、受教育水平较低或收入较低、既往吸烟、不饮酒、缺乏身体活动以及存在肥胖、高血压、糖尿病、血脂异常和自报心血管疾病（CVD）等危险因素的亚组中，CKD患病率较高。无高血压、新发现高血压及既往高血压人群的CKD患病率分别为4.5%、14.3%及23.5%。

2015—2019年，“心血管病高危人群早期筛查与综合干预项目”在全国31个省、自治区及直辖市共有效筛查了269 026名≥35岁成人晨尿白蛋白肌酐比（UACR），白蛋白尿（UACR≥30mg/g）的患病率为8.75%，其中30mg/g≤UACR＜300mg/g者占比为7.38%、UACR≥300mg/g者占比为1.37%。白蛋白尿的患病率随年龄增长、收入水平降低和受教育水平的降低而增高，女性高于男性（年龄标化患病率8.33% vs 7.27%），农村略高于城市，合并高血压、糖尿病、高脂血症、体重指数（BMI）过高（≥24kg/m^2）或过低者（＜18.5kg/m^2）者更高，而饮食习惯良好者和活动时间充足者更低。白蛋白尿的患病率存在地区差异。经年龄、性别标化后，白蛋白尿患病率最高的地区为华中地区［9.35%（95%CI：9.01%～9.71%）］，其次为西南［8.95%（95%CI：8.69%～9.23%）］和华东地区［8.16%（95%CI：7.95%～8.38%）］；患病率最低的地区是华南地区［5.98%（95%CI：5.67%～6.30%）］，其次是西北地区［7.41%（95%CI：7.10%～7.72%）］。

2.9.3　慢性肾脏病的危险因素

CKD及其进展的危险因素有很多。我国的人群研究表明，除传统的CKD危险因素（高血压、糖尿病、肥胖、血脂异常、CVD病史等）之外[7]，睡眠时间过短或过长[8, 9]、睡眠质量差[10]、营养（如硒摄入少[11]或血硒水平低[12]、营养指数[13]、饮酒[14]）、环境因素［如温室[15]、居住地绿化[16]、环境污染（包括$PM_{2.5}$[17-22]、臭氧[23, 24]、二氧化氮[25]、夜间光指数[25]、食物镉摄入[26]）］以及城市化程度[25]也与CKD患病或发病或进展相关。且短期的NO2暴露和低温[27]、短期的高温[28]与CKD就诊和住院相关。

在“心血管病高危人群早期筛查与综合干预项目”中，经多因素校正，发现年龄、性别、收入、受教育水平、城乡、高血压、糖尿病、血脂异常、BMI及生活方式（包括饮食和运动）均与白蛋白尿相关。白蛋白尿患病率高血压患者为非高血压患者的2.72倍、糖尿病患者为非糖尿病患者的1.97倍、血脂异常患者为血脂正常者的1.25倍、65～75岁人群是35～44岁人群的1.39倍、女性是男性的1.11倍（表2-9-3）。

CKD及其进展的危险因素与CVD及其进展的危险因素高度一致。

2.9.4 慢性肾脏病与心血管疾病及其死亡的风险

CKD是公认的CVD及其死亡的独立危险因素。不论eGFR下降或UACR升高，均会增加CVD发病、心血管死亡及全因死亡风险[2, 29-31]，这种风险在高血压和糖尿病患者中更为明显[32]。

在“心血管病高危人群早期筛查与综合干预项目”中，随UACR水平升高，全因死亡、心血管死亡及CVD特异性死亡的风险均升高。与UACR＜5mg/g相比，即使传统认为正常范围的UACR水平（＜30mg/g），这些死亡的风险仍显著升高。对于全因死亡的影响，年龄（＜65岁和≥65岁）、高血压、糖尿病史与UACR之间存在交互作用，UACR分别与年龄、高血压、糖尿病互相影响，导致全因死亡；年龄以及糖尿病史与UACR水平之间亦存在交互作用，导致CVD死亡（表2-9-3）。

表2-9-3 UACR与全因死亡以及特异性死亡的风险比和95%可信区间

UACR（mg/g）	全因死亡（95%CI）	心血管死亡（95%CI）	缺血性心脏病死亡（95%CI）	出血性卒中死亡（95%CI）	缺血性卒中死亡（95%CI）
0～5	1（参照组）	1（参照组）	1（参照组）	1（参照组）	1（参照组）
5～10	1.16（1.09，1.25）***	1.32（1.19，1.47）***	1.33（1.11，1.58）**	1.36（1.08，1.77）*	1.31（0.97，1.77）
10～15	1.30（1.19，1.43）***	1.46（1.27，1.67）***	1.40（1.12，1.76）**	1.29（0.94，1.77）	1.72（1.21，2.44）**
15～20	1.41（1.26，1.58）***	1.53（1.29，1.82）***	1.31（0.97，1.77）	1.60（1.11，2.31）*	1.84（1.20，2.83）**
20～25	1.61（1.42，1.83）***	1.67（1.37，2.04）***	1.49（1.06，2.11）*	2.02（1.36，2.99）***	1.72（1.02，2.92）*
25～30	1.57（1.35，1.84）***	1.92（1.54，2.39）***	1.74（1.20，2.52）**	1.41（0.80，2.46）	1.45（0.74，2.85）
30～100	1.64（1.52，1.78）***	1.94（1.72，2.19）***	1.90（1.56，2.31）***	2.11（1.64，2.72）***	1.47（1.02，2.12）*
100～200	2.17（1.92，2.47）***	2.49（2.08，3.00）***	2.33（1.71，3.16）***	2.20（1.44，3.37）***	2.57（1.59，4.17）***
200～300	2.59（2.15，3.11）***	2.87（2.20，3.76）***	2.58（1.71，3.16）***	2.96（1.65，5.33）***	2.82（1.38，5.76）**
300～1000	2.94（2.58，3.36）***	3.48（2.88，4.20）***	3.42（2.54，4.61）***	4.02（2.72，5.92）***	2.48（1.40，4.41）**
1000～10 000	6.67（5.79，7.69）***	7.09（5.76，8.74）***	5.34（3.70，7.70）***	7.92（5.19，12.07）***	5.76（3.19，10.43）***

注：*** $P<0.001$，** $P<0.01$，* $P<0.05$。

鉴于代谢性危险因素（如肥胖和糖尿病等）、慢性肾脏病及CVD之间的持续相互病理生理作用，美国心脏协会提出了“心血管-肾脏-代谢（CKM）综合征”这一概念，并建议将其分为四期。基于开滦队列的研究表明，CKM综合征在人群中的患病率很高（95.7%），且全因死亡风险随CKM分期增高而增高[33]。对代谢性危险因素的良好控制可以降低心血管事件、肾病进展及死亡的风险，甚至可使CKD患者的相关风险降至与非CKD患者相当[34]。

2.9.5 指南与建议

2023年的《中国慢性肾脏病早期评价与管理指南》[35]对CKD的早期预测、识别诊断及防治均做出了规范。早期识别和管理CKD高危人群，并进行危险因素的管理是预防新发CKD的有效措施；高血压和糖尿病是其中需要重点关注的危险因素，建议将钠-葡萄糖共转运蛋白2抑制剂（SGLT2i）用于2型糖尿病合并动脉粥样硬化性心血管疾病患者的CKD一级预防。为早期发现CKD，应进行CKD筛查，尤其在糖尿病、高血压或CVD患者及老年人等CKD高危人群中每年至少筛查一次；筛查指标首选UACR及基于血肌酐的eGFR，可同时查尿常规。对于已经确诊的CKD，应该进行综合管理。管理的目标为延缓CKD进展、减少心血管事件发生及降低死亡风险，且推荐用eGFR及白蛋白尿作为反映主要目标的临床观察指标。管理方法包括CKD危险因素的控制（如控制血压、血糖及血脂等）、生活方式的干预、有循证证据支持的心肾保护药物的使用［如RASi、SGLT2i、盐皮质激素受体拮抗剂（MRA）、胰高糖素样肽-1受体激动剂（GLP1 RA）］、并发症［如CKD贫血、CKD-骨代谢和矿物质紊乱（MBD）、高血压、水盐代谢紊乱及酸碱失衡等］的纠正以及CKD健康教育、自我管理及多学科（包括心血管学科）管理等。有研究[36]发现，"重要他人"有助于CKD患者健康促进生活方式的建立和维持，这也提示CKD治疗中社会和家庭参与的重要性。

CKD患病率高、危害大，它对CVD的影响导致全球260万例死亡和3580万例残疾调整生命年[37]。但遗憾的是，在我国CKD的知晓率仅约10%[5]，远低于高血压和糖尿病。这种低知晓率、CKD具有起病隐匿或症状轻微或不特异的特点，以及大众对CKD认知不足都进一步推高了CKD所致风险，发现时常已是晚期甚至终末期肾病。因此，CKD的防控应预防优先、早诊早治、兼顾心肾。这就需要构建全社会参与的综合防控体系，包括但不限于提高公众和社会机构对于CKD的认知、对卫生保健人员进行规范化培训、识别并积极管理CKD的危险因素、对危险人群开展CKD及其进展的风险评估、建立并推广规范化的CKD早期筛查策略，对CKD进行规范化的综合管理等[1]。

2.9.6 小结

随着经济发展和社会变迁，我国CKD患病率仍很高，其病因逐渐演变为以可防可治的高血压和糖尿病为主导，这一转变将对我国的医疗体系产生巨大影响。我们需要对CKD有充分的认知，在此基础上，增强公众和卫生部门的防控意识，不仅要重视CKD的治疗，更要重视实现CKD的早期预测、早期发现及早期防治。减轻CKD的负担需要政府、医学界和公众的共同努力。

（执笔人：蔡建芳　审稿人：赵　冬）

参考文献

［1］Kidney disease：Improving global outcomes（KDIGO）CKD work group．KDIGO 2012 clinical practice guideline for the evaluation and management of chronic kidney disease［J］．Kidney International Supplements，2013，3（1）：1-150．

［2］Chronic Kidney Disease Prognosis Consortium．Association of estimated glomerular filtration rate and albuminuria with all-cause and cardiovascular mortality in general population cohorts：a collaborative meta-analysis［J］．Lancet，2010，375（9731）：2073-2081．

［3］YANG C，WANG H B，ZHAO X J，et al．CKD in China：evolving spectrum and public health implications［J］．Am J Kidney Dis，2020，76（2）：258-264．

［4］ZHANG L X，ZHAO M H，ZUO L，et al．China Kidney Disease Network（CK-NET）2016 Annual Data Report［J］．Kidney Int Suppl（2011），2020，10（2）：e97-e185．

［5］WANG L M，XU X，ZHANG M，et al．Prevalence of chronic kidney disease in China：results from the Sixth China Chronic Disease and Risk Factor Surveillance［J］．JAMA Intern Med，2023，183（4）：298-310．

［6］ZHANG L X，WANG F，WANG L，et al．，Prevalence of chronic kidney disease in China：a cross-sectional survey［J］．Lancet，2012，379（9818）：815-822．

［7］ZHANG Y，LI B Q，LIU Y，et al．Association between metabolic phenotype and urinary albumin-creatinine ratio in Chinese community adults：a cross-sectional study［J］．J Diabetes，2022，14（8）：541-550．

［8］DING Y，XU X L，XIN Z J，et al．Associations of sleeping patterns and isotemporal substitution of other behavior with the prevalence of CKD in Chinese adults［J］．Front Med，2024，18（2）：303-314．

［9］JIANG B X，TANG D X，DAI N，et al．Association of self-reported nighttime sleep duration with chronic kidney disease：China health and retirement longitudinal study［J］．Am J Nephrol，2023，54（7-8）：249-257．

［10］XU S J，JIN J F，DONG Q，et al．Association between sleep duration and quality with rapid kidney function decline and development of chronic kidney diseases in adults with normal kidney function：the China health and retirement longitudinal study［J］．Front Public Health，2022，10：1072238．

［11］XIE C X，ZENG M，SHI Z M，et al．Association between selenium status and chronic kidney disease in middle-aged and older Chinese based on CHNS data［J］．Nutrients，2022，14（13）：2695．

[12] LI Y B, SONG Y, LIU L S, et al. Inverse association between baseline plasma selenium concentrations and risks of renal function decline in hypertensive adults [J]. J Nutr, 2023, 152 (12): 2754-2760.
[13] ZHANG J L, XIAO X, WU Y C, et al. Prognostic nutritional index as a predictor of diabetic nephropathy progression [J]. Nutrients, 2022, 14 (17): 3634.
[14] LI Y, ZHU B W, SONG N N, et al. Alcohol consumption and its association with chronic kidney disease: evidence from a 12-year China health and Nutrition Survey [J]. Nutr Metab Cardiovasc Dis, 2022, 32 (6): 1392-1401.
[15] YAN T L, YANG S W, ZHOU X F, et al. Chronic kidney disease among greenhouse workers and field workers in China [J]. Chemosphere, 2022, 302: 134905.
[16] LIANG Z, WANG W Z, YANG C, et al. Residential greenness and prevalence of chronic kidney disease: findings from the China National Survey of Chronic Kidney Disease [J]. Sci Total Environ, 2022, 806 (Pt 2): 150628.
[17] DUAN J W, LI Y L, LI S X, et al. Association of long-term ambient fine particulate matter (PM (2.5)) and incident CKD: a prospective cohort study in China [J]. Am J Kidney Dis, 2022, 80 (5): 638-647. e1.
[18] LI S C, MENG Q, LABA C, et al. Associations between long-term exposure to ambient air pollution and renal function in Southwest China: the China Multi-Ethnic Cohort (CMEC) study [J]. Ecotoxicol Environ Saf, 2022, 242: 113851.
[19] ZHANG Y X, XIA Y, CHANG Q, et al. Exposure to ambient air pollution and metabolic kidney diseases: evidence from the Northeast China Biobank [J]. Nephrol Dial Transplant, 2023, 38 (10): 2222-2231.
[20] ZHANG X Y, TAO J Y, LEI F, et al. Association of the components of ambient fine particulate matter (PM (2.5)) and chronic kidney disease prevalence in China [J]. J Environ Manage, 2023, 339: 117885.
[21] WEN F Y, XIE Y Y, LI B X, et al. Combined effects of ambient air pollution and PM (2.5) components on renal function and the potential mediation effects of metabolic risk factors in China [J]. Ecotoxicol Environ Saf, 2023, 259: 115039.
[22] LUO C W, OUYANG Y, SHI S F, et al. Particulate matter of air pollution may increase risk of kidney failure in IgA nephropathy [J]. Kidney Int, 2022, 102 (6): 1382-1391.
[23] ZHANG Y Q, TANG C, LIU Y W, et al. Long-term ozone exposure is negatively associated with estimated glomerular filtration rate in Chinese middle-aged and elderly adults [J]. Chemosphere, 2023, 341: 140040.
[24] YANG C, WANG W Z, WANG Y Y, et al. Ambient ozone pollution and prevalence of chronic kidney disease: a nationwide study based on the China National survey of chronic kidney disease [J]. Chemosphere, 2022, 306: 135603.
[25] LIANG Z, WANG W Z, WANG Y Y, et al. Urbanization, ambient air pollution, and prevalence of chronic kidney disease: A nationwide cross-sectional study [J]. Environ Int, 2021, 156: 106752.
[26] HUANG J, LUO L S, WANG Y B, et al. The burden of chronic kidney disease associated with dietary exposure to cadmium in China, 2020 [J]. Environ Pollut, 2023, 336: 122434.
[27] WU J, YE Q L, FANG L L, et al. Short-term association of NO (2) with hospital visits for chronic kidney disease and effect modification by temperature in Hefei, China: time series study [J]. Ecotoxicol Environ Saf, 2022, 237: 113505.
[28] WANG F L, WANG W Z, ZHANG F F, et al. Heat exposure and hospitalizations for chronic kidney disease in China: a nationwide time series study in 261 major Chinese cities [J]. Mil Med Res, 2023, 10 (1): 41.
[29] LIM C C, TEO B W, ONG P G, et al. Chronic kidney disease, cardiovascular disease and mortality: A prospective cohort study in a multi-ethnic Asian population [J]. Eur J Prev Cardiol, 2015, 22 (8): 1018-1026.
[30] ROMUNDSTAD S, HOLMEN J, HALLAN H, et al. Microalbuminuria, cardiovascular disease and risk factors in a nondiabetic/nonhypertensive population. The Nord-Trøndelag Health Study (HUNT, 1995-97), Norway [J]. J Intern Med, 2002, 252 (2): 164-172.
[31] ZHANG A H, LI M, QIU J J, et al. The relationship between urinary albumin to creatinine ratio and all-cause mortality in the elderly population in the Chinese community: a 10-year follow-up study [J]. BMC Nephrol, 2022, 23 (1): 16.
[32] GBD Chronic Kidney Disease Collaboration. Global, regional, and national burden of chronic kidney disease, 1990—2017: a systematic analysis for the Global Burden of Disease Study 2017 [J]. Lancet, 2020, 395 (10225): 709-733.
[33] LI N, LI Y, CUI L, et al. Association between different stages of cardiovascular-kidney-metabolic syndrome and the risk of all-cause mortality [J]. Atherosclerosis, 2024, 397: 118585.
[34] GENG T, XU W, GAO H, et al. Relationship between control of cardiovascular risk factors and chronic kidney disease progression, cardiovascular disease events, and mortality in Chinese adults [J]. J Am Coll Cardiol, 2024, 84 (14): 1313-1324.

[35] 中华预防医学会肾脏病预防与管理专业委员会. 中国慢性肾脏病早期评价与管理指南[J]. 中华内科杂志，2023，62(8)：902-930.
[36] CHAO S M，YEN M F，LIN H S，et al. Effects of helping relationships on health-promoting lifestyles among patients with chronic kidney disease：a randomized controlled trial[J]. Int J Nurs Stud，2022，126：104137.
[37] MATSUSHITA K，CORESH J，SANG Y，et al，Estimated glomerular filtration rate and albuminuria for prediction of cardiovascular outcomes：a collaborative meta-analysis of individual participant data[J]. Lancet Diabetes Endocrinol，2015，3(7)：514-525.

2.10 睡眠与心理

睡眠与心理因素通过炎症反应、代谢及生活方式影响着心血管健康，是心血管健康的重要风险因素[1]。

2.10.1 睡眠

睡眠与心血管健康有着密切的关系[1]。睡眠健康的多个维度，如就寝时间、睡眠时长、总体睡眠质量等均被证实与心血管疾病的发生发展有着密切的关系。我国居民的睡眠状况普遍并不理想，存在相当比例的睡眠问题。

2024年的一项荟萃分析纳入了我国32项睡眠研究，共37万余人，通过匹兹堡睡眠质量指数问卷（PSQI）评估，以7分为临界值，发现睡眠质量差的患病率为19.0%（95%CI：15.8%～22.8%）。其中，较低的教育水平（Q＝4.12，P＝0.042）、生活在欠发达地区（Q＝60.28，P＜0.001）的人群更易受到影响。PSQI问卷包括主观睡眠质量、入睡时间、睡眠时长、睡眠效率、睡眠障碍、催眠药物和日间功能障碍7个维度，总分范围0～21，得分越高，睡眠质量越差[2]。2019年，另一项研究也采用了PSQI问卷，调查了我国31个省，107 650名15岁以上的居民的睡眠质量。以7分为睡眠困难临界值，发现我国睡眠困难的患病率为21.25%。其中，在睡眠困难人群中，90.27%存在入睡困难，75.70%存在睡眠中断或早醒[3]。

多种心血管疾病患者人群中的睡眠问题比例均高于一般人群。2020年发表的一项荟萃分析纳入了24项研究共涉及13 920名被试者，发现高血压人群睡眠困难（PSQI分数异常）的患病率高达52.5%（95%CI：46.1%～58.9%），而健康对照的睡眠困难患病率为32.5%（95%CI：19.0%～49.7%），高血压患者睡眠困难的OR值为2.66（95%CI：1.80～3.93）[4]。值得注意的是，纳入统计的24项研究中，睡眠困难的PSQI临界值定义不一致，从＞5分至＞10分不等。近年的一些单中心研究也显示，一般冠心病患者[5]、冠状动脉非阻塞性心肌梗死患者（MINOCA）[6]以及心律失常住院患者[7]中存在较高的睡眠问题比例（30.3%～47.1%）。

多项大样本研究显示，睡眠时间及睡眠的多个维度都与心脑血管疾病的发生相关。东风-同济队列是一个自2008年的退休人员大规模队列。2023年发表的一项研究对这一队列中31 500名被试者（平均年龄61.2岁）进行了平均7.2年的随访，研究了睡眠习惯与新发心血管疾病的联系。结果发现，与就寝时间在晚上10点至11点之间相比，9点前入睡的心血管疾病风险比（HR）为1.10（95%CI：1.01～1.20，），9点至10点入睡的HR为1.07（95%CI：1.01～1.13），0点后入睡的HR为1.32（95%CI：1.11～1.58）。而低风险睡眠因素（即就寝时间在10点至12点之间、睡眠时间7～8小时、良好睡眠质量、午睡时间≤60分钟）的数量，与心血管疾病和卒中的风险呈剂量依赖关系。具有4个低风险睡眠因素的被试者，与具有0～1个低风险睡眠因素的被试者相比，其发生心血管疾病、冠心病和卒中的风险分别低24%、21%和30%[8]。中国慢性病前瞻性队列（CKB）是一个纳入了五十余万35岁以上居民的全国性队列，2023年发表的一项研究分析了其中409 156名被试者（平均年龄52岁）的睡眠时长与9年内重大心血管疾病发生风险的关系，结果发现两者呈U型关联。与通常睡眠7～8小时的人相比，睡眠时长≤5小时的个体发生急性冠心病事件及卒中的HR分别为1.23（95%CI：1.10～1.37）和1.10（95%CI：1.04～1.16）。同样，睡眠时长≥10小时的个体，相应的HR分别为1.22（95%CI：1.10～1.34）和1.12（95%CI：1.07～1.17）[9]，见图2-10-1。2022年发表的一项研究基于第四次城乡老年人口调查（SSAPUR），采用多阶段分层抽样方法，对全国224 142名60岁以上的老年人进行了调查，发现睡眠不足或睡眠模式紊乱与心脑血管疾病的发生和发展密切相关（b＝0.008，P＝0.005）。睡眠时间与心脑血管疾病的死亡率呈“U型关系”：每天睡眠少于5小时或超过10小时的老年人，心脑血管疾病的死亡风险最高[10]。2023年发表的另一项研究对45 919名被试随访了10年，通过自评问卷调查了他们的睡眠时长、失眠症状、打鼾和白天嗜睡情况，四个维度均健康的睡眠者冠心病风险降低16%（HR：0.84，95% CI：0.78～0.92），但对卒中无显著影响。健康睡眠的四个维度，每个维度计1分，形成0～4分的“健康睡眠评分”。健康睡眠评分越高，心血管事件风险越低。与睡眠评分为0～1的参与者相比，评分为4的参与者罹患心血管疾病、冠心病和卒中的风险分别降低27%（HR：0.73，95% CI：0.67～0.79）、25%（HR：0.75，95% CI：0.65～0.87）和24%（HR：0.76，95% CI：0.66～0.86）。健康睡眠评分每增加1分，心血管疾病风险降低9%，冠心病风险降低9%，卒中风险降低7%[11]。

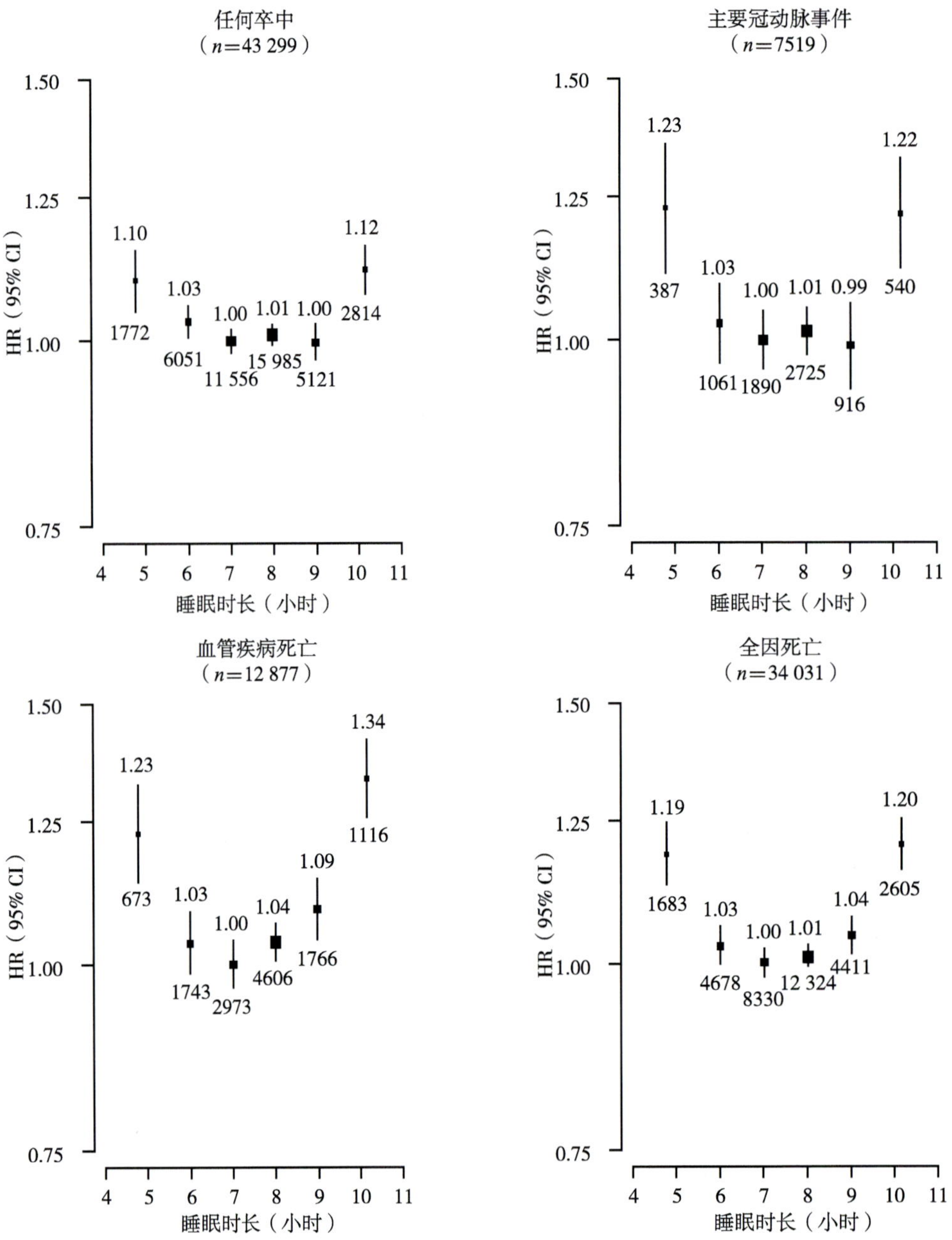

图2-10-1　不同睡眠时长（≤5小时、6小时、7小时、8小时、9小时、≥10小时）与疾病结局之间的调整后风险比（HR）。

注：方块上数值为调整后的风险比（HR），方块下数值为事件数量。方块大小与该组中log HR的‘floating’方差成比例。垂直线表示95%CI。

睡眠也与心血管疾病的发展及预后有关。中国高血压注册研究的横断面分析发现，在高血压患者中，与每晚睡眠6～8小时的人相比，睡眠时间较短者（≤5小时）患心房颤动的风险更高（OR：1.95，95% CI：1.28～2.95）。与无小睡（对“小睡”的评估通过自评问卷中的问题“您是否有午间小睡习惯？-是/否”进行）习惯者相比，有小睡习惯者患心房颤动的风险更高（OR：1.28，95% CI：1.03～1.60）。此外，在调整混杂因素后，睡眠时间≤5小时和小睡对心房颤动的发生存在显著联合效应（OR：2.13，95% CI：1.09～4.14）[12]。另一项随访3.9年的前瞻性研究发现，在MINOCA患者中，睡眠质量差是全因死亡和不良心血管事件的独立预测因子（HR：1.649，95%CI：1.124～2.790；HR：1.432，95%CI：1.043～2.004）。睡眠时间过短（<6小时）也与全因死亡和不良心血管事件的风险显著相关（HR：1.326，95%CI：1.103～1.812；HR：1.443，95%CI：1.145～1.877），且睡眠质量差和睡眠时间短两个因素存在叠加效应[6]。另一项研究对1027例冠心病患者中随访3年发现，过度白天嗜睡症状（Epworth嗜睡量表评分≥11）与不良心脑血管事件风险增加相关（HR：2.833，95% CI：1.394～5.762，$P<0.001$），尤其是在阻塞性睡眠呼吸暂停（OSA）患者中[13]。

2.10.2　心理

心理现象包括心理过程和心理特性。心理过程是相对动态的，是对信息的处理和反应，如情绪。而心理特性是相对静态的，是指个体在不同时间、不同场景下心理过程表现出来的稳定特征，如人格。心理过程往往受心理特性的影响。情绪和人格通过神经、内分泌、免疫等系统对心血管健康产生着影响，是“双心”领域的重要研究方向。

2.10.2.1　情绪

情绪是广受关注的心血管健康的重要影响因素之一[1]。

2019年发布的中国首次全国性精神障碍流行病学调查，主要采用复合性国际诊断访谈表（CIDI3.0）进行筛查，并进一步采用DSM-Ⅳ结构化临床访谈（SCID）明确精神障碍诊断，共调查了32 552名被试者，发现我国抑郁障碍的终生患病率为6.8%，12个月患病率为3.6%，焦虑障碍的终生患病率为7.6%，12个月患病率为5%[14]。

多数研究采用成本更低而敏感性较高的情绪自评量表来筛查情绪症状。我国一项研究基于2018年中国健康长寿纵向调查（CLHLS）数据，选取了10 982名年龄在60岁及以上的老人。使用广泛性焦虑障碍量表（GAD-7）评估焦虑水平。结果显示，我国老年人焦虑的流行率为11.24%。与焦虑相关的最重要因素为孤独感、睡眠质量、社会信任度[15]。我国另一项横断面研究通过网络发放流调中心用抑郁量表（CES-D）、GAD-7对7236名居民的抑郁、焦虑情绪进行调查显示，抑郁症状、焦虑症状的患病率分别为20.1%和35.1%[16]。在儿童人群中，一项研究采用患者健康问卷抑郁量表（PHQ-9）、GAD-7调查了“双减”政策实施前后三万余名小学和初中生的情绪状态，发现“双减”政策实施后，学生抑郁症状患病率从12.1%降至9.2%，焦虑症状患病率从8.9%降至6.2%[17]。

心血管疾病患者中抑郁、焦虑等情绪问题较一般人群更为常见。2021年发表的一项全国性研究纳入了覆盖中国7个地区的共47 841人（≥45岁），比较了心血管疾病患者和无心血管疾病人群的情绪状况[18]。该研究采用CES-D评估抑郁症状，采用Zung氏焦虑自评量表（SAS）评估焦虑症状。经评估发现，各种心血管疾病患者的抑郁和焦虑患病率均显著高于同性别的无心血管疾病人群。抑郁和焦虑症状在心力衰竭患者中的患病率分别高达12.0%和9.1%，在卒中患者中分别高达10.9%和7.9%。合并三种或更多心血管疾病的女性中，抑郁、焦虑症状的患病率分别为9.7%和7.3%，男性中为6.3%和3.5%。在调整了潜在混杂因素后，与抑郁风险显著相关的因素有：心房颤动（OR：1.72，95%CI：1.15～2.57），心力衰竭（OR：2.08，95%CI：1.36～3.18），卒中3.73（OR：1.72，95%CI：3.21～4.34）等，详见图2-10-2。

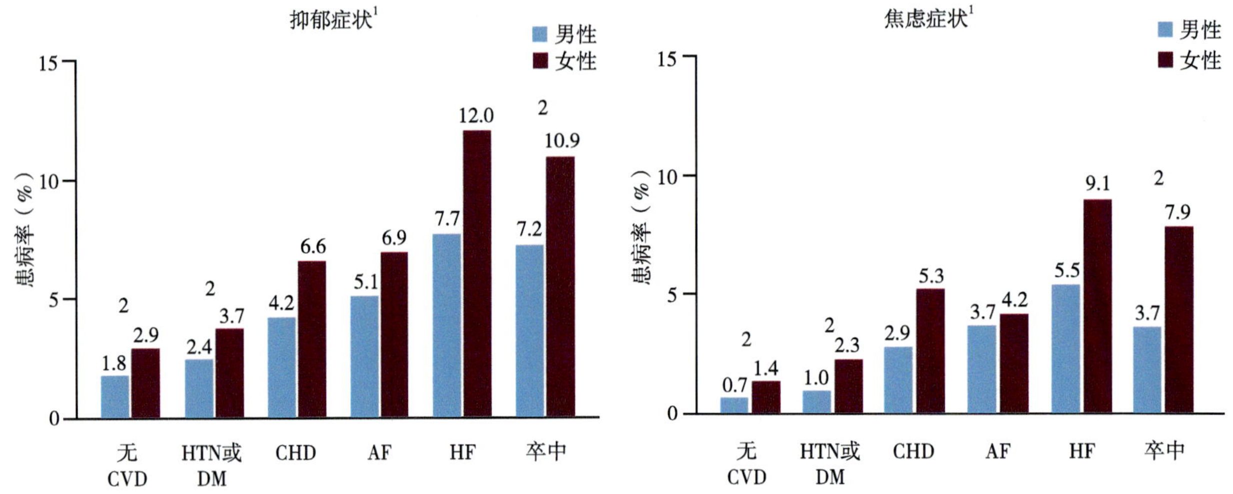

图2-10-2 不同心血管疾病人群中抑郁、焦虑的患病率

注：CVD，心血管疾病；HTN，高血压；DM，糖尿病；CHD，冠心病；AF，心房颤动；HF，心力衰竭。
1.各种心血管疾病患者的抑郁和焦虑患病率均显著高于同性别的无心血管疾病人群（所有$P<0.05$）。
2.在女性中，抑郁或焦虑症状的患病率显著高于男性（所有$P<0.001$）。

心血管门诊患者中，也常见抑郁、焦虑症状。2022年发表的一项研究采用PHQ-9问卷、GAD-7问卷和患者健康问卷躯体症状群量表（PHQ-15）评估了4299名三甲医院心内科门诊患者及1767名基层医院心内科门诊患者的抑郁、焦虑及躯体化症状的情况[19]。经过筛查发现，三甲医院心内科门诊患者抑郁患病率为34.66%，焦虑患病率为41.13%，躯体化症状阳性率66.11%。基层医院心内科门诊患者抑郁患病率37.40%，焦虑患病率为44.50%，躯体化症状阳性率68.20%。2023年的一项横断面研究采用网络版的PHQ-9及GAD-7问卷评估了心血管疾病门诊患者的抑郁及焦虑情况。发现线上门诊就诊患者抑郁患病率为48.7%，焦虑患病率为43.7%，显著高于线下就诊患者的抑郁患病率27.7%和焦虑患病率25.8%。在双变量分析中，与抑郁相关的因素包括女性、离婚或分居和在线就诊模式。与焦虑相关的因素包括女性、失业、未确诊心血管疾病和在线就诊模式，而吸烟者和新型冠状病毒隔离中的人较少出现焦虑，新型冠状病毒隔离中的人较少出现抑郁，体重指数（BMI）与抑郁呈负相关。在多变量有序Logistic回归分析中，女性（OR：1.664；95%CI：1.082～2.559）和在线就诊患者（OR：2.631；95%CI：1.305～5.304）更容易出现抑郁，女性相对于男性更容易出现焦虑（OR：2.181；95%CI：1.365～3.486）[20]。2022年的另一项单中心横断面研究调查了心律失常住院患者的情绪和睡眠特点。在这一人群中，有33.5%处于抑郁状态（Zung抑郁自评量表，SDS≥50），18.3%处于焦虑状态（SAS≥50）[7]。

情绪问题与心血管疾病发生的关系已经被近年的大样本研究所验证。2020年发表的一项研究同时对CKB和东风-同济队列进行了分析，样本量达五十余万人[21]。该研究采用复合性国际诊断访谈表（CIDI-SF）及修改自CIDI-SF的7项问卷评估抑郁症状，采用多变量调整的Cox比例风险回归模型估计抑郁症状与死亡之间的关联。结果发现，CKB队列的抑郁症状与全因死亡的HR为1.32（95%CI：1.20～1.46），抑郁症状与心血管死亡的HR为1.22（95%CI：1.04～1.44）；东风-同济队列中相应的HR分别为1.17（95%CI：1.06～1.29）和1.32（95%CI：1.14～1.53）。另一项2022年发表的CKB队列的研究中，采用面对面筛查、CIDI-SF复核的方法确定了持续性焦虑和惊恐发作的症状[22]。研究发现，惊恐发作对于新发心血管疾病、缺血性心脏病、出血性卒中和缺血性卒中经多变量调整后的HR分别为1.08（95%CI：1.04～1.13）、1.10（95%CI：1.02～1.19）、1.20（95%CI：1.05～1.38）和1.20（95%CI：1.11～1.30）。持续焦虑与新发心血管疾病和缺血性心脏病呈正相关，相应的HR分别为1.12（95%CI：1.04～1.20）和1.21（95%CI：1.07～1.37）。2024年的一项前瞻性研究，纳入了1432名70～84岁无心血管疾病的老年人，随访中位时间为18周。使用15项老年抑郁量表（GDS-15）评估抑郁症状，发现基线时轻度（GDS-15≥6）和显著（GDS-15≥10）抑郁症状的患病率分别为7.3%和2.0%。显著抑郁症状的老年人死亡风险（HR：12.56，

95% CI：3.58～43.99）和复合心血管终点风险（HR：3.46，95% CI：1.19～3.75）增加。显著抑郁症状与Log BNP水平相关（$\beta=0.56$，$P=0.02$）。在有抑郁症状的老年人中，抑郁症状评分与Log BNP水平也相关（rs＝0.21，$P=0.04$）[23]。

2.10.2.2　人格

人格属于心理特性。与心血管疾病相关的人格类型主要有A型人格和D型人格。A型人格的特点是很有紧迫感、不耐烦并且会给人压迫感；而D型人格被认为是一种焦虑、易怒、孤僻的"忧伤症人格"[24]。人格决定着个体长期的情绪和行为反应模式。其中，情绪可通过下丘脑－垂体－肾上腺轴（HPA轴）、交感神经－肾上腺－髓质轴（SAM轴）对心血管系统造成影响。例如，既往研究表明，D型人格与心血管系统对心理压力的异常反应有关[25]。另外，健康或不健康的行为也会对健康造成影响。例如，一项对中国家庭追踪调查队列（CFPS）进行的研究发现，神经质分数较低（Coef.＝−0.055，$P<0.1$）、外向性分数较低（Coef.＝−0.077，$P<0.05$）以及对经验的开放性分数较高（Coef.＝0.045，$P<0.1$）可以预测男性成功戒烟，责任心分数较低（Coef.＝−0.150，$P<0.1$）可以预测女性成功戒烟[26]。另外，人格还会对饮食模式[27]和药物依从性[28]相关的行为造成影响。

心血管疾病的不良结局也与人格有着潜在的联系。一项针对PCI术后患者的研究采用A型行为量表（TABP）及D型人格量表（DS14）测量个体的人格特质，并采集了多种实验室指标。发现经历PCI手术的患者有更高的比例具有A型和D型人格，这种倾向与心肌损伤相关。A型和D型人格的患者还表现出明显的焦虑、抑郁情绪和较低的心理健康水平，这与其人格和应对方式有关。D型人格是不良事件的独立预测因子[29]。另一项以急性心肌梗死患者为研究对象的纵向研究发现，D型人格患者的抑郁与焦虑分数更高，抑郁症状与焦虑症状的患病率更高，血浆脂蛋白（a）水平更高，院内及出院后负性心血管事件的发生率更高。D型人格是院内及出院后负性心血管事件的独立危险因素[30]。还有研究发现，在3568名急性心肌梗死患者中，D型人格患者在2年随访时发生不良心脏事件和支架内再狭窄的风险更高[31]。D型人格还被发现与冠心病患者的支架内再狭窄（ISR）有关。D型人格（OR：3.35，95% CI：1.05～10.71，$P=0.042$），低水果摄入量（OR：0.30，95% CI：0.12～0.68，$P=0.008$）和低蔬菜摄入量（OR：0.48，95% CI：0.27～0.91，$P=0.021$）在调整社会心理、生活方式和心血管危险因素后是ISR的独立危险因素。中介分析显示，D型人格对ISR的发展有显著的直接影响（$P<0.05$）。此外，水果和蔬菜中的维生素C、维生素E和纤维素是D型人格与ISR关系的重要中介（$P<0.05$），占总间接效应的百分比为24.65%[27]。

人格与生活方式及心血管健康之间存在着复杂的相互影响，目前国内人格相关研究样本量普遍偏小。未来研究有待在扩大样本的基础上继续深入探讨。

2.10.3　小结

睡眠问题、情绪问题以及人格特质与心血管疾病的发生和发展密切相关，相关研究的开展对促进国民健康具有重要意义。本领域研究总体较少，研究质量不高。近年来，该领域的研究多集中于睡眠和情绪方面，而人格特质与心血管健康的关系也逐渐受到关注。特别是人格与生活方式之间的关联，为生活方式干预的个体化提供了新的启发。此外，现有研究在评估睡眠、情绪等问题时，多采用自评问卷，这种方法具有一定的主观性，且所采用问卷、临界值也不尽相同，一定程度上影响了结果的可比性。未来，结合传感器技术和人工智能等新兴技术，在对精神心理因素进行精准量化的基础上，深入研究其各个成分对心血管健康的影响，将为心血管疾病的防控提供更科学的指导。

（执笔人：王　鹏　审稿人：冯　雪）

参考文献

[1] LLOYD-JONES D M, ALLEN N B, ANDERSON C A M, et al. Life's essential 8: updating and enhancing the American Heart Association's construct of cardiovascular health: a presidential advisory from the American Heart Association [J]. Circulation, 2022, 146 (5): e18-e43.

[2] CHEN P, LAM M I, SI T L, et al. The prevalence of poor sleep quality in the general population in China: a meta-analysis of epidemiological studies [J]. Eur Arch Psychiatry Clin Neurosci, 2024, 274 (7): 1-14.

[3] WANG J, WU J, LIU J, et al. Prevalence of sleep disturbances and associated factors among Chinese residents: a web-based empirical survey of 2019 [J]. J Glob Health, 2023, 13: 04071.

[4] LI L, LI L, CHAI J X, et al. Prevalence of poor sleep quality in patients with hypertension in China: a meta-analysis of comparative studies and epidemiological surveys [J]. Front Psychiatry, 2020, 11: 591.

[5] CHENG M, LEI X, ZHU C, et al. The association between poor sleep quality and anxiety and depression symptoms in Chinese patients with coronary heart disease [J]. Psychol Health Med, 2022, 27 (6): 1347-1356.

[6] ZHU C Y, HU H L, TANG G M, et al. Sleep quality, sleep duration, and the risk of adverse clinical outcomes in patients with myocardial infarction with non-obstructive coronary arteries [J]. Front Cardiovasc Med, 2022, 9: 834169.

[7] HU L X, TANG M, HUA W, et al. Psychological disturbances and their association with sleep disturbance in patients admitted for arrhythmia diseases [J]. Neuropsychiatr Dis Treat, 2022, 18: 1739-1750.

[8] DIAO T, LIU K, WANG Q, et al. Bedtime, sleep pattern, and incident cardiovascular disease in middle-aged and older Chinese adults: The dongfeng-tongji cohort study [J]. Sleep Med, 2023, 110: 82-88.

[9] CHEN Y, KARTSONAKI C, CLARK R, et al. Sleep duration and risk of stroke and coronary heart disease: a 9-year community-based prospective study of 0.5 million Chinese adults [J]. BMC Neurol, 2023, 23 (1): 327.

[10] MENG L, XU J, LI J, et al. Self-reported prevalence and potential factors influencing cardio-cerebral vascular disease among the Chinese elderly: A national cross-sectional study [J]. Front Cardiovasc Med, 2022, 9: 979015.

[11] ZHONG Q, QIN Z, WANG X, et al. Healthy sleep pattern reduce the risk of cardiovascular disease: A 10-year prospective cohort study [J]. Sleep Med, 2023, 105: 53-60.

[12] XIONG Y, YU Y, CHENG J, et al. Association of sleep duration, midday napping with atrial fibrillation in patients with hypertension [J]. Clin Epidemiol, 2022, 14: 385-393.

[13] SUN H, DU Z, YU H, et al. Excessive daytime sleepiness is associated with increased residual cardiovascular risks among coronary artery disease patients with obstructive sleep apnea [J]. Sleep Med, 2024, 115: 131-136.

[14] HUNG Y, WANG Y, WANG H, et al. Prevalence of mental disorders in China: a cross-sectional epidemiological study [J]. Lancet Psychiatry, 2019, 6 (3): 211-224.

[15] LIU Y, XU Y, YANG X, et al. The prevalence of anxiety and its key influencing factors among the elderly in China [J]. Front Psychiatry, 2023, 14: 1038049.

[16] HUNG Y, ZHAO N. Generalized anxiety disorder, depressive symptoms and sleep quality during COVID-19 outbreak in China: a web-based cross-sectional survey [J]. Psychiatry Res, 2020, 288: 112954.

[17] WANG D, LI H, ZHANG X, et al. Changes and relevant factors in depressive and anxiety symptoms among Chinese adolescents after the "Double Reduction" policy: A repeated cross-sectional survey with a nested longitudinal subsample [J]. J Affec Disord, 2024, 367: 88-95.

[18] JIA Z, DU X, DU J, et al. Prevalence and factors associated with depressive and anxiety symptoms in a Chinese population with and without cardiovascular diseases [J]. J Affect Disord, 2021, 286: 241-247.

[19] 易斑斓，段书，徐好. 三甲医院与基层医院心内科患者情绪障碍及其影响因素研究 [J]. 中国临床心理学杂志，2022，30 (3): 645-649.

[20] LI Y, CEN J, WU J, et al. The degree of anxiety and depression in patients with cardiovascular diseases as assessed using a mobile App: cross-sectional study [J]. J Med Internet Res, 2023, 25: e48750.

[21] MENG R, YU C, LIU N, et al. Association of depression with all-cause and cardiovascular disease mortality among adults in China [J]. JAMA Netw Open, 2020, 3 (2): e1921043.

[22] WU M, ZHU Y, LV J, et al. Association of anxiety with cardiovascular disease in a Chinese cohort of 0.5 million adults [J]. J Affect Disord, 2022, 315: 291-296.

［23］WANG X，SHI J，JIANG X，et al. Association of depressive symptoms with cardiovascular events and plasma BNP：A prospective cohort study of the elderly Chinese population［J］. Arch Gerontol Geriatr，2024，123：105413.
［24］林沁，谢良地. 人格与心血管疾病［J］. 中华高血压杂志，2018，26（7）：5.
［25］LU W，YAO Z. Type D personality and blunted cardiovascular stress reactivity：Role of task engagement［J］. Br J Health Psychol，2021，26（2）：385-400.
［26］JIN W，XIAN B，ZHAO L，et al. Association between personality traits and smoking cessation among Chinese adults［J］. BMC Psychol，2023，11（1）：398.
［27］WANG Y，ZHANG S，ZHANG G，et al. Association between type D personality and in-stent restenosis in patients treated with percutaneous coronary intervention：A mediation analysis of dietary patterns［J］. J Psychosom Res，2020，138：110244.
［28］LI X，ZHANG S，XU H，et al. Type D personality predicts poor medication adherence in Chinese patients with Type 2 diabetes mellitus：a six-month follow-up study［J］. PLoS One，2016，11（2）：e0146892.
［29］DU J，ZHANG D，YIN Y，et al. The personality and psychological stress predict major adverse cardiovascular events in patients with coronary heart disease after percutaneous coronary intervention for five years［J］. Medicine（Baltimore），2016，95（15）：e3364.
［30］LI J，WU W，LI N，et al. Predictive value of type D personality for cardiac events in Chinese patients with acute myocardial infarction［J］. BMC Cardiovasc Disord，2023，23（1）：556.
［31］WANG Y，GAO X，ZHAO Z，et al. The combined impact of Type D personality and depression on cardiovascular events after acute myocardial infarction［J］. Psychol Med，2023，53（4）：1379-1389.

2.11　环境因素

全球疾病负担研究显示，影响我国人群健康的前两位环境因素为空气污染和非适宜温度。2013年和2021年非适宜温度在我国疾病死亡负担的危险因素排名中均为第8位，其中2021年非适宜温度相关的心血管疾病（CVD）超额死亡人数超过40万人。空气污染在我国疾病死亡负担的危险因素中排名从2013年第1位降到2021年的第3位，超额死亡人数有所下降，但仍然较高，为146.7万人，其中环境颗粒物污染相关的CVD超额死亡人数达121万人。在过去的几年中，我国在空气质量改善方面所取得了一些成就，但空气污染的健康影响仍不可忽视。

2.11.1　非适宜气温

2.11.1.1　中国高温热浪和寒潮发生情况

2023年《中国气候公报》显示，当年全国平均气温10.71℃，为1951年以来历史同期最高。冬季全国平均气温−2.9℃，较常年同期偏高0.2℃；夏季全国平均气温22.0°C，较常年同期偏高0.8℃。2023年全国极端高温事件站次比（全国所有站点中记录到的极端温度事件发生的次数比例）为0.36，较2022年降低1.2；全国极端连续高温事件站次比为0.47，较2022年减少了0.59。2023年，全国极端低温事件站次比为0.27，较2022年增加0.26。2023年，我国共发生33次冷空气过程（其中8次达到寒潮级别），冷空气和寒潮过程均较常年偏多。

2.11.1.2　高温热浪对我国人群心血管疾病的影响

（1）高温热浪对CVD死亡的影响：大量流行病学研究证实，高温热浪与CVD死亡风险增加相关。对中国130个区县2013年1月1日至2015年12月31日的历史数据开展了时间序列分析研究结果显示，热浪暴露下CVD相关死亡风险增加22.0%（95% CI：16.9%～27.4%）[1]。在中国353个地点开展的2006—2017年夏季高温对死亡率影响的时间序列研究发现[2]，高温事件与CVD超额死亡升高12.95%（95% CI：12.82%～13.09%）相关。一项2006—2019年在中国136个城市开展的时间序列分析研究显示[3]，热浪对心血管死亡率的总累积相对风险（RR）为1.205（95%CI：1.153～1.259），在研究期间，热浪的相对危险度从1.120（95%CI：1.039～1.207）显著增加到1.264（95%CI：1.156～1.383）（风险增加趋势 $P=0.013$）。

我国几项多中心研究探讨了热浪对心血管系统特定疾病相关死亡的影响。在中国102个县开展的一项研究发现[4]，与非热浪日相比，2017年热浪日的CVD死亡、脑血管疾病死亡、缺血性心脏病（IHD）死亡、心肌梗死（MI）死亡风险增加了27.8%（95% CI：14.8%～42.3%）、26.7%（95%CI：8.0%～48.5%）、30.1%（95%CI：10.2%～53.7%）和25.2%（95%CI：1.0%～57.7%）。在我国不同地区272个城市开展的高温热浪与2013—2015年CVD死亡风险之间的关联研究发现[5]，热浪相关总CVD和冠心病（CHD）死亡风险分别增加14%（RR：1.14，95% CI：1.09%～1.18%）和13%（RR：1.13，95% CI：1.07%～1.19%）。在我国31个城市开展的热浪与2007—2013年IHD死亡风险之间关联的研究发现[6]，滞后0～10天内暴露窗的效应估计值最高，热浪相关的IHD死亡风险RR为1.21（95% CI：1.10～1.32）。在一项对2015—2020年中国江苏省202 678例MI死亡病例进行的时间分层病例交叉研究中[7]，研究人员发现热浪与MI死亡率相关的比值比（OR）为1.18（95% CI：1.14～1.21）至1.74（95% CI：1.66～1.83）。对中国安徽省2016年1月1日—2020年12月31日开展的非最佳环境温度与MI死亡率关联的研究发现，城市地区因高温导致MI死亡的风险为（RR：1.14，95% CI：1.03～1.27，lag0），农村地区为（RR：1.04，95% CI：0.99～1.10，lag0）[8]。一项对成都市2016—2020年的时间序列分析研究发现，在0～3天的滞后时间内，与极端高温相关的相对风险（RR）为：CVD死亡1.40（95% CI：1.30～1.50），IHD死亡1.38（95% CI：1.20～1.58），且85岁以上人群、女性、受教育程度低的人、丧偶、离婚或从未结婚的人更容易受到影响[9]（表2-11-1）。

（2）高温热浪对CVD发病的影响：一些流行病学研究的结果提示了高温热浪会增加CVD发病的风险。一项基于我国31个省份200多个卒中中心2019年1月1日至2021年12月31日的数据分析发现，在温暖季节，高温暴露与急性缺血性卒中（AIS）发病显著相关（OR：1.11，95% CI：1.07～1.15），随着暴露时间推移效应逐渐减弱，滞后10小时的关联不再显著（OR：1.02，95% CI：1.00～1.04）[10]。在上海开展的热浪对2005—2018年CVD入院人数影响的病例交叉研究中发现，热浪期间上海因CVD入院的患者增加了8%（95%CI：5%～11%）[11]。在北京开展的一项气温对2013—2017年CVD入院影响的病例交叉研究结果表明，在暴露发生后的0～27天内，中度高温、极端高温与CVD入院风险增加28%（RR：1.28，95%CI：1.12%～1.47%）和189%（RR：2.89，95%CI：2.08%～4.01%）相关[12]。另一项在北京开展的研究发现，热浪发生当日即可引起总人群急性心肌梗死（AMI）住院风险显著升高，热浪期间的AMI住院率比非热浪期增加了1.6%（95%CI：0.1%～3.0%）[13]。

表2-11-1　高温热浪对心血管疾病死亡的影响

研究地区	研究时间	死亡风险增加（95%CI）
130个县[1]	2013—2015	CVD死亡风险增加22.0%（16.9%～27.4%）
353个地点[2]	2006—2017	CVD死亡风险增加12.95%（12.82%～13.09%）
136个城市[3]	2006—2019	CVD死亡风险增加20.5%（15.3%～25.9%）
102个县[4]	2014—2017	CVD死亡风险增加27.8%（14.8%～42.3%）
272个城市[5]	2013—2015	CVD死亡风险增加14%（9%～18%）其中CHD死亡风险增加13%（7%～19%）
31个城市[6]	2007—2013	IHD死亡风险增加21%（10%～32%）

2.11.1.3 中国低温寒潮对心血管疾病的影响

（1）低温寒潮对CVD死亡的影响：流行病学研究证实，低温寒潮与CVD死亡风险增加相关。在中国272个城市开展的2013—2015年低温暴露与CVD死亡的关系，发现与阈值温度（人群死亡率最低的温度）22.8°C相比，低温寒潮暴露时CVD死亡风险增加，相对危险度（RR）为1.92（95%CI：1.75～2.10）[14]，研究进一步发现寒潮暴露时CHD、卒中死亡风险增加，RR为1.66（95% CI：1.20～2.31）和1.49（95% CI：1.12～1.97）[15]。对中国15个城市进行的病例对照研究发现[16]，15.8%（95%CI：13.1%～17.9%）的CVD死亡（305 902例死亡）可归因于低温。在一项对2015年至2020年中国江苏省202 678例MI死亡病例进行的时间分层病例交叉研究中，研究人员发现寒潮与MI死亡率相关的比值比（OR）为1.04（95% CI：1.02～1.06）至1.12（95% CI：1.07～1.18）[7]。在一项2014年11月至2018年3月期间11个地理区域的18个城市/县的研究中，研究人员发现寒潮暴露与CVD死亡率相对风险比为1.44（95%CI：1.23～1.70），就具体疾病而言，寒潮显著影响脑出血相关的死亡，相对风险比为1.30（95%CI：1.14～1.47）[17]。一项2006至2019年在中国136个城市开展的时间序列分析研究显示，寒潮对心血管死亡的累积相对危险度（RR）为1.224（95% CI：1.156～1.296）。在研究期间，寒潮的相对危险度从2006年的1.323（95%CI：1.236～1.416）降低到2019年的1.102（95%CI：1.018～1.192），风险降低趋势$P<0.001$，表明对寒潮有明显的适应现象[3]。对中国安徽省2016年1月1日至2020年12月31日开展的非最佳环境温度与MI死亡率关联的研究发现，农村地区因寒冷导致MI死亡的相对危险度（RR）为1.13（95%CI：1.02～1.26,lag0）[8]（表2-11-2）。

（2）低温寒潮对CVD发病的影响：一项基于2015—2020年我国313城市胸痛中心就诊数据的病例交叉研究表明，气温每降低1°C，急性主动脉夹层发病的累积RR为1.027（95%CI：1.021～1.032），急性主动脉夹层发病的23.13%归因于低温[18]。在中国324个城市开展的2015—2016年病例交叉研究发现[19]，当环境温度下降时，AMI的风险增加，在供暖区、非供暖区和非冬季的0～21天极低温暴露，AMI发病风险均增加，OR分别为1.24（95%CI：1.13～1.37）、1.46（95%CI：1.20～1.76）和1.62（95%CI：1.46～1.81）。一项香港的研究表明[20]，2002—2011年间，当温度下降时，AMI入院人数增加。在寒冷季节，糖尿病患者的AMI入院率随着温度的降低而急剧线性增加，在滞后0～22天，12°C下糖尿病患者的累积RR为2.10（95%CI：1.62～2.72），而非糖尿病组的入院率仅在温度低于22°C时线性增加。一项对西宁和新乡2016—2021年的时间分层病例交叉研究发现，寒潮暴露IHD入院RR分别为1.15（95%CI：1.07～1.24）和1.16（95%CI：1.11～1.21）[21]。一项2015—2021年全国性的时间分层病例交叉研究结果显示[22]，与极低的温度相关的非阻塞性冠状动脉心肌梗死（MINOCA）的OR值为1.58（95%CI：1.31～1.90）；MI伴阻塞性冠状动脉疾病（MI-CAD）的OR值为1.32（95% CI：1.23～1.43），根据年龄和性别进行匹配后的OR值为1.25（95% CI：1.04～1.50）。且在年龄≥65岁，女性，或居住在南方的患者中观察到更强的关联。

表2-11-2 低温寒潮对心血管疾病死亡的影响

研究地区	研究时间	死亡风险增加（95%CI）
136个城市[3]	2006—2019	CVD死亡风险增加22.4%（15.6%～29.6%）
272个城市[14]	2013—2015	CVD死亡风险增加92%（75%～110%）
272个城市[15]	2013—2015	CHD死亡风险增加66%（20%～131%），卒中死亡风险增加49%（12%～97%）
15个城市[16]	2007—2013	归因为低温的CVD死亡为15.8%（13.1%～17.9%）
18个城市[17]	2014—2018	CVD死亡风险增加44%（23%～70%）

2.11.2 空气污染

2.11.2.1 中国空气污染情况

《中国生态环境状况公报》显示，2023年全国339个地级及以上城市中，有203个城市室外空气质量达标，达标率为59.9%，六种主要大气污染物（$PM_{2.5}$、PM_{10}、SO_2、NO_2、CO、O_3）水平均比2022年下降（图2-11-1）。所有超标天数中，以$PM_{2.5}$为首要污染物的天数占比仍然最高，为40.1%。全国339个城市环境空气$PM_{2.5}$年均浓度在5～54μg/m^{3}之间，平均30μg/m^3，比2022年上升3.4%。利用卫星遥感技术评估中国2000—2016年高分辨率（1 km×1 km）室外空气$PM_{2.5}$浓度，结果显示京津冀地区$PM_{2.5}$污染最为严重[23]。2016—2023年，全国城市环境空气$PM_{2.5}$平均浓度从42μg/m^{3}降至30μg/m^3，下降28.6%。室外空气污染的形成受到温度、湿度、风速、风向等多种气象因素的影响。

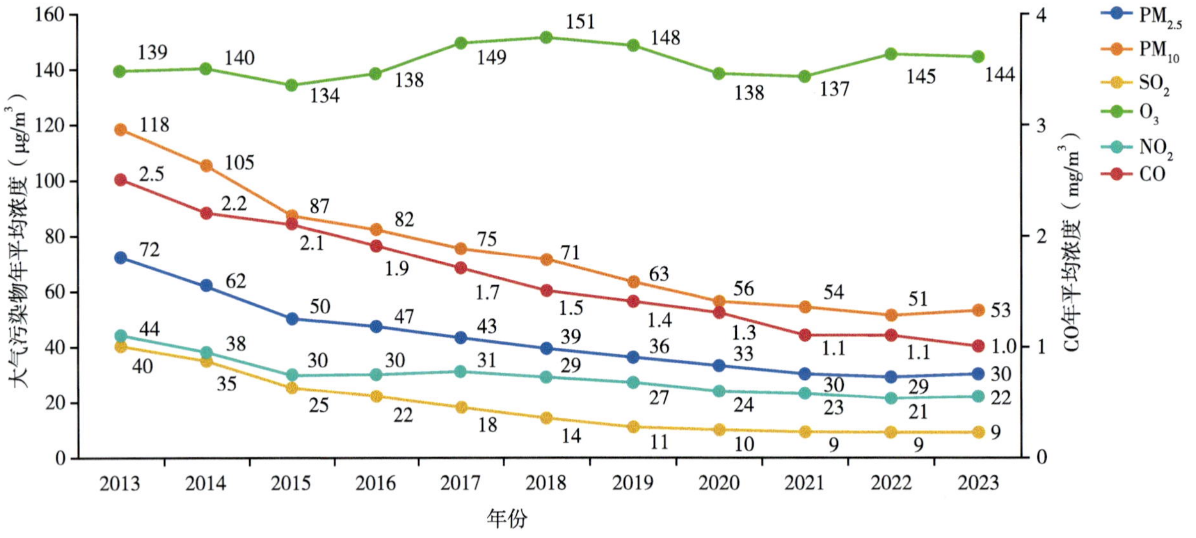

图2-11-1　2013—2023年六种主要大气污染物变化趋势

2.11.2.2 室外空气污染与心血管疾病

（1）室外空气污染对CVD的短期效应：大量流行病学研究均证实，室外空气污染物浓度升高与CVD死亡及发病存在正向关联。

基于我国272个城市2013—2015年大气污染和死因逐日数据开展的系列研究发现，随着$PM_{2.5}$、粗颗粒物（直径2.5～10 μg/m^3）、O_3、SO_2、NO_2和CO暴露浓度的增加，CVD、CHD、高血压的死亡风险增加[24-28]。基于中国6城市2013—2016年开展的时间序列研究发现，$PM_{2.5}$和NO_2短期暴露浓度增加与CVD、IHD、卒中和AMI死亡风险增加相关，其中$PM_{2.5}$浓度每增加10μg/m^3，CVD、IHD、卒中和AMI死亡风险分别增加0.31%（95%CI：0.15%～0.46%）、0.26%（95%CI：0.11%～0.41%）、0.30%（95%CI：0.12%～0.49%）和0.30%（95%CI：0.14%～0.47%），NO_2浓度每增加10μg/m^3，CVD、IHD、卒中和AMI死亡风险分别增加1.19%（95%CI：0.52%～1.87%）、1.12%（95%CI：0.55%～1.69%）、1.10%（95%CI：0.23%～1.97%%）和1.00%（95%CI：0.42%～1.59%）[29]。另一项基于2013—2018年在中国250个区县进行的时间序列研究发现，暴露于$PM_{2.5}$重污染事件导致CVD死亡风险增加达1.09%（95%CI：0.58%～1.60%）[30]。一项四川省2018—2020年$PM_{2.5}$和臭氧（O_3）对CVD死亡率的短期影响研究结果显示，四川盆地$PM_{2.5}$和O_3浓度

每增加10μg/m³，CVD死亡率分别增加1.34%，OR值为1.0134（95% CI：1.0102～1.0166）和0.83%，OR值为1.0083（95% CI：1.0060～1.0107）[31]。在一项对2010—2018年广州发生的413 703例死亡病例进行时间序列研究发现，滞后0～4天，NO_2浓度每增加10μg/m³，CVD、高血压、缺血性卒中、脑血管疾病、卒中死亡率分别增加2.06%（95% CI：1.54%～2.59%）、3.39%（95% CI：1.80%～4.99%）、2.84%（95% CI：1.35%～4.35%）、2.48%（95% CI：1.70%～3.27%）、2.48%（95% CI：1.55%～3.42%）[32]。

在我国10个区县中开展的$PM_{2.5}$短期暴露与卒中发病风险之间的关联研究发现，$PM_{2.5}$浓度每增加10μg/m³，卒中的急性发病风险增加0.37%（95%CI：0.15%～0.60%），其中缺血性卒中增加0.46%（95%CI：0.21%～0.72%）[33]。中国318个城市2015—2020年空气污染物短期暴露和急性冠脉综合征及其亚型发病的相关性研究发现，$PM_{2.5}$、NO_2、SO_2和CO的急性暴露均与急性冠脉综合征及其亚型的发病有关，暴露于$PM_{2.5}$［四分位距（IQR）：36.0 μg/m³］、NO_2（IQR：29.0 μg/m³）、SO_2（IQR：9.0 μg/m³）和CO（IQR：0.6 mg/m³）与急性冠脉综合征发病风险分别增加1.32%（95%CI：1.07%～1.57%），3.89%（95%CI：3.41%～4.37%），0.67%（95%CI：0.47%～0.86%）和1.55%（95%CI：1.22%～1.88%）相关[34]。我国184个城市$PM_{2.5}$对CVD住院影响的研究结果表明，$PM_{2.5}$暴露浓度每增加10 μg/m³，CVD住院风险增加0.26%（95%CI：0.17%～0.35%）[35]。另一项在我国不同地区62个城市中开展的大气NO_2短期暴露与心力衰竭住院风险之间的关联研究发现，NO_2暴露浓度每升高10 μg/m³，心力衰竭住院风险增加2.2%（95%CI：1.2%～3.1%）[36]。空气污染还会引起症状性心律失常的发生，一项在全国322城市开展的个体水平病例交叉研究发现，24小时内的$PM_{2.5}$、NO_2、SO_2和CO浓度每增高1个IQR（29μg/m³、24μg/m³、6μg/m³和0.4mg/m³），心房颤动发生风险增加1.7%～3.4%，心房扑动发生风险增加8.1%～11.4%，室性心动过速发生风险增加3.4%～8.9%[37]。在一项对安徽省2015—2017年数据分析发现，NO_2浓度每升高10 μg/m³，第0～2天总CVD住院风险升高1.9%（RR：1.019，95% CI：1.005～1.032）、IHD住院风险升高2.1%（RR：1.021，95%CI：1.006～1.036）、缺血性卒中住院风险升高2.1%（RR：1.021，95% CI：1.006～1.035）[38]。一项来自安徽省的2014—2021年的研究结果显示，NO_2每增加10 μg/m³（lag0，RR：1.013，95%CI：1.002～1.024）和CO每增加1 μg/m³（lag13，RR：1.035，95%CI：1.001～1.071）均与CHD住院风险增加相关[39]。在一项基于2013—2017年北京市CVD患者和支架植入术患者中开展的$PM_{2.5}$暴露与再入院风险之间的关联研究发现，$PM_{2.5}$增加10μg/m³，所有支架植入术患者的CVD再入院的超额风险（ER）为0.48%（95% CI：0.09%～0.87%）；在血管分叉部位植入支架的患者CVD再入院的风险最高，ER为4.12%（95% CI：1.60%～6.70%）[40]。一项对北京市2013—2017年心血管疾病入院的病例交叉研究结果显示，暴露于极重度$PM_{2.5}$污染（$PM_{2.5} \geqslant 150$ μg/m³且持续3天或以上）对总CVD、心绞痛、MI、缺血性卒中和心力衰竭的入院风险比值比（OR）分别为1.085（95%CI：1.077～1.093）、1.112（95%CI：1.095～1.130）、1.068（95%CI：1.037～1.100）、1.071（95%CI：1.053～1.090）和1.060（95%CI：1.021～1.101）[41]。

空气污染对CVD的短期效应研究见表2-11-3。

表2-11-3 室外空气污染对心血管疾病死亡的短期效应

研究地区	研究时间	室外空气污染物及平均暴露浓度	日均浓度每增加10 μg/m³或1 mg/m³（CO），增加的风险或寿命损失（95%CI）
中国272城市[25]	2013—2015	$PM_{2.5}$：56μg/m³	CVD死亡增加0.27%（0.18%～0.36%） 高血压死亡增加0.39%（0.13%～0.65%） CHD死亡增加0.30 %（0.19%～0.40%）
		SO_2：29.8μg/m³	CVD死亡增加0.70%（0.49%～0.91%） 高血压死亡增加0.64%（0.30%～1.58%） CHD死亡增加0.65%（0.42%～0.89%）
		CO：1.2 mg/m³	CVD死亡增加1.12%（0.42%～1.83%） CHD死亡增加1.75%（0.85%～2.66%）

续 表

研究地区	研究时间	室外空气污染物及平均暴露浓度	日均浓度每增加10 μg/m³或1 mg/m³（CO），增加的风险或寿命损失（95%CI）
		NO_2：31μg/m³	CVD死亡增加0.9%（0.7%～1.2%） 高血压死亡增加1.4%（0.8%～2.0%） CHD死亡增加0.9%（0.6%～1.2%）
		O_3：77μg/m³	CVD死亡增加0.27%（0.10%～0.44%） 高血压死亡增加0.60%（0.08%～1.11%） CHD死亡增加0.24%（0.02%～0.46%）
中国6城市[29]	2013—2016	$PM_{2.5}$：59.9μg/m³	CVD死亡风险增加0.31%（0.15%～0.46%） IHD死亡风险增加0.26%（0.11%～0.41%） 卒中死亡风险增加0.30%（0.12%～0.49%） AMI死亡风险增加0.30%（0.14%～0.47%）
		NO_2：45.8μg/m³	CVD死亡风险增加1.19%（0.52%～1.87%） IHD死亡风险增加1.12%（0.55%～1.69%） 卒中死亡风险增加1.10%（0.23%～1.97%） AMI死亡风险增加1.00%（0.42%～1.59%）
中国250区县[30]	2013—2018	$PM_{2.5}$：重污染事件	CVD死亡风险增加1.09%（0.58%～1.60%）
中国184个城市[35]	2014—2017	$PM_{2.5}$：50μg/m³	CVD住院风险增加0.26%（0.17%～0.35%）
中国62个城市[36]		NO_2（中位数）：26.4μg/m³	心力衰竭住院风险增加2.2%（1.2%～3.1%）

（2）室外空气污染对CVD的长期效应：与短期暴露于室外空气污染相比，长期暴露于室外空气污染对健康的影响更大。

2000—2016年，中国归因于$PM_{2.5}$长期暴露的超额死亡数逾3000万，年超额死亡人数为150万～220万[23]。据估计，2019年中国约有142万例死亡可归因于室外颗粒物污染，约9万例可归因于O_3污染[42]。中国动脉粥样硬化性心血管疾病风险预测研究（China-PAR）是在15个省、自治区、直辖市约12万成年人中开展的队列研究，该研究和另一项在台湾省进行的队列研究结果均表明，$PM_{2.5}$暴露与全因死亡风险增加有关[43, 44]，同时也增加CVD发病和死亡风险[45-48]，卒中发病和死亡风险[49, 50]，冠心病发病风险[51, 52]以及周围动脉闭塞性疾病发病风险[53]。在一项2011—2018年覆盖了28个省份的中国健康与退休纵向调查（CHARLS）前瞻性队列研究中，结果显示，臭氧每日8小时最大平均浓度（mda8 O_3）每增加10 ppb与心脏病发生风险增加31%相关［危险比（HR）＝1.31，95% CI：1.22～1.42］；PM_1、$PM_{2.5}$、PM_{10}和NO_2暴露浓度每增加10 μg/m³与CVD风险增加相关，HR值分别为1.09（95% CI：1.05～1.14）、1.04（95% CI：1.00～1.08）、1.05（95% CI：1.03～1.08）和1.11（95% CI：1.05～1.18）[54, 55]。在一项2010—2018年开展的覆盖30个省份的中国家庭小组研究（CFPS）中发现，mda8 O_3浓度每增加10ppb（21.44μg/m³），总心血管疾病发生风险［1.07（1.02～1.13）］和高血压发生风险［1.10（1.03～1.18）］均显著增加[55]（表2-11-4）。一项2017—2021年京津冀地区的研究显示，O_3、$PM_{2.5}$、PM_1、NO_2、黑炭（BC）和有机物（OM）浓度每增加1个四分位数，CVD发病率的校正后的风险比分别为4.52（95% CI：2.61～7.83）、2.39（95% CI：1.83～3.13）、2.37（95% CI：1.20～4.70）、1.36（95% CI：1.19～1.56）、3.84（95% CI：2.38～6.18）和3.07（95% CI：2.01～4.69）。在多污染物模型中，同时纳入O_3、$PM_{2.5}$、PM_1和NO_2暴露与CVD风险增加137%（95%CI：130%～144%）显著相关[56]。一项于1998—2019年开展的中国北方四城市（天津、沈阳、太原和日照）队列研究显示，$PM_{2.5}$浓度每增加10μg/m³，CVD死亡率的风险比（HR）为1.23（95% CI：1.19～1.28），PM_{10}每增加10 μg/m³，CVD死亡率的HR值为1.20（95% CI：1.17～1.23），SO_2每增加10 μg/m³，CVD死亡率的HR值为1.04（95% CI：1.03～1.06）[57]。此外，空气污染与CVD发病的关联还受到个体危险因素水平的影响。China-PAR研究发现，CVD高危人群更易受到大气污染的危害，$PM_{2.5}$每增加10μg/m³，CVD高危人群的CVD发病风险增加24%，高于中低危人群的11%[58]。

基于覆盖中国30个省、直辖市的2014—2017年140余万例新生儿的研究发现，母亲围孕期$PM_{2.5}$暴露浓度每增加10μg/m^3，子代发生先天性心脏病的风险增加2%［比值比（OR）：1.02，95% CI：1.00～1.05］，暴露浓度＞35μg/m^{3}的先天性心脏病归因风险百分比为8.44%[59]。在中国南部21个城市开展的多中心病例对照研究结果显示，孕早期（妊娠前三个月）母亲暴露于多种空气污染物（PM_1、$PM_{2.5}$、PM_{10}、NO_2）与子代先天性心脏病患病风险增加相关，例如，PM_1暴露浓度每增加一个IQR（13.3μg/m^3），先天性心脏病患病的比值比（OR）为1.09（95%CI：1.01～1.18）[60]。另一项在全国30个省共64个区县开展的人群研究，探索母亲暴露于四种气体污染物（NO_2、O_3、SO_2和CO）与子代房间隔缺损（ASD）发病之间的关系，发现ASD与母亲在整个孕期、孕早期、孕中期和孕晚期暴露于NO_2、O_3、SO_2和CO存在正相关。NO_2、O_3、SO_2暴露浓度每增加10μg/m^3，ASD的调整比值比（aOR）分别为1.33（95%CI：1.22～1.45）、1.13（95%CI：1.10～1.16）、1.28（95%CI：1.20～1.35）；CO暴露浓度每增加100μg/m^3，ASD的aOR为1.10（95%CI：1.06～1.15）[61]（表2-11-5）。

表2-11-4　空气污染对CVD发病和死亡的长期效应

研究地区	室外空气污染物浓度（μg/m^3）	队列人群样本量	队列随访时间跨度	年均浓度每增加10μg/m^{3}增加的风险（95%CI）
15个省市（China-PAR）[45][49, 50][51, 52]	$PM_{2.5}$：67.4	116 972	2000—2015	CVD发病：25%（22%～28%） CVD死亡：16%（12%～21%） 卒中发病：13%（9%～17%） 冠心病发病：43%（35%～51%）
161个县市[46]	$PM_{2.5}$：46	90 672	2010—2017	CVD死亡：2%（0～5%） IHD死亡：5%（1%～9%） 总卒中死亡：3%（0～6%） 缺血性卒中死亡：11%（4%～19%）
台湾省[44]	$PM_{2.5}$：26.2	400 459	2001—2019	全因死亡：29%（24%～35%） CVD死亡：42%（29%～57%）
28个省份（CHARLS）[55]	O_3：109.41	18 177	2011—2018	CVD死亡：31%（22%～42%）
	PM_1：20.25	7000		CVD死亡：9%（5%～14%）
	$PM_{2.5}$：29.31	7000		CVD死亡：4%（0～8%）
	PM_{10}：53.81	7000		CVD死亡：5%（3%～8%）
	NO_2：15.72	7000		CVD死亡：11%（5%～18%）
30个省份（CFPS）[55]	O_3：109.67	30 226	2010—2018	CVD发病：7%（2%～13%）

表2-11-5　空气污染对先天性心脏病的长期效应

研究地区	室外空气污染物浓度（μg/m^3）	人群样本量	时间跨度	年均浓度增加单位（μg/m^3）	年均浓度每增加1个单位增加的风险（95%CI）
全国30个省市[59]	母亲围孕期$PM_{2.5}$：56.5	1 434 998	2014—2017	$PM_{2.5}$：10	子代先天性心脏病发病： $PM_{2.5}$：2%（0～5%）
中国南部21个城市[60]	母亲孕早期PM_1：34.99 $PM_{2.5}$：43.52 PM_{10}：67.70 NO_2：30.25	13 478	2006—2016	PM_1：13.3 $PM_{2.5}$：16.1 PM_{10}：22.3 NO_2：17.2	子代先天性心脏病发病： PM_1：9%（1%～18%） $PM_{2.5}$：10%（3%～19%） PM_{10}：11%（4%～20%） NO_2：13%（6%～20%）
全国30个省64个区县[61]	母亲孕期 NO_2：33.9 O_3：100.6 SO_2：28.3 CO：966.0	1 253 633	2013—2016	NO_2、O_3、SO_2：10 CO：100	子代房间隔缺损发病： NO_2：33%（22%～45%） O_3：13%（10%～16%） SO_2：28%（20%～35%） CO：10%（6%～15%）

2.11.2.3 室内空气污染与心血管疾病

一项基于中国22.6万名城市居民的前瞻性队列研究显示，使用固体燃料做饭显著增加居民的心肺系统疾病和全因死亡风险。与一直使用清洁燃料做饭的居民相比，使用固体燃料做饭的居民全因死亡、CVD死亡和呼吸系统疾病死亡风险分别增加了19%（95%CI：10%～28%）、24%（95%CI：10%～39%）和43%（95%CI：10%～85%）[62, 63]；使用清洁能源和炉灶升级能降低居民心肺系统疾病导致过早死亡的风险[64]。同时，CHS亚队列数据显示，与使用清洁燃料取暖的居民相比，使用固体燃料取暖者卒中和全因死亡风险分别增加44%（95%CI：0～108%）和55%（95%CI：10%～117%）[65]。基于中国健康与退休纵向研究（CHARLS）表明，纳入2011—2012年无CMM（定义为同时存在以下2种或2种以上：心脏病、卒中、糖尿病或高血糖）的参与者，并随访CMM发生率至2018年，使用家用固体燃料取暖与CMM发病率显著相关，调整风险比（HR）为1.71（95% CI：1.28～2.28）[66]。

2.11.3 小结

高温或低温均会影响CVD不良结局的发生；我国空气污染相关的心血管危害仍然存在。医务人员需了解与非适宜温度、空气污染相关的CVD风险，在极端高温、低温、空气污染（特别是重污染）天气来临时做好相应的医护准备。

（执笔人：张　翼　审稿人：刘芳超　施小明）

参考文献

[1] SUN Z，CHEN C，YAN M，et al. Heat wave characteristics，mortality and effect modification by temperature zones：a time-series study in 130 counties of China [J]. Int J Epidemiol，2020，49（6）：1813-22.

[2] FANG W，LI Z，GAO J，et al. The joint and interaction effect of high temperature and humidity on mortality in China [J]. Environ Int，2023，171：107669.

[3] WANG Y，LIN L，XU Z，et al. Have residents adapted to heat wave and cold spell in the 21st century? Evidence from 136 Chinese cities [J]. Environ Int，2023，173：107811.

[4] YAN M，XIE Y，ZHU H，et al. Cardiovascular mortality risks during the 2017 exceptional heatwaves in China [J]. Environ Int，2023，172：107767.

[5] YIN P，CHEN R，WANG L，et al. The added effects of heatwaves on cause-specific mortality：a nationwide analysis in 272 Chinese cities [J]. Environ Int，2018，121（Pt 1）：898-905.

[6] YANG J，YIN P，SUN J，et al. Heatwave and mortality in 31 major Chinese cities：definition，vulnerability and implications [J]. Sci Total Environ，2019，649：695-702.

[7] XU R，HUANG S，SHI C，et al. Extreme temperature events，fine particulate matter，and myocardial infarction mortality [J]. Circulation，2023，148（4）：312-23.

[8] YANG M，HE Q，WU K，et al. Urban-rural disparities in the short-term effects of cold and heat on myocardial infarction mortality in Anhui Province，China [J]. Am J Epidemiol，2024. Online ahead of Print.

[9] XIA Y，SHI C，LI Y，et al. Effects of ambient temperature on mortality among elderly residents of Chengdu city in Southwest China，2016—2020：a distributed-lag non-linear time series analysis [J]. BMC Public Health，2023，23（1）：149.

[10] ZHU X，CHEN R，YUAN J，et al. Hourly heat exposure and acute ischemic stroke [J]. JAMA Network Open，2024，7（2）：e240627-e.

[11] 张景，刘学，阚海东. 上海市日平均气温对居民死亡数的滞后效应研究 [J]. 中华流行病学杂志，2012，33（12）：6.

[12] AKLILU D，WANG T，AMSALU E，et al. Short-term effects of extreme temperatures on cause specific cardiovascular admissions in Beijing，China [J]. Environ Res，2020，186：109455.

[13] 孔德慧. 北京地区寒潮—热浪和极端湿度对急性心肌梗死住院的影响研究 [D]. 北京协和医院，2020：3-7.

[14] CHEN R，YIN P，WANG L，et al. Association between ambient temperature and mortality risk and burden：time series

study in 272 main Chinese cities [J]. BMJ，2018，363：k4306.
[15] LEI J, CHEN R, YIN P, et al. Association between cold spells and mortality risk and burden：A nationwide study in China[J]. Environ Health Perspect，2022，130（2）：27006.
[16] YANG J，YIN P，ZHOU M，et al. Cardiovascular mortality risk attributable to ambient temperature in China [J]. Heart，2015，101（24）：1966-1972.
[17] SONG H-J，CHENG Y-B，WANG Y，et al. Total and cause-specific mortality attributable to cold spells in China：a multicity and multicounty study [J]. Advances in Climate Change Research，2023，14（6）：827-835.
[18] ZHANG Q，PENG L，HU J，et al. Low temperature and temperature decline increase acute aortic dissection risk and burden：a nationwide case crossover analysis at hourly level among 40，270 patients [J]. Lancet Reg Health West Pac，2022，28：100562.
[19] JIANG Y，HU J，PENG L，et al. Non-optimum temperature increases risk and burden of acute myocardial infarction onset：a nationwide case-crossover study at hourly level in 324 Chinese cities [J]. E Clinica lMedicine，2022，50：101501.
[20] LAM H C Y，CHAN J C N，LUK A O Y，et al. Short-term association between ambient temperature and acute myocardial infarction hospitalizations for diabetes mellitus patients：a time series study [J]. PLoS Med，2018，15（7）：e1002612.
[21] NING Z，MA Y，HE S，et al. Effects of combined exposure to fine particulate matter and cold waves and on IHD hospitalizations at low and high altitudes [J]. Ecotoxicol Environ Saf，2024，283：116977.
[22] HUANG J，HE Q，JIANG Y，et al. Low ambient temperature and incident myocardial infarction with or without obstructive coronary arteries：a Chinese nationwide study [J]. Eur Heart J，2024：ehae711.
[23] LIANG F，XIAO Q，HUANG K，et al. The 17-y spatiotemporal trend of PM（2.5）and its mortality burden in China [J]. Proceedings of the National Academy of Sciences of the United States of America，2020，117（41）：25601-25608.
[24] LIU C，YIN P，CHEN R，et al. Ambient carbon monoxide and cardiovascular mortality：a nationwide time-series analysis in 272 cities in China [J]. The Lancet Planetary Health，2018，2（1）：e12-e18.
[25] YIN P，CHEN R，WANG L，et al. Ambient ozone pollution and daily mortality：a nationwide study in 272 Chinese Cities [J]. Environ Health Perspect，2017，125（11）：117006.
[26] CHEN R，YIN P，MENG X，et al. Associations between ambient nitrogen dioxide and daily cause-specific mortality：evidence from 272 Chinese cities [J]. Epidemiology，2018，29（4）：482-489.
[27] CHEN R，YIN P，MENG X，et al. Associations between coarse particulate matter air pollution and cause-specific mortality：a nationwide analysis in 272 Chinese cities [J]. Environ Health Perspect，2019，127（1）：17008.
[28] CHEN R，YIN P，MENG X，et al. Fine particulate air pollution and daily mortality. a nationwide analysis in 272 Chinese cities [J]. Am J Respir Crit Care Med，2017，196（1）：73-81.
[29] TIAN F，QI J，QIAN Z，et al. Differentiating the effects of air pollution on daily mortality counts and years of life lost in six Chinese megacities [J]. Sci Total Environ，2022，827：154037.
[30] SUN Y, ZHANG Y, CHEN C, et al. Impact of heavy PM（2.5）pollution events on mortality in 250 Chinese counties [J]. Environ Sci Technol，2022，56（12）：8299-8307.
[31] TIAN X，ZENG J，LI X，et al. Assessing the short-term effects of $PM_{2.5}$ and O_3 on cardiovascular mortality using high-resolution exposure：a time-stratified case cross-over study in Southwestern China [J]. Environ Sci Pollut Res，2024，31（3）：3775-3785.
[32] ZENG J，LIN G，DONG H，et al. Association between nitrogen dioxide pollution and cause-specific mortality in China：cross-sectional time series study [J]. JMIR Public Health Surveill，2024，10：e44648.
[33] BAN J，WANG Q，MA R，et al. Associations between short-term exposure to PM（2.5）and stroke incidence and mortality in China：A case-crossover study and estimation of the burden [J]. Environ Pollut，2021，268（Pt A）：115743.
[34] CHEN R，JIANG Y，HU J，et al. Hourly air pollutants and acute coronary syndrome onset in 1. 29 million patients [J]. Circulation，2022，145（24）：1749-1760.
[35] TIAN Y，LIU H，WU Y，et al. Association between ambient fine particulate pollution and hospital admissions for cause specific cardiovascular disease：time series study in 184 major Chinese cities [J]. BMJ，2019，367：l6572.
[36] 石瑀，蔡云鹏，李镒冲，等. 大气NO_2短期暴露与心力衰竭住院风险的关联分析 [J]. 中华预防医学杂志，2022，56（3）：328-333.
[37] XUE X，HU J，XIANG D，et al. Hourly air pollution exposure and the onset of symptomatic arrhythmia：an individual-level case-crossover study in 322 Chinese cities [J]. CMAJ，2023，195（17）：E601-E611.

[38] DONG T-F, ZHA Z-Q, SUN L, et al. Ambient nitrogen dioxide and cardiovascular diseases in rural regions: a time-series analyses using data from the new rural cooperative medical scheme in Fuyang, East China [J]. Environ Sci Pollut Res, 2023, 30 (18): 51412-51421.

[39] FENG Y-T, LANG C-F, CHEN C, et al. Association between air pollution exposure and coronary heart disease hospitalization in a humid sub-tropical region of China: a time-series study [J]. Front Public Health, 2023, 10: 1090443.

[40] ZHANG Y, MA R, BAN J, et al. Higher risk of patients after stent (s) insertion with vessel bifurcation treated in the association between PM2.5 and cardiovascular hospital readmission [J]. Ecotoxicol Environ Saf, 2024, 286: 117147.

[41] ZHANG Y, MA R, BAN J, et al. Risk of cardiovascular hospital admission after exposure to fine particulate pollution [J]. J Am Coll Cardiol, 2021, 78 (10): 1015-1024.

[42] Institute for Health Metrics and Evaluation (IHME). Global Burden of Disease Study 2019 (GBD 2019) Results. [EB/OL]. [2021-7-30]. [2021-7-31]. http: //ghdx.healthdata.org/gbd-results-tool.

[43] YANG X, LIANG F, LI J, et al. Associations of long-term exposure to ambient PM (2.5) with mortality in Chinese adults: A pooled analysis of cohorts in the China-PAR project [J]. Environ Int, 2020, 138: 105589.

[44] GUO C, YU T, BO Y, et al. Long-term exposure to fine particulate matter and mortality a longitudinal cohort study of 400 459 adults [J]. Epidemiology, 2022, 33 (3): 309-317.

[45] LIANG F, LIU F, HUANG K, et al. Long-term exposure to fine particulate matter and cardiovascular disease in China [J]. J Am Coll Cardiol, 2020, 75 (7): 707-717.

[46] LIANG R, CHEN R, YIN P, et al. Associations of long-term exposure to fine particulate matter and its constituents with cardiovascular mortality: a prospective cohort study in China [J]. Environ Int, 2022, 162: 107156.

[47] LIU L, ZHANG Y, YANG Z, et al. Long-term exposure to fine particulate constituents and cardiovascular diseases in Chinese adults [J]. J Hazard Mater, 2021, 416: 126051.

[48] ZHENG C, TANG H, WANG X, et al. Left ventricular diastolic dysfunction and cardiovascular disease in different ambient air pollution conditions: a prospective cohort study [J]. Sci Total Environ, 2022, 831: 154872.

[49] CHEN P C, SUNG F C, MOU C H, et al. A cohort study evaluating the risk of stroke associated with long-term exposure to ambient fine particulate matter in Taiwan [J]. Environ Health, 2022, 21 (1): 43.

[50] HUANG K, LIANG F, YANG X, et al. Long term exposure to ambient fine particulate matter and incidence of stroke: prospective cohort study from the China-PAR project [J]. BMJ, 2019, 367: l6720.

[51] LI T, YU Z, XU L, et al. Residential greenness, air pollution, and incident ischemic heart disease: a prospective cohort study in China [J]. Sci Total Environ, 2022, 838 (Pt 1): 155881.

[52] LI J, LIU F, LIANG F, et al. Long-term effects of high exposure to ambient fine particulate matter on coronary heart disease incidence: a population-based Chinese cohort study [J]. Environ Sci Technol, 2020, 54 (11): 6812-6821.

[53] LIAO S H, CHIU C S, JANG L H, et al. Long-term exposures to air pollutants and risk of peripheral arterial occlusive disease: a nationwide cohort study in Taiwan [J]. Front Cardiovasc Med, 2022, 9: 796423.

[54] HU X, KNIBBS L D, ZHOU Y, et al. The role of lifestyle in the association between long-term ambient air pollution exposure and cardiovascular disease: a national cohort study in China [J]. BMC medicine, 2024, 22 (1): 93.

[55] LIANG S, CHEN Y, SUN X, et al. Long-term exposure to ambient ozone and cardiovascular diseases: evidence from two national cohort studies in China [J]. J Adv Res, 2024, 62: 165-173.

[56] WEN F, LI B, CAO H, et al. Association of long-term exposure to air pollutant mixture and incident cardiovascular disease in a highly polluted region of China [J]. Environ Poll, 2023, 328: 121647.

[57] HUANG W, ZHOU Y, CHEN X, et al. Individual and joint associations of long-term exposure to air pollutants and cardiopulmonary mortality: a 22-year cohort study in Northern China [J]. The Lancet Regional Health-Western Pacific, 2023, 36: 100776.

[58] YANG X, LIANG F, LI J, et al. Associations of long-term exposure to ambient PM2.5 with mortality in Chinese adults: A pooled analysis of cohorts in the China-PAR project [J]. Environment international, 2020, 138: 105589.

[59] YUAN X, LIANG F, ZHU J, et al. Maternal exposure to PM (2.5) and the risk of congenital heart defects in 1.4 million births: a nationwide surveillance-based study [J]. Circulation, 2023, 147 (7): 565-574.

[60] YANG B Y, QU Y, GUO Y, et al. Maternal exposure to ambient air pollution and congenital heart defects in China [J]. Environ Int, 2021, 153: 106548.

[61] YAN F, LIU H, ZHANG H, et al. Association between maternal exposure to gaseous pollutants and atrial septal defect in

China: a nationwide population-based study [J]. Environ Res, 2021, 200: 111472.

[62] YU K, LV J, QIU G, et al. Cooking fuels and risk of all-cause and cardiopulmonary mortality in urban China: a prospective cohort study [J]. The Lancet Global Health, 2020, 8 (3): e430-e439.

[63] QIU S, CHEN X, CHEN X, et al. Solid fuel use, socioeconomic indicators and risk of cardiovascular diseases and all-cause mortality: a prospective cohort study in a rural area of Sichuan, China [J]. Int J Epidemiol, 2022, 51 (2): 501-513.

[64] MENG W, SHEN G, SHEN H, et al. Synergistic health benefits of household stove upgrading and energy switching in rural China [J]. Environ Sci Technol, 2021, 55 (21): 14567-14575.

[65] CAO X, TANG H, ZHENG C, et al. Association of heating fuel types with mortality and cardiovascular events among non-smokers in China [J]. Environ Pollut, 2021, 291: 118207.

[66] CHEN W, WANG X, CHEN J, et al. Household air pollution, adherence to a healthy lifestyle, and risk of cardiometabolic multimorbidity: results from the China health and retirement longitudinal study [J]. Sci Total Environ, 2023, 855: 158896.

第三部分　心血管疾病诊疗状况

3.1　高血压

3.1.1　住院患者特点

HQMS数据显示，在纳入监测的医院中，2023年有6748家收治高血压住院患者（出院主要诊断或其他诊断包含高血压且年龄≥18岁），占HQMS中收治心血管疾病住院患者医院数量的83.1%。其中三级医院2286家，二级医院4462家。共收治高血压住院患者5037万人次，占心血管疾病住院患者的65.8%，其中主要出院诊断为高血压的患者185万人次，出院主要诊断为高血压的住院患者平均年龄为58.6±16.7岁，女性占54.5%。出院其他诊断包含高血压的患者平均年龄为66.8±12.5岁，女性占47.2%。高血压患者的年龄构成分布见图3-1-1。

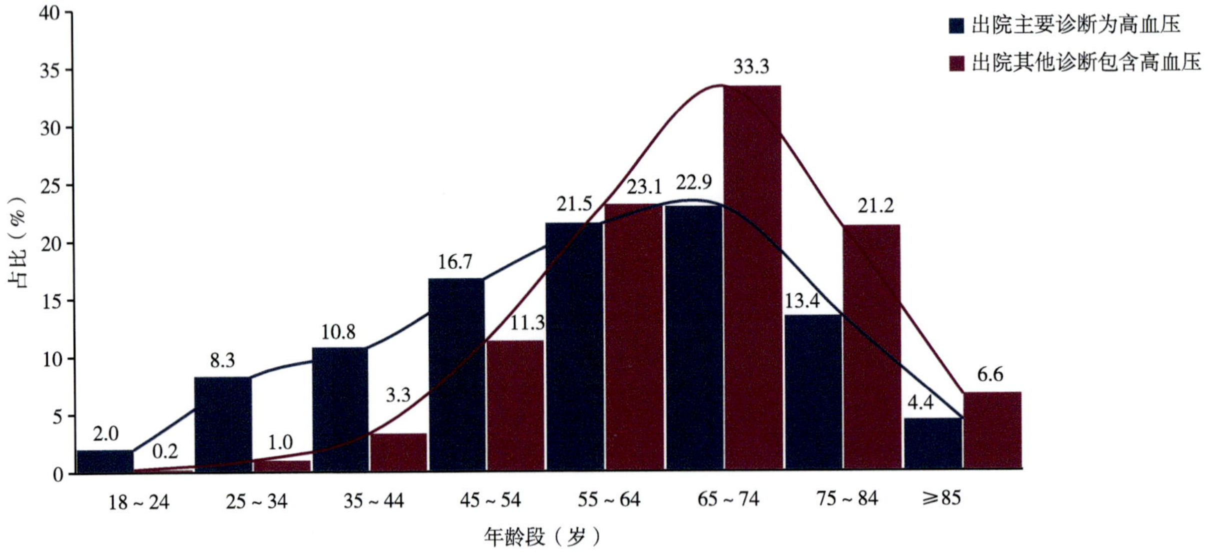

图3-1-1　2023年高血压住院患者的年龄分布

高血压住院患者合并疾病居前三位的是冠心病、脑血管疾病和糖尿病，占比分别为30.6%、30.5%和25.8%（图3-1-2）。

心血管疾病住院患者中主要及次要诊断为继发性高血压的患者为99.4万人次，占高血压住院患者的2.0%。继发性高血压病因居前三位的是肾实质性高血压、阻塞性睡眠呼吸暂停综合征（OSAS）和肾血管性高血压，占比分别为41.3%、28.8%和11.0%（图3-1-3）。

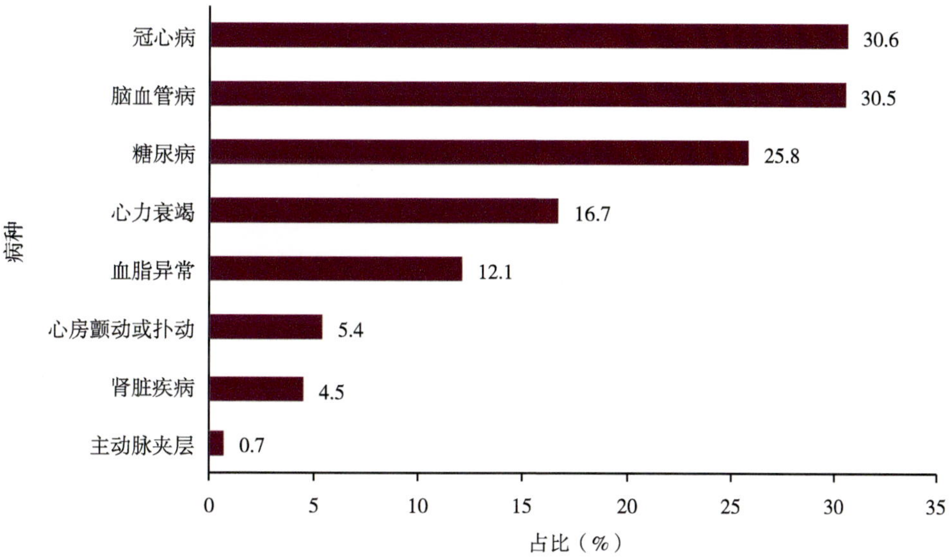

图3-1-2　2023年高血压住院患者合并疾病情况

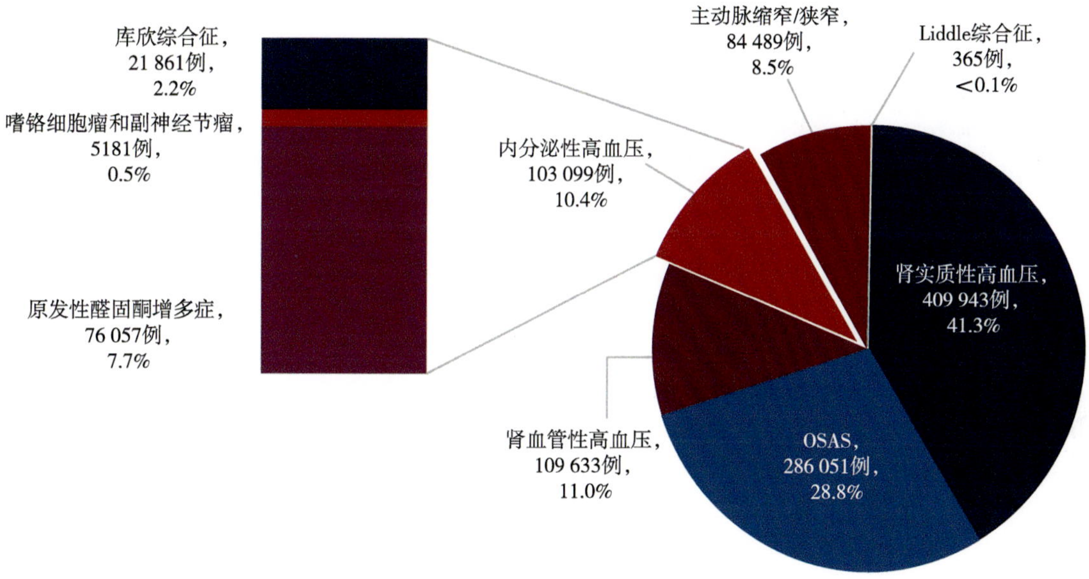

图3-1-3　2023年继发性高血压不同病因占比

通过计算主要诊断为继发性高血压患者人次与主要诊断为高血压患者总人次比值，得到各省市继发性高血压患者的诊断比例。其中，最高为18.9%，最低为1.2%（图3-1-4）。

在11万例肾血管性高血压患者中，病因诊断明确者占9.4%，其中动脉粥样硬化占7.8%，大动脉炎占1.5%，纤维肌性发育不良占0.1%（图3-1-5）。

2023年出院主要诊断为高血压的患者住院死亡率为0.1%，非康复离院率（离院方式为住院死亡或非医嘱离院）为3.8%。

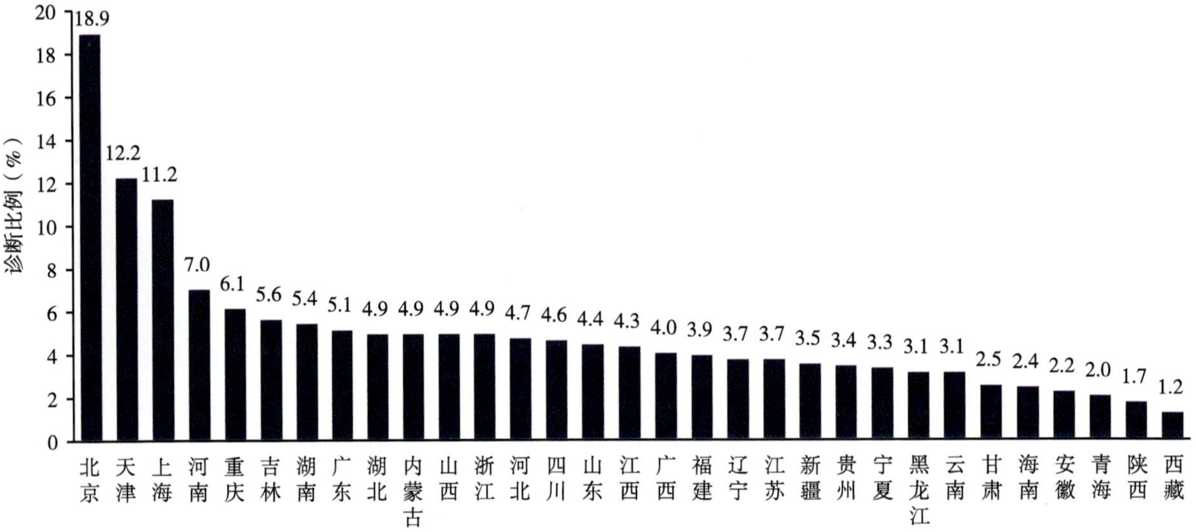

图3-1-4　2023年主要诊断为高血压的住院患者中确诊继发性高血压的患者比例

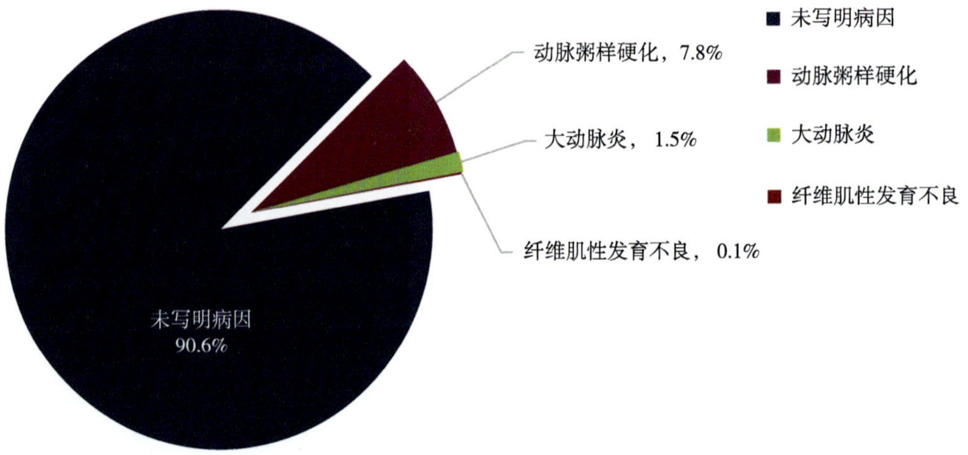

图3-1-5　2023年肾血管性高血压不同病因占比

3.1.2　高血压诊疗进展

3.1.2.1　高血压诊断研究

通过构建诊断模型提高高血压，尤其是继发性高血压诊断效率是目前高血压诊断的重点方向之一。

一项研究开发并验证了一种临床影像学指标列线图，以预测高血压患者的原发性醛固酮增多症。研究共纳入404名高血压患者，随机分为训练集（283例）和验证集（121例）。多变量逻辑回归分析筛选出四个独立预测因素：低钾血症病史（OR：2.684，95%CI：1.281 ～ 5.623，P＜0.001）、典型影像特征（OR：2.316，95%CI：1.166 ～ 4.601，P＝0.003）、24小时尿钾（OR：0.956，95%CI：0.932 ～ 0.980，P＜0.001）及血浆肾素活性（OR：1.423，95%CI：1.161 ～ 1.744，P＜0.001），构建了列线图。训练集和验证集的曲线下面积（分别为0.890和0.860，预测与实际确诊的原发性醛固酮增多症概率吻合良好，提示这一模型有望用于临床诊断原发性醛固酮增多症[1]。

3.1.2.2　治疗类研究

（1）降压药物研究：对于多药联合降压治疗方案的选择始终是研究者们探讨的重要问题。对于单药治疗无法控制的高血压患者，应用复方降压制剂是目前常用的治疗方案之一。一项多中心随机对照试验研究了氨氯地平/贝那普利和贝那普利/氢氯噻嗪复方治疗在中国患者中的降压效果和安全性。研究纳入了国内20家医院和社区健康中心的560名1级或2级高血压患者，并随机分配到氨氯地平/贝那普利5/10mg组（$n=282$）或贝那普利/氢氯噻嗪10/12.5mg组（$n=278$）。研究记录了患者基线到治疗24周的24小时动态收缩压变化。结果提示，氨氯地平/贝那普利组受试者白天舒张压水平降低幅度较另一组显著更大（−9.83±0.89 mmHg vs −7.10±0.89 mmHg，$P=0.03$），而夜间收缩压和舒张压均无显著差异。在安全性分析中，氨氯地平/贝那普利组患者的干咳发生率显著低于贝那普利/氢氯噻嗪组（5.3% vs 10.1%，$P=0.04$）。研究表明，氨氯地平/贝那普利与贝那普利/氢氯噻嗪复方治疗相比在白天的降压效果更好，且干咳发生率更低[2]。

近一年以来，继松龄血脉康胶囊之后不断有新的降压中成药临床研究在国际临床试验中崭露头角，推进了中药在高血压治疗方面的探索，展现出中药治疗高血压的独特潜力与应用前景。然而，未来还需更多有关中药治疗高血压的有效性及安全性的循证医学研究，形成有中国特色的降压治疗方案[3, 4]。

（2）高血压器械治疗：去肾交感神经术（RDN）近年来在高血压器械治疗领域备受关注。这一手术通过肾动脉介入消融肾交感神经，从而降低高血压患者全身交感神经活性。

今年以来，我国有三项关于RDN安全性和有效性的假手术对照试验结果揭晓。这三项临床研究均采用随机、多中心、假手术对照的研究方法，对比了RDN组与假手术组患者术后6个月时的血压控制情况。其中两项研究发现，术后6个月时RDN组患者24小时收缩压及舒张压降低幅度均较对照组更大，其中RDN组与对照组收缩压下降幅度分别为12.4 mmHg vs 3.7 mmHg（$P<0.001$，图3-1-6a）[5]及13.0 mmHg vs 3.0 mmHg（$P<0.001$，图3-1-6b）[6]，舒张压下降幅度分别为6.4 mmHg vs 1.3 mmHg（$P<0.001$）[5]及7.7 mmHg vs 2.8 mmHg（$P<0.001$）[6]。另一项研究则发现，RDN组患者6个月后的诊室收缩压控制率与对照组相当（95.4% vs 92.8%），但RDN组的降压药物负担指数显著低于对照组（4.37 vs 7.61，

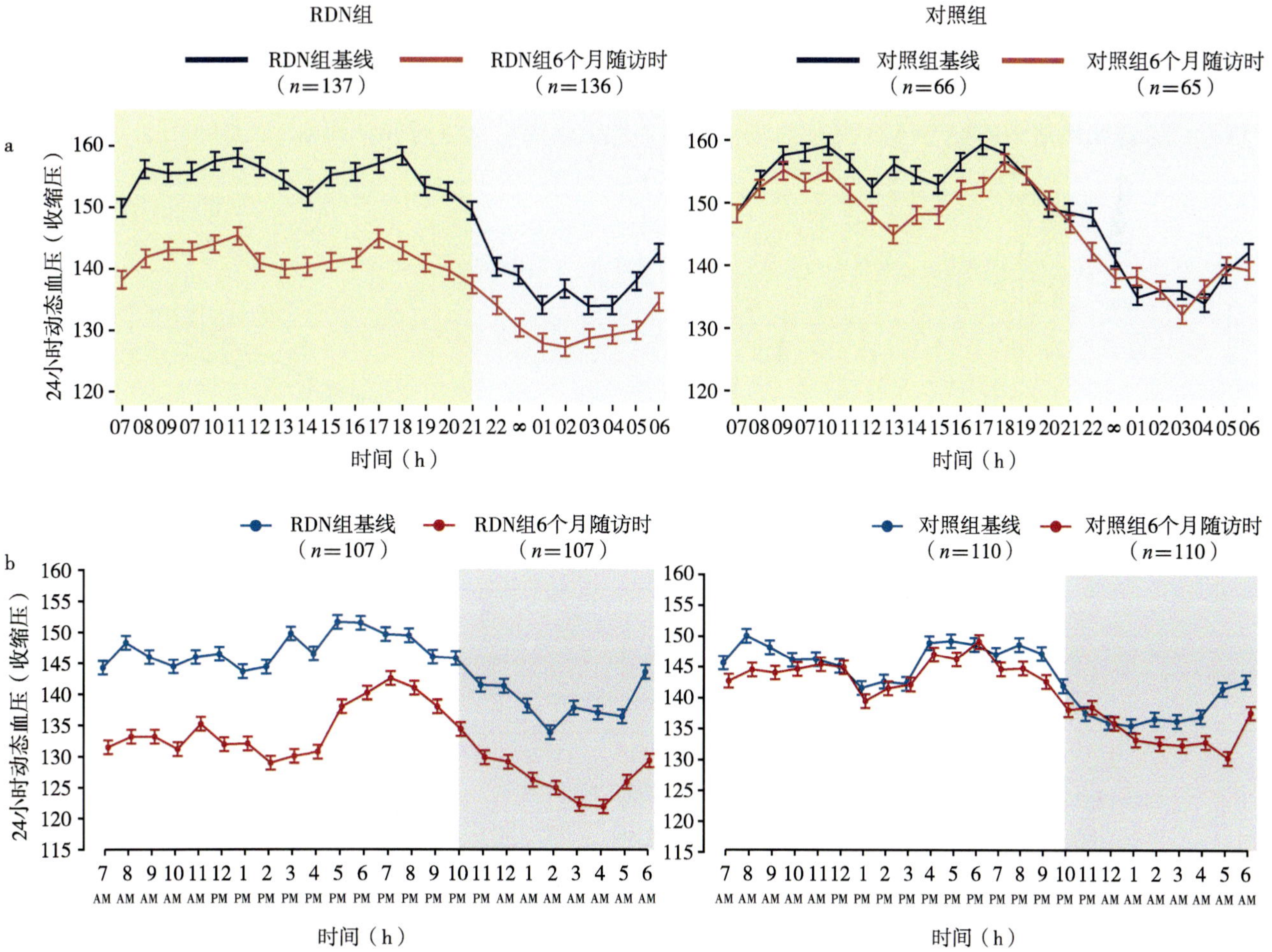

图3-1-6　两项研究中RDN与假手术组患者基线及6个月时24小时动态血压的收缩压变化

$P=0.010$），表明RDN组患者在控制血压至140 mmHg以下时需要的药物显著减少[7]。在这三项研究的随访期间，均未发生重大安全事件，这也为RDN提供了有效性及安全性的新证据。

（3）强化降压治疗研究：对于降压目标值的讨论一直是高血压领域的研究热点。此前研究表明，强化降压治疗可改善高血压患者的心血管预后。在近期的研究中，研究者们进一步探讨了在不同类型高血压患者中强化降压治疗是否均能带来心血管获益，从而为高血压患者个体化降压目标的选择提供了更多的循证医学证据。

一项采用开放标签、盲终点评价的随机对照试验，评价在具有心血管高危风险的高血压患者中，采用诊室收缩压目标值低于120mmHg和低于140mmHg的两种降压治疗策略对预防主要血管事件的作用。研究纳入了11 255名具有心血管高危风险的高血压患者（其中4359名患糖尿病，3022名有卒中病史），被随机分配至强化治疗组（诊室收缩压目标值120mmHg以下，$n=5624$例）或标准治疗组（诊室收缩压目标值140mmHg以下，$n=5631$例）。在中位随访3.4年期间，强化治疗组有547人（9.7%）发生主要终点事件（即心肌梗死、血运重建、心力衰竭住院、卒中或心血管死亡的复合终点），标准治疗组为623人（11.1%）（HR：0.88；95%CI：0.78～0.99，$P=0.028$）（图3-1-7，图3-1-8）。无论是否合并糖尿病、糖尿病病程长短或是否有卒中病史，该作用均一致。强化治疗组严重不良事件晕厥的发生率（24/5624；0.4%）高于标准治疗组（8/5631；0.1%）（HR：3.00，95%CI：1.35～6.68）。两组低血压、电解质异常、跌伤、急性肾损伤等严重不良事件的发生率无显著差异。研究表明，对于心血管高危的高血压患者，无论是否合并糖尿病或是否有卒中病史，与降低收缩压目标值140mmHg以下的治疗策略相比，降低收缩压目标值120mmHg以下可进一步预防主要血管事件，且额外风险轻微[8]。

对老年高血压患者干预试验（STEP）进行的事后分析表明：①在任何高血压阶段启动强化收缩压治疗均可有效降低心血管疾病风险[9]。持续高血压时间超过15年的患者在标准治疗组中心血管事件发生率显著高于病程低于5年的患者（HR：1.68，95%CI：1.11～2.56），而在强化治疗组中则无此差异。高血压病史每增加1年，主要心血管事件的调整风险增加4%（95% CI：1.01～1.08）。强化治疗后，不同持续时间组的主要心血管事件发生率相似。②强化血压控制可延缓动脉僵硬度进展并降低老年高血压患者的CVD风险[10]。强化治疗组的baPWV年变化为23.1 cm/s，低于标准治疗组的36.7 cm/s（$P<0.001$），且强化治

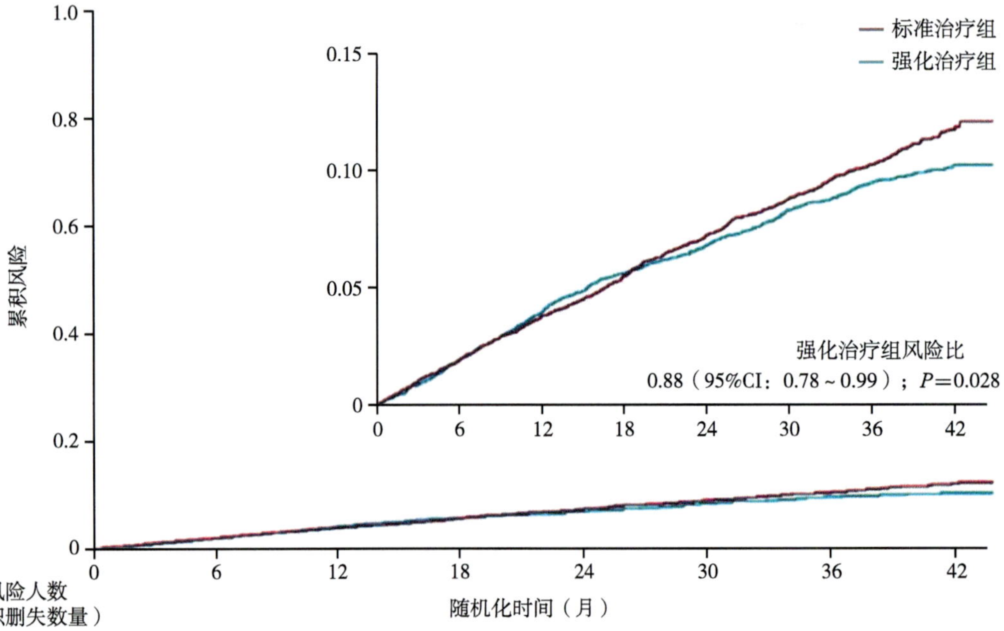

风险人数（累积删失数量）	0	6	12	18	24	30	36	42
标准治疗组	5631	5519（4）	5410（10）	5299（24）	5183（42）	5081（57）	3955（1106）	389（4619）
强化治疗组	5624	5510（6）	5380（18）	5279（31）	5197（45）	5097（64）	3967（1132）	400（4677）

图3-1-7　强化降压及标准降压治疗组的主要结局事件*累计风险

注：* 主要结局事件为包括心肌梗死、冠状动脉或非冠状动脉血运重建、因新发心力衰竭或急性失代偿性心力衰竭住院或急诊就诊、卒中或心源性死亡的复合结局

	强化治疗组（n=5624）	标准治疗组（n=5631）	风险比（95% CI）	P值
心肌梗死	82（1.5%）	91（1.6%）	0.90（0.67～1.22）	0.50
卒中	262（4.7%）	303（5.4%）	0.86（0.73～1.02）	0.083
心力衰竭	57（1.0%）	78（1.4%）	0.73（0.52～1.03）	0.072
心源性死亡	59（1.1%）	97（1.7%）	0.61（0.44～0.84）	0.0027
未血运重建的主要血管事件	417（7.4%）	495（8.8%）	0.84（0.74～0.96）	0.010
冠状动脉血运重建	183（3.3%）	182（3.2%）	1.01（0.82～1.24）	0.94
非冠状动脉血运重建	23（0.4%）	22（0.4%）	1.05（0.58～1.88）	0.88
主要血管事件（主要结局）	547（9.7%）	623（11.1%）	0.88（0.78～0.99）	0.028
全因死亡	160（2.8%）	203（3.6%）	0.79（0.64～0.97）	0.025
主要结局或全因死亡	637（11.3%）	714（12.7%）	0.89（0.80～0.99）	0.039

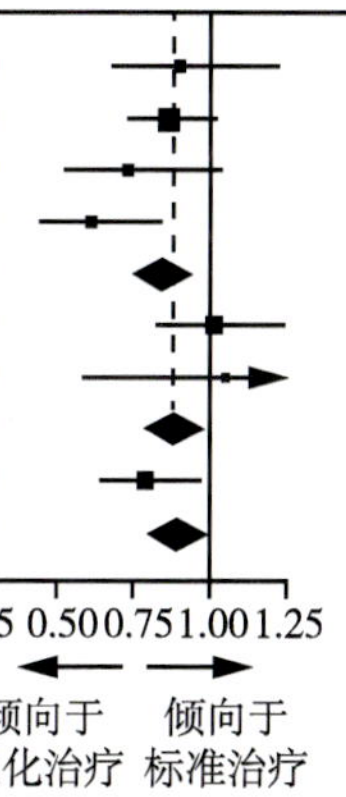

图 3-1-8　强化降压及标准降压治疗组各项结局事件的风险比

疗组的CVD事件发生率低于标准组（2.9% vs 3.5%）。③对于高血压患者，强化血压治疗可能不会降低新发心脏传导系统疾病（CSD）发生率[11]。新发CSD发生率在强化治疗组（n＝205，6.42%）和标准治疗组（n＝188，5.94%）之间相似，而既往存在CSD的参与者发生急性失代偿性心力衰竭的风险更高（HR：10.23，95% CI：1.66～63.18，P＝0.012）。此外，男性、年龄增加、和体重指数增加与新发CSD的风险增加独立相关。

（4）血压管理策略研究：在信息科技时代，运用多种技术方法及系统策略对高血压患者血压控制进行管理，成为有效实现高血压群防群控的新手段。

一项时效性的、开放标签的、整群随机试验评估了临床决策支持系统（CDSS）在中国基层医疗环境中改善符合指南的抗高血压治疗的有效性。研究纳入了中国四个城市地区的94个基层医疗机构（46个使用CDSS，48个使用常规护理）共12 137名高血压患者。使用电子健康记录的CDSS组将推荐特定的符合指南的方案用于抗高血压药物的启动、调整或更换，而使用相同的电子健康记录但不使用CDSS组，仅提供常规治疗。在平均11.6个月的随访期间，干预组提供适当治疗的比例高于对照组（77.8% vs 62.2%，P＜0.001）（图3-1-9）。与对照组参与者相比，干预组患者的收缩压降低幅度更大（−1.5 mmHg vs 0.3mmHg，P＝0.006）。结果提示，在中国的基层医疗中使用CDSS可有效提供符合指南的抗高血压治疗并降低患者血压，同时，CDSS为安全高效地提供更好的高血压护理提供了一种有前景的方法[12]。

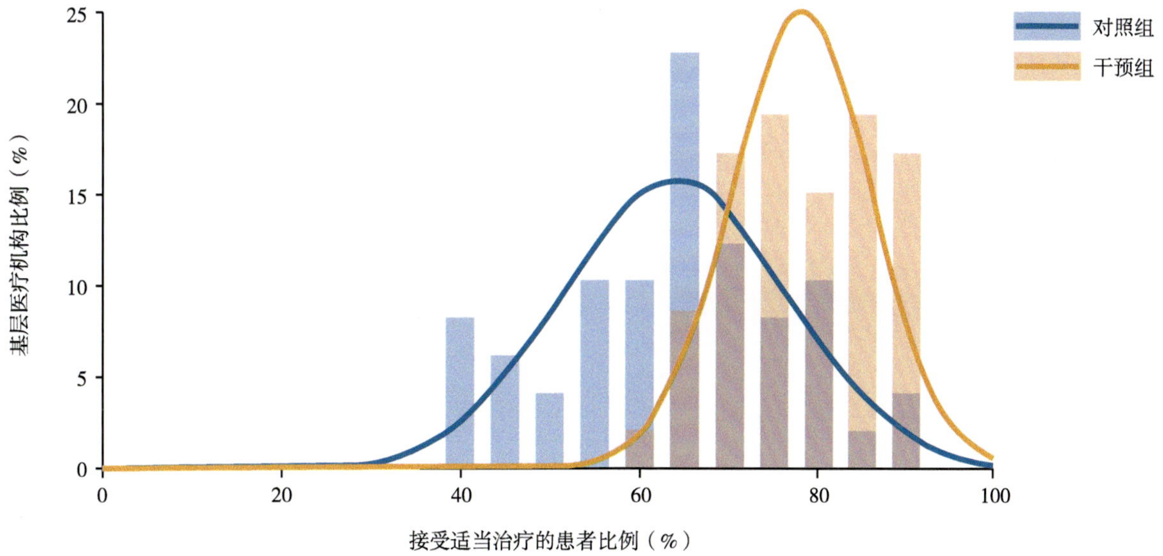

图 3-1-9　实验组及对照组患者接受适当治疗（基于指南的）的比例分布

（5）继发性高血压的治疗：近年来继发性高血压的治疗手段不断更新，不同治疗方案的疗效比较研究为高血压患者治疗方案的选择提供了循证医学证据。此前，已有研究证明了经皮超选择性肾上腺动脉栓塞（SAAE）治疗与盐皮质激素受体拮抗剂（MRA）治疗相比的优越性，而在近一年中，又有新的研究不断为SAAE治疗的优效性提供新的临床证据。

一项前瞻性、随机对照试验中，29名原发性醛固酮增多症患者接受了SAAE治疗，30名患者接受盐皮质激素受体拮抗剂MRA治疗。结果显示，SAAE组患者的收缩压显著降低（−8.4 mmHg，95%CI：−15.2～−2.1 mmHg，$P<0.01$），且SAAE组在6个月时的门诊、家庭和动态血压降低均优于MRA组（均$P<0.05$）。在1个月和3个月随访时，SAAE组的醛固酮与肾素比值明显低于MRA组（均$P<0.01$），而在6个月时两组无显著差异。结果表明，SAAE在控制血压和纠正生化异常方面优于MRA[13]。

3.1.2.3　预后类研究

目前，代谢相关的危险因素被证实影响高血压患者的预后结局。

STEP研究的8283名参与者的事后分析表明，强化降压干预对患者主要结局的作用不受基线LDL-C水平（$P=0.80$）和非HDL-C水平（$P=0.95$）的影响[14]。另一项STEP研究的事后分析则探讨了残余胆固醇（RC）与强化收缩压降低对心血管结局影响的相关性。研究对8206名患者进行了中位3.33年的随访，多因素分析结果显示，强化降压治疗降低了高RC组的全因死亡率（HR：0.42，95%CI：0.22～0.80），但在低RC组中全因死亡率增加（HR：2.48，95%CI：1.3～4.73，$P<0.001$）。在不良事件方面，高RC组只有低血压的风险略有增加（HR：1.48，95%CI：1.02～2.16），提示高RC患者通过强化降低收缩压可获得更大的心血管获益[15]。

3.1.3　指南与专家共识

自2023年以来，中国专家发布多部高血压相关指南及共识，涉及高血压预防、特殊人群高血压诊治、降压药物的规范应用等各方面，为临床医生提供了明确建议，有助于规范临床医生的工作，提高高血压患者血压达标率（表3-1-1）。

表3-1-1　2023—2024年发布的高血压方面的指南和共识

发布时间	指南或共识名称
指南	
2024年	中国肾脏移植受者高血压临床诊疗指南[16]
2024年	中国高血压防治指南[17]
2024年	中国高血压临床实践指南[18]
专家共识	
2024年	老年高血压特点及临床诊治流程专家共识[19]
2024年	高血压精准化诊疗中国专家共识[20]
2024年	中国卒中患者高血压管理专家共识[21]
2024年	难治性高血压血压管理中国专家共识[22]

3.1.4　小结

近年来，收治高血压的医院数量持续增加，中国高血压医疗质量稳步提升，全国各级医疗机构在高血压的筛查、诊断与管理上都做出了积极努力，尤其是继发性高血压的病因筛查与诊断能力均较前有所提高。但同时，高血压患者的管理依旧面临挑战。加强健康教育，增强公众意识，重视高血压患者的长期随访与综合管理，是目前高血压防控的重中之重；优化治疗方案，提升患者生活质量，并推动高血压医疗质量的全面提升任重道远。

（执笔人：刘亚欣 曲 艺 审稿人：马文君）

参考文献

[1] LIU Y，WANG M，QIU X，et al. A novel clinical-imaging nomogram for predicting primary aldosteronism in patients with hypertension [J]. Hypertens Res，2023，46（12）：2603-2612.

[2] HUANG Q F，ZHANG D，LUO Y，et al. Comparison of two single-pill dual combination antihypertensive therapies in Chinese patients：a randomized，controlled trial [J]. BMC Med，2024，22（1）：28.

[3] QU H，SHEN A L，YANG K，et al. Efficacy and safety of Qingda granule versus valsartan capsule in Chinese grade 1 hypertensive patients with low-moderate risk：a randomized，double-blind，double dummy，non-inferiority，multi-center trial [J]. Pharmaco Res，2024，200：107052.

[4] XIE J，MA Y-L，GUI M T，et al. Efficacy of Huoxue Qianyang Qutan Recipe on essential hypertension：a randomized，double-blind，placebo-controlled trial [J]. J Integr Med，2024，22（4）：484-492.

[5] LI Y，GAO F，REN C，et al. The Netrod™ six-electrode radiofrequency renal denervation system for uncontrolled hypertension：a sham-controlled trial [J]. Eur Heart J，2024，45（44）：4761-4764.

[6] JIANG X，MAHFOUD F，LI W，et al. Efficacy and safety of catheter-based radiofrequency renal denervation in Chinese patients with uncontrolled hypertension：the randomized，sham-controlled，multi-center Iberis-HTN trial [J]. Circulation，2024，150（20）：1588-1598.

[7] WANG J，YIN Y，LU C，et al. Efficacy and safety of sympathetic mapping and ablation of renal nerves for the treatment of hypertension（SMART）：6-month follow-up of a randomised，controlled trial [J]. E Clinical Medicine，2024，72：102626.

[8] LIU J，LI Y，Ge J，et al. Lowering systolic blood pressure to less than 120 mm Hg versus less than 140 mm Hg in patients with high cardiovascular risk with and without diabetes or previous stroke：an open-label，blinded-outcome，randomised trial[J]. Lancet，2024，404（10449）：245-255.

[9] LING Q，DONG X，BAI J，et al. Impact of hypertension duration on the cardiovascular benefit of intensive blood pressure control [J]. Hypertension，2024，81（9）：1945-1955.

[10] ZHANG S，ZHONG Y，WU S，et al. Intensive blood pressure control on arterial stiffness among older patients with hypertension [J]. Chin Med J（Engl），2024，137（9）：1078-1087.

[11] ZHAO S，DENG Y，WANG Y，et al. Incidence and prognosis of cardiac conduction system diseases in hypertension：the STEP trial [J]. Nat Aging，2024，4（4）：483-490.

[12] SONG J，WANG X，WANG B，et al. Learning implementation of a guideline based decision support system to improve hypertension treatment in primary care in China：pragmatic cluster randomised controlled trial [J]. BMJ，2024，386：e079143.

[13] ZHOU Y，WANG X，HOU J，et al. A controlled trial of percutaneous adrenal arterial embolization for hypertension in patients with idiopathic hyperaldosteronism [J]. Hypertens Res，2024，47（2）：311-321.

[14] WANG X，FENG Y，YANG L，et al. Association of baseline serum cholesterol with benefits of intensive blood pressure control [J]. Chin Med J（Engl），2023，136（17）：2058-2065.

[15] YANG R，ZHANG J，YU X，et al. Remnant cholesterol and intensive blood pressure control in older patients with hypertension：a post hoc analysis of the STEP randomized trial [J]. Eur J Prev Cardiol，2024，31（8）：997-1004.

[16] 张健，林俊，胡小鹏，等. 中国肾脏移植受者高血压临床诊疗指南 [J]. 器官移植，2024，15（04）：509-532.

[17] 中国高血压防治指南修订委员会，高血压联盟，中国医疗保健国际交流促进会高血压病学分会，等. 中国高血压防治指南（2024年修订版）[J]. 中华高血压杂志，2024，32（7）：603-700.

[18] 中华医学会心血管疾病学分会，海峡两岸医药卫生交流协会高血压专业委员会，中国康复医学会心血管疾病预防与康复专业委员会. 中国高血压临床实践指南 [J]. 中华心血管疾病杂志，2024，52（9）：985-1032.

[19] 中华医学会老年医学分会，中国医疗保健国际交流促进会. 老年高血压特点及临床诊治流程专家共识 [J]. 中华老年

医学杂志，2024，43（3）：257-268.
[20] 高血压精准化诊疗专家共识组成员，老年心脑血管病教育部重点实验室．高血压精准化诊疗中国专家共识（2024）[J]．中华高血压杂志，2024，32（06）：505-519.
[21] 王增武，王圣，冯彩霞，等．中国卒中患者高血压管理专家共识[J]．中国卒中杂志，2024，19（06）：672-698.
[22]《难治性高血压血压管理中国专家共识》撰写工作组．难治性高血压血压管理中国专家共识[J]．中华高血压杂志，2024，32（08）：704-709，700.

3.2 冠心病

3.2.1 住院患者特点

3.2.1.1 冠心病患者整体情况

HQMS数据显示，2023年收治冠心病住院患者（出院主要诊断为冠心病且年龄≥18岁）的医院有6581家，占HQMS中纳入监测的收治心血管疾病住院患者医院数量的81.1%，其中三级医院2169家，二级医院4412家。上述医院共收治冠心病住院患者836.8万人次，其中三级医院567.7万人次，二级医院269.1万人次。

冠心病住院患者的平均年龄为66.5岁，女性占43.0%，55～84岁患者占77.8%，小于55岁患者占16.7%（图3-2-1）。

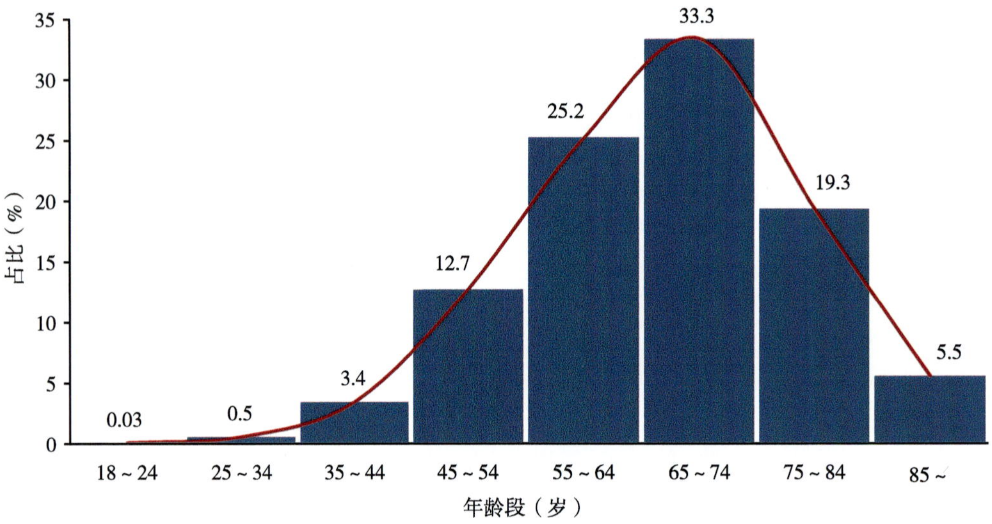

图3-2-1　冠心病住院患者的年龄分布

冠心病住院患者合并高血压的比例为61.3%，合并2型糖尿病（T2DM）的比例为27.5%（图3-2-2）。

冠心病住院患者的主要出院诊断构成中居前三位的是不稳定型心绞痛、未分类的冠心病和稳定型心绞痛，占比依次为40.0%、29.0%和15.1%（图3-2-3）。

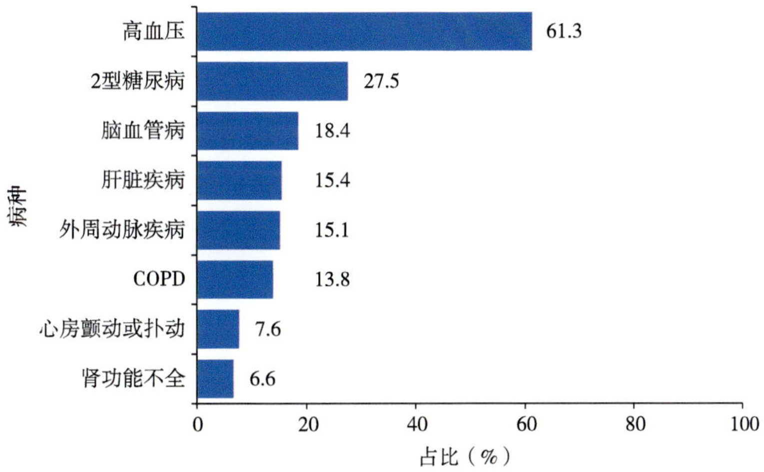

图3-2-2 冠心病患者合并疾病情况

注：COPD，慢性阻塞性肺疾病。

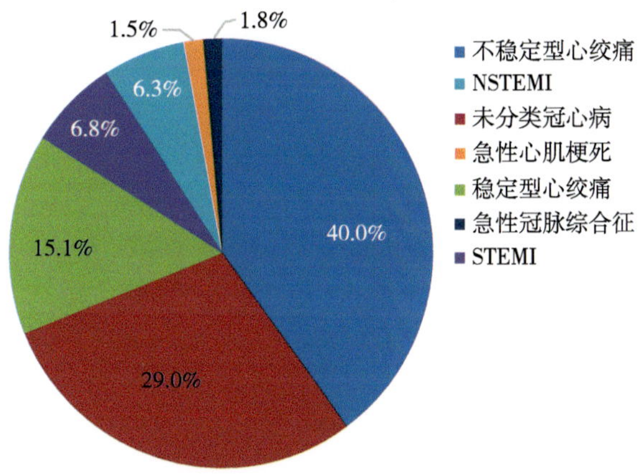

图3-2-3 冠心病住院患者出院主要诊断分类占比

注：NSTEMI，非ST段抬高型心肌梗死；STEMI，ST段抬高型心肌梗死。

3.2.1.2 急性心肌梗死住院患者情况

2023年共收治急性心肌梗死住院患者122.2万人次，其中ST段抬高型心肌梗死患者占46.7%，非ST段抬高型心肌梗死患者占43.1%，未分类的急性心肌梗死占10.2%。

急性心肌梗死住院患者平均年龄为65.1岁，女性占比为28.9%。患者中小于55岁者占21.8%，55～84岁之间者占72.1%（图3-2-4）。

急性心肌梗死住院患者中，7.7%合并心源性休克，5.7%合并恶性心律失常，其他并发症发生情况见图3-2-5。

急性心肌梗死患者的住院死亡率为4.0%，非康复离院率（离院方式为住院死亡或非医嘱离院）为12.8%，其中男性住院死亡率为3.3%，非康复离院率为11.6%，女性住院死亡率为5.5%，非康复离院率为15.9%。不同类型急性心肌梗死患者住院结局见图3-2-6，不同年龄急性心肌梗死患者住院结局见图3-2-7。

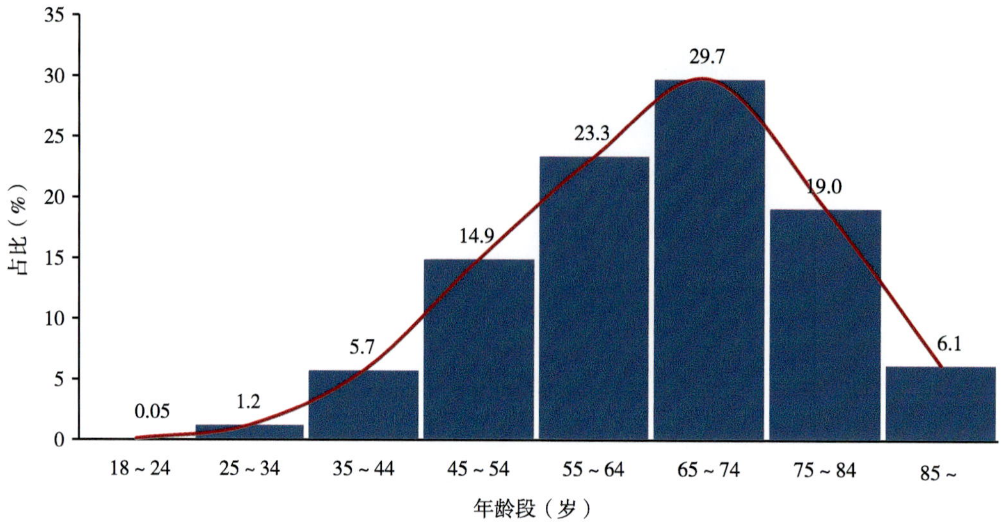

图3-2-4　不同年龄急性心肌梗死住院患者的分布

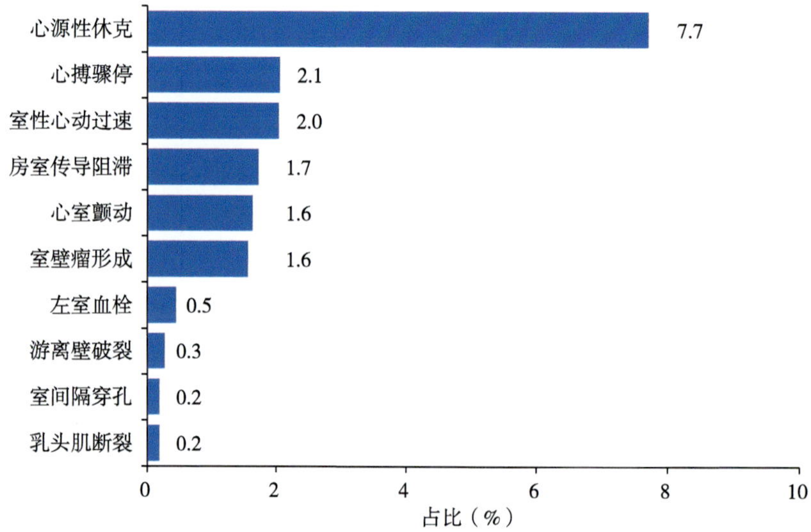

图3-2-5　急性心肌梗死住院患者并发症发生情况

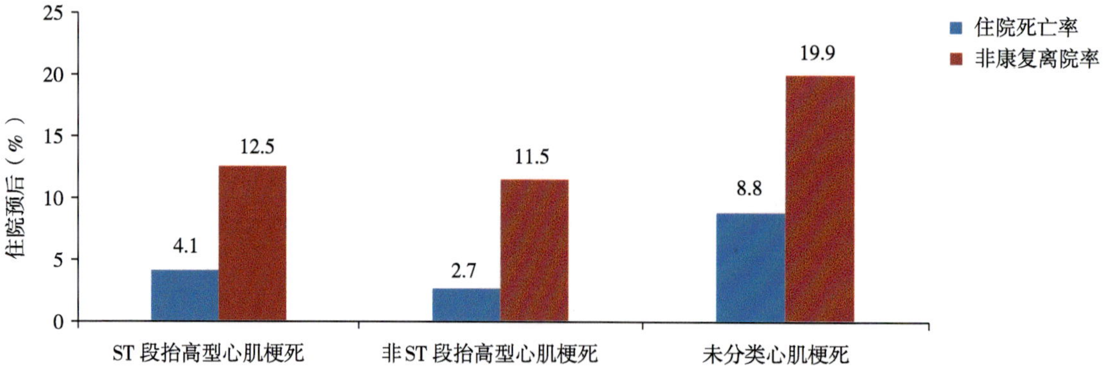

图3-2-6　急性心肌梗死患者住院结局

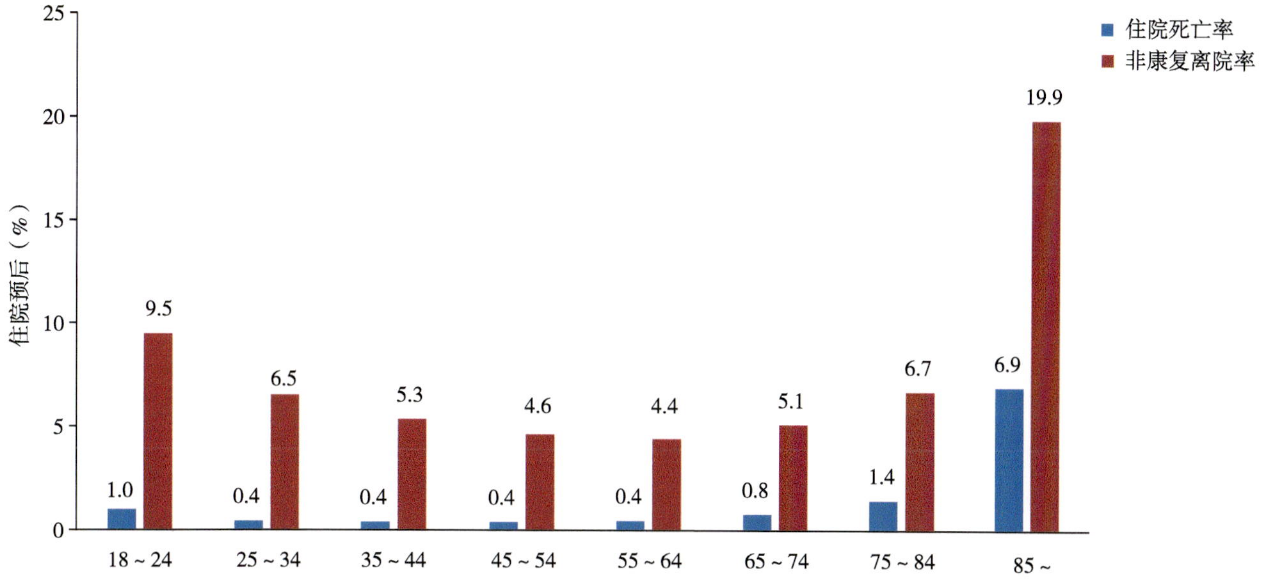

图3-2-7 不同年龄急性心肌梗死患者住院结局

3.2.1.3 冠状动脉介入治疗患者情况

2023年有190.1万例的患者接受了冠状动脉介入治疗，占冠心病住院患者总数的22.7%。有202.9万例的患者接受了单纯冠状动脉造影检查，占冠心病住院患者总数的24.2%。

住院期间行冠状动脉介入治疗的冠心病患者的平均年龄为63.3岁，女性占28.6%，年龄在45～74岁者占78.7%，≥75岁患者占15.6%（图3-2-8）。

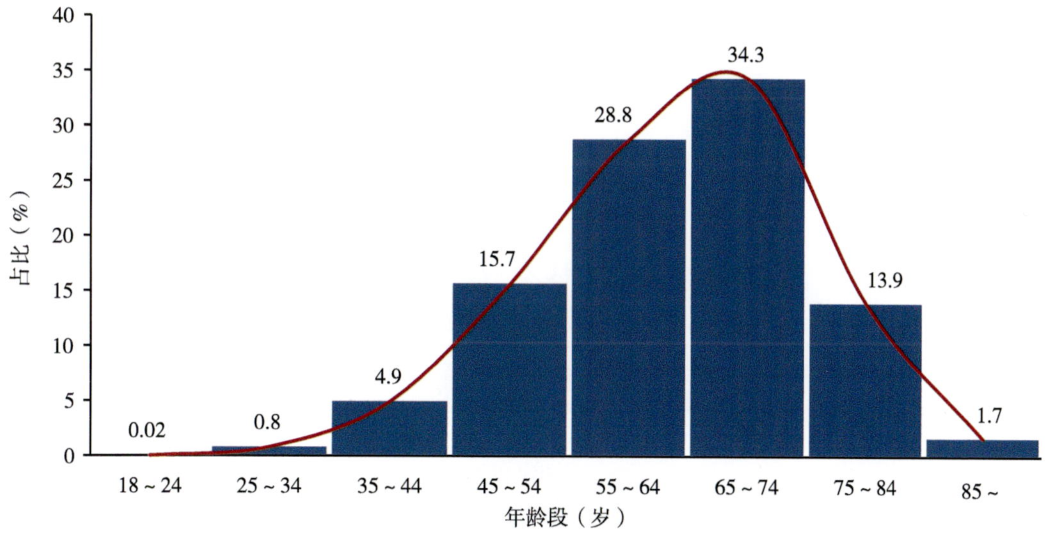

图3-2-8 不同年龄冠状动脉介入治疗患者的分布

接受介入治疗的冠心病住院患者中，接受经皮冠状动脉介入治疗（PCI）者占比最多（68.8%），接受经皮冠状动脉腔内成形术（PTCA）治疗者占比最少（5.7%），其他介入治疗类型的占比见图3-2-9。

接受介入治疗的冠心病住院患者中，14.3%的患者接受了冠状动脉血管内超声（IVUS）检查，2.6%的患者接受了冠状动脉腔内光学相干断层扫描（OCT）检查，1.9%的患者接受了冠状动脉血管内压力测量/冠状动脉血流储备分数（FFR/QFR）检查，0.7%的患者接受了冠状动脉旋磨治疗。

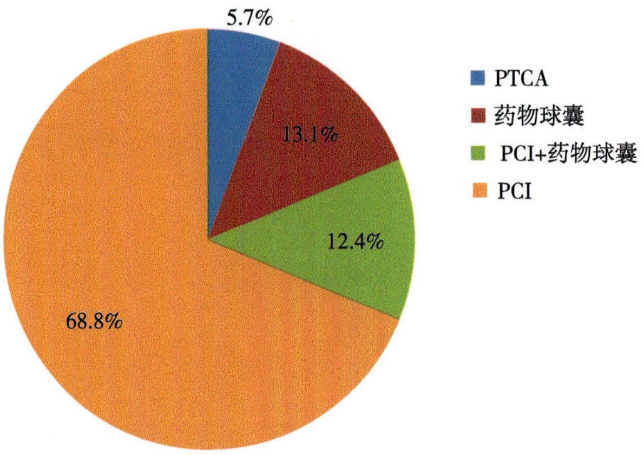

图3-2-9 接受冠状动脉介入治疗的冠心病患者的介入治疗类型占比

注：PCI，经皮冠状动脉介入治疗；PTCA，经皮冠状动脉腔内成形术。

行冠状动脉介入治疗患者的住院死亡率为0.6%，非康复离院率为3.0%。其中男性住院死亡率为0.5%，非康复离院率为2.9%。女性住院死亡率为0.8%，非康复离院率为3.1%。行单纯冠状动脉造影患者的住院死亡率为0.1%，非康复离院率为2.6%。

3.2.1.4 冠状动脉旁路移植术（CABG）患者情况

2023年HQMS纳入监测的医院中，共有654家开展至少一例CABG，其中单纯CABG6.1万例。各省市CABG手术量差异巨大，数量最多的前三省市完成了全国52%的手术量。

接受CABG的患者平均年龄62.2±8.9岁，其中年龄在55～74岁之间者的占75.3%，大于等于75岁患者占8.0%。患者年龄分布情况见图3-2-10。

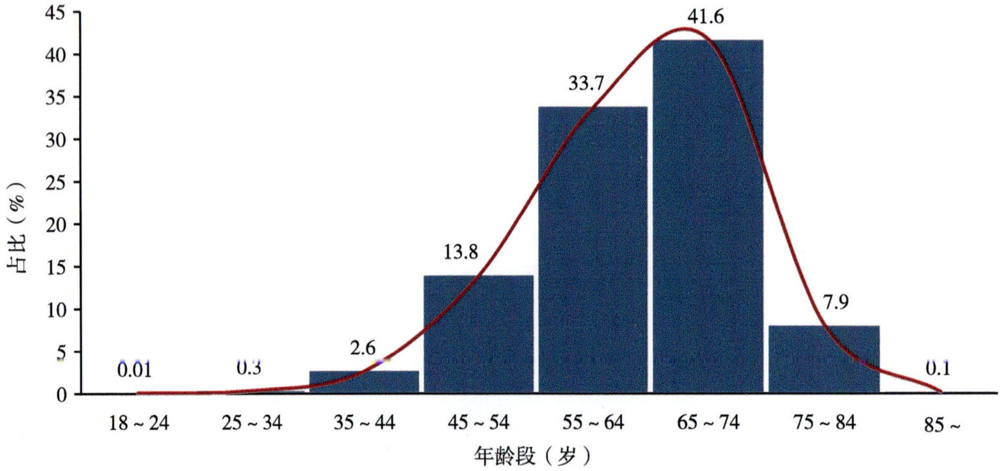

图3-2-10 接受冠状动脉旁路移植术的患者年龄分布

接受CABG的患者中，女性占25.5%，合并高血压者占比最高（63.0%），合并T2DM者的占比为40.7%，合并卒中者占比为20.4%（图3-2-11）。

2023年冠心病住院患者中冠状动脉介入治疗与CABG的规模之比为31.4∶1。各省（自治区、直辖市）的比值和冠状动脉介入治疗数量见图3-2-12。

单纯CABG的住院死亡率为1.0%，非康复离院率为2.6%。

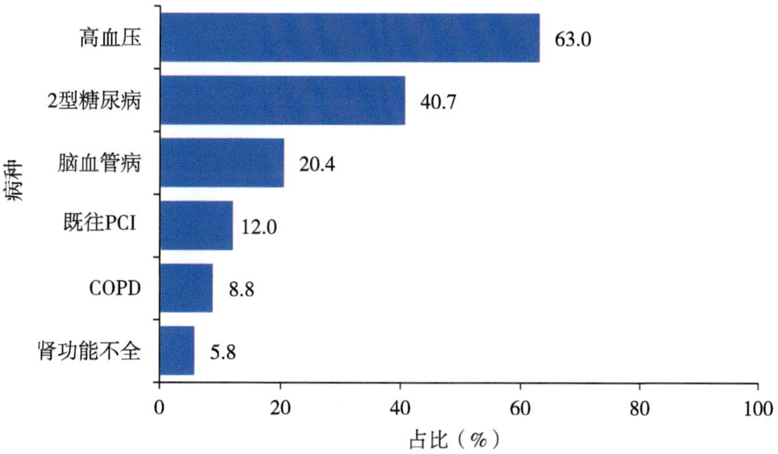

图3-2-11　接受冠状动脉旁路移植术的患者术前危险因素

注：COPD，慢性阻塞性肺疾病；PCI，此处泛指冠状动脉介入治疗。

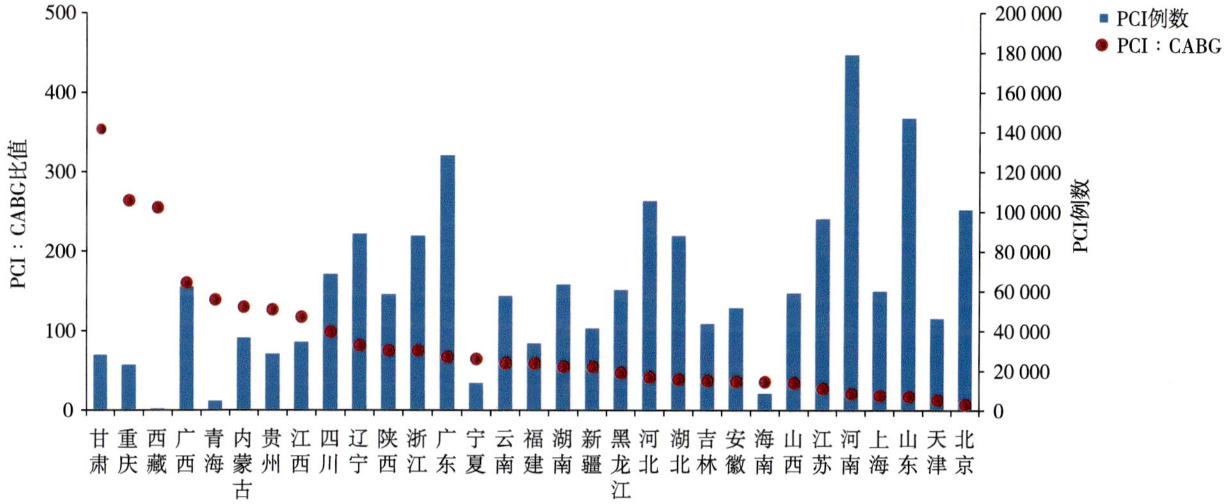

图3-2-12　我国冠状动脉介入治疗数量及其与冠状动脉旁路移植术数量之比

注：CABG，冠状动脉旁路移植术；PCI，此处泛指冠状动脉介入治疗。

3.2.2　冠心病诊断进展

基于多模态影像学的无创性和有创性冠状动脉解剖和功能学成像技术，是冠心病的早期诊断和精准评估的研究前沿和热点。其中，冠状动脉CT血流储备分数（CT-FFR）、冠状动脉CT血管成像衍生的定量血流分数（CT-QFR）、冠状动脉心肌灌注显像（CT-MPI）、冠状动脉磁共振血管成像（MRA）以及冠状动脉造影定量血流分数（QFR）等，是传统冠状动脉CT血管成像（CTA）和冠状动脉造影成像（CAG）技术的重要补充和拓展，在识别冠状动脉壁重构、冠状动脉管腔狭窄尤其是复杂冠状动脉病变方面，具有较好的临床应用前景。

一项前瞻性队列研究[1]，纳入了339名患者的404根血管，将无创性冠状动脉CTA衍生的血流储备分数（CT-FFR）与金标准的血流储备分数（FFR）进行对比，旨在评估CT-FFR在检测靶病变特异性心肌缺血方面的诊断效能。研究表明，以FFR≤0.80作为参考标准，CT-FFR的总体诊断准确性、敏感性、特异性、阳性预测值和阴性预测值分别为90.6%、90.9%、90.4%、85.3%和94.2%，且与FFR之间存在良好的相关性和一致性。在识别功能性冠状动脉狭窄方面，CT-FFR显示出优于传统冠状动脉CTA和定量冠状动脉造影的识别能力。值得注意的是，CT-FFR在病变分型、临床表现、狭窄严重程度、病变位置和“灰区”病变的评估方面，均显示出较好的诊断准确性。此外，在狭窄≥70%的亚组人群中，CT-FFR可显著减少不必要的侵入性检查的发生率（33.1% vs 6.6%，$P<0.001$）。因此，CT-FFR具有成为侵入性FFR的无创替代方案的潜力（图3-2-13）。

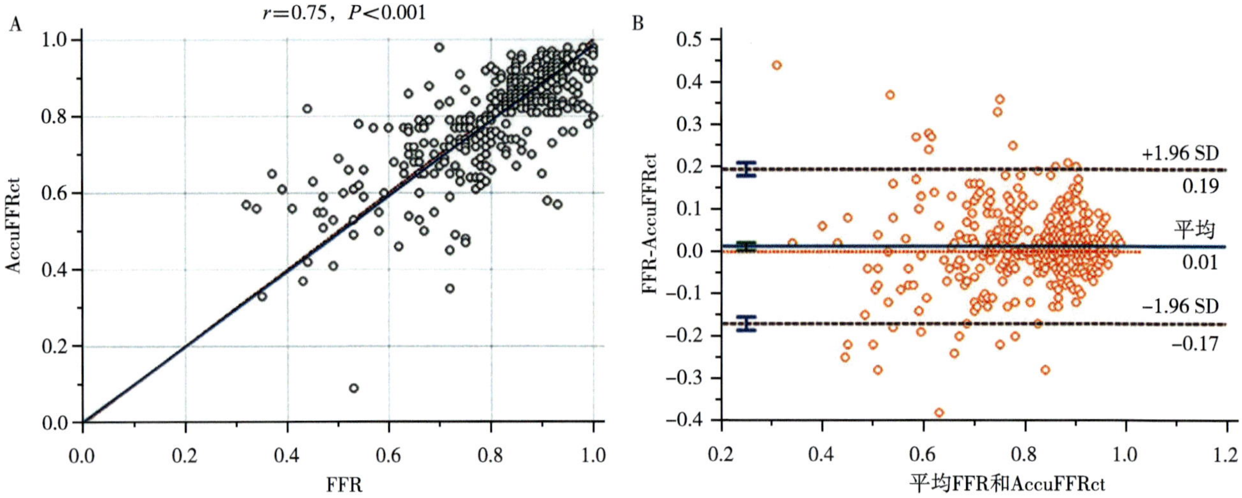

图3-2-13　ACCURATE-CT研究FFR与CT-FFR之间的相关性和一致性

注：AccuFFRct，一种冠状动脉CTA衍生的血流储备分数系统；FFR，血流储备分数。

一项前瞻性阜外左主干PCI队列的事后盲法研究[2]，纳入了1170例接受PCI治疗的左主干（LM）分叉病变患者，基于单体位分析模式，分别对主支血管（LM-LAD）和分支血管（LM-LCX）进行回顾性术后定量血流分数（QFR）评估。研究首次提出左主干介入术后生理性残余缺血的理念，生理性残余缺血被定义为术后LM-LAD或LM-LCX的QFR值≤0.80。研究发现，有13.2%的患者术后仍存在残余缺血，包括10.5%的患者术后LM-LCX存在生理性残余缺血，3.2%的患者术后LM-LAD存在生理性残余缺血；生理性残余缺血与更高的3年心血管死亡和心肌梗死风险显著相关，相对风险增加4倍。因此，介入治疗左主干分叉病变时，即使PCI结果经解剖学评估已令人满意，仍有必要将术后冠状动脉生理学评估纳入常规诊疗策略中，以指导优化术后即刻生理学结果，改善患者远期预后（图3-2-14）。

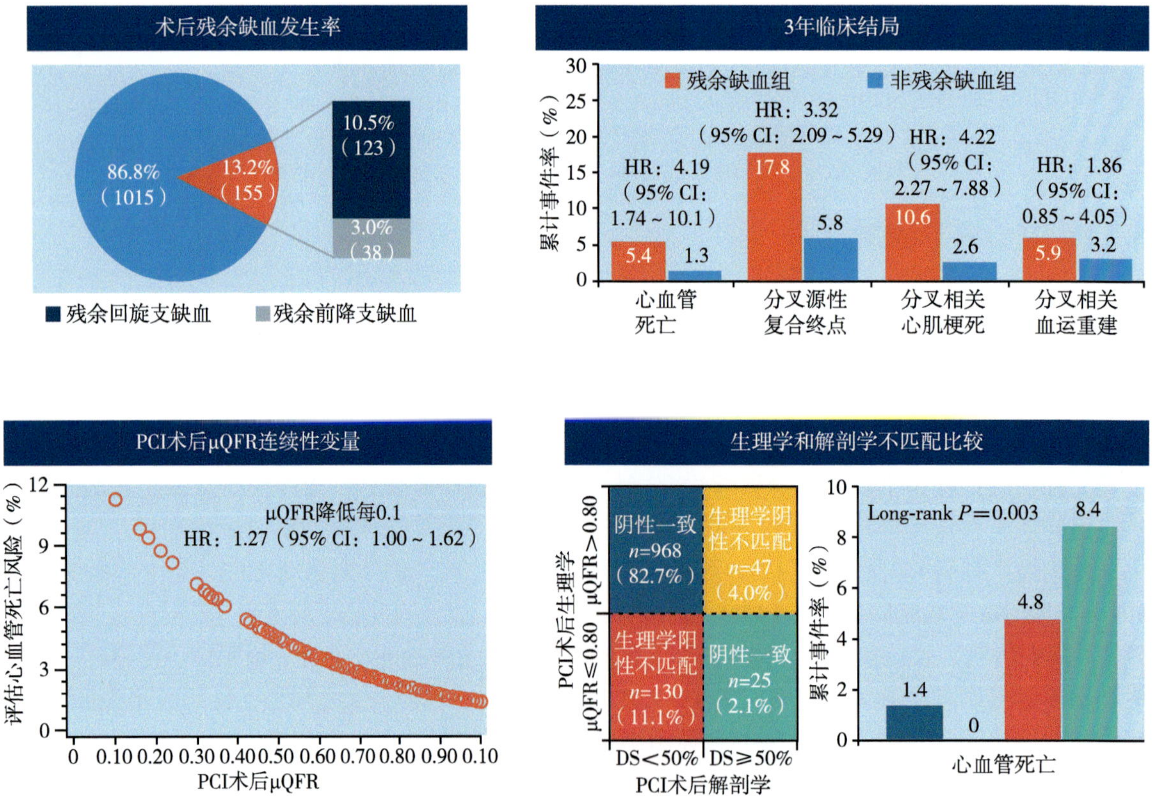

图3-2-14　阜外左主干PCI队列研究术后结果

注：QFR，定量血流分数；PCI，经皮冠状动脉介入治疗。

一项回顾性队列研究[3]，纳入了在4周内分别接受冠状动脉CTA心肌灌注显像（CT-MPI）、CT-FFR或侵入性血流储备分数的119名冠状动脉多支病变患者，共分析了305个阻塞性病变，并基于上述三种成像方式计算了每个患者的功能性SYNTAX评分（FSS），旨在评估FSSCT-MPI和FSS侵入性的一致性，并对比FSSCT-MPI和FSSCT-FFR的诊断准确性。结果表明，FSSCT-MPI与FSS侵入性具有较好的一致性（加权κ，0.808）。此外，在中高危患者（尤其是严重钙化患者）中，FSSCT-MPI比FSSCT-FFR具有更好的诊断价值（AUC，0.976 vs 0.884，$P<0.001$）。因此，FSSCT-MPI在识别冠状动脉多支病变（尤其是合并严重钙化）的患者中，具有很好的准确性和诊断价值。

一项回顾性队列研究[4]，纳入了在60天内接受CT-QFR和冠状动脉造影定量血流分数（μQFR）的240名具有复杂冠状动脉病变的冠心病患者，旨在评价CT-QFR和μQFR在复杂冠状动脉病变中的诊断价值。结果显示，在分叉病变、串联病变和中-重度钙化病变中，CT-QFR和μQFR分别与金标准FFR相比均具有较好的诊断一致性。在单个血管水平上，CT-QFR和μQFR的AUC均超过0.9。此外，CT-QFR和μQFR在灰区的诊断准确性分别为85%和84%。因此，血管成像衍生的定量血流分数（CT-QFR和μQFR）在复杂冠状动脉病变中具有很好的诊断效能。

CABG是冠心病的重要治疗手段。CABG的最佳桥血管策略一直是冠心病外科领域重点关注的问题。

一项观察性研究[5]，纳入了188例合并冠状动脉病变的瓣膜手术患者，旨在评估QFR指导CABG手术策略的早期临床结果。结果表明，QFR指导组的桥血管数量低于造影指导组（0.9±0.7 vs 1.6±0.5，$P<0.001$），且在31.6个月的中位随访中，QFR指导组的主要不良心血管事件发生率（24.6% vs 34.5%，HR：0.45，95% CI：0.24～0.84，$P=0.012$）和死亡率（13.0% vs 21.8%，HR：0.38，95% CI：0.16～0.93，$P=0.029$）显著低于造影指导组，表明QFR可能在合并冠状动脉疾病的瓣膜手术患者中提供更优的手术策略选择。该研究的结果需通过正在进行的相关临床试验进一步确认。

一项单中心回顾性研究[6]，纳入了368例使用了桡动脉桥血管的CABG患者，评估QFR与桡动脉吻合口通畅性的关联。结果显示，QFR值高于0.71与桡动脉吻合口狭窄或闭塞风险显著相关（38.7% vs 4.7%，HR：12.74，95% CI：5.95～27.28，$P<0.001$），提示QFR在指导桡动脉桥血管搭桥策略方面可能是一个重要的独立预测因素，能够为患者预后提供额外的评估信息。

一项回顾性队列研究[7]，纳入了31名健康志愿者和76名可疑冠心病患者，通过3.0T无对比剂冠状动脉MRA结合舒张期和收缩期成像，探索了无创测量冠状动脉扩张指数（CDI）在诊断显著冠状动脉狭窄方面的可行性。结果显示，MRA双期成像在诊断冠脉狭窄的敏感性、特异性和准确性分别为97.5%、83.3%和90.8%。与单一舒张期模式相比，MRA双期成像具有相似的诊断敏感性和更高的诊断特异性（83.3% vs 63.9%，$P=0.013$）。利用该方法监测的CDI值，在健康志愿者、非显著性和显著性冠心病患者中逐渐下降，提示MRA双期成像可能是一种简便且无创的CDI测量方法。

一项回顾性队列研究[8]，纳入93例受试者，包括IgG4相关疾病（IgG-RD）31例、系统性红斑狼疮（SLE）22例以及正常对照33例，旨在通过3.0T心脏磁共振血管成像技术，评估IgG-RD患者的冠状动脉血管壁对比剂增强现象（CE），进而评估其冠状动脉受累和疾病活动度情况。研究结果显示，29例（94%）的IgG4-RD患者和22例（76%）的SLE患者出现冠状动脉壁CE。IgG4-RD和SLE患者的对比度噪声比（CNR）和总CE面积均显著高于对照组。此外，IgG4-RD组患者的CNR、CE总面积与该疾病反应指数评分（RI）相关，提示CE技术或可用于检测IgG4-RD患者亚临床和临床冠状动脉壁受累情况。

3.2.3 冠心病治疗进展

3.2.3.1 冠心病药物治疗进展

（1）抗栓和溶栓药物：双联抗血小板治疗可显著减少冠心病［尤其是急性冠状动脉综合征（ACS）］患者PCI术后的远期栓塞相关不良事件，因而是当前PCI术后的标准抗血小板方案。然而，越来越多的研究证据表明，随着抗双联血小板治疗强度的提高和时程的延长，大出血或致死性出血风险也相应增加。这可能会抵消PCI术后抗血小板治疗策略带来的远期净获益。因此，如何在保证抗栓有效性的前提下，合理降阶梯治疗以提高抗栓安全性，是目前该领域研究的热点。

ULTIMATE-DAPT研究[9]是一项双盲、安慰剂对照、随机临床试验，纳入了3400名接受PCI治疗的ACS患者，旨在评估与替格瑞洛联合阿司匹林相比，单独使用替格瑞洛是否可以降低临床相关出血事件的发生率，而不会增加主要的心脑血管不良事件（MACCE）。该研究将完成IVUS-ACS研究且在接受双重抗血小板治疗1个月后无严重缺血事件ACS患者随机分为替格瑞洛＋阿司匹林双抗治疗（DAPT）组和替格瑞洛单药治疗（SAPT）组。结果表明，在PCI治疗后1个月和12个月之间，SAPT组较DAPT组的出血事件率更低（2.1% vs 4.6%；HR：0.45，95% CI：0.30～0.66，P＜0.0001），但两组的MACCE事件发生率无显著差异（$P_{非劣效}$＜0.0001，$P_{优效}$＝0.89），提示在上述特定的亚组人群中，单独使用替格瑞洛具有更好的临床净获益（图3-2-15）。

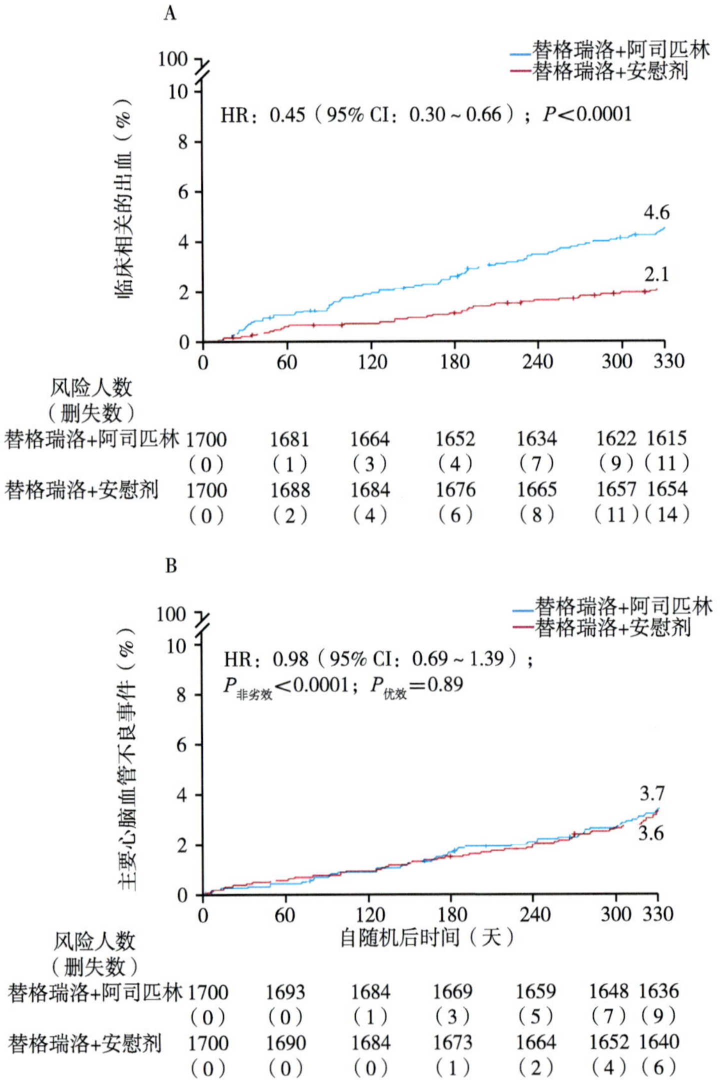

图3-2-15　ULTIMATE DAPT研究的主要优效终点和主要非劣效终点分析

OPT-BIRISK研究[10]是一项多中心、双盲、安慰剂对照、随机临床试验，共入选7758例名同时合并高缺血和高出血风险的ACS且已行冠状动脉介入治疗的患者，在术后9～12个月双抗的基础上（其间至少6个月未发生不良事件），将其1∶1随机分为氯吡格雷单药治疗（SAPT）组和阿司匹林和氯吡格雷治疗（DAPT）组，继续延长9个月的抗血小板方案。在主要终点方面，DAPT组有95名（2.5%）发生主要终点事件［（出血学术研究联盟（BARC）2、3或5型出血事件］，SAPT组有127名（3.3%）（HR：0.75，

95%CI：0.57 ～ 0.97，$P=0.03$）。在次要终点方面，SAPT组的MACCE发生率为2.6%（101例），DAPT组MACCE发生率为3.5%（136例）（HR：0.74，95% CI：0.57 ～ 0.96，$P_{非劣效}<0.001$；$P_{优效}=0.2$）。该研究提示，在高缺血和出血风险ACS患者PCI术后接受9 ～ 12个月双联抗血小板治疗，随后改为氯吡格雷单药治疗在抗栓有效性方面不亚于继续双抗治疗，而在减少出血的安全性方面优于双抗治疗（图3-2-16）。

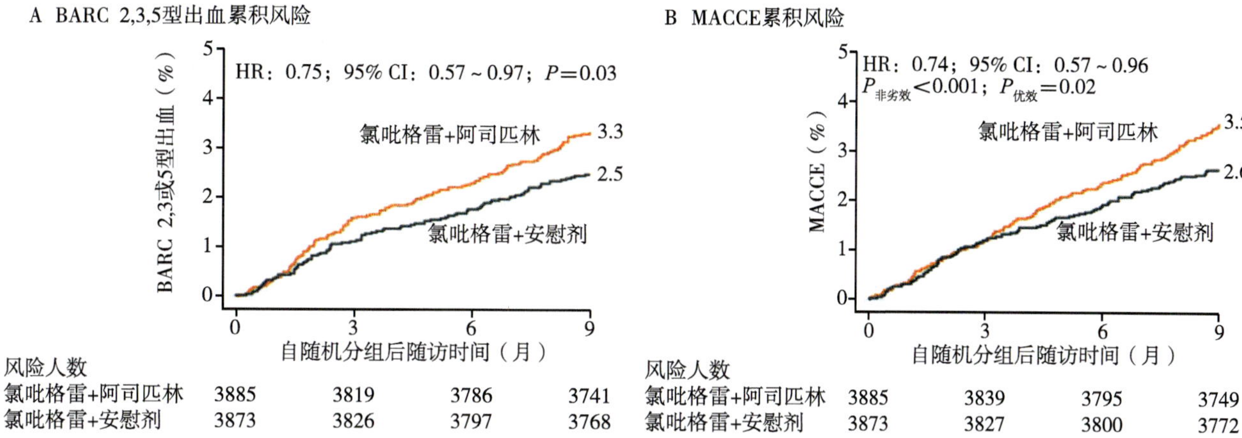

图3-2-16 OPT-BIRISK随访9个月后主要研究结果的Kaplan-Meier曲线

注：BARC，出血学术研究联盟；MACCE，主要不良心脑血管事件。

OPT-PEACE研究[11]是一项双盲、安慰剂对照、多中心随机临床试验，由ANKON磁控胶囊内镜（MCE）评估胃肠道损伤以确定最佳抗血小板治疗的研究。本研究基于OPT-PEACE的数据进行二次分析，纳入了中国28个中心的394例患者，按照1∶1∶1随机分为阿司匹林单药（ASA）、氯吡格雷单药（CLO）以及阿司匹林和氯吡格雷双联抗血小板（DAPT）组，1年后通过复查MCE评估胃肠道损伤。结果显示，ASA组的胃损伤进展率显著低于DAPT组（RR：0.70，95% CI：0.49 ～ 0.99，$P=0.009$）。CLO组与DAPT组（48.5% vs 53.1%，$P=0.46$）、ASA组与CLO组（37.1% vs 48.5%，$P=0.06$）之间则无显著统计学差异。ASA组的小肠损伤发生率低于DAPT组（RR：0.71，95% CI：0.50 ～ 0.99，$P=0.01$）。研究提示，PCI患者术后6 ～ 12个月持续使用阿司匹林、氯吡格雷或二者的组合可在相当一部分患者中引发胃肠道损伤。DAPT比单药治疗更容易导致胃肠道损伤。氯吡格雷至少与阿司匹林一样可能引起胃肠道损伤进展。

ASPIRATION研究[12]是一项真实世界注册研究，根据PCI术后不同的双联抗血小板策略进行分组，评估随访1年时的MACCE风险和出血风险，旨在探索吲哚布芬安全性和有效性。研究表明，采用倾向得分匹配（PSM）进行调整后，吲哚布芬组与阿司匹林组的MACCE事件发生率无显著差异（6.5% vs 6.5%，HR：0.99，95% CI：0.65 ～ 1.52，$P=0.978$），但吲哚布芬组BARC 2、3或5型出血显著减少（3.0% vs 11.9%，HR：0.24，95% CI：0.15 ～ 0.40，$P<0.001$）。亚组分析表明，上述趋势在包括阿司匹林不耐受在内的不同亚组中基本保持一致，但吲哚布芬可能增加了ACS患者MACCE风险。研究提示，吲哚布芬与阿司匹林具有相同的MACCE风险，但吲哚布芬的PCI术后出血风险较低。未来研究有必要进一步评估以吲哚布芬为基础的DAPT在PCI术后患者（尤其是在ACS人群中）的疗效。

RIGHT研究[13]是一项在全国53个中心开展的多中心、随机、双盲、安慰剂对照、优效性检验临床试验。该研究纳入2989例接受直接PCI的STEMI患者，分别接受小剂量常规抗凝或匹配安慰剂治疗至少48小时，旨在评价低剂量抗凝剂是否优于安慰剂。主要疗效终点为全因死亡、非致命性心肌梗死、非致命性卒中、明确的支架内血栓或30天内任何血管紧急血运重建等的复合终点。主要安全终点为30天内BARC 3 ～ 5型出血。结果表明，直接PCI术后常规抗凝治疗既未降低主要疗效终点事件风险（HR：1.00，95% CI：0.63 ～ 1.57，$P=0.998$），也未增加主要安全性终点事件风险（HR：0.74，95% CI：0.30 ～ 1.83，$P=0.511$）。该研究提示，STEMI患者接受直接PCI术后常规抗凝虽然是安全的，但并不能减少30天缺血事件的发生（图3-2-17）。

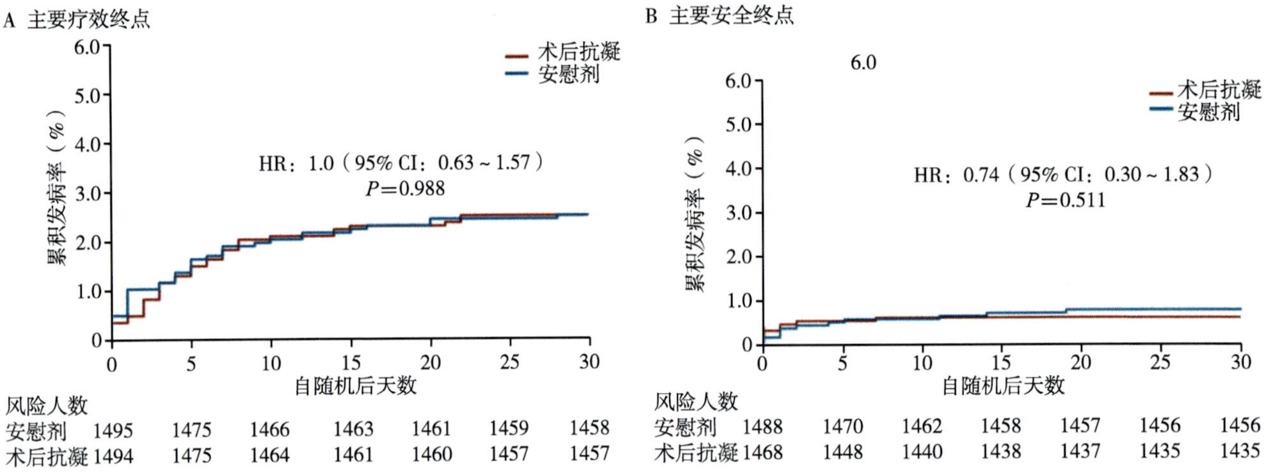

图3-2-17 RIGHT研究术后抗凝治疗组与安慰剂治疗组相比的主要疗效和安全性结果

OPTIMA-5研究[14]是一项开放标签、前瞻性、多中心、随机对照研究，旨在评价STEMI患者直接PCI之前单次推注重组葡萄球菌激酶（r-SAK）是否会改善梗死相关动脉的通畅性并减少梗死面积。该研究纳入了283名就诊后预计在120分钟内接受直接PCI治疗的STEMI患者。在接受负荷剂量的阿司匹林和替格瑞洛以及静脉注射肝素后，受试者在PCI治疗前随机接受r-SAK 5 mg或生理盐水静脉注射。主要有效性终点是溶栓后60分钟恢复TIMI 2～3级血流或TIMI 3级血流，以及随机分组后5天通过心脏磁共振评估心肌梗死面积。主要安全终点是30天随访期间出现BARC≥3级大出血事件。研究表明，与生理盐水相比，r-SAK静脉注射术后恢复TIMI 2～3级血流（69.0% vs 29.0%，$P<0.001$）或TIMI3级血流（51.0% vs 18.0%，$P<0.001$）的比例更高，心肌梗死面积更小（21.91%±10.84% vs 26.85%±12.37%，$P=0.016$），且未显著增加大出血事件发生率（1.0% vs 3.0%，$P=0.616$），说明STEMI患者接受直接PCI治疗前单次推注r-SAK可显著改善梗死相关动脉的通畅性，减少梗死面积，且不会增加大出血风险（图3-2-18）。

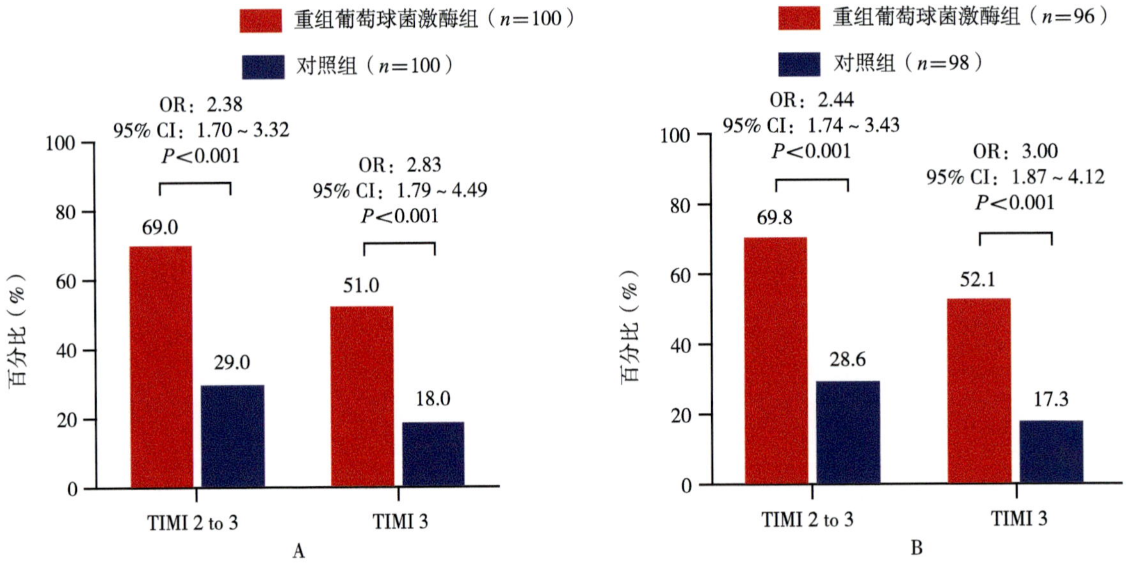

图3-2-18 OPTIMA-5研究主要疗效终点

CABG术后抗栓强度对患者远期预后的影响是当前学界的研究热点。DACAB-FE研究[15]，评估了CABG术后双联抗血小板药物治疗的长期临床有效性。研究结果显示，与单纯阿司匹林相比，替格瑞洛联合阿司匹林可显著提高CABG术后1年静脉桥血管通畅率（88.7% vs 76.5%，$P<0.001$），并降低术后5年MACCE事件（全因死亡、心肌梗死、卒中及再次血运重建）风险（22.6% vs 29.9%；HR：0.65，95% CI：0.43～0.99；$P=0.04$），且不增加大出血事件发生率。多个敏感性分析结果与主分析结果保持一致。研究

表明，双联抗血小板药物治疗可显著改善CABG患者预后。

（2）二级预防药物：冠心病的二级预防是预防再发心血管损伤和心脏相关事件的重要治疗措施。除了控制血压、血糖、血脂等传统的二级预防药物，抗炎治疗是当前二级预防药物的临床研究热点。其中，具有益气活血、通络止痛等作用的中成药通心络，以及具有治疗心包炎适应证的秋水仙碱等，在新近的研究中被证实具有显著的改善急性心肌梗死1年临床预后的保护作用，使抗炎药物的老药新用成为未来相关研究的新方向。

CTS-AMI研究[16]，是一项随机、双盲、安慰剂对照研究，纳入了3777例STEMI患者，旨在评估通心络对STEMI患者术后MACCE发生风险的影响。结果表明，与对照组相比，通心络组30天MACCE发生风险（3.4% vs 5.2%，RR：0.64，95% CI：0.47 ～ 0.88）、心源性死亡（3.0% vs 4.2%，RR：0.70，95% CI：0.50 ～ 0.99）均显著降低。术后1年时，与对照组相比，通心络组MACCE发生率仍显著降低（5.3% vs 8.3%，HR：0.64，95% CI：0.49 ～ 0.82）和心源性死亡（4.5% vs 6.1%，HR：0.73，95% CI：0.55 ～ 0.97）。通心络组较安慰剂组发生药物不良反应增加（2.1% vs 1.1%，95% CI：P＝0.02），主要为胃肠道症状。该研究提示，中成药通心络作为辅助治疗显著改善了STEMI患者的30天和1年的临床结局（图3-2-19）。

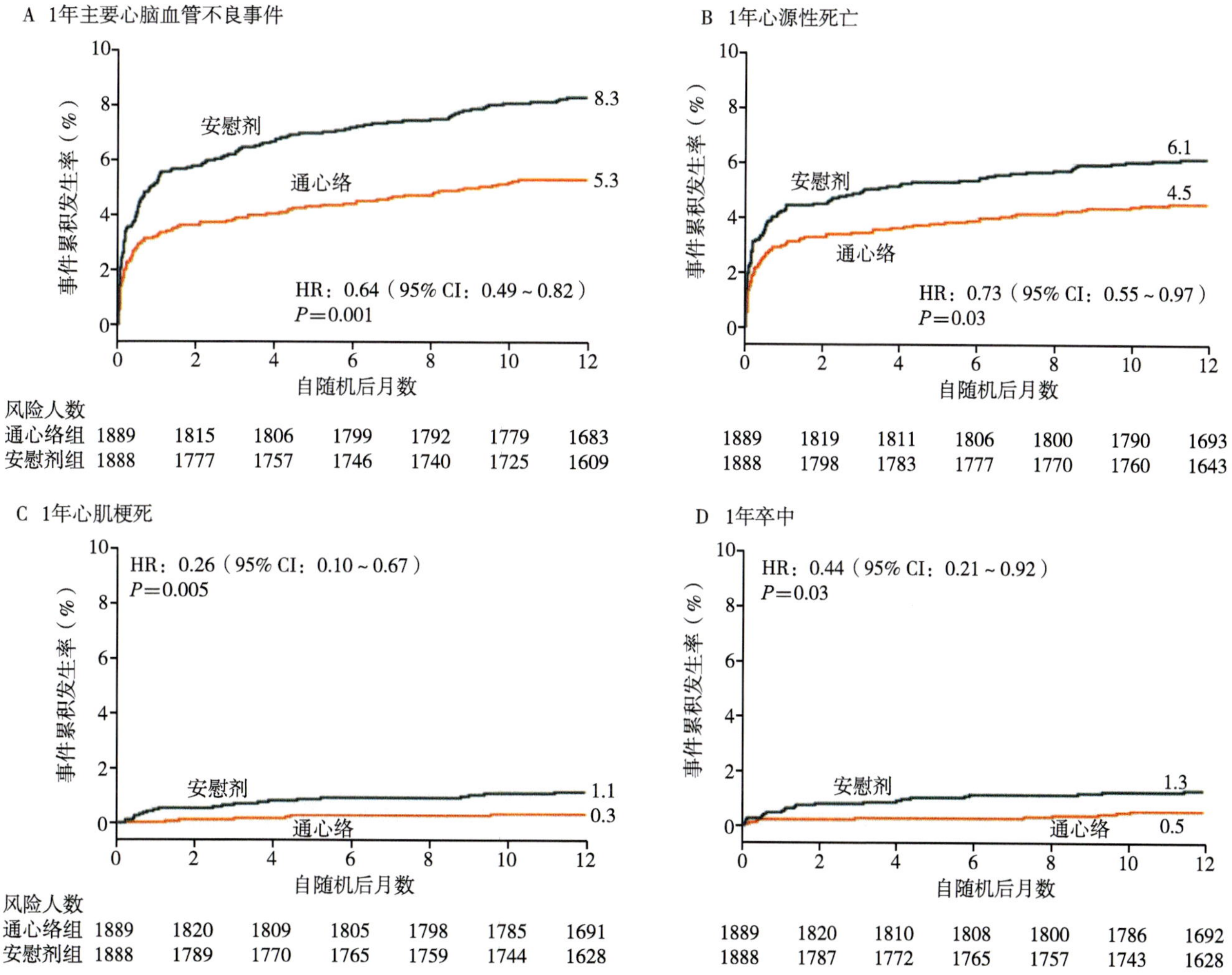

图3-2-19　CTS-AMI研究1年主要不良心脑血管事件（MACCEs）及MACCEs组成成分的Kaplan-Meier曲线

COLCOT研究[17]是一项前瞻性、单中心、随机、双盲临床试验，共纳入128例经光学相干断层扫描（OCT）检测到富含脂质斑块（脂质池弧＞90°）的ACS患者，将其1∶1随机分为秋水仙碱组（0.5mg，每日一次）或安慰剂组，旨在评价秋水仙碱治疗对12个月随访时冠脉斑块特点及血清炎症标志物的影响。结果表明，与安慰剂相比，秋水仙碱治疗不仅显著增加了最小纤维帽厚度（51.9μm vs 87.2μm，P＝0.006），降低了平均脂质弧（−25.2° vs −35.7°，P＝0.004）和巨噬细胞的平均角延伸（−8.9° vs −14.0°，P＝0.044），还显著降低了血清高敏C反应蛋白、白细胞介素-6以及髓过氧化物酶水平。该研究提示，在ACS患者中长期应用秋水仙碱具有抗炎和稳定斑块作用。

一项回顾性研究[18]纳入了925例因ACS住院的T2DM患者，并根据是否使用SGLT-2i，将其分为SGLT-2i组和对照组，根据1∶1倾向评分匹配（PSM）以调整混杂因素，旨在评估冠状动脉介入术后1年的主要MACCE。研究分析表明，SGLT2i是MACCE风险降低的独立保护因素（HR：0.65，95% CI：0.49～0.90，P＝0.007），这主要是由于心血管死亡风险和心力衰竭再入院率显著降低所驱动。而且SGLT-2i在不同亚组人群中的获益是一致的。该研究提示，SGLT-2i在ACS合并T2DM中具有改善预后的保护作用。

另一项回顾性研究[19]，筛选了2019年至2022年间在单中心接受2次及以上冠状动脉CTA检查的T2DM患者。符合条件的患者有多个非阻塞性狭窄，在接受多次冠状动脉CTA随访期间未进行介入干预。该研究根据是否接受SGLT2i治疗对患者和斑块进行分类，并使用1∶1倾向性评分（PSM）进行匹配，使用斑块分析软件测量每个研究斑块的斑块体积（PV）和粥样斑块体积百分比（PAV）。结果表明，SGLT2i治疗与总体或非钙化PV或PAV呈负相关，这主要是由于非钙化斑块显著减少所驱动的，说明SGLT2i与减缓动脉粥样硬化的进展密切相关。

3.2.3.2 冠心病治疗的新器械、新技术和新策略

冠状动脉介入无植入技术的有效性和安全性备受关注。腔内影像学和功能学指导的冠状动脉介入治疗策略越发受到重视。

REC-CAGEFREE I研究[20]是一项多中心、开放标签、随机、非劣效性试验，该研究在全国43个研究中心开展，纳入了2272例新发、非复杂冠状动脉病变患者（所有血管大小），在病变预处理成功后1∶1随机分为药物涂层球囊（DCB）治疗组和药物洗脱支架（DES）治疗组，主要研究终点为包括心源性死亡、靶血管相关心肌梗死、临床驱动的靶病变血运重建的术后2年器械相关的复合终点（DoCE），旨在比较DCB与DES在治疗冠状动脉原发性病变的中远期预后。结果表明，术后2年DoCE发生率分别为DCB组6.4%，DES组3.4%，绝对风险相差3.04%，未能达到研究预先设定的2.68%的非劣效阈值。亚组分析表明，DCB与DES的治疗效果可能与冠状动脉管径大小密切相关。在小血管病变中（血管直径＜3.0mm），两组DoCE发生率相近；而在大血管病变中，DES组比DCB组的2年DoCE发生风险更低（95%CI：2.5% vs 7.5%）。该研究提示，在冠脉原发大血管病变中DCB尚不能常规替代DES治疗；而在冠状动脉原发小血管病变中，DCB或可作为DES的替代治疗。

IVUS-ACS研究[21]是一项国际多中心随机对照试验，旨在明确IVUS指导的PCI和传统血管造影指导的PCI相比，是否可以改善ACS患者的远期预后。该研究的主要终点是PCI术后1年的靶血管失败、心源性死亡、靶血管相关心肌梗死、临床驱动的靶血管血运重建的复合终点。1年随访结果显示，IVUS指导PCI组比传统造影指导PCI组的累积主要终点发生率更低（4.0% vs 7.3%，HR：0.54，95%CI：0.39～0.75，P＜0.001）。上述差异主要由靶血管心肌梗死和靶血管血运重建的显著减少所驱动。相比之下，全因死亡、支架内血栓形成在两组之间没有显著差异。两组在安全性终点方面也无明显区别。由此可见，在ACS患者中IVUS指导PCI比传统冠状动脉造影指导PCI具有更好的治疗有效性（图3-2-20）。

ULTIMATE Ⅲ研究[22]共纳入260名存在冠状动脉狭窄和高出血风险的冠心病患者（病变参考血管直径2.0～4.0mm，病变长度≤15mm），将其随机分配到IVUS或造影指导组，旨在比较IVUS指导和冠状动脉造影（CAG）指导药物球囊（DCB）治疗的临床获益。其主要研究终点是术后7个月时的晚期管腔丢失（LLL），次要研究终点是术后6个月时的靶血管失败（TVF）。结果表明，IVUS指导比冠状动脉造影指导DCB治疗的LLL更低（−0.10±0.34 mm vs 0.03±0.52 mm，95% CI：0.02～0.26，P＝0.025）。两组的TVF发生率无明显统计学差异（95%CI：0.8% vs 3.1%，P＝0.370）。该研究表明，在高出血风险的冠心病患者中，IVUS指导DCB治疗比CAG指导DCB治疗的靶血管通畅率更好。

一项研究[23]基于FLAVOUR研究的事后分析，旨在评价性别对不同PCI策略（FFR指导PCI和IVUS指导PCI）临床结局的影响。该研究共纳入1619名冠状动脉中度狭窄的冠心病患者，其中女性占30%。该研究的主要终点是24个月时的TVF，定义为心源性死亡、靶血管心肌梗死和靶血管血运重建的复合终点。

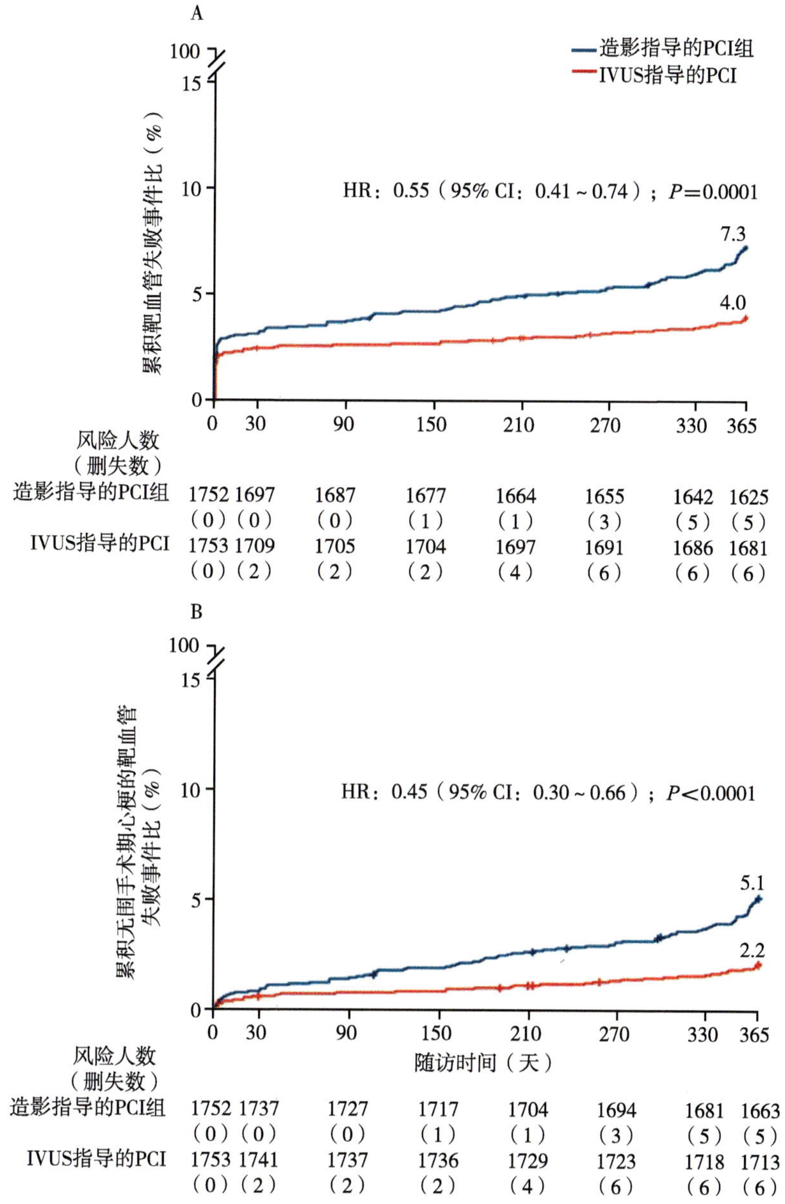

图 3-2-20　IVUS-ACS主要研究终点

冠状动脉病变特征方面，女性比男性患者的最小管腔面积更小，斑块负担更小。治疗策略方面，由于女性患者接受FFR指导PCI比例更高，其PCI治疗率显著低于男性（40.8% vs 47.9%，$P=0.008$）。预后方面，女性的总体TVF发生率更低（2.4% vs 4.5%，$P=0.035$）。根据是否接受PCI的亚组分析表明，在未行PCI的患者中，女性患者TVF发生率低于男性（1.7% vs 5.2%，$P=0.017$）；在接受PCI的患者中，未观察到这种性别差异。在女性和男性亚组中，FFR和IVUS指导策略的临床结局没有差异。因此，在冠状动脉中度狭窄的冠心病患者中，女性比男性的PCI干预率更低，但临床预后更好。无论男女，FFR策略会导致PCI干预率降低，但FFR和IVUS具有相似的预后指导价值。

3.2.4　冠心病预后因素

3.2.4.1　炎症

冠状动脉炎症是冠状动脉粥样硬化斑块进展和破裂的重要病理生理机制。一系列研究表明，基因易感性[24]、精神压力等神经系统活动[25]、糖脂代谢紊乱[26]、系统性炎症[27, 28]等因素与冠状动脉炎症的发生发展密切相关。近年来，随着多模态影像学技术的进步，冠状动脉炎症的可视化和定量化成为可能[29, 30]，为冠状动脉炎症的发病机制研究奠定了良好基础。此外，应激反应的血清学指标[31]，也为预测冠心病患者远期不良预后提供了新的靶标。

一项队列研究[24]从2001年至2008年间共入选6181例受试者，平均随访12.17年。利用靶向重测序的方法检测显示，在6181名受试者中，共有1100人（17.80%）携带1372个未定潜能克隆造血（CHIP）突变。CHIP与CHD事件独立相关，变异等位基因分数（VAF）越高患病风险越高，并且具有小克隆的个体也增加冠心病风险（HR：1.33，95%CI：1.02 ～ 1.74，P＝0.03）。高基因风险分数（PRS）和CHIP共同导致CHD风险增加2.23倍（95%CI：1.51 ～ 3.29，$P = 6.29\times10^{-5}$）。当从PRS中去除炎症通路中的变体时，CHIP相关CHD风险的多样性显著降低。研究提示，与冠心病相关的炎症基因可能会与CHD风险密切相关。

一项前瞻性研究[29]纳入了5607名因稳定型心绞痛疑似冠心病而接受冠脉CTA和Lp（a）测量的患者，旨在探讨通过CCTA识别的低衰减斑块（LAP）是否增强了Lp（a）与心肌梗死（MI）发生风险之间的关联。结果表明，在平均8.2年随访期间，Lp（a）水平升高与MI发生风险相关（HR：1.91，95% CI：1.46 ～ 2.49，P＜0.001）；Lp（a）与LAP之间在MI风险方面存在显著交互作用（交互P＜0.001），Lp（a）与LAP患者的MI发生风险相关（HR：3.03，95% CI：1.92 ～ 4.76，P＜0.001）。该研究提示，升高的血清Lp（a）与MI发生风险增加相关，尤其是合并LAP时这种关联显著增强。

一项研究[30]纳入了同时接受18-FDG PET/CT和冠状动脉CTA的299名冠心病患者，通过研究杏仁核活动评估的压力相关神经活动（SNA）、骨髓活性（BMA）和冠状动脉炎症的影像学特征，即脂肪衰减指数（FAI）和高危斑块（HRP），以期明确SNA与冠状动脉斑块形态学和冠脉炎症的相关性，并评估SNA对主要不良心血管事件（MACE）的预测能力。结果表明，SNA分别与BMA（r＝0.39，P＜0.001）和FAI（r＝0.49，P＜0.001）显著相关。SNA升高的患者更可能出现HRP（40.7% vs 23.5%，P＝0.002）以及更高的MACE风险（17.2% vs 5.1%，HR：3.22，95% CI：1.31 ～ 7.93，P＝0.011）。中介分析表明，SNA升高通过BMA、FAI和HRP的一系列机制促进MACE风险。综上，压力相关神经活动与冠状动脉易损斑块密切相关，它可能通过促进骨髓白细胞生成、冠状动脉炎症和斑块脆弱性，增加心血管不良事件的发生。

一项多中心、回顾性研究[26]纳入了1342名患者，旨在明确降糖药物治疗与血糖控制状态与T2DM患者冠状动脉炎症的相关性。结果表明，与接受降糖药物治疗的T2DM患者相比，未接受降糖药物治疗的T2DM患者LAD、LCX和RCA的冠状动脉周围脂肪组织（PCAT）衰减均更高（LAD：−78.11±8.01 HU vs −75.04±8.26 HU，P＝0.022；LCX：−71.10±8.13 HU vs −68.31±7.90 HU，P＝0.037；RCA：−78.17±8.64 HU vs −73.35±9.32 HU，P＝0.001）。该研究提示：血糖管理欠佳，可能与T2DM患者冠状动脉炎症有关，并导致心血管风险增加。

NOAFCAMI-SH注册研究的亚组分析[31]，共入选了2111例AMI患者，合并糖尿病（DM）者789例（37.4%）。结果显示，全身免疫炎症指数（SII）越高，则CRP和TNT峰值呈升高趋势，而LVEF呈降低趋势。这种关联在DM和非DM患者相似。logSII与DM患者全因死亡率（HR：1.57，95%CI：1.02 ～ 2.43，P＝0.016）和心血管死亡率（HR：1.85，95%CI：1.12 ～ 3.05，P＝0.004）密切相关，SII最高的DM患者全因死亡率和CV死亡率更高，而在非DM患者未发现。研究提示，在合并DM的AMI患者中，SII增高是患者预后差的独立预测因子。

一项纳入18 544例稳定冠心病患者的研究[32]评估了LP（a）对CABG长期预后的影响。结果显示，CABG患者中LP（a）组患者全因死亡风险显著增加（调整后风险比1.31），且与主要不良心血管和脑血管事件风险相关（调整后风险比1.18）。在欧洲心脏手术风险评估低于3的患者中，LP（a）相关风险更高，而接受动脉移植的患者风险相对减轻。这表明，LP（a）在CABG患者中与更高的死亡和心脑血管事件风险相关，尤其在临床低风险患者中更为明显。

3.2.4.2　内分泌代谢紊乱

应激性高血糖比（SHR）是反映各种刺激导致急性高血糖状态的新型血清标志物。最新研究表明，SHR与临床不良预后密切相关。一项纳入了1939例接受PCI治疗的ACS患者的研究[33]显示，SHR与院内心搏骤停（IHCA）发生率显著相关（OR：2.68，95% CI：1.62～4.43，P＜0.001），限制性立方样条图（RCS）分析显示，IHCA的发生与SHR呈剂量相关性，当SHR＞1.77时，IHCA的发生风险明显增加。在基线风险模型中加入SHR可提高对IHCA的预测价值。因此，SHR可能是预测ACS患者IHCA发生的重要指标，将SHR纳入基线风险模型可提高接受PCI治疗的ACS患者发生IHCA预测价值。

另一项研究[34]，纳入了3841名经血管造影发现中重度冠状动脉钙化（MSCAC）的患者，旨在评价SHR与MSCAC患者临床预后的相关性。该研究的主要结局是MACCE，包括全因死亡、非致命性心肌梗死和非致命性卒中。研究者根据SHR将患者分为三个亚组：T1（SHR≤0.77）、T2（0.77＜SHR≤0.89）和T3（SHR＞0.89）研究表明，在3年随访期间，SHR和MSCAC患者的MACCE发生率呈正相关。SHR T3亚组的MACCE发生率最高（P＜0.001）。SHR值为0.83是预后不良的关键阈值，提示SHR对中重度冠状动脉钙化患者的远期心血管不良预后具有预测价值。

3.2.4.3　环境因素

越来越多的研究证实，环境因素的变化与心血管健康密切相关。一方面，短期或长期暴露于空气污染物（如$PM_{2.5}$、PM_{10}、SO_2、NO_2，NO_X，O_3、CO等）不仅可增加缺血性心脏病的患病率和死亡率[35]，增加心绞痛发生频率[36]，还可增加心肌梗死的发生率和死亡率[37-39]。另一方面，寒潮等气候变化也可以显著促进冠心病的进展[40]，甚至诱发急性心肌梗死的发生[41]。

3.2.4.4　微循环障碍

一项回顾性研究[42]，纳入了2212名NSTEMI患者，对其PCI术后罪犯血管的血管造影衍生的微循环阻力指数（angio-IMR）进行分析，旨在评估angio-IMR对STEMI患者远期预后的影响。主要研究终点是2年MACE，即心源性死亡、心力衰竭再入院、再发心肌梗死和靶血管血运重建的复合终点。研究表明，NSTEMI患者PCI术后罪犯血管的平均angio-IMR为20.63±4.17；与angio-IMR＞25的患者相比，angio-IMR≤25的患者MACE发生率更高（32.52% vs 9.37%，P＜0.001）；angio-IMR＞25是PCI术后2年发生MACE的独立危险因素（HR：4.23，95% CI：3.15～5.68，P＜0.001），而且具有较好的预后价值。

3.2.5　指南与专家共识

2023年至今，中国冠心病相关领域的专家基于最新研究证据和进展，制定和更新了专门适用于国人疾病特征的多个冠心病相关指南与共识，涉及不同类型冠心病的诊断治疗、长期管理、心脏康复、治疗策略等多个方面，以期更好地指导临床医生工作实践，进一步改善冠心病诊疗质量和患者预后。

表3-2-1　2023—2024年发布的冠心病方面的指南与专家共识

发布时间	指南或专家共识名称
指南	
2024年6月	非ST段抬高型急性冠脉综合征诊断和治疗指南（2024）[43]
2024年6月	中国慢性冠脉综合征患者诊断及管理指南[44]

续 表

发布时间	指南或专家共识名称
专家共识	
2023年10月	稳定型心绞痛运动康复中国专家共识[45]
2024年5月	冠状动脉微血管疾病诊断和治疗中国专家共识（2023版）[46]
2024年12月	冠状动脉复杂CTO病变PCI逆向开通技术中国专家共识[47]

3.2.6 小结

冠心病目前仍是影响我国居民健康的首要心血管疾病。2023年HQMS数据显示，全国冠心病患者仍以诊断不稳定型心绞痛为主要类型，同时近三成患者的主要出院诊断没有明确的类型分型，需提高冠心病诊断精准性及准确性。冠状动脉介入治疗量逐年提升，手术死亡率保持较低水平，并且冠状动脉腔内影像学/功能学评价等精准治疗手段使用率较前提升，介入治疗精准性提高，但单纯冠状动脉造影比例较高，需进一步把握冠状动脉造影适应证。急性心肌梗死发病年龄仍呈年轻化趋势，并且未分类心肌梗死预后较差，需关注诊断精准性并提高同期冠状动脉血运重建率。冠状动脉旁路移植术整体规模与往年持平，规模发展仍存在显著的地区不平衡。科技创新与成果转化是冠心病诊疗领域的主要趋势。影像学评估方面，国内多个团队针对冠状动脉腔内影像及斑块形态开展研究，为评估冠状动脉狭窄的血流动力学意义，进行高危患者识别、生理学评估和风险分层提供了新方法。药物治疗方面，抗血小板药物、抗凝药物等领域有多项临床试验取得进展。手术治疗方面，国产介入治疗器械逐步成熟，外科搭桥术式屡有创新突破。预后研究方面，冠心病风险预测模型构建相关研究则为指导冠心病临床决策和治疗方案，改善冠心病结局指明了方向。

（执笔人：张而立　刘　帅　王虹剑　饶辰飞　瞿建宇　审稿人：杨伟宪　韩雅玲）

参考文献

[1] LI C，HU Y，JIANG J，et al. Diagnostic performance of fractional flow reserve derived from coronary CT angiography：the ACCURATE-CT Study［J］. JACC Cardiovasc Interv，2024，17（17）：1980-1992.

[2] WANG H Y，ZHANG R，DOU K，et al. Left main bifurcation stenting：impact of residual ischaemia on cardiovascular mortality［J］. Eur Heart J，2023，44（41）：4324-4336.

[3] DAI X，YU L，YU Y，et al. Feasibility and diagnostic performance of functional SYNTAX score derived from dynamic CT myocardial perfusion imaging［J］. Circ Cardiovasc Imaging，2024，17（4）：e016155.

[4] WU X，WANG K，LI G，et al. Diagnostic performance of angiography-derived quantitative flow ratio in complex coronary lesions［J］. Circ Cardiovasc Imaging，2024，17（3）：e016046.

[5] ZHU J，ZHU Y，ZHANG W，et al. Preliminary outcomes of quantitative flow ratio-guided coronary bypass grafting in primary valve surgery：A propensity score weighted analysis［J］. JTCVS Open，2024，21：90-108.

[6] HU Z，WANG C，YUAN X，et al. Potential of quantitative flow ratio for selecting target vessels for radial artery grafting：a retrospective observational study［J］. Circulation，2023，148（17）：1340-1342.

[7] LU H，ZHAO S，TIAN D，et al. A clinical strategy to improve the diagnostic performance of 3T non-contrast coronary MRA and noninvasively evaluate coronary distensibility：combination of diastole and systole imaging［J］. J Cardiovasc Magn Reson，2023，25（1）：67.

[8] DU Y，DING S，LI C，et al. Coronary artery wall contrast enhancement imaging impact on disease activity assessment in IgG4-RD：a direct marker of coronary involvement［J］. J Cardiovasc Magn Reson，2024，26（2）：101047.

[9] GE Z，KAN J，GAO X，et al. Ticagrelor alone versus ticagrelor plus aspirin from month 1 to month 12 after percutaneous coronary intervention in patients with acute coronary syndromes（ULTIMATE-DAPT）：a randomised，placebo-controlled，double-blind clinical trial［J］. Lancet，2024，403（10439）：1866-1878.

[10] LI Y，LI J，WANG B，et al. Extended clopidogrel monotherapy vs DAPT in patients with acute coronary syndromes at high ischemic and bleeding risk：the OPT-BIRISK randomized clinical trial [J]. JAMA Cardiol，2024，9（6）：523-531.

[11] HE C，LI Y，JIANG X，et al. Progression of gastrointestinal injury during antiplatelet therapy after percutaneous coronary intervention：a secondary analysis of the OPT-PEACE randomized clinical trial [J]. JAMA Netw Open，2023，6（11）：e2343219.

[12] DAI C，LIU M，YANG Z，et al. Real-world performance of indobufen versus aspirin after percutaneous coronary intervention：insights from the ASPIRATION registry [J]. BMC Med，2024，22（1）：148.

[13] YAN Y，GUO J，WANG X，et al. Postprocedural anticoagulation after primary percutaneous coronary intervention for ST-segment-elevation myocardial infarction：a multicenter，randomized，double-blind trial [J]. Circulation，2024，149（16）：1258-1267.

[14] CHEN P，EIKELBOOM JW，TAN C，et al. Single bolus r-SAK before primary PCI for ST-segment-elevation myocardial infarction [J]. Circ Cardiovasc Interv，2024，17（2）：e013455.

[15] ZHU Y，ZHANG W，DIMAGLI A，et al. Antiplatelet therapy after coronary artery bypass surgery：five year follow-up of randomised DACAB trial [J]. BMJ，2024，385：e075707.

[16] YANG Y，LI X，CHEN G，et al. Traditional Chinese medicine compound（Tongxinluo）and clinical outcomes of patients with acute myocardial infarction：the CTS-AMI randomized clinical trial [J]. JAMA，2023，330（16）：1534-1545.

[17] YU M，YANG Y，DONG S L，et al. Effect of colchicine on coronary plaque stability in acute coronary syndrome as assessed by optical coherence tomography：the COLOCT randomized clinical trial [J]. Circulation，2024，150（13）：981-993.

[18] LIU T，FAN Z，XIAO B，et al. Association of sodium-glucose cotransporter 2 inhibitors with risk of major adverse cardiovascular events in type 2 diabetes patients with acute coronary syndrome：a propensity score-matched analysis [J]. Cardiovasc Diabetol，2024，23（1）：106.

[19] ZHANG T，GAO X，CHEN T，et al. Longitudinal assessment of coronary plaque regression related to sodium-glucose cotransporter-2 inhibitor using coronary computed tomography angiography [J]. Cardiovasc Diabetol，2024，23（1）：267.

[20] GAO C，HE X，OUYANG F，et al. Drug-coated balloon angioplasty with rescue stenting versus intended stenting for the treatment of patients with de novo coronary artery lesions（REC-CAGEFREE I）：an open-label，randomised，non-inferiority trial [J]. Lancet，2024，404（10457）：1040-1050.

[21] LI X，GE Z，KAN J，et al. Intravascular ultrasound-guided versus angiography-guided percutaneous coronary intervention in acute coronary syndromes（IVUS-ACS）：a two-stage，multicentre，randomised trial [J]. Lancet，2024，403（10439）：1855-1865.

[22] GAO X F，GE Z，KONG X Q，et al. Intravascular ultrasound vs angiography-guided drug-coated balloon angioplasty：the ULTIMATE Ⅲ trial [J]. JACC Cardiovasc Interv，2024，17（13）：1519-1528.

[23] ZHANG J，JIANG J，HU X，et al. Sex differences in fractional flow reserve- or intravascular ultrasound-guided percutaneous coronary intervention [J]. JACC Cardiovasc Interv，2023，16（19）：2426-2435.

[24] ZHAO K，SHEN X，LIU H，et al. Somatic and germline variants and coronary heart disease in a Chinese population [J]. JAMA Cardiol，2024，9（3）：233-242.

[25] DAI N，TANG X，WENG X，et al. Sex differences in coronary inflammation and atherosclerosis phenotypes in response to imaging marker of stress-related neural activity [J]. Circ Cardiovasc Imaging，2024，17（2）：e016057.

[26] LIU Y，DAI L，DONG Y，et al. Coronary inflammation based on pericoronary adipose tissue attenuation in type 2 diabetic mellitus：effect of diabetes management [J]. Cardiovasc Diabetol，2024，23（1）：108.

[27] CHENG Y，CHEN Y，MAO M，et al. Association of inflammatory indicators with intensive care unit mortality in critically ill patients with coronary heart disease [J]. Front Immunol，2023，14：1295377.

[28] MA M，WU K，SUN T，et al. Impacts of systemic inflammation response index on the prognosis of patients with ischemic heart failure after percutaneous coronary intervention [J]. Front Immunol，2024，15：1324890.

[29] YU M M，WANG M L，WANG J J，et al. Association of lipoprotein（a）levels with myocardial infarction in patients with low-attenuation plaque [J]. J Am Coll Cardiol，2024，83（18）：1743-1755.

[30] DAI N，TANG X，WENG X，et al. Stress-related neural activity associates with coronary plaque vulnerability and subse-

quent cardiovascular events [J]. JACC Cardiovasc Imaging, 2023, 16 (11): 1404-1415.
[31] LUO J, QIN X, ZHANG X, et al. Prognostic implications of systemic immune-inflammation index in myocardial infarction patients with and without diabetes: insights from the NOAFCAMI-SH registry [J]. Cardiovasc Diabetol, 2024, 23 (1): 41.
[32] YUAN S, LI F, ZHANG H, et al. Impact of high lipoprotein (a) on long-term survival following coronary artery bypass grafting [J]. J Am Heart Assoc, 2024, 13 (3): e031322.
[33] LI K, YANG X, LI Y, et al. Relationship between stress hyperglycaemic ratio and incidence of in-hospital cardiac arrest in patients with acute coronary syndrome: a retrospective cohort study [J]. Cardiovasc Diabetol, 2024, 23 (1): 59.
[34] LIN Z, SONG Y, YUAN S, et al. Prognostic value of the stress-hyperglycaemia ratio in patients with moderate-to-severe coronary artery calcification: Insights from a large cohort study [J]. Diabetes Obes Metab, 2024, 26 (11): 4933-4944.
[35] GUO L H, LIN L Z, ZHOU Y, et al. Global, regional, and national burden of ischemic heart disease attributable to ambient PM (2.5) from 1990 to 2019: an analysis for the global burden of disease study 2019 [J]. Environ Res, 2024, 241: 117635.
[36] CHU Z, ZHANG Y, GUO B, et al. Long-term PM (2.5) exposure associated with severity of angina pectoris and related health status in patients admitted with acute coronary syndrome: Modification effect of genetic susceptibility and disease history [J]. Environ Res, 2024, 257: 119232.
[37] JIANG Z, ZHANG S, GAO T, et al. Co-exposure to multiple air pollutants, genetic susceptibility, and the risk of myocardial infarction onset: a cohort analysis of the UK Biobank participants [J]. Eur J Prev Cardiol, 2024, 31 (6): 698-706.
[38] SHI Y, LI N, LI Z, et al. Impact of comprehensive air pollution control policies on six criteria air pollutants and acute myocardial infarction morbidity, Weifang, China: a quasi-experimental study [J]. Sci Total Environ, 2024, 922: 171206.
[39] LI Y, LU B, WEI J, et al. Short-term exposure to ambient fine particulate matter constituents and myocardial infarction mortality [J]. Chemosphere, 2024, 364: 143101.
[40] LI Z, WAN J, PENG S, et al. Associations between cold spells of different time types and coronary heart disease severity[J]. Environ Pollut, 2024, 343: 123100.
[41] HAN Y, CHEN Y, TANG S, et al. Association between synoptic types in Beijing and acute myocardial infarction hospitalizations: a comprehensive analysis of environmental factors [J]. Sci Total Environ, 2024, 934: 173278.
[42] ZHANG Y, PU J, NIU T, et al. Prognostic value of coronary angiography-derived index of microcirculatory resistance in non-ST-segment elevation myocardial infarction patients [J]. JACC Cardiovasc Interv, 2024, 17 (16): 1874-1886.
[43] 中华医学会心血管病学分会，中华心血管病杂志编辑委员会. 非ST段抬高型急性冠脉综合征诊断和治疗指南（2024）[J]. 中华心血管病杂志，2024，52（6）：615-646.
[44] 中华医学会心血管病学分会，中华心血管病杂志编辑委员会. 中国慢性冠脉综合征患者诊断及管理指南 [J]. 中华心血管病杂志，2024，52（6）：589-614.
[45] 中华医学会心血管病学分会，中国康复医学会心肺预防与康复专业委员会，中华心血管病杂志编辑委员会. 稳定型心绞痛运动康复中国专家共识 [J]. 中华心血管病杂志，2023，51（10）：1033-1042.
[46] 中华医学会心血管病学分会. 冠状动脉微血管疾病诊断和治疗中国专家共识（2023版）[J]. 中华心血管病杂志，2024，52（5）：460-492.
[47] 中华医学会心血管病学分会，中华心血管病杂志编辑委员会. 冠状动脉CTO病变PCI前向开通技术中国专家共识 [J]. 中华心血管病杂志，2023，51（1）：3-18.

3.3 心律失常

3.3.1 住院患者特点

3.3.1.1 医院数量

HQMS数据显示，2023年纳入监测并开展心律失常诊疗服务的医院有7583家，占HQMS中开展心血管疾病诊疗服务医院数量的93.4%，其中三级医院2485家，占纳入监测的医院数量的32.8%，二级医院5098家，占比为67.2%。

3.3.1.2　患者数量和病种构成

2023年心律失常住院患者（出院主要诊断或出院其他诊断包含心律失常）1113.2万例。其中，数量位于前三位的疾病类型为房性心动过速/心房扑动/心房颤动、房性期前收缩和室性期前收缩，占比依次为37.84%、18.11%和17.10%（图3-3-1）。房性心律失常总占比为55.9%，反映了我国人口老龄化的现状。

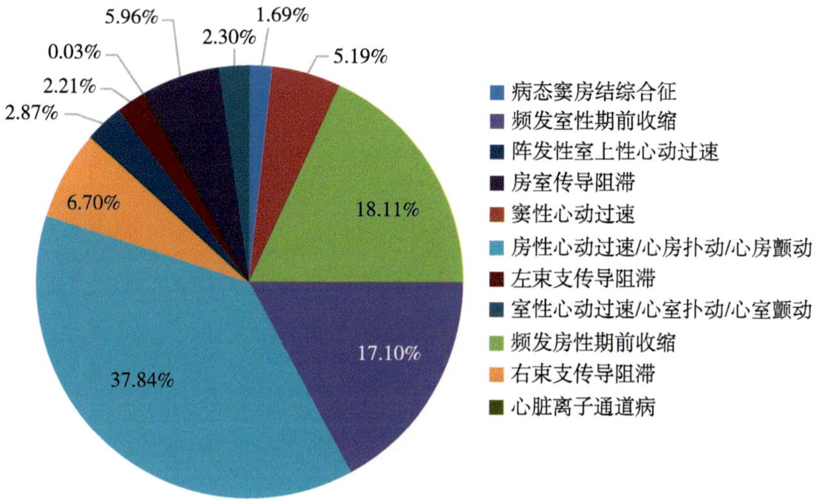

图3-3-1　2023年度住院患者中诊断的各种心律失常构成比

3.3.1.3　手术治疗情况

在心律失常住院患者中开展各类心律失常消融手术总计约34.2万例，占心律失常患者总住院人次的3.1%。左心耳封堵1.9万例，器械植入16.6万例。

（1）消融手术：内科导管消融33.8万例（97.3%），外科消融9256例（2.7%）。内科消融中，经皮心内射频消融32.6万例，经皮心内冷冻消融1.2万例，其他消融（脉冲消融等）60例次。射频消融仍占绝对优势，但脉冲消融的新时代已经开启。

房性心动过速/心房扑动/心房颤动的消融手术14.7万例，阵发性室上性心动过速消融手术11.9万例，室性期前收缩消融手术6.3万例，室性心动过速1.3万例。房性心律失常消融已近半壁江山，随着人口老龄化加重，未来将进一步增加（图3-3-2）。

左心耳封堵数量1.9万例，“消融＋封堵”一站式手术的数量占59.4%（图3-3-3）。

除西藏地区未开展左心耳封堵之外，86.7%（26/30）地区的一站式手术占比超50%，部分地区占比甚至在90%以上，且地区差异大，提示需要关注手术适应证的把握情况（图3-3-4）。

（2）器械植入：2023年器械植入总数16.6万例，其中双腔起搏器10万例、单腔起搏器2.1万例、未注明起搏器类型2.5万例，ICD植入1万例，CRT-D植入5755例，CRT植入3727例（图3-3-5）。普通起搏器占比超3/4。

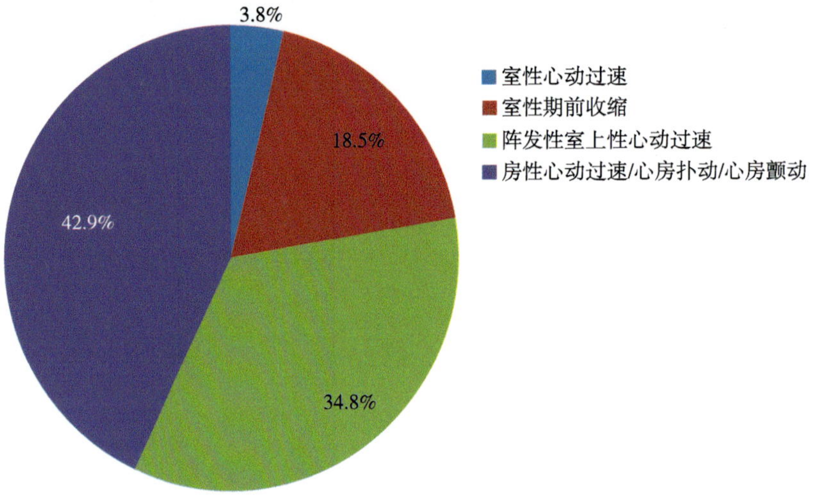

图3-3-2　2023年度心律失常消融手术的病种构成比

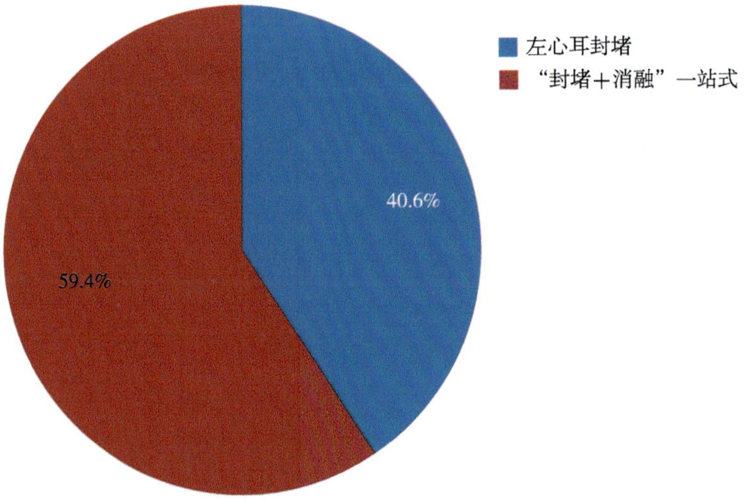

图3-3-3　左心耳封堵和"封堵+消融"一站式手术数量对比

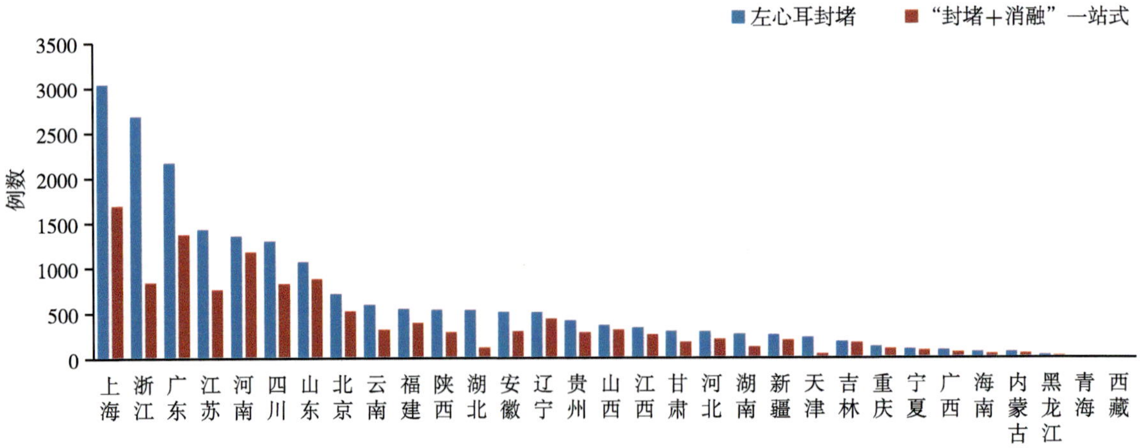

图3-3-4　不同地区左心耳封堵数量对比

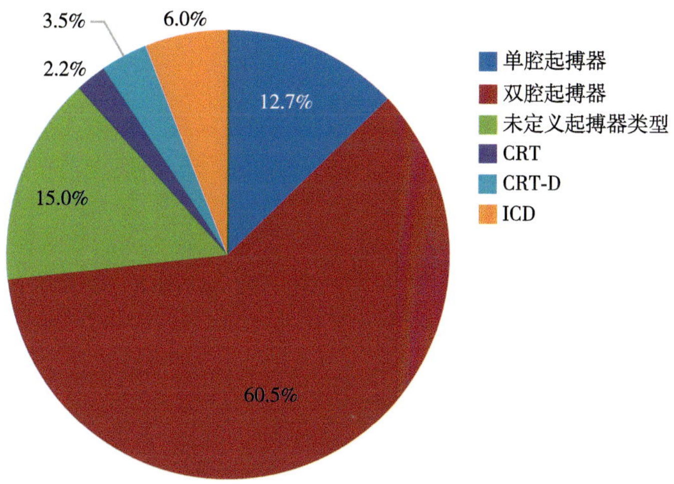

图3-3-5　2023年度不同类型器械植入占比

3.3.1.4　住院结局

（1）心房颤动：在住院死亡率、非康复离院率和30天再入院率方面："消融＋封堵"一站式手术最高，左心耳封堵次之，导管消融最低，射频消融和冷冻消融相仿（图3-3-6）。

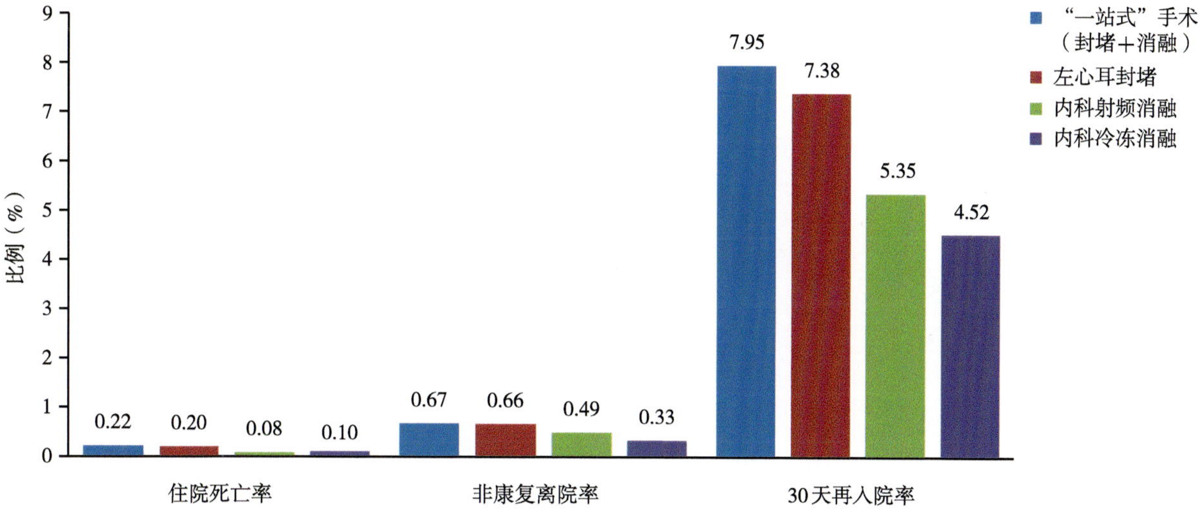

图3-3-6　2023年度住院心房颤动患者不同手术方式的临床结局对比

（2）器械植入：器械植入的住院死亡率、非康复离院率和30天再入院率持续维持在较低水平（图3-3-7）。

诊断起搏器感染约2885例，电极拔除1705例。一方面，器械植入后感染发生率较低，显示植入手术的感染控制较好。另一方面，器械感染和电极拔除数量不匹配，电极拔除数量偏少，提示器械感染处理技能有待提高。

（3）晕厥：晕厥住院近22万例次，未明确病因者占比49.9%，其中血管迷走性晕厥占比仅20%左右，与国际统计占比超过50%差异明显，提示临床医生对晕厥的诊疗水平有待提高、疾病诊断编码需要优化。详见图3-3-8。

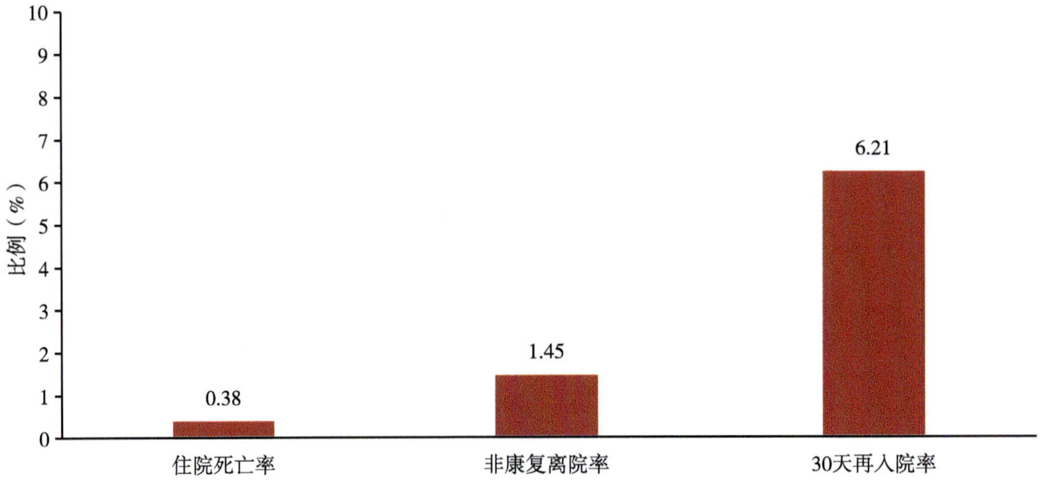

图3-3-7　2023年度器械植入患者的临床结局

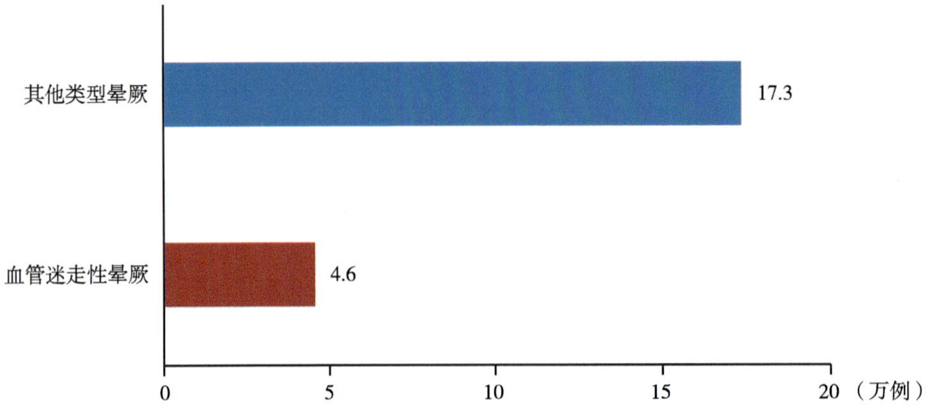

图3-3-8　诊断血管迷走性晕厥的数量

在明确病因的患者中，首位原因是血管迷走性晕厥（57.7%），其次是心源性晕厥（38.8%）；未明确病因的晕厥占比为49.91%（图3-3-9）。

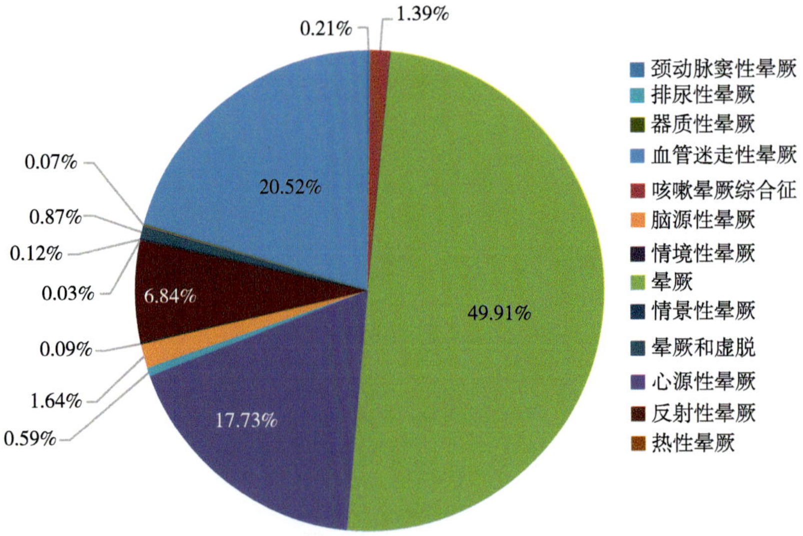

图3-3-9　晕厥病因诊断的构成比

3.3.2 诊疗研究进展

3.3.2.1 脉冲电场消融

脉冲电场是一种新型的消融能量，与传统的射频、冷冻等能量方式相比，有消融损伤选择性更高、更安全等特点，未来有望替代现有的射频和冷冻消融。在希氏束旁心律失常、器质性室性心律失常等领域，理论上也有广阔的应用前景。

迄今为止，我国已陆续批准了4种脉冲电场消融设备，其中包括2种国产设备。国内学者在该领域也发表了一些高质量论著，包括设备和器械革新、手术适应证探索和术中策略优化等[1-6]。

3.3.2.2 中医药防治心律失常

既往中医药在防治心律失常领域，缺乏高质量的研究证据。近期发表的SS-AFRF研究，纳入我国24个省/直辖市的66家医院，共入选920例接受首次导管消融手术的持续性心房颤动患者，随机分为参松养心胶囊组和安慰剂对照组。结果显示，参松养心胶囊组提高了降低心房颤动术后复发率7.8%，并改善了术后生活质量，安全性分析显示，参松养心胶囊组与对照组在不良反应发生率方面未见显著性差异。该研究为我国传统医药在心律失常防治领域的应用提供了新的证据，值得关注[7]。

3.3.2.3 左束支起搏

一项研究探索了左束支区域起搏对左心室射血分数降低的心力衰竭合并左束支传导阻滞患者的临床价值。该研究纳入左心室射血分数35%～50%且合并左束支传导阻滞的患者56例，分为早期左束支区域起搏组和标准药物治疗组。随访6个月，结果显示，早期左束支区域起搏可以提高左心室射血分数（+14.75%±7.37% vs −2.42%±2.84%；$P<0.001$）、缩小左心室舒张末径（−7.51±5.40 mm vs −0.87±4.36 mm；$P<0.001$）。平均随访21个月，早期左束支区域起搏组的临床事件显著减少（0.0% vs 40.0%，$P<0.001$）。该研究进一步拓展了左束支区域起搏的适应证，具有重要的临床价值[8]。

另一项研究纳入259例左心室射血分数<50%患者，比较了左束支区域起搏、左心室间隔起搏和心脏再同步化治疗起搏三种起搏方式的远期疗效。平均随访28.8个月，左束支区域起搏组的主要终点风险显著降低了78%，左心室间隔面起搏组的全因死亡率风险明显高于双心室起搏组（31.6% vs 7.2%，$P=0.007$），左束支区域起搏组的心脏超声参数改善优于左心室间隔起搏组和双心室起搏组。该研究的主要价值在于证实了左束支区域起搏优于左心室间隔起搏和双心室起搏，左心室间隔起搏的高死亡风险提示其需要更谨慎的评估应用[9]。

3.3.2.4 心房颤动

一项研究纳入7764例心房颤动患者，根据左心室舒张末径大小分为正常、偏小和偏大三组，结果显示，左心室偏小与复合心血管事件（心血管死亡、缺血性卒中或全身性栓塞、严重出血）的风险独立相关，对于心房颤动的风险分层具有一定的参考价值[10]。

中国老年心房颤动患者最佳血栓预防（ChiOTEAF）登记研究是一项前瞻性多中心研究，共纳入自2014年至2018年间5742例心房颤动患者，结果显示，只有44.7%的符合指南推荐抗凝指征的患者服用了口服抗凝药物。抗凝治疗不足的独立预测因素是年龄、首次诊断的心房颤动、慢性肾病、慢性阻塞性肺疾病、既往颅外出血史和抗血小板药物使用。这一结论提示，我国心房颤动患者抗凝治疗的依从性还需要加强[11]。

PROMPT-AF研究是一项多中心、随机对照研究，纳入来自全国12家中心、498例接受首次导管消融的持续性心房颤动患者，根据术式不同分组，随访12个月，结果显示，在肺静脉隔离消融之外，增加线性/Marshall静脉酒精消融有助于提升成功率（70.7% vs 61.5%，$P=0.045$）[12]。

3.3.2.5 致命性室性心律失常

一项前瞻性研究探索了射频消融对儿茶酚胺敏感性室性心动过速患者的价值，共纳入14例足量β受体阻滞剂治疗后仍有反复晕厥的儿茶酚胺敏感性室性心动过速患者，平均年龄为16岁，男性占43%，中位病程46个月，36%患者有过心肺复苏史。结果显示，65%的触发灶起源于左室，主要集中于左室基底部前壁及左室间隔部；35%起源于右室，主要分布于右室流出道及右室间隔部；36%的患者存在双心室来源的触发性室性期前收缩，27%的室早靶点可记录到浦肯野电位。导管消融后，13例（93%）患者根除了触发性室性期前收缩，6例患者在重复异丙肾上腺素刺激后可诱发少量非触发性室性期前收缩。平均随访49个月，57%的患者未发作晕厥。与术前相比，射频消融后的晕厥负荷得到显著改善（4.3±1.6 vs 0.5±0.8次/年），提示术后诱发出非触发性室性期前收缩可作为晕厥复发的预测因素[13]。

3.3.3 指南与专家共识

近年来，我国制定了多个心律失常方面的指南与专家共识，在心律失常的规范化诊断、治疗、预防和康复等方面给出了建议，对于提高我国心律失常的诊疗质量和预后水平具有重要价值（表3-3-1）。

表3-3-1 2023-2024年发布的心律失常方面的指南与专家共识

发布时间	指南或共识名称
指南	
2023年	心房颤动诊断和治疗中国指南[14]
2024年	急性心房颤动中国急诊管理指南（2024）[15]
共识	
2023年	左心耳干预预防心房颤动患者血栓栓塞事件：目前的认识和建议（2023）[16]
	普通心脏起搏器和植入型心律转复除颤器手术操作规范中国专家共识（2023）[17]
	心房颤动节律控制药物规范应用专家共识[18]
2024年	脉冲消融术治疗心房颤动临床使用及操作流程专家共识[19]
	经静脉临时心脏起搏器置入术患者术肢管理专家共识[20]
	心脏电生理医疗器械综合价值评估专家共识[21]
	老年心房颤动诊治中国专家共识（2024）[22]

3.3.4 小结

2023年我国心律失常诊疗在“质”和“量”方面，均有进步。在既往被认为是禁区的顽固性器质性室性心动过速/心室颤动领域，取得了进一步的研究成果。更加符合生理的希-浦系统起搏技术，在心力衰竭领域均有了更多的研究证据。但在肯定成绩的同时，我们也应该看到差距和不足，主要包括：成熟技术的推广应用和质控工作，需要持续深入推进；新技术、新理论的研究工作仍需加强投入，尤其是重大基础问题的研究和具有转化价值的应用研究需要持续重点关注。

（执笔人：吴灵敏　胡志成　审稿人：姚　焰）

参考文献

[1] SHEN C，JIA Z，YU Y，et al. Efficacy and safety of pulsed field ablation for accessory pathways：a pilot study [J]. Europace，2024，26 (7)：euae139.

[2] YU F，DONG X，DING L，et al. Pulsed field ablation for pulmonary vein isolation：Preclinical safety and effectiveness of a novel hexaspline ablation catheter [J]. J Cardiovasc Electrophysiol，2023，34 (11)：2195-2202.

[3] WANG Z，TANG M，REFFY VY，et al. Efficacy and safety of a novel hexaspline pulsed field ablation system in patients with paroxysmal atrial fibrillation：the PLEASE-AF study [J]. Europace，2024，26 (7)：euae174.

[4] PU S，LIU F，CHEN Y，et al. 'Single-shot' pulmonary vein isolation using a novel lotos pulsed field ablation catheter：a pre-clinical evaluation of feasibility，safety，and 30-day efficacy [J]. Europace，2023，26 (1)：euad362.

[5] ZENG R，LI F，JIANG J，et al. The safety and feasibility of pulsed-field ablation in atrioventricular nodal re-entrant tachycardia：first-in-human pilot trial [J]. JACC Clin Electrophysiol，2024，10 (1)：82-92.

[6] JIANG R，LIU Q，CHEN L，et al. Respiratory control minimizes diaphragmatic contraction and dry cough during pulsed-field ablation of atrial fibrillation [J]. Europace，2023，26 (1)：euad374.

[7] HUANG H，LIU Y，SHUAI W，et al. Atrial tachyarrhythmia prevention by Shensong Yangxin after catheter ablation for persistent atrial fibrillation：the SS-AFRF trial [J]. Eur Heart J，2024，45 (40)：4305-4314.

[8] LI M，REN L，HE L，et al. Small left ventricle in patients with atrial fibrillation is associated with increased cardiovascular risk [J]. J Am Coll Cardiol，2024，83 (20)：1957-1969.

[9] ZENG J，HE C，ZOU F，et al. Early left bundle branch pacing in heart failure with mildly reduced ejection fraction and left bundle branch block [J]. Heart Rhythm，2023，20 (10)：1436-1444.

[10] ZHU H，QIN C，DU A，et al. Comparisons of long-term clinical outcomes with left bundle branch pacing，left ventricular septal pacing，and biventricular pacing for cardiac resynchronization therapy [J]. Heart Rhythm，2024，21 (8)：1342-1353.

[11] GUO Y，KOTALACZYK A，IMBERTI JF，et al. Poor adherence to guideline-directed anticoagulation in elderly Chinese patients with atrial fibrillation：a report from the optimal thromboprophylaxis in elderly Chinese patients with atrial fibrillation (ChiOTEAF) registry [J]. Eur Heart J Qual Care Clin Outcomes，2023，9 (2)：169-176.

[12] SANG C，LIU Q，LAI Y，et al. Pulmonary vein isolation with optimized linear ablation vs pulmonary vein isolation alone for persistent AF：the PROMPT-AF randomized clinical trial [J]. JAMA，2024：e2424438. Online ahead of print.

[13] SHEN L，LIU S，HU F，et al. Electrophysiological characteristics and ablation outcomes in patients with catecholaminergic polymorphic ventricular tachycardia [J]. J Am Heart Assoc，2023，12 (24)：e031768.

[14] 中华医学会心血管病学分会，中国生物医学工程学会心律分会. 心房颤动诊断和治疗中国指南 [J]. 中华心血管病杂志，2023，51 (6)：572-618.

[15] 中国医疗保健国际交流促进会急诊医学分会，中华医学会急诊医学分会，国家老年医学中心，等. 急性心房颤动中国急诊管理指南 (2024) [J]. 中国急救医学，2024，44 (8)：645-667.

[16] 中华医学会心电生理和起搏分会，中国医师协会心律学专业委员会，左心耳封堵工作委员会. 左心耳干预预防心房颤动患者血栓栓塞事件：目前的认识和建议 (2023) [J]. 中华心律失常学杂志，2023，27 (6)：463-489.

[17] 中华医学会心电生理和起搏分会，中国医师协会心律学专业委员会. 普通心脏起搏器和植入型心律转复除颤器手术操作规范中国专家共识 (2023) [J]. 中华心律失常学杂志，2023，27 (3)：188-224.

[18] 孙艺红，刘念，薛玉梅，等. 心房颤动节律控制药物规范应用专家共识 [J]. 中华内科杂志，2023，62 (4)：343-355.

[19] 黄从新，包阳扬，曹克将，等. 脉冲消融术治疗心房颤动临床使用及操作流程专家共识 [J]. 中国心脏起搏与心电生理杂志，2024，38 (4)：235-248.

[20] 中华护理学会放射介入护理专业委员会，刘华芬，周佳莉，等. 经静脉临时心脏起搏器置入术患者术肢管理专家共识 [J]. 中华护理杂志，2024，59 (13)：1581-1583.

[21] 中国医学装备协会应用评价分会，蔡葵，宣建伟. 心脏电生理医疗器械综合价值评估专家共识 [J]. 中国医学装备，2024，21 (7)：1-16.

[22] 中华医学会老年医学分会心血管学组，中国老年保健医学研究会老年心血管病分会. 老年心房颤动诊治中国专家共识 (2024) [J]. 中华心律失常学杂志，2024，28 (2)：103-124.

3.4 瓣膜性心脏病

3.4.1 住院患者整体情况

HQMS数据显示，2023年纳入监测并收治瓣膜性心脏病住院患者的医院有6794家，占HQMS中收治心血管疾病住院患者医院数量的83.7%。其中三级医院2402家，二级医院4392家。上述医院共收治瓣膜性心脏病患者（出院诊断包含瓣膜性心脏病）266.1万人次，其中二尖瓣疾病患者最多，为133.9万人次，占比50.3%，其次为主动脉瓣、三尖瓣及肺动脉瓣疾病患者（图3-4-1）。

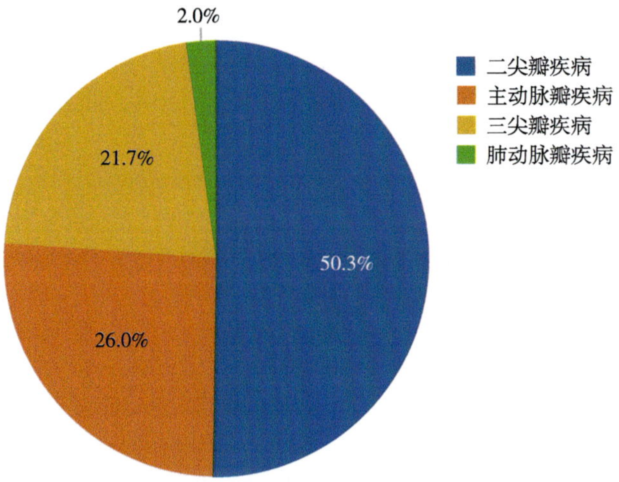

图3-4-1　2023年度瓣膜性心脏病不同病种分布

瓣膜性心脏病住院患者中女性占50.6%，患者平均年龄为62.1±17.4岁，年龄分布情况见图3-4-2。

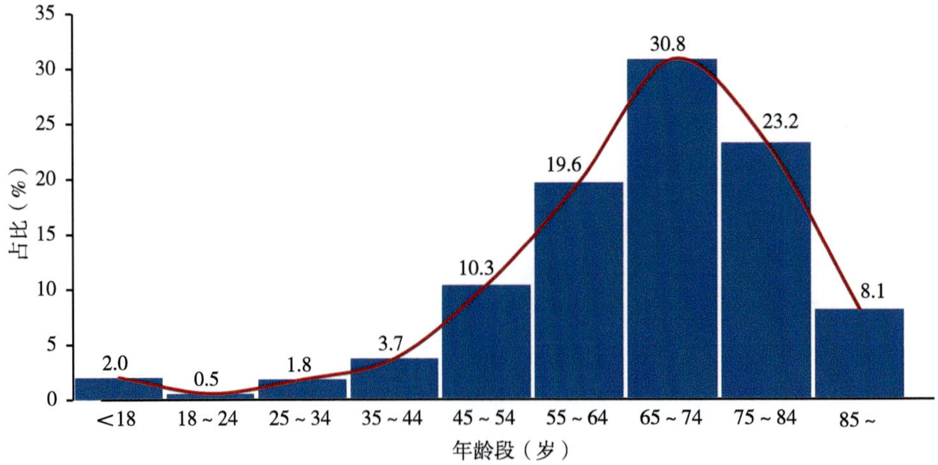

图3-4-2　2023年度不同年龄瓣膜性心脏病住院患者的分布

瓣膜性心脏病住院患者合并疾病居前三位的是心力衰竭、高血压和冠心病，分别为44.9%、44.3%和33.6%，合并其他疾病情况见图3-4-3。

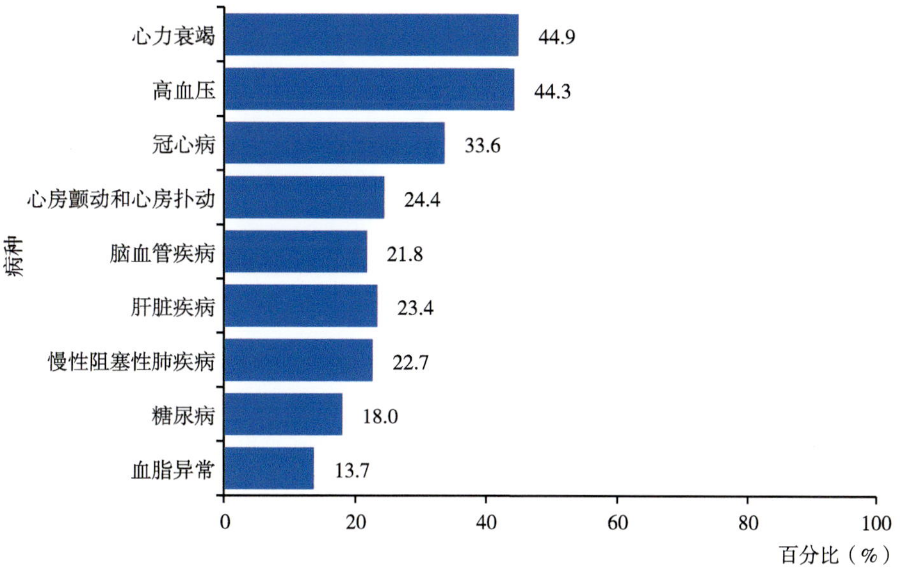

图3-4-3　瓣膜性心脏病患者合并疾病情况

3.4.2　外科及介入治疗情况

3.4.2.1　主动脉瓣治疗

（1）单纯外科主动脉瓣置换术（SAVR）：单纯SAVR指主动脉瓣手术当天患者未接受二尖瓣手术或三尖瓣置换术，未接受冠状动脉旁路移植术、先天性心脏病外科矫治或升主动脉等大血管外科手术。2023年共开展单纯SAVR手术9928例。接受单纯主动脉瓣置换术的患者，生物瓣使用率为46.8%，高龄患者选择生物瓣居多，使用机械瓣和生物瓣的年龄分布见图3-4-4。

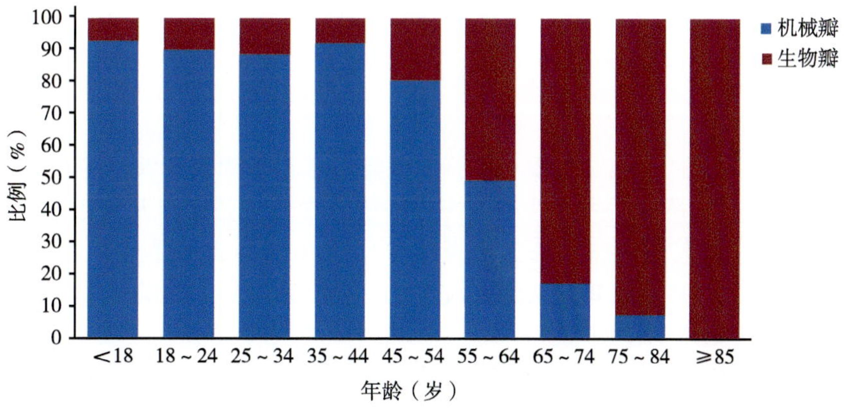

图3-4-4　单纯主动脉瓣置换术的瓣膜类型构成

SAVR患者的住院死亡率为0.8%，非康复离院率（离院方式为住院死亡或非医嘱离院）为2.0%。

（2）经导管主动脉瓣置换术（TAVR）：2023年纳入监测的医院开展TAVR共计9629人次，数量接近SAVR（9928人次）（图3-4-5），其中女性占比41.5%。TAVR患者年龄分布情况见图3-4-6。

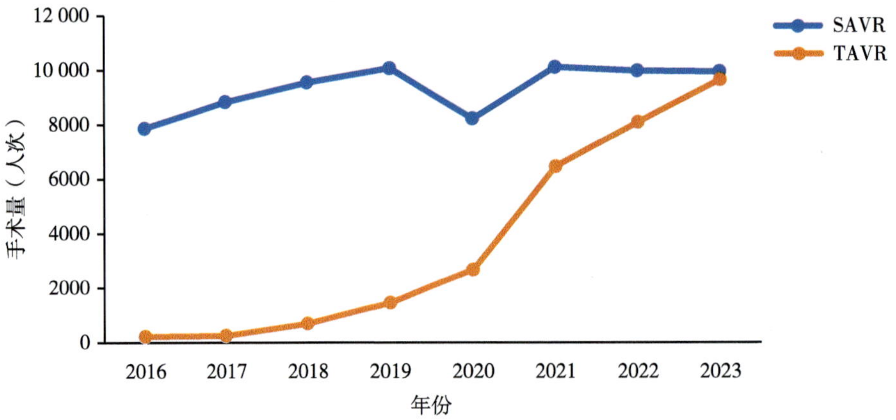

图3-4-5　TAVR和SAVR近8年增长情况

注：SAVR，外科主动脉瓣置换术；TAVR，经导管主动脉瓣置换术。

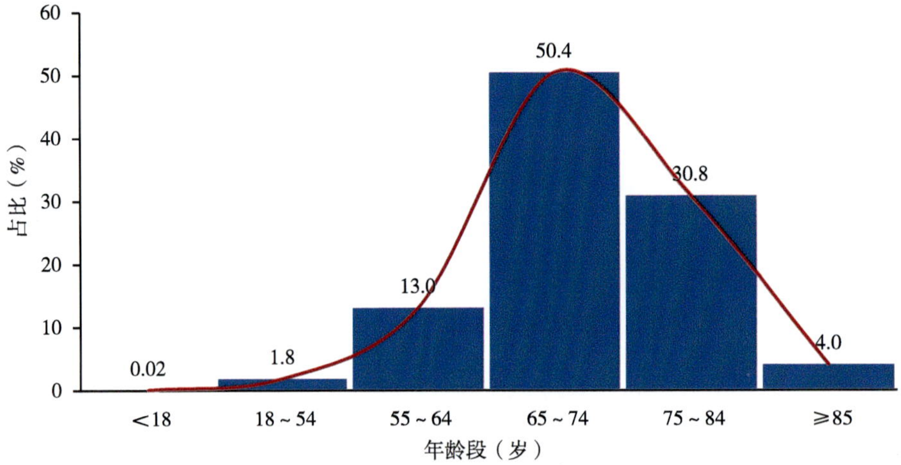

图3-4-6　不同年龄的TAVR手术患者分布情况

TAVR患者住院死亡率为1.5%，非康复离院率为3.2%。

3.4.2.2　二尖瓣治疗

（1）单纯二尖瓣外科手术：单纯二尖瓣手术指二尖瓣手术当天患者未接受主动脉瓣手术或三尖瓣置换术，未接受冠状动脉旁路移植术、先天性心脏病外科矫治或升主动脉等大血管外科手术。2023年共开展单纯二尖瓣外科手术2.8万例，其中32.4%为瓣膜成形术，67.6%为瓣膜置换术。不同年龄分组显示，随年龄增长，接受成形术比例呈下降趋势，接受置换术比例呈上升趋势［年龄＜18岁接受成形术的比例为78.0%，年龄＞85岁接受成形术的比例为38.9%（图3-4-7）］。在接受单纯二尖瓣置换术的患者中，生物瓣使用率为45.6%，随年龄增长选择机械瓣比例呈下降趋势，生物瓣比例呈上升趋势（年龄＜18岁选择机械瓣的比例为92.8%，年龄＞85岁选择机械瓣的比例为0%）。

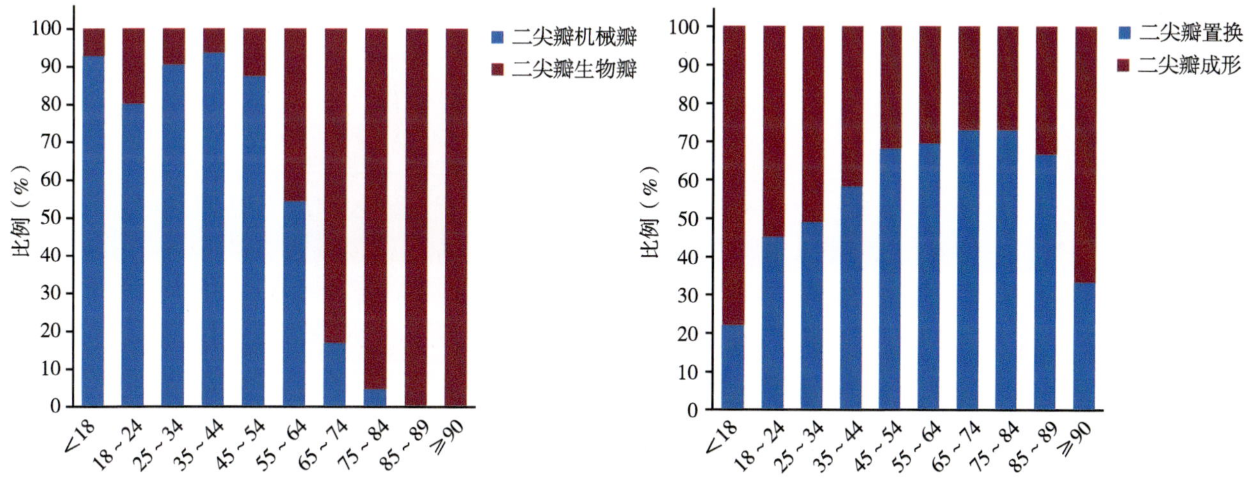

图3-4-7 二尖瓣置换术和成形术以及置换术瓣膜类型选择

单纯二尖瓣手术患者的住院死亡率为1.0%，非康复离院率（离院方式为住院死亡或非医嘱离院）为2.7%。

（2）二尖瓣介入手术：2023年，纳入监测的医院共开展二尖瓣介入手术3019例，其中二尖瓣钳夹术占比最高，为49.7%（图3-4-8）。

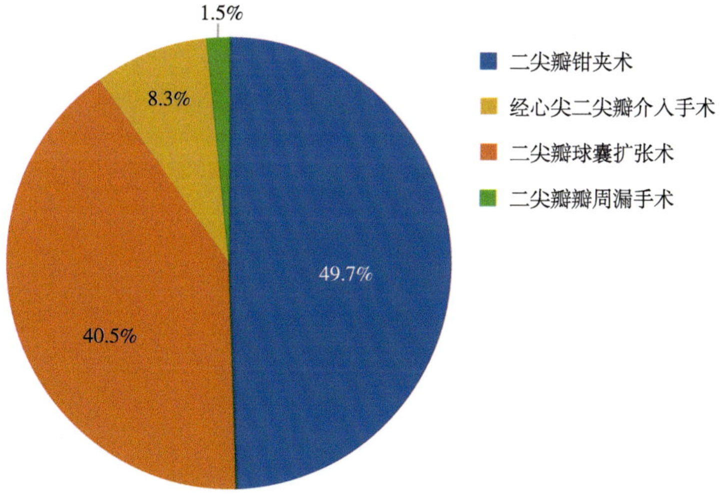

图3-4-8 二尖瓣介入手术类型占比

注：经心尖二尖瓣介入手术包括经心尖二尖瓣人工腱索置入术和经心尖二尖瓣置换术。

二尖瓣介入手术的住院死亡率为1.0%，非康复离院率为2.5%。

3.4.2.3 三尖瓣治疗

（1）三尖瓣外科手术：2023年共开展三尖瓣外科置换或成形手术4.5万例，多为合并手术。大于45岁以上的患者占77.6%，男性占45.4%。接受三尖瓣外科手术的患者非康复离院率为3.1%，较2022年显著下降。

（2）三尖瓣介入手术：2023年纳入监测的医院共开展三尖瓣介入手术165例，其中女性占62.4%，患者年龄分布情况见图3-4-9。三尖瓣介入手术患者住院死亡率为0.6%，非康复离院率为0.6%。

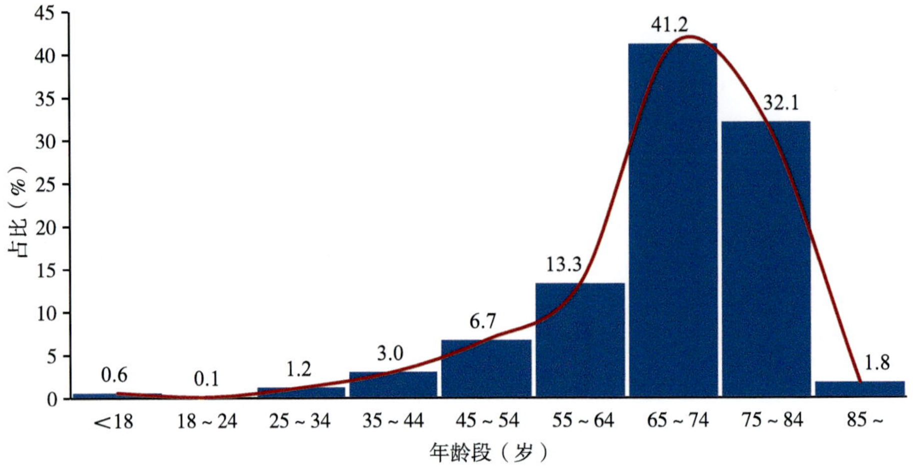

图3-4-9　不同年龄的三尖瓣介入手术患者分布情况

3.4.2.4　肺动脉瓣治疗

（1）肺动脉瓣外科手术：2023年共开展肺动脉瓣外科置换或成形术1307例，其中694例（53.1%）患者年龄小于18岁，男性占44.9%，非康复离院率为2.4%，较2022年显著下降。

（2）肺动脉瓣介入手术：2023年纳入监测的医院共开展肺动脉瓣介入手术740例，其中女性占54.7%，患者年龄分布情况见图3-4-10。肺动脉瓣介入手术住院死亡率为0.1%，非康复离院率为0.7%。

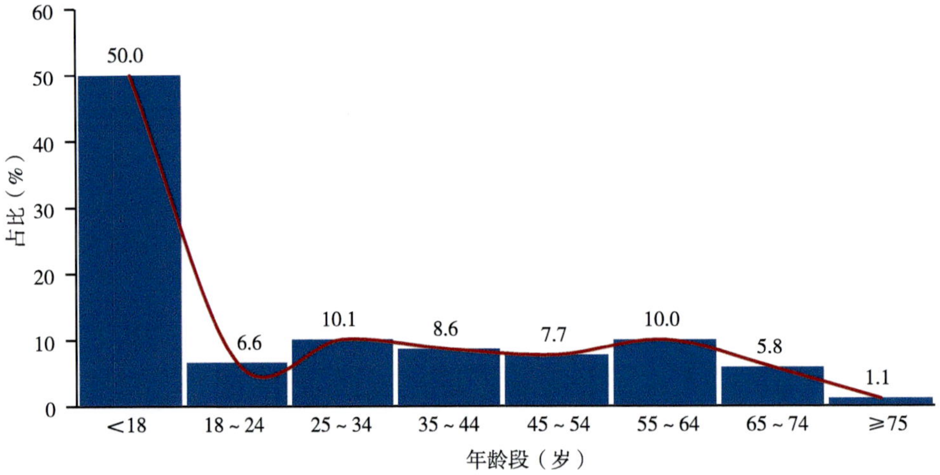

图3-4-10　不同年龄的肺动脉瓣介入手术患者分布情况

3.4.3　瓣膜性心脏病诊疗研究进展

3.4.3.1　主动脉瓣介入治疗进展

TAVR或称经导管主动脉瓣植入术（TAVI），是通过介入导管技术将人工主动脉瓣膜送至主动脉根部并释放固定，替代病变主动脉瓣功能的微创治疗技术。因其安全性高且创伤小，应用越来越广泛；同时，临床实践中的最优疗效依然在探索中。自2002年诞生以来[1]，TAVR在国际上得到广泛应用，其安全性和有效性已被多个大型前瞻性随机对照研究所证实。因其无需开胸、心脏停搏和体外循环等优点，TAVR成为无法实施外科手术或手术高危的重度主动脉瓣狭窄（AS）和（或）主动脉瓣关闭不全（AR）患者的有效选择[2, 3]。

一项回顾性、多中心研究[4]旨在比较TAVR对低手术风险的二叶瓣（BAV）和三叶瓣（TAV）狭窄患者的治疗效果。该研究在中国36个中心招募参与者。在接受TAVR的389名低手术风险患者中，229名患者为二叶瓣（平均年龄72.9岁；65.1%为男性），两组人群30天内的全因死亡率没有显着差异。然而，BAV组30天内卒中的发生率明显较高（3.3% vs 0%；OR：0.97，95%CI：0.94～0.99；P＝0.044）。通过多变量逻辑回归分析，经颈动脉入路与30天内更高的所有卒中发生率相关（OR：29.20，95% CI：3.97～215.1；P＝0.001）。

一项前瞻性、多中心研究[5]旨在证实经股动脉经导管主动脉瓣置换术（TF-TAVR）是治疗单纯主动瓣反流（AR）的一种选择。研究选取了5个中心，2019年9月至2022年2月的79名AR患者。1个月时60名（75.9%）患者取得手术技术成功；6个月时，29名（36.7%）患者出现主要不良心血管事件（MACE）。超声心动图显示，TAVR后左心室功能改善。多元回归分析表明，胸外科医师协会风险评分STS（OR：0.760，95% CI：0.584～0.989；P＝0.041）和瓣环周长（OR：0.888，95% CI：0.796～0.992；P＝0.035）是手术技术成功的2个预测因素。此外，瓣环周长（＜80.2mm）与6个月时MACE的显著减少有关，但与STS评分无关（OR：2.223，95% CI：1.060～4.659；P＝0.028）。对于单纯重度主动脉瓣反流患者，尤其是瓣环扩大程度较小的患者，使用自膨瓣系统的TF-TAVR似乎是一种安全可行的治疗方法（图3-4-11）。

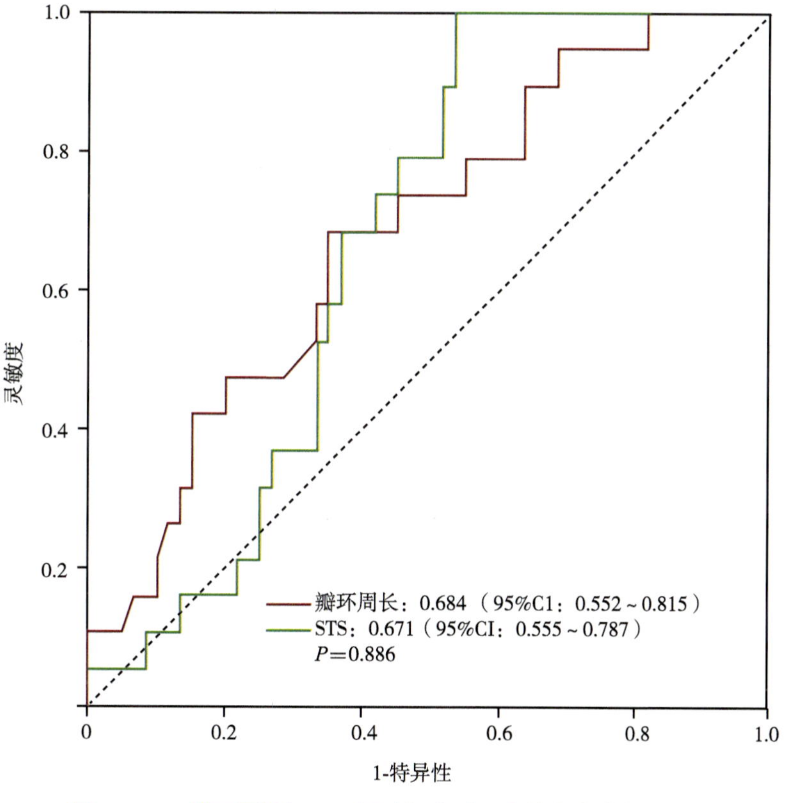

图3-4-11　瓣环周长与STS风险评分对手术技术成功率的比较

上述研究为我国瓣膜性心脏病患者最优治疗策略选择和治疗操作方法的优化提供了评价数据。

3.4.3.2　二尖瓣介入治疗进展

近年来，二尖瓣反流（MR）介入治疗相关新型器械和治疗效果的临床研究备受关注且取得了较大的进展，主要包括经导管二尖瓣修复术和经导管二尖瓣置换术，其中对经导管缘对缘修复术（TEER）更为重视。2023年度，以MitraClip G4为代表的迭代新器械在国内的广泛应用、真实世界中功能性二尖瓣反流

（FMR）患者的预后、重症二尖瓣反流患者等方面有许多新进展，同时，国内TEER相关新器械DragonFly获得国家药品监督管理局（NMPA）批准上市后的临床应用也取得了优异的临床治疗效果。

一项回顾性、单中心、单臂真实世界研究[6]中，共394例继发性MR接受了MitraClip G4系统治疗。其中56例（14%）符合MitraClip经皮治疗FMR心力衰竭患者研究（COAPT）标准，最常见的排除原因是MR≤2级（22%）、左室射血分数（LVEF）＜20%或＞50%、非最优化GDMT治疗；非COAPT标准接受MitraClip的患者的加权4年生存率高于GDMT优化药物治疗组（91.5% vs 71.8%，$P=0.027$）。

一项多中心、注册研究[7]，目的在于探讨术中残余二尖瓣反流（rMR）和平均二尖瓣跨瓣压差（MPG）对原发性MR行TEER患者预后的影响。1509例患者的术中rMR和平均MPG（中位年龄82岁，55.1%为男性）。根据rMR严重程度进行的Kaplan-Meier分析显示，rMR≤1＋（29.1%）、2＋（41.7%）和≥3＋（58.0%；$P<0.001$）之间的主要终点存在显著差异，而低压差（32.4%）和高压差（42.1%；$P=0.12$）患者之间无差异。术中rMR而不是MPG可以独立预测原发性Mr.TEER术后的临床结果。当在初级Mr中进行TEER时，最佳的MR减少似乎超过了高跨瓣压差的影响。

一项回顾性、多中心MitaClip和心室辅助装置在心源性休克患者中的联合应用的注册研究[8]，评估心源性休克（CS）合并二尖瓣反流（MI）的患者经导管缘对缘治疗（TEER）与机械循环支持装置（MCS）联合使用的临床结果。共纳入24例患者［66.2岁（51～82岁），70.8%为女性，EuroSCORE Ⅱ 20.4±17.8］。急性ST段抬高型心肌梗死是CS的主要病因（56%），植入MCS最多的是主动脉内球囊反搏（82.6%），其次是ECMO（8.7%）、IMPELLACP®（4.3%）或两者联合应用（4.3%）。手术成功率为95.8%，住院生存率为87.5%。在12个月的随访中，25.0%的患者死亡，33.3%的患者出现死亡或心力衰竭再住院复合终点。TEER治疗需要MCS的二尖瓣反流患者似乎是一种有前景的治疗选择，具有很高的器械手术成功率和可接受的死亡率和随访时心力衰竭再入院率。

DragonFly是首个获得国家药品监督管理局（NMPA）批准上市的国产经股静脉入路二尖瓣夹产品。该研究[9]为前瞻性、单臂、多中心临床研究，共入组并治疗了120名患者。随访数据显示，120名患者术后即刻手术成功率和器械植入成功率均为99.2%。在手术过程中，DragonFly器械组52.5%的受试者成功植入1个瓣膜夹，42.5%的受试者成功植入2个瓣膜夹。术后即刻及12个月的平均二尖瓣跨瓣压差（TMPG）分别为2.88±1.34mmHg，3.19±1.38mmHg。术后12个月治疗成功率为87.5%（95%CI：80.1%～92.2%），术后12个月随访结果显示患者的心功能和生活质量都得到了显著改善。该确证性临床试验以显著的治疗结果成功达到了预设的主要有效性和安全性终点。

另外，目前国际上唯一上市的TMVR产品是Tendyne，在2020年获得CE认证。此外，发展较快的是Intrepid，有经心尖和经股静脉（经间隔）两种入路。国内自主研发创新的TMVR产品都已经入临床试验阶段，期待最终公布的临床试验结果。

3.4.3.3　三尖瓣介入治疗进展

三尖瓣反流的危害程度在过去并未得到充分认识，因此三尖瓣曾被称作“被遗忘的瓣膜”。然而随着越来越多的流行病学研究证据显示，三尖瓣不仅发病率高而且危害严重，药物治疗效果不佳，同时，单纯三尖瓣外科手术风险较大，缺乏有效的治疗手段。随着经导管瓣膜治疗技术的飞速发展，经导管三尖瓣介入治疗为患者提供了新的治疗方法。同时，相关的介入治疗的方法和器械研究受到重视。国际上目前有4款三尖瓣介入产品得到了CE的认证，分别为TriClip，PASCAL，TricValve and Cardioband[10]。我国经导管三尖瓣介入治疗整体上与国际同步，在经导管置换方面甚至走在世界前列。国产的三尖瓣置换系统Lu X-Valve采用“非径向支撑力依赖”的设计理念，有利于降低植入瓣膜对心脏结构的损伤，已于2021年完成了临床注册研究入组工作，其第二代经颈静脉途径系统即将开展临床注册研究。在经导管三尖瓣修复方面，瓣环修复器械Trilign、K-Clip，瓣叶缘对缘修复器械DragonFly- T、麒麟三尖瓣夹等相继开展了初步临床应用。目前三尖瓣的经导管介入治疗仍处于早期阶段，有待更多的临床证据。

3.4.3.4 肺动脉瓣介入治疗进展

经导管肺动脉瓣置换（TPVR）是解剖结构合适的肺动脉瓣反流/狭窄患者的首选治疗方法。国内患者普遍存在肺动脉瓣反流伴右心室流出道扩张的独特解剖特征，以Melody和Sapien系列为代表的球扩瓣往往不适合国内患者，尤其是右心室流出道过大的患者。目前，VenusP-Valve在2022年获得NMPA批准于中国上市后，在全球超过20个国家完成了近千例植入。另一种国产肺动脉瓣膜（PT-Valve）已经完成临床试验的入组并启动了随访观察。

3.4.4 医疗质量研究

心脏外科手术是最常见的外科手术之一。术前风险评估有助于提前发现潜在风险，完善或更换手术方案，改善患者预后。一项在前瞻性队列研究[11]中，评估了多项机器学习技术及传统数学模型用于评估心脏手术术前风险的准确性和差异。该研究纳入了中国心脏外科注册登记系统2013—2018年105家合作中心上报的168 565例心脏手术病例。分别通过时间和空间随机分割数据进行模型开发与验证。结果显示，部分机器学习模型的预测准确性略优于传统Logistics（LR）回归模型（机器学习模型AUC 0.732，LR模型AUC 0.713，$P=0.002$）。研究为机器学习相关技术在我国心血管外科手术风险评估领域的应用效果进行了较系统的评价，为未来进一步优化人工智能在心脏外科手术中的应用提供了数据和经验。

一项研究[12]评估了利用自主研发的主动脉瓣疾病综合管理系统（CMS）筛选主动脉瓣疾病患者的有效性。通过对2020年1月1日至2022年12月31日四川大学华西医院门诊及体检人群的经胸超声心动图（TTE）检查结果进行分析，在筛查的327 822名患者中识别出986例主动脉瓣狭窄（AS）、2961例主动脉瓣关闭不全（AR）和549例同时患有AS和AR的患者。该系统展现了高效的筛查、诊断与随访能力，为无症状主动脉瓣患者提供了早期筛查的有效模式，促进了疾病的早期发现和干预，有望改善患者的预后并减少与主动脉瓣疾病相关的死亡率。

3.4.5 指南与专家共识

在心血管领域，心脏瓣膜病是近年来发展较快的亚专科之一，在介入治疗、器械研发以及临床研究方面均有大量创新性探索，相应的临床指南和共识也在不断更新，这些指南和共识为心脏瓣膜病的诊疗规范化提出了标准，提高了心脏瓣膜病诊疗的质量（表3-4-1）。

表3-4-1 2020—2024年发布的瓣膜性心脏病方面的指南和共识

类型	发布时间	指南或共识名称
指南	2023	经导管主动脉瓣置换术临床实践指南[10]
	2023	经导管主动脉瓣置入术超声心动图检查指南[13]
共识	2024	经导管二尖瓣缘对缘修复术围手术期管理专家共识[14]
	2024	经导管主动脉瓣置换术CT规范化评估中国专家共识[15]
	2024	经导管主动脉瓣置换术CT检查技术中国专家共识[16]
	2023	经导管二尖瓣缘对缘修复术患者心脏康复中国专家共识[17]

3.4.6 小结

瓣膜性心脏病每年有上百万的患者需要治疗。瓣膜性心脏病患者以老年人为主，2023年超过55%的患者为65岁以上的人群。随着我国人口老龄化的加剧，每年将有更多的患者出现。此外，瓣膜性心脏病患者常伴有其他心血管疾病，如合并有心力衰竭、高血压的患者仍然高于40%，大量的合并症加大了瓣膜性心脏病的治疗难度。在手术治疗方面，我国瓣膜性心脏病目前仍以外科手术治疗为主，但是新技术也在迅速发展。2022年，我国TAVR手术量（9629人次）已基本和SAVR手术量（9928人次）持平。同时，我国二尖瓣介入手术量达到3019例，其中二尖瓣钳夹术占比达54.7%。

（执笔人：万俊义　徐东辉　瞿建宇　温乃杰　审稿人：潘湘斌）

参考文献

[1] CRIBIER A，ELTCHANINOFF H，BASH A，et al. Percutaneous transcatheter implantation of an aortic valve prosthesis for calcific aortic stenosis：first human case description [J]. Circulation，2002，106（24）：3006-3008.

[2] OTTO CM，NISHIMURA RA，BONOW RO，et al. 2020 ACC/AHA guideline for the management of patients with valvular heart disease：executive summary：a report of the American College of Cardiology/American Heart Association Joint Committee on clinical practice guidelines [J]. Circulation，2021，143（5）：e35-e71.

[3] VAHANIAN A，BEYERSDORF F，PRAZ F，et al. 2021 ESC/EACTS Guidelines for the management of valvular heart disease：developed by the Task Force for the management of valvular heart disease of the European Society of Cardiology（ESC）and the European Association for Cardio-Thoracic Surgery（EACTS）[J]. Rev Esp Cardiol，2022，75（6）：524.

[4] HONG N，PAN W，LIU X，et al. Transcatheter aortic valve replacement for bicuspid vs. tricuspid aortic stenosis among patients at low surgical risk in China：from the Multicenter National NTCVR Database [J]. Journal of Clinical Medicine，2023，12（1）：387.

[5] GAO X，ZHANG J，KONG X，et al. Transcatheter aortic valve replacement in patients with pure native aortic regurgitation：results from a multicenter registry study [J]. Cardiology Discovery，2024，4（2）：134-141.

[6] EDOARDO Z，NICOLA B，PAOLO D，et al. Eligibility to COAPT trial in the daily practice：a real - world experience [J]. Catheter Cardiovasc Interv，2024，104（2）：368-377.

[7] SEBASTIAN L，BENEDIKT K，JESSICA W，et al. Impact of intraprocedural mitral regurgitation and gradient following transcatheter edge-to-edge repair for primary mitral regurgitation [J]. JACC Cardiovasc Interv，2024，17（13）：1559-1573.

[8] BORJA RS，ALFONSO JR，ISAAC P，et al. Combined use of MITRACLIP and ventricular ASSIST devices in cardiogenic shock：MITRA-ASSIST registry [J]. J Clin Med，2024，13（15）：4408.

[9] WANG JA，LIU XB，PU ZX. Safety and efficacy of the DragonFly system for transcatheter valve repair of degenerative mitral regurgitation：one-year results of the DRAGONFLY-DMR trial [J]. EuroIntervention，2024，20（4）：e239-e249.

[10] 国家心血管病中心，国家结构性心脏病介入质控中心，中华医学会心血管病学分会，等. 经导管主动脉瓣置换术临床实践指南 [J]. 中华医学杂志，2023，103（12）：886-900.

[11] ZENG J，ZHANG D，LIN S，et al. Comparative analysis of machine learning vs. traditional modeling approaches for predicting in-hospital mortality after cardiac surgery：temporal and spatial external validation based on a nationwide cardiac surgery registry [J]. Eur Heart J Qual Care Clin Outcomes，2024，10（2）：121-131.

[12] WANG Y，CAO T，SHI J，et al. Design and application of comprehensive management system for patients with chronic aortic valve disease-a perspective from West China Hospital [J]. Curr Probl Cardiol，2024，49（1 Pt B）：102169.

[13] 中华医学会超声医学分会，中国超声心动图学会，《经导管主动脉瓣置入术超声心动图检查指南》写作组. 经导管主动脉瓣置入术超声心动图检查指南（2023版）[J]. 中华超声影像学杂志，2023，32（10）：829-844.

[14] 经导管二尖瓣缘对缘修复术围术期管理专家共识组. 经导管二尖瓣缘对缘修复术围术期管理专家共识 [J]. 中华急诊医学杂志，2024，33（2）：155-161.

[15] 中国医师协会放射医师分会心血管学组，国家心血管病专业质控中心心血管影像质控专家工作组，中国研究型医院学会心血管影像专业委员会. 经导管主动脉瓣置换术CT规范化评估中国专家共识 [J]. 中华放射学杂志，2024，58（6）：576-586.

[16] 中国医师协会放射医师分会心血管学组，国家心血管病专业质控中心心血管影像质控专家工作组，中国研究型医院学会心血管影像专业委员会. 经导管主动脉瓣置换术CT检查技术中国专家共识 [J]. 中华放射学杂志，2024，58（4）：365-374.

[17] 中国医师协会心血管内科医师分会，中国康复医学会心脏介入治疗和康复专业委员会，中国医院协会心脏康复管理专业委员会. 经导管二尖瓣缘对缘修复术患者心脏康复中国专家共识 [J]. 中国介入心脏病学杂志，2023，31（4）：252-265.

3.5　心力衰竭

3.5.1　住院患者特点

HQMS数据显示，2023年纳入监测并收治心力衰竭住院患者（出院主要诊断或其他诊断包含心力衰竭且年龄≥18岁）的医院有7374家，占HQMS中收治心血管疾病住院患者医院数量的90.8%，其中三级医院2415家，二级医院4959家。上述医院共收治心力衰竭住院患者1429.0万人次，其中三级医院收治患者数量占59.2%，二级医院占40.8%。上述患者27.9%通过急诊收治入院，69.2%通过门诊收治入院，2.9%通过其他途径（如转院等）收治入院。

心力衰竭住院患者平均年龄为71.2±12.6岁，女性占45.3%，患者的年龄分布情况见图3-5-1。

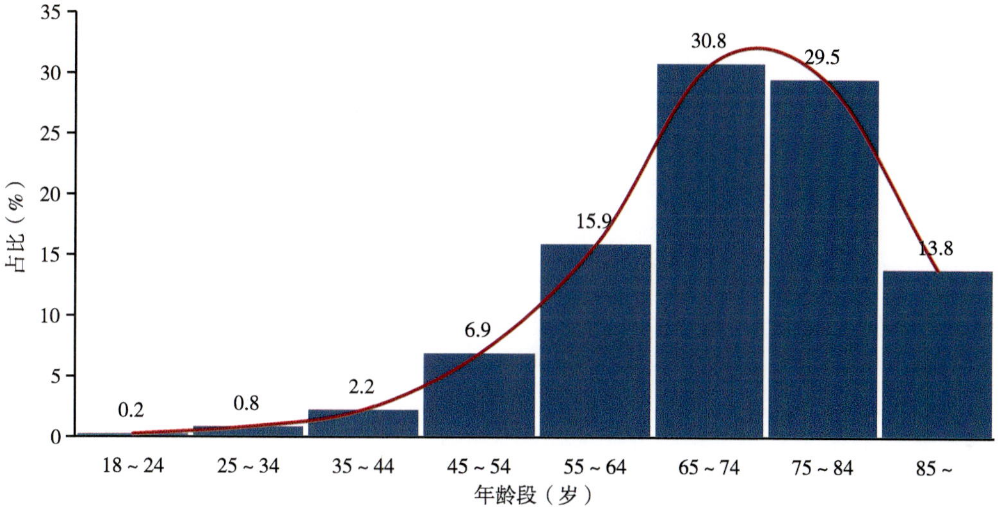

图3-5-1　不同年龄心力衰竭住院患者占比

住院心力衰竭患者中67.6%有心功能分级诊断，心力衰竭合并急性心肌梗死的患者中41.6%有Killip分级诊断，三级医院和二级医院住院心力衰竭患者心功能分级诊断情况见图3-5-2。

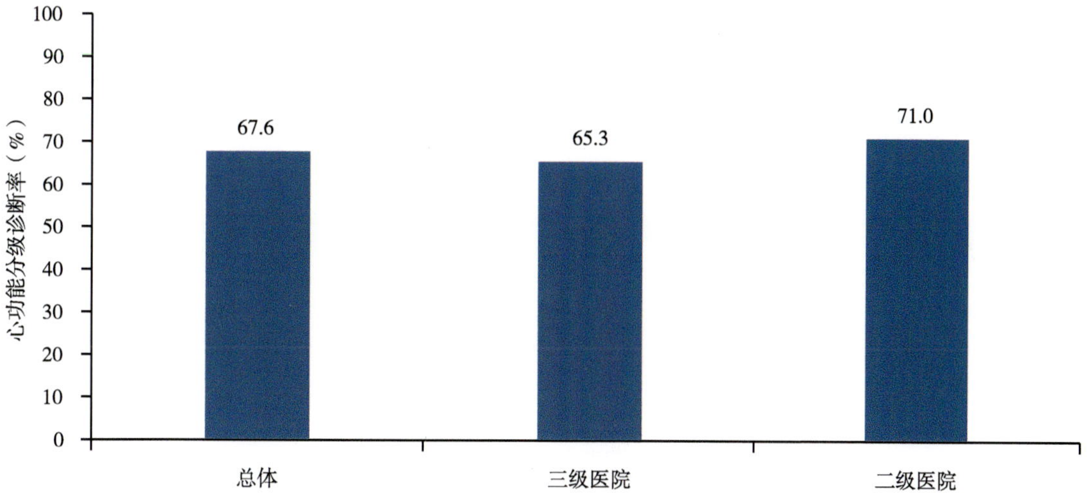

A　住院心力衰竭住院中具有心功能分级诊断的占比

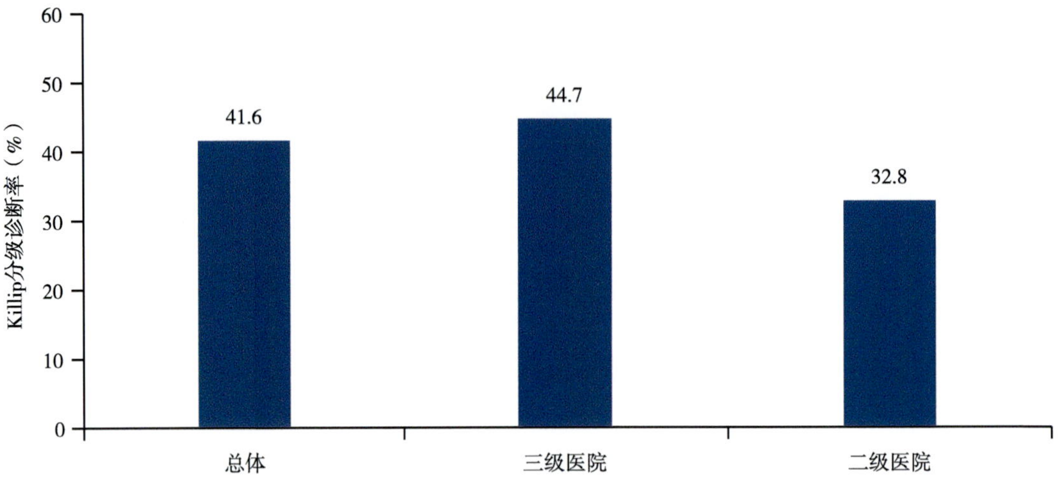

B 住院心力衰竭合并急性心肌梗死患者中具有Killip心功能分级诊断的占比

图3-5-2 不同住院心力衰竭患者心功能分级诊断的占比

心力衰竭住院患者合并心血管相关诊断中，合并冠心病的比例为68.7%，合并高血压的比例为58.9%，合并心房颤动或心房扑动的比例为19.8%，合并心肌病的比例为2.9%，合并心源性休克的比例为1.1%（图3-5-3A）。心力衰竭住院患者合并非心血管相关问题的诊断中，合并卒中的比例为40.5%，合并慢性阻塞性肺疾病（COPD）的比例为28.2%，合并糖尿病的比例为27.0%（图3-5-3B）。合并其他诊断情况见图3-5-3。

心力衰竭住院患者中，3.00%的患者在住院期间接受了机械通气治疗，0.41%接受了血液滤过治疗，0.14%接受了主动脉内球囊反搏（IABP）治疗，0.05%接受了植入型心律转复除颤器（ICD）治疗，0.04%接受了心脏再同步治疗除颤器（CRT-D）治疗，0.02%接受了心脏再同步治疗（CRT），其他器械治疗情况见图3-5-4。

心力衰竭患者的非康复离院（离院方式为住院死亡或非医嘱离院）率为10.2%，其中住院死亡率为2.6%，非医嘱离院率为7.6%，30天再入院率为11.0%。三级医院和二级医院收治患者的住院预后和30天再入院率见图3-5-5。

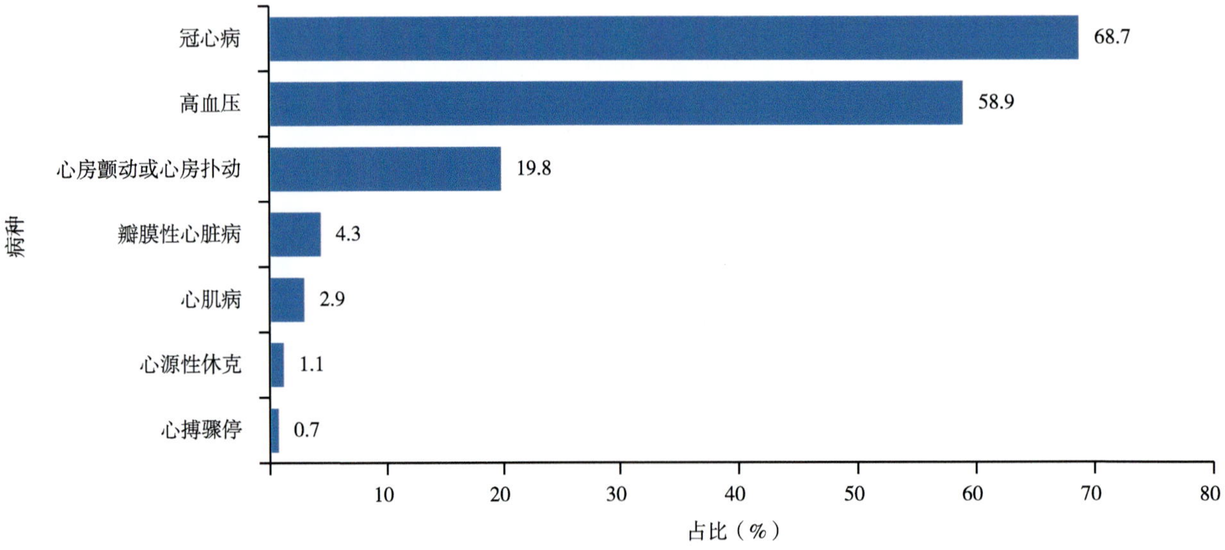

A 心力衰竭患者合并心血管相关诊断情况

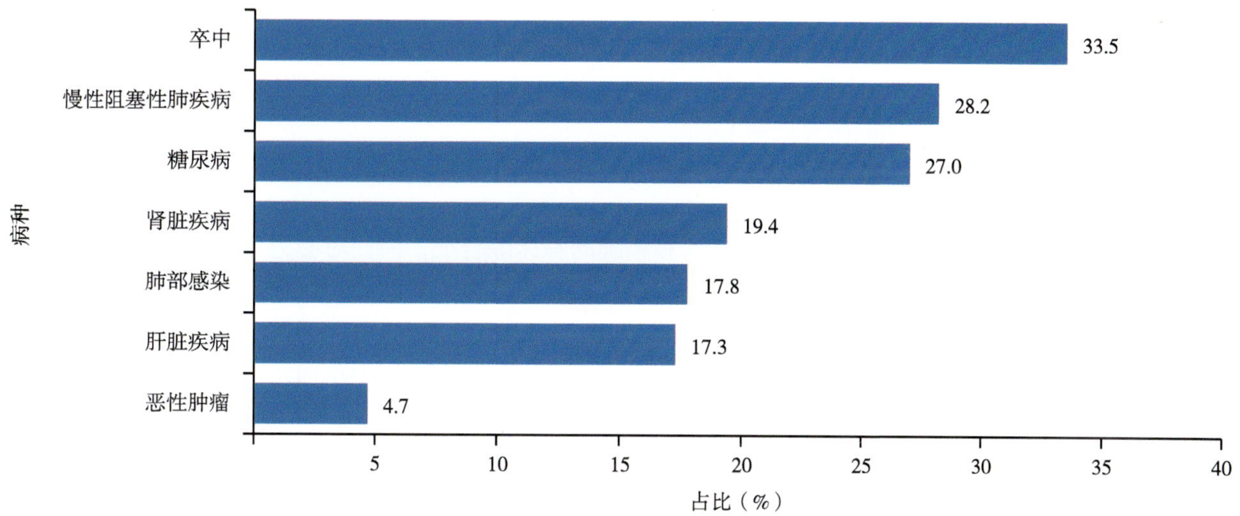

B 心力衰竭患者合并非心血管相关诊断情况

图3-5-3 心力衰竭患者合并诊断情况

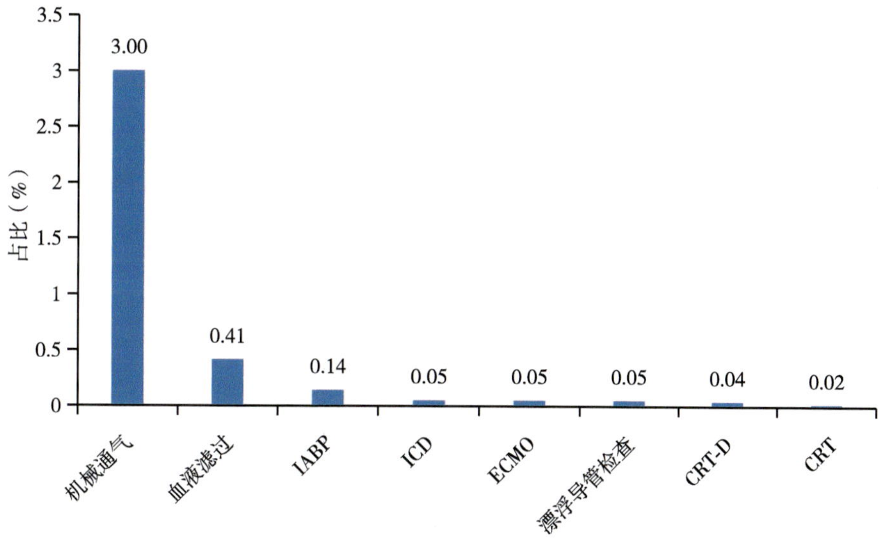

图3-5-4 心力衰竭患者住院期间接受的器械治疗占比

注：IABP，主动脉内球囊反搏；CRT，心脏再同步化治疗；CRT-D，心脏再同步治疗除颤器；ICD，植入型心脏转复除颤器；ECMO，体外膜肺氧合。

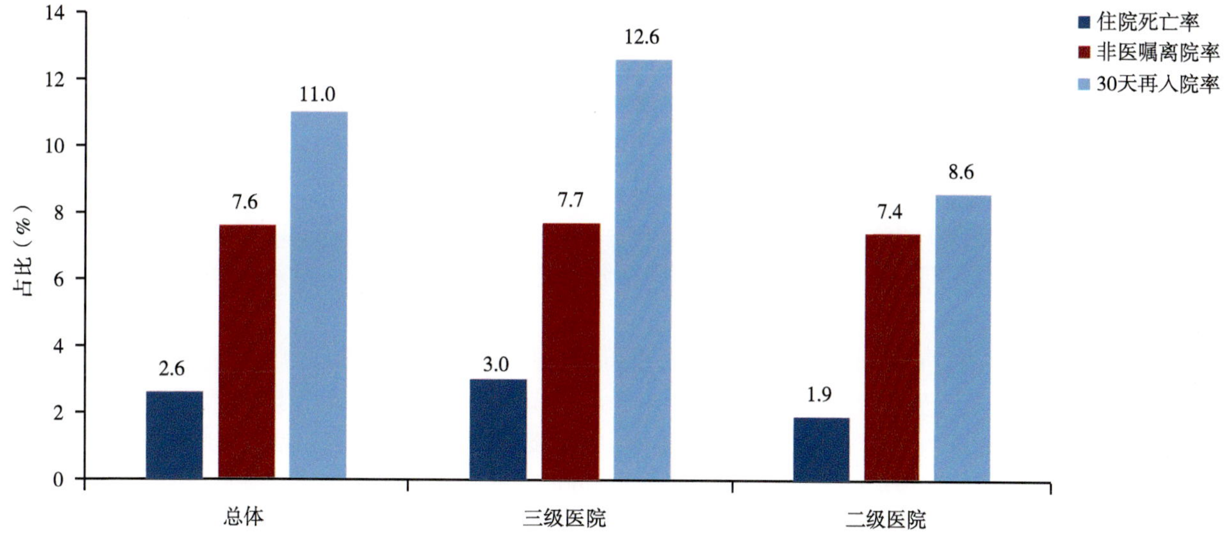

图3-5-5 2023年全国心力衰竭住院患者住院预后

3.5.2 心力衰竭的研究进展

3.5.2.1 心力衰竭临床评估的研究进展

1. 心力衰竭的合并症评估

心力衰竭是多种原因引起的、影响多个器官和系统的临床综合征，因此对心力衰竭病因及其合并症的及时诊断和全面评估是延缓心力衰竭进展的关键，但目前尚未得到充分的关注。中国心力衰竭注册登记研究（China-HF）第二阶段于2017年启动，研究纳入了2017—2020年来自113家医院的34 938例住院心力衰竭患者，研究发现，冠心病（48.3%）、心脏瓣膜病（18.7%）和扩张型心肌病（DCM）（16.3%）是最常见的病因，而高血压（56.3%）、糖尿病（31.5%）和心房颤动/心房扑动（17.6%）是最常见的合并症[1]。

心房颤动是心力衰竭患者最常合并的心律失常，二者具有共同的危险因素，互为因果且共同导致预后不良。一项前瞻性队列研究纳入在2016年8月至2018年5月住院的1760例心力衰竭合并心房颤动的患者，研究表明与中等（65～85bpm）心率相比，低（＜65bpm）和高（≥86bpm）心率与较差的预后相关，进一步根据左室射血分数（LVEF）分层发现，在LVEF≥50%的患者中，只有高心率与较高的风险相关（HR：1.38，95% CI：1.01～1.89，P=0.046）；而在LVEF＜50%的患者中，只有低心率与较高的风险相关（HR：1.46，95% CI：1.09～1.96，P=0.012）[2]。这些发现有助于指导心力衰竭合并心房颤动患者的心率管理。

2型糖尿病（T2DM）是心力衰竭常见合并症之一。一项前瞻性队列研究[3]分析了T2DM对非缺血性DCM患者预后的影响。结果显示，DCM患者合并T2DM的占比为13%。与无T2DM患者相比，合并T2DM患者临床问题更为严重［纽约心脏协会（NYHA）功能分级、高血压患病率和心房颤动患病率较高，左心室射血分数（LVEF）较低、钆延迟强化（LGE）更常见，初始T1值和细胞外体积（ECV）更高］，且心力衰竭相关死亡（P=0.006）和非心源性死亡（P=0.02）风险更高。此外，血糖控制水平与心力衰竭合并糖尿病患者的临床结局呈U型关系，其中适度血糖控制（HbA_{1c} 6.5%～7.5%）的患者不良结局风险最低（HbA_{1c}＜6.5%，HR：2.42，95%CI：1.07～5.45，P=0.033；HbA_{1c}＞7.5%，HR：2.24，95% CI：1.01～4.99，P=0.038）[4]。因此，HbA_{1c}在6.5%～7.5%可能是这一特定人群的最佳降糖目标。加强心力衰竭合并症的管理是提高患者生活质量、减少心力衰竭患者住院和死亡风险的必要手段。

2. 心力衰竭的影像学评估

心脏影像学在心力衰竭及其病因的诊断和危险评估等方面有重要价值，其中心脏磁共振（CMR）可评价心脏收缩、舒张功能障碍和心肌纤维化等心脏损害，已成为心力衰竭患者影像学评估的重要手段之一。CMR的LGE是一种已得到广泛应用且高准确性的诊断技术，能够有效定位和定量心肌瘢痕。CMR衍生的应变参数可作为一种评价心肌收缩功能损害的可靠工具，进一步在LVEF等传统参数的基础上提高危险分层价值。

一项回顾性研究纳入了171例射血分数降低的心力衰竭（HFrEF）患者，并根据患者合并高血压或糖尿病的情况进行分组。研究发现，同时合并糖尿病和高血压的HFrEF患者相比只合并高血压的HFrEF患者左心室纵向峰值应变（GLPS）减退更严重（P＜0.001）。多因素分析发现，合并糖尿病是HFrEF患者左室三个方向应变减退的独立危险因素［径向峰值应变（GRPS）：β=−0.189，P=0.011；周向峰值应变（GCPS）：β=0.217，P=0.005；GLPS：β=0.237，P=0.002］，而合并高血压是HFrEF患者左心室重构的独立危险因素。CMR的研究证据提示，合并高血压和糖尿病的HFrEF患者是心力衰竭的高危表型，需要强化治疗和个体化管理[5]。

一项回顾性研究通过CMR评估心力衰竭患者心肌瘢痕负荷，探索其心力衰竭患者接受左束支起搏（LBBAP）的心脏再同步治疗（CRT）后左室逆重构之间的关联[6]。结果发现，纳入的54名患者中，LBBAP-CRT 的应答率为 74.1%，而无应答者的整体、室间隔和侧壁瘢痕负荷较高（P均＜0.001）。整体、侧壁和室间隔瘢痕负担较高提示预后不良（HR分别为4.996，7.019，4.741，P值分别为0.040，0.022，0.004）。另一项研究结果表明，非缺血性心肌病患者接受LBBAP-CRT或BVP-CRT治疗后心室逆重构与室间隔瘢痕负荷有关，室间隔瘢痕负荷高与不良临床预后相关，与起搏治疗策略无关[7]。因此术前通过CMR进行瘢痕负荷的评估，为识别潜在应答者和临床结局提供了更多有用信息。

3．心力衰竭的预后标志物评估

心力衰竭是影响多个器官和系统的临床综合征，因此对心力衰竭患者预后因素系统化的探索，有助于识别高危患者，并给予针对性的治疗，进而延缓心力衰竭进展，改善预后。生物标志物的监测是心力衰竭患者管理中的重要部分。利钠肽家族中的BNP和NT-proBNP 是目前心力衰竭领域指南推荐级别最高、应用最广泛的生物标志物。一项来自CCA数据库的心力衰竭注册研究显示，在射血分数保留的心力衰竭（HFpEF）患者中，NT-ProBNP高于1800 pg/ml可作为患者出院后1年内心血管死亡和心力衰竭再住院的独立危险因素（HR：1.64，95% CI：1.52～1.77，$P<0.001$）[8]。

高敏心肌肌钙蛋白I（hs-cTnI）作为一种敏感的心肌损伤标志物，在评估心肌损伤和预测心血管事件方面具有重要作用。一项回顾性研究[9]结果显示，hs-cTnI升高是HFpEF患者心血管死亡（HR：5.578，95%CI：2.995～10.386，$P<0.001$）和心力衰竭住院（HR：3.254，95% CI：2.698～3.923，$P<0.001$）的预测因子（图3-5-6）。

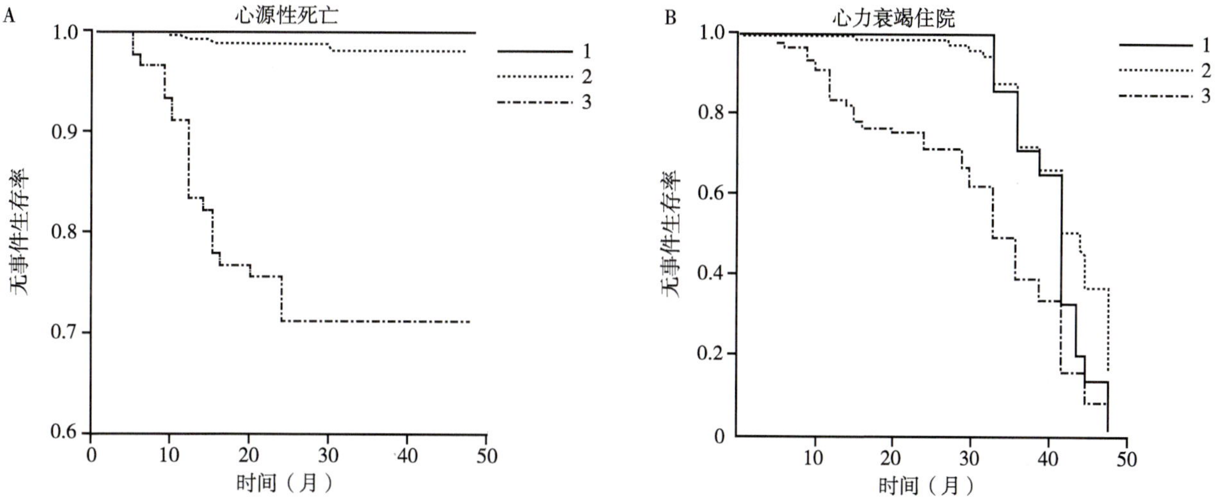

图3-5-6　高敏心肌肌钙蛋白I水平和心血管死亡、心力衰竭住院的Kaplan-Meier曲线

注：高敏肌钙蛋白I（hs-cTnI）的分级标准如下：1. 正常范围：男性≤0.034ng/mL，女性≤0.016ng/mL；2. 轻度升高：男性0.034ng/mL＜hs-cTnI＜0.1305ng/mL，女性0.016ng/mL＜hs-cTnI＜0.0755ng/mL13；3. 显著升高：男性≥0.1305ng/mL，女性≥0.0755ng/mL。

高敏C反应蛋白（hsCRP）已被广泛用于心力衰竭患者的风险评估。China Peace-5P HF研究[10]是一项全国多中心前瞻性队列研究，共纳入1281名急性心力衰竭住院患者，分别在入院时、出院后1个月和12个月监测血清hsCRP水平。结果显示，累积hsCRP水平位于最高四分位数水平组患者的全因死亡风险是最低组的2.38倍（HR：2.38，95% CI：1.75～3.23，$P_{趋势}<0.001$）。按高水平hsCRP累积次数分组，累积3次高水平hsCRP患者的全因死亡风险是累积0次患者的2.80倍（HR：2.80，95% CI：1.97～4.00，$P_{趋势}<0.001$）。因此，长期高水平的hsCRP累积显著增加患者的全因死亡和心血管死亡风险。重复检测hsCRP水平在预后评估中的应用潜在有助于临床医生识别高死亡风险的心力衰竭患者。

除常规生物标志物外，越来越多的研究表明，复合指标也有助于心力衰竭的危险分层和管理。一项回顾性队列研究采用中国香港临床数据分析和报告系统（CDARS）数据，对HbA_{1c}变异性与心力衰竭患者死亡和再入院风险的关系进行了分析[11]，结果显示，无论是否合并糖尿病，HbA_{1c}变异性均与心力衰竭再入院［平均连续变异性（ASV）HR：1.20，95% CI：1.18～1.23，$P<0.001$］和全因死亡（ASV HR：1.50，95% CI：1.47～1.53，$P<0.001$）风险显著相关，且在无糖尿病的心力衰竭患者中更为明显（$P_{交互}<0.001$）。应激性高血糖比值（SHR）升高与HFpEF患者全因死亡率、心血管死亡率和心力衰竭再住院的复合事件风险增加独立相关（HR：2.34，95% CI：1.49～3.67，$P<0.001$）[12]，与充血性心力衰竭患者

AKI的发生率呈U型关系[13]。甘油三酯-葡萄糖（TyG）指数已成为不同人群不良心血管结局的潜在预测指标。开滦研究[14]证实了累积TyG指数升高与心力衰竭风险增加有关。TyG指数升高还与HFpEF患者的全因死亡（HR：1.53，95% CI：1.19～1.98，P＜0.001）、心血管死亡（HR：1.52，95% CI：1.19～1.96，P＝0.001）和心力衰竭再住院（HR：1.31，95% CI：1.07～1.61，P＝0.008）风险显著增加相关[15]。

3.5.2.2　心力衰竭治疗的研究进展

1.药物治疗　心力衰竭患者规范化的药物治疗现状、规范化药物治疗在真实世界中的效果以及与中医药的联合应用效果在近些年越来越受到关注。China-HF第二阶段（2017—2020年）研究显示，具有适应证的人群中，78.2%的患者出院时使用了口服利尿剂，78.7%出院时使用了肾素-血管紧张素系统抑制剂，82.2%出院时使用了β受体阻滞剂，87.8%出院时使用了醛固酮受体拮抗剂[1]。相比China-HF第一阶段（2012—2015年），我国心力衰竭药物标准化治疗率有了显著提升。

亚临床甲状腺功能减退（SCH）是甲状腺功能减退的早期阶段，是心力衰竭的合并症之一，目前仍缺乏充分的临床证据指导该类患者治疗。一项随机、多中心、开放标签的临床试验旨在研究左甲状腺素（L-T4）治疗HFrEF合并SCH患者的临床疗效[16]。结果显示，HFrEF标准治疗联合L-T4可在6个月内显著提高6分钟步行距离（70.08±85.76m vs 27.73±82.00m，差值：46.90，95% CI：12.90～80.90，P＜0.001），另外，还显著改善NYHA分级（P＝0.033）和甲状腺功能（促甲状腺激素：P＝0.008；游离三碘甲状腺原氨酸：P＝0.014；甲状腺素P＝0.024）水平也显著改善。该研究结果提示，L-T4在HFrEF合并SCH患者中潜在应用前景。

2.介入治疗　左束支起搏（LBBP）通过改善左束支传导阻滞（LBBB）实现HFrEF患者心脏再同步并改善心脏功能，而目前关注LBBP对射血分数轻度降低的心力衰竭（HFmrEF）或HFpEF合并LBBB的疗效的研究很少。一项多中心、单臂研究[17]显示，接受LBBP治疗的HFmrEF或HFpEF患者经过1年随访后LVEF得到大幅提升（46.5±5.2% vs 60.0±6.1%，P＜0.001）。而另一项针对HFmrEF合并LBBB患者接受LBBP治疗的小样本研究[18]显示，与单纯GDMT治疗相比，LBBP联合GDMT治疗的患者心功能改善更显著，心力衰竭再住院或晕厥的临床事件更少。此外，有研究显示，与双心室起搏的CRT（BiV-CRT）相比，左束支优化心脏再同步化治疗（LOT-CRT）改善了室内传导阻滞患者的心室电同步，并且降低了心力衰竭再住院或死亡风险（HR：0.33，95%CI：0.14～0.77，P＝0.035）[19]。

约65%的HFpEF患者合并心房颤动，心房颤动是HFpEF患者预后的独立危险因素。为探索心房颤动消融术对HFpEF患者的预后作用，一项纳入1034名HFpEF合并AF患者的队列研究显示，消融组全因死亡或心力衰竭恶化再住院的复合终点风险显著低于未消融组（HR：0.55，95%CI：0.37～0.82，P＝0.003）[20]。

3.外科治疗

（1）人工心脏：左心室辅助装置（LVAD）的应用显著提高了晚期心力衰竭患者的生存率和生活质量。自2017年6月开展第1例长期左心室辅助装置置入术以来，截至2024年5月在我国共有132家医院开展了908例左心室辅助装置置入术（图3-5-7）。其中过渡到心脏移植27例（3.0%），衰竭心脏功能恢复撤除装置19例（2.1%），长期随访死亡133例，最长带泵存活26.9年，平均携带时间1.02年。至2024年6月，中国医学科学院阜外医院完成了3款长期心室辅助装置植入术140例，包括21例EVAHEART、75例CH-VAD和44例CorHeart6。CH-VAD为国内首个全磁悬浮左心室辅助装置。中国医学科学院阜外医院回顾性分析了2017年6月至2023年8月在中国医学科学院阜外医院植入CH-VAD的50名心力衰竭患者[21]，结果显示，平均带泵支持时间为868±630天（33天～6.4年），3年生存率为89%（95% CI：71%～96%）。主要不良事件包括右心力衰竭（10%）、手术相关出血（8%）、心律失常（8%）和传动系统感染（16%）。主要与血液相容性相关的不良事件仅限于3例非致残性卒中和1例胃肠道出血。在随访期间未发生重大设备故障。可见，植入CH-VAD的患者生存率较高，并发症发生率低，可为终末期心力衰竭患者提供安全高效的长期支持。

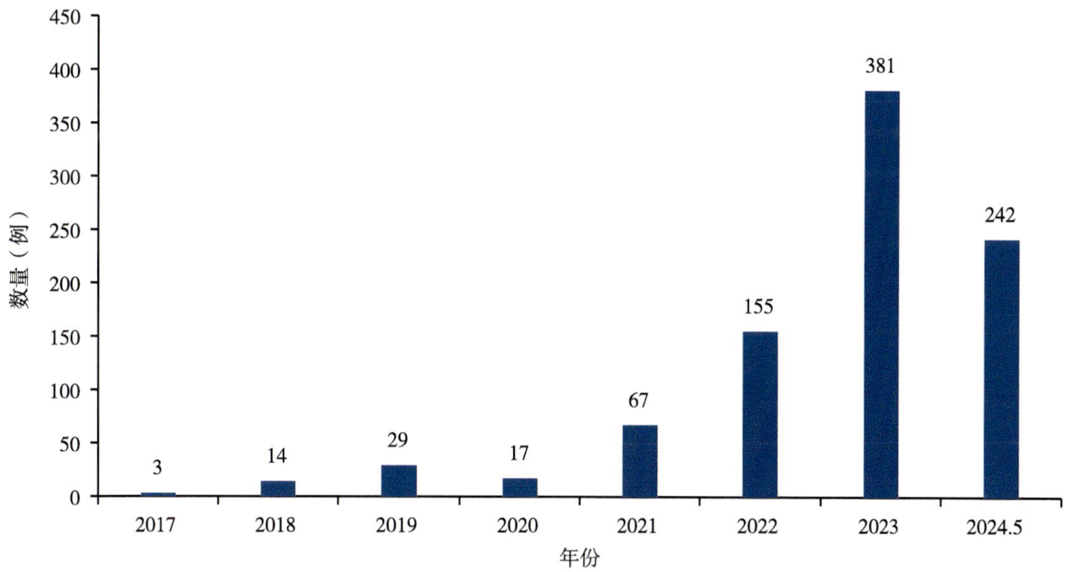

图3-5-7　2017—2024年中国左心室辅助装置植入数量

（2）心脏移植：心脏移植是各种心肌病进展至终末期阶段最为有效和公认的治疗方式。根据中国心脏移植注册系统数据，2015—2023年，中国大陆各移植中心实施并上报心脏移植年手术量共计5208例（图3-5-8）。

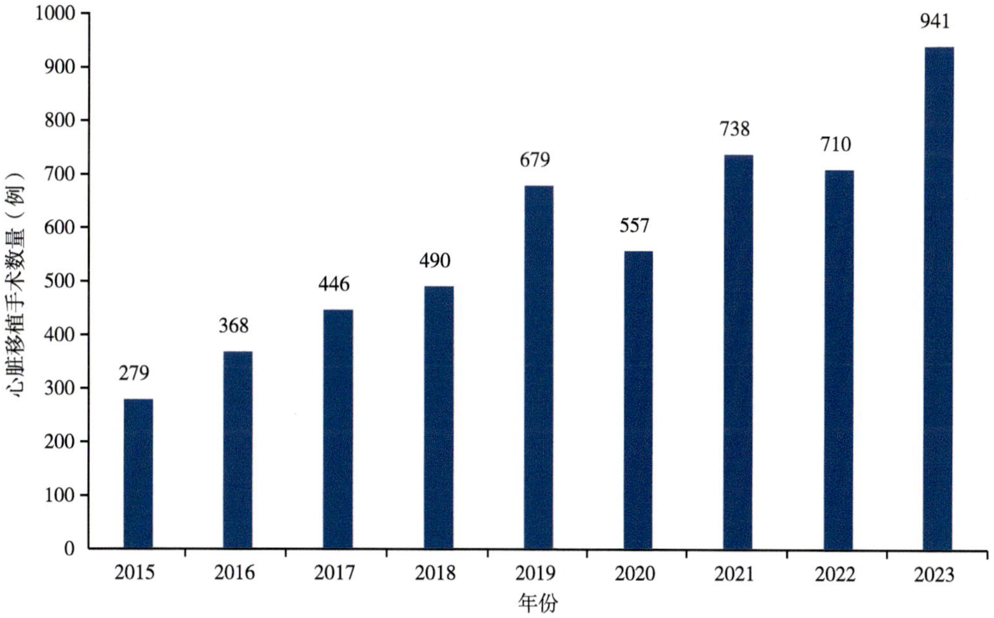

图3-5-8　2015—2023中国心脏移植数量

3.5.2.3　心力衰竭的长期预后研究进展

一项研究从重大慢病国家注册登记研究心力衰竭前瞻性队列研究中选取2016年8月至2018年5月在全国52家医院住院的4582例急性心力衰竭患者，并将患者分为HFrEF（$n=1999$）、HFmrEF（$n=885$）和HFpEF（$n=1698$）三组，在患者出院后1、6、12和24个月开展随访，收集死亡与死因信息，分析心力衰竭患者出院后2年内的死亡率、死因及死亡相关因素。研究发现，出院后2年内，1233例（26.9%）患者死亡，其中心血管死亡744例（16.2%），非心血管死亡170例（3.7%），死因不明319例（7.0%）。多因素Cox分析显示，HFmrEF和HFpEF患者2年内全因死亡和心血管死亡风险均低于HFrEF患者（P均<0.01）。在三类心力衰竭患者中，心血管死亡均为最主要的死因，HFrEF患者中心血管死亡比例高于HFmrEF患者和HFpEF患者（图3-5-9）[22]。综上，26.9%的急性心力衰竭患者在出院后2年内死亡，且心血管原因为主

要死因。

另一项基于重大慢病国家注册登记研究心力衰竭前瞻性队列研究纳入了1479例HFpEF患者。根据入院48h内与出院后1个月时堪萨斯城心肌病问卷-12（KCCQ-12）评分（ΔKCCQ）评估患者生活质量，并依此将患者分为好转组、稳定组和恶化组。研究显示，这些患者中，72.4%的人生活质量好转，12.8%的人无改善，而14.7%出现恶化。出院后2年内，19.9%的患者发生了全因死亡，9.8%发生了心血管死亡。多因素Cox回归模型分析显示，恶化组与稳定组2年内全因死亡风险分别是好转组的2.26倍和1.78倍，2年内心血管死亡风险分别是好转组的2.99倍和2.58倍[23]。该研究提示，急性HFpEF患者出院生活质量评分变化及其与长期死亡的关联对于临床策略制定及评估患者的预后具有重要意义，且有助于及时发现死亡风险较高的心力衰竭患者，应尽早给予适当的治疗及合理的健康状态指导，从而改善患者的长期预后。

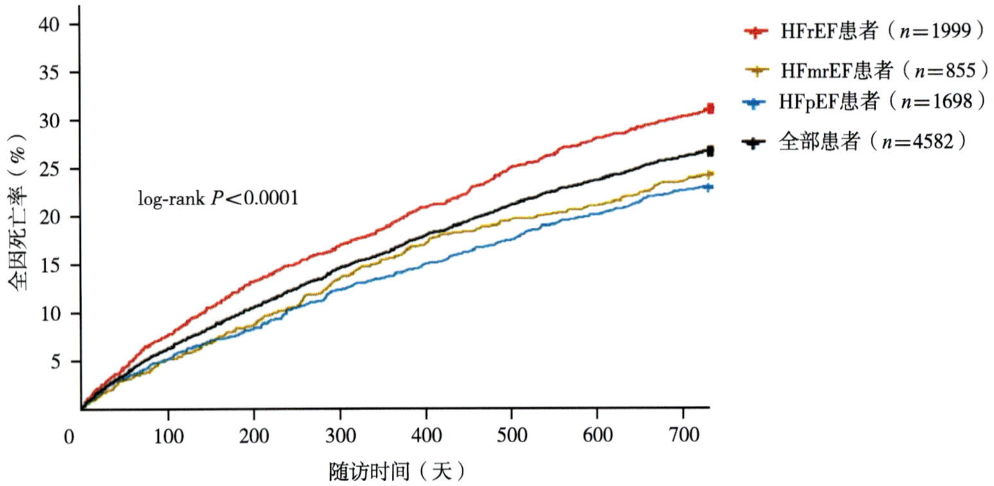

图3-5-9　重大慢病国家注册登记研究心力衰竭前瞻性队列研究心力衰竭患者预后

注：HFrEF，射血分数降低的心力衰竭；HFmrEF，射血分数轻度降低的心力衰竭；HFpEF，射血分数保留的心力衰竭。

3.5.3　专家共识及指南发布

近年来，中国专家总结已有的最新研究进展，制定了多个心力衰竭及其相关领域的指南和共识，这些指南和共识在心力衰竭的一级预防、规范化诊断、治疗、康复等方面给出了明确建议，有助于指导临床医师工作和提高心力衰竭诊疗质量（表3-5-1）。

表3-5-1　2023—2024年发布的心力衰竭方面的指南和共识

发布时间	指南或共识名称
指南	
2023年	国家心力衰竭指南2023[24]
2023年	中国成人肥厚型心肌病诊断与治疗指南2023[25]
2024年	中国心力衰竭诊断和治疗指南2024[26]
专家共识	
2023年	射血分数保留的心力衰竭诊断与治疗中国专家共识2023[27]
2024年	成人法布里病心肌病诊断与治疗中国专家共识[28]
2024年	心力衰竭药物治疗相关高钾血症防治专家共识[29]

3.5.4　小结

心力衰竭疾病负担沉重。2023年HQMS数据显示，我国心力衰竭住院患者超1400万，占所有出院诊断中包含心血管疾病的住院患者的18%，其中74.1%的心力衰竭患者为大于65岁的老年人，27.9%的心力衰竭患者通过急诊入院。住院心力衰竭治疗后负性事件居高不下，非康复离院率为10.2%，30天再入院率为11.0%。以上数据均提示心力衰竭的疾病负担沉重。

心力衰竭的管理工作进步显著。新的评估手段和治疗方式是改善心力衰竭患者住院结局和长期预后的重要手段。近年来，我国心力衰竭的评估和危险分层、药物和器械治疗等方面有了长足的进展，但仍有很大提升空间。

应持续加强心力衰竭的标准化管理。未来工作应持续加强各级医务人员对心力衰竭标准化评估的认识和对心力衰竭药物治疗适应证的把握，持续推进心力衰竭的标准化管理，同时通过支持帮扶和质量改进等行动提升心力衰竭标准化管理在不同地区、不同级别医院间的均质化水平，从而降低我国心力衰竭患者的病死率及再住院率，进一步降低因心力衰竭导致的医疗负担。

（执笔人：张宇辉　周　萍　审稿人：张　健）

参考文献

[1] ZHANG Y, GAO C, GREENE S J, et al. Clinical performance and quality measures for heart failure management in China: the China-Heart Failure registry study [J]. ESC Heart Fail, 2023, 10 (1): 342-352.

[2] XING F, ZHENG X, ZHANG L, et al. Discharge heart rate and 1-year clinical outcomes in heart failure patients with atrial fibrillation [J]. Chinese Medical Journal, 2022, 135 (1): 52-62.

[3] LI Y, XIAN H, XU Y, et al. The impact of type 2 diabetes mellitus on the clinical profile, myocardial fibrosis, and prognosis in non-ischemic dilated cardiomyopathy: a prospective cohort study [J]. Cardiovascular Diabetology, 2024, 23 (1): 48.

[4] SHI K, ZHANG G, FU H, et al. Glycemic control and clinical outcomes in diabetic patients with heart failure and reduced ejection fraction: insight from ventricular remodeling using cardiac MRI [J]. Cardiovascular Diabetology, 2024, 23 (1): 148.

[5] ZHANG G, SHI K, YAN W-F, et al. Effects of diabetes mellitus on left ventricular function and remodeling in hypertensive patients with heart failure with reduced ejection fraction: assessment with 3.0 T MRI feature tracking [J]. Cardiovascular Diabetology, 2022, 21 (1): 69.

[6] CHEN Z, MA X, GAO Y, et al. Cardiac magnetic resonance-derived myocardial scar is associated with echocardiographic response and clinical prognosis of left bundle branch area pacing for cardiac resynchronization therapy [J]. Europace, 2023, 25 (11): euad326.

[7] CHEN Z, MA X, WU S, et al. A comparison of the association of septal scar burden on responses to LBBAP-CRT and BVP-CRT [J]. JACC: Clinical Electrophysiology, 2024, 10 (7): 1439-1451.

[8] CAI A, QIU W, ZHOU Y, et al. Clinical characteristics and 1-year outcomes in hospitalized patients with heart failure with preserved ejection fraction: results from the China Cardiovascular Association Database-Heart Failure Center Registry [J]. Eur J Heart Fail, 2022, 24 (11): 2048-2062.

[9] HU HY L J, WEI X, ZHANG J, et al. Elevated level of high-sensitivity cardiac troponin I as a predictor of adverse cardiovascular events in patients with heart failure with preserved ejection fraction [J]. Chinese Medical Journal, 2023, 136 (18): 2195-2202.

[10] ZHANG L, HE G, HUO X, et al. Long-term cumulative high-sensitivity C-reactive protein and mortality among patients with acute heart failure [J]. Journal of the American Heart Association, 2023, 12 (19): e029386.

[11] XU X, REN Q W, CHANDRAMOULI C, et al. Glycated hemoglobin variability is associated with adverse outcomes in patients with heart failure irrespective of diabetic status [J]. Journal of the American Heart Association, 2024, 13 (9): e034109.

[12] MOHAMMED A-Q, LUO Y, WANG K, et al. Stress hyperglycemia ratio as a prognostic indicator for long-term adverse outcomes in heart failure with preserved ejection fraction [J]. Cardiovascular Diabetology, 2024, 23 (1): 67.

[13] LI L, DING L, ZHENG L, et al. Relationship between stress hyperglycemia ratio and acute kidney injury in patients with

congestive heart failure [J]. Cardiovascular Diabetology，2024，23（1）：29.
[14] ZHENG H，CHEN G，WU K，et al. Relationship between cumulative exposure to triglyceride-glucose index and heart failure：a prospective cohort study [J]. Cardiovascular Diabetology，2023，22（1）：239.
[15] ZHOU Q，YANG J，TANG H，et al. High triglyceride-glucose（TyG）index is associated with poor prognosis of heart failure with preserved ejection fraction [J]. Cardiovascular Diabetology，2023，22（1）：263.
[16] WANG W，ZHANG X，GAO J，et al. Effects of levothyroxine in subclinical hypothyroidism and heart failure with reduced ejection fraction：An open-label randomized trial [J]. Cell Reports Medicine，2024，5（4）：101473.
[17] YE Y，CHEN X，HE L，et al. Left bundle branch pacing for heart failure and left bundle branch block patients with mildly reduced and preserved left ventricular ejection fraction [J]. Canadian Journal of Cardiology，2023，39（11）：1598-1607.
[18] ZENG J，HE C，ZOU F，et al. Early left bundle branch pacing in heart failure with mildly reduced ejection fraction and left bundle branch block [J]. Heart Rhythm，2023，20（10）：1436-1444.
[19] CHEN X，LI X，BAI Y，et al. Electrical resynchronization and clinical outcomes during long-term follow-Up in intraventricular conduction delay patients applied left bundle branch pacing-optimized cardiac resynchronization therapy [J]. Circulation：Arrhythmia and Electrophysiology，2023，16（9）：e011761.
[20] XIE Z，QI B，WANG Z，et al. Ablation for atrial fibrillation improves the outcomes in patients with heart failure with preserved ejection fraction [J]. Europace，2023，26（1）：euad 363.
[21] WANG X，ZHOU X，CHEN H，et al. Long-term outcomes of a novel fully magnetically levitated ventricular assist device for the treatment of advanced heart failure in China [J]. J Heart Lung Transplant，2024，43（11）：1806-1815.
[22] 张丽华，蒲博轩，陈腾，等. 急性心力衰竭住院患者出院后2年内生存情况分析 [J]. 中国循环杂志，2023，38（3）：284-290.
[23] 蒲博轩，季润青，赫广达，等. 射血分数保留的心力衰竭患者健康相关生活质量短期变化及其与2年死亡的相关性分析 [J]. 中国循环杂志，2023，38（7）：724-729.
[24] 国家心血管病中心，国家心血管病专家委员会心力衰竭专业委员会，中国医师协会心力衰竭专业委员会. 国家心力衰竭指南 2023（精简版）[J]. 中国循环杂志，2023，38（12）：1207-1238.
[25] 国家心血管病中心，心肌病专科联盟，中国医疗保健国际交流促进会心血管病精准医学分会，等. 中国成人肥厚型心肌病诊断与治疗指南2023 [J]. 中国循环杂志，38（1）：1-33.
[26] 中华医学会心血管病学分会，中国医师协会心血管内科医师分会，中国医师协会，等. 中国心力衰竭诊断和治疗指南2024 [J]. 中华心血管疾病杂志，2024，52（3）：235-275.
[27] 射血分数保留的心力衰竭诊断与治疗中国专家共识制定工作组. 射血分数保留的心力衰竭诊断与治疗中国专家共识2023 [J]. 中国循环杂志，38（4）：375-393.
[28] 中华医学会心血管病学分会，中华心血管病杂志编辑委员会. 成人法布雷病心肌病诊断与治疗中国专家共识 [J]. 中华心血管病杂志，2024，52（2）：128-136.
[29] 中国医师协会心血管内科医师分会，中国老年医学学会心电与心功能分会. 心力衰竭药物治疗相关高钾血症防治专家共识 [J]. 中国循环杂志，39（6）：537-546.

3.6 先天性心脏病

3.6.1 住院患者特点

3.6.1.1 先天性心脏病患者整体情况

HQMS数据显示，2023年纳入监测并收治诊断含先天性心脏病患者的医院有4239家，占HQMS中开展心血管疾病诊疗服务医院数量的52.9%，其中三级医院1974家，占HQMS中所有三级医院的77.4%，二级医院2265家，占HQMS中所有二级医院的40.7%。

上述医院共诊治诊断含先天性心脏病的住院患者202.4万人次，主要诊断为先天性心脏病的住院患者

33.9万人次。在主要诊断为先天性心脏病的住院患者中，房间隔缺损占41.71%，室间隔缺损占9.72%，动脉导管未闭占4.64%，主动脉缩窄占1.01%；心内膜垫缺损占0.66%，另外，法洛四联症占0.86%（图3-6-1）。先天性心脏病住院患者中，新生儿和婴儿期（住院时年龄＜1岁）的患者占5.82%；1～18岁儿童（≥1岁且＜18岁）占19.76%；成人（住院年龄≥18岁）占74.42%（图3-6-2）。

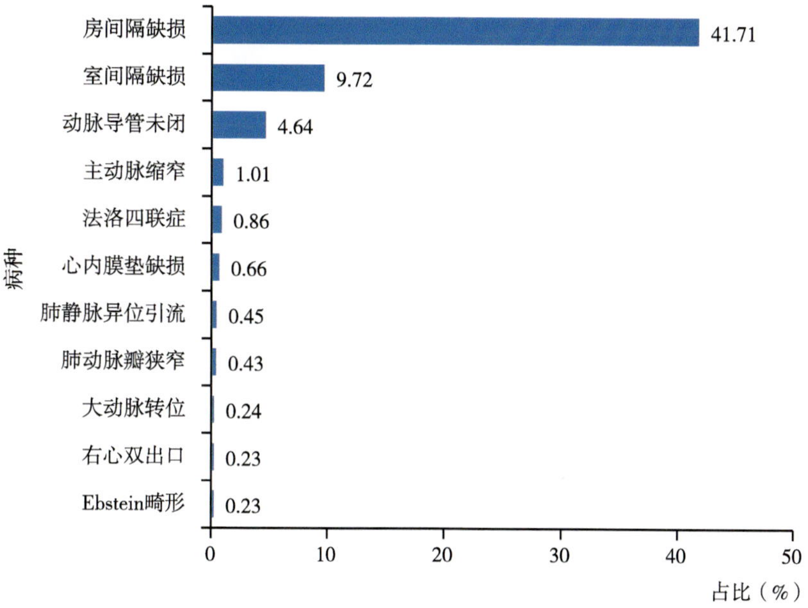

图3-6-1　常见先天性心脏病住院患者类型

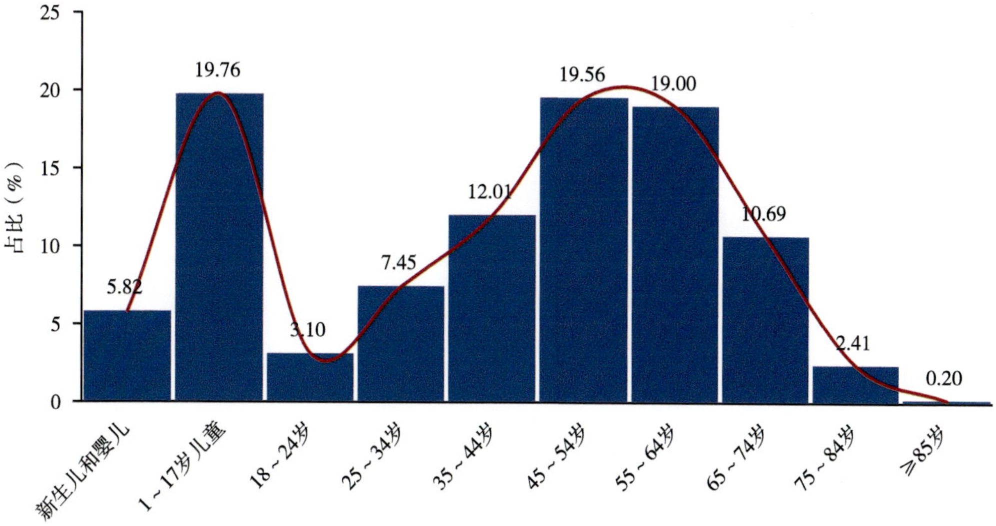

图3-6-2　先天性心脏病住院患者年龄构成情况

HQMS数据显示，2023年纳入监测的医院收治的先天性心脏病住院患者中，接受外科手术或介入治疗者有17.7万例，占收治诊断含先天性心脏病患者的47.3%。在接受外科手术或介入治疗者中，简单先天性心脏病有16.0万例，复杂先天性心脏病有1.7万例，分别占90.4%和9.6%（图3-6-3）。共有6.1万例先天性心脏病患者接受了外科手术治疗，占接受外科手术或介入治疗的先天性心脏病住院患者的34.2%（图3-6-4）。在接受外科手术治疗的病例中，复杂先天性心脏病占26.8%（图3-6-5）。根据中国生物医学工程学会体外循环分会收集的全国771家开展心脏外科手术医院的数据（包括香港特别行政区），2023年共开展先天性心脏病手术8.6万例[1]。不同数据来源的先天性心脏病外科手术数量的差异，可能与HQMS数据不包含部队医院及相关特别行政区相关。

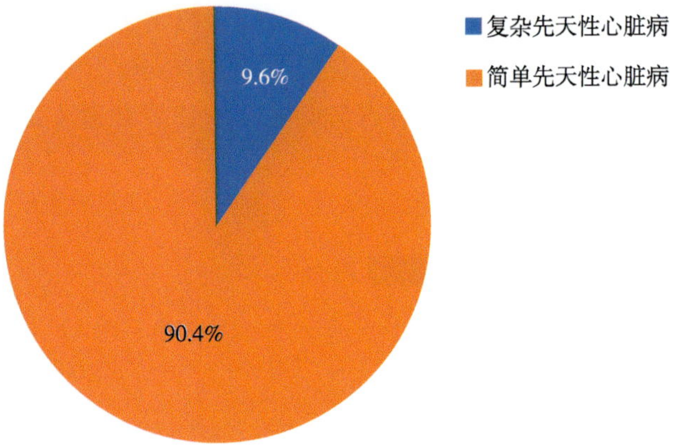

图3-6-3　接受外科手术或介入治疗的先天性心脏病患者的类型占比

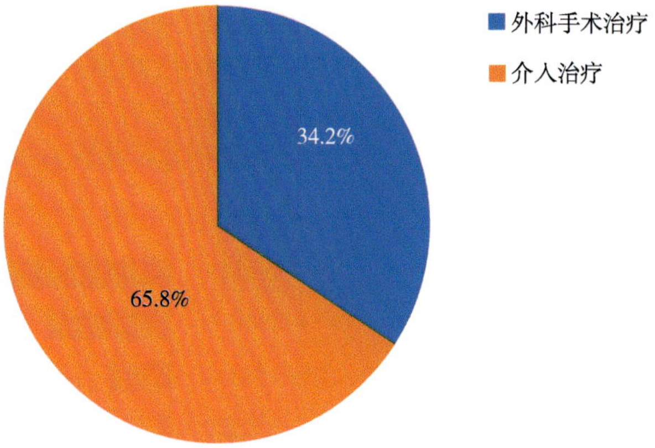

图3-6-4　先天性心脏病住院患者的手术类型

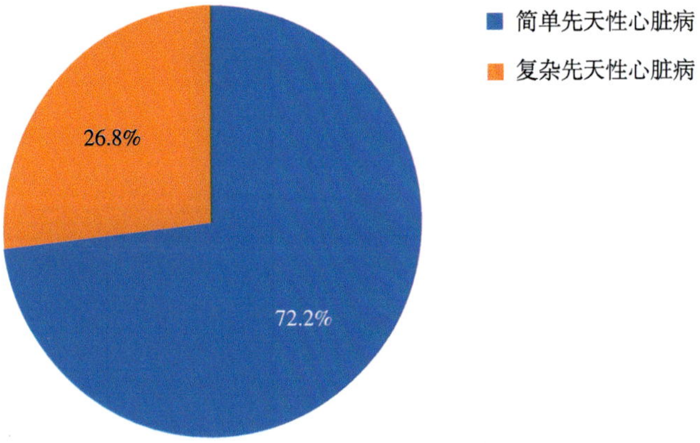

图3-6-5　接受外科手术治疗的先天性心脏病患者的类型

注：1. 简单先天性心脏病包括房间隔缺损、室间隔缺损、动脉导管未闭、肺动脉瓣狭窄、三房心、无顶冠状静脉窦综合征、部分型肺静脉异位引流、双主动脉弓、冠状动脉瘘。

2. 复杂先天性心脏病包括：法洛四联症、右心室双出口、完全性大动脉转位、矫正性大动脉转位、肺动脉闭锁、完全型肺静脉异位引流、肺静脉狭窄、共同动脉干、主动脉缩窄、主动脉弓缩窄、主动脉弓离断、先天性主动脉瓣狭窄、主动脉瓣瓣上狭窄、主动脉瓣下隔膜、先天性主动脉瓣关闭不全、心内膜垫缺损、先天性二尖瓣狭窄、二尖瓣瓣上隔膜、先天性二尖瓣关闭不全、二尖瓣闭锁、先天性三尖瓣关闭不全、先天性三尖瓣狭窄、Ebstein畸形、三尖瓣闭锁、肺动脉瓣缺如、肺动脉起源异常、肺动脉缺如、单心室、肺动脉吊带、迷走锁骨下动脉畸形、冠状动脉起源异常、冠状动脉闭锁、主肺动脉窗、左心发育不良综合征、右心发育不良综合征、主动脉窦瘤破裂、气管狭窄。

3.6.1.2　先天性心脏病外科手术治疗

HQMS数据显示，2023年接受外科手术治疗的先天性心脏病患者中，1～17岁儿童占比最多（45.42%），其次为成人（33.53%），另外，还开展了1378例新生儿先天性心脏病外科手术（图3-6-6）。

在1378例接受先天性心脏病外科手术治疗的新生儿（手术年龄＜28天）患者中，主动脉缩窄/弓离断手术占比最多（23.37%），其次是除法洛四联症以外的圆锥动脉干畸形相关手术（23.08%），见图3-6-7。

在接受先天性心脏病外科治疗的11 395例婴儿（28天＜手术年龄＜1岁）患者中，室间隔缺损修补手术占56.30%，房间隔缺损外科治疗占8.48%，法洛四联症手术占7.57%，动脉导管未闭手术占7.06%（图3-6-8）。

1～17岁儿童先天性心脏病患者接受外科手术有2.8万例，其中室间隔缺损修补手术数量最多，占该年龄段儿童先天性心脏病外科手术的40.96%，其次为房间隔缺损修补（29.48%），另外，动脉导管未闭结扎或切断缝合手术占5.75%（图3-6-9）。

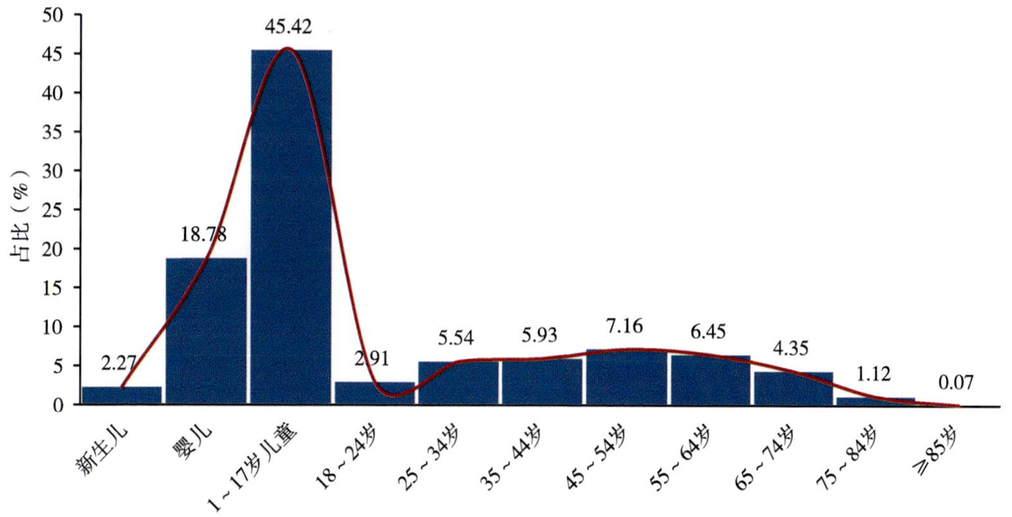

图3-6-6　接受外科手术治疗的先天性心脏病患者的年龄分布

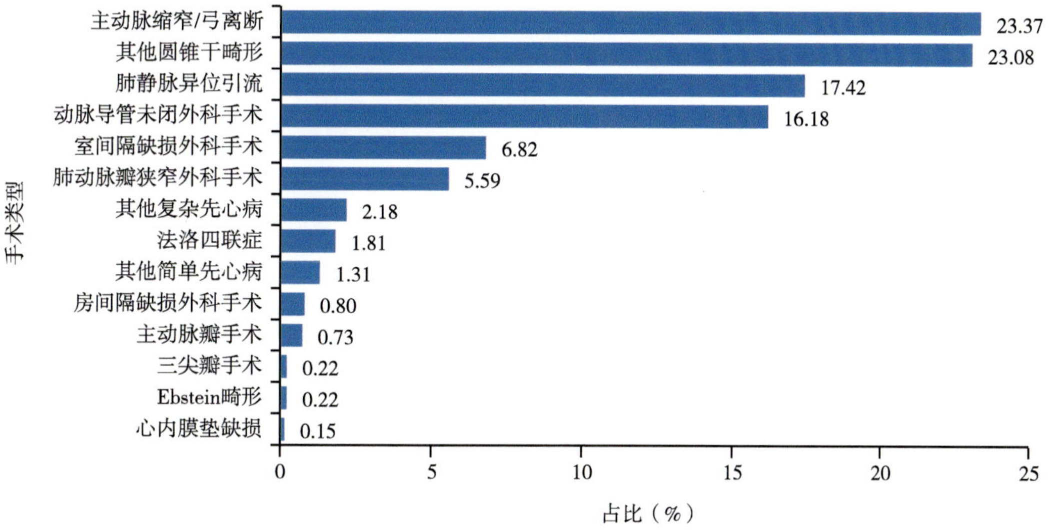

图3-6-7　新生儿（手术年龄≤28天）先天性心脏病的手术类型占比

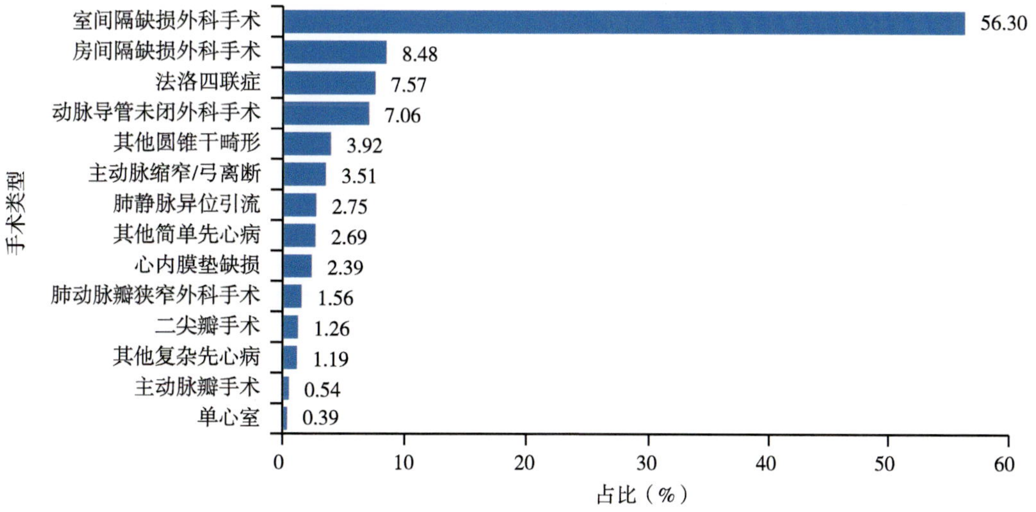

图3-6-8　婴儿期（28天＜手术年龄≤1岁）先天性心脏病不同病种外科手术例数占比

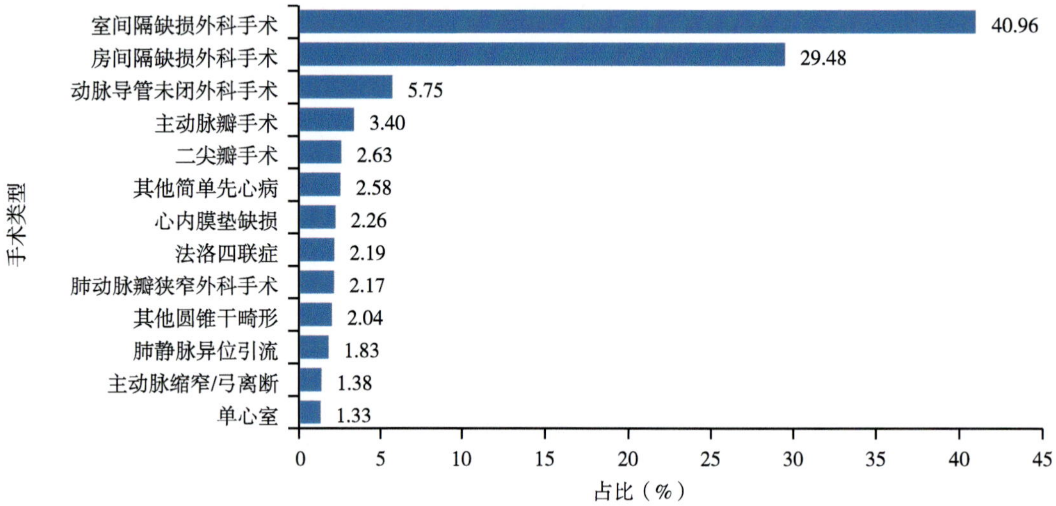

图3-6-9　1～17岁儿童先天性心脏病不同病种外科手术例数占比

成人（手术年龄≥18岁）先天性心脏病外科手术有2.0万例（除外成人二尖瓣或主动脉瓣外科手术）。其中房间隔缺损修补占比最高，占全部成人先天性心脏病外科手术的49.86%（图3-6-10）。

2023年先天性心脏病外科治疗的住院死亡率为0.7%，非康复离院（离院方式为住院死亡或非医嘱离院）率为1.7%，其中简单先天性心脏病住院死亡率0.3%，非康复离院率0.8%，复杂先天性心脏病住院死亡率为2.2%，非康复离院率为3.9%。接受外科手术治疗的不同年龄先天性心脏病患者的住院预后见图3-6-11。

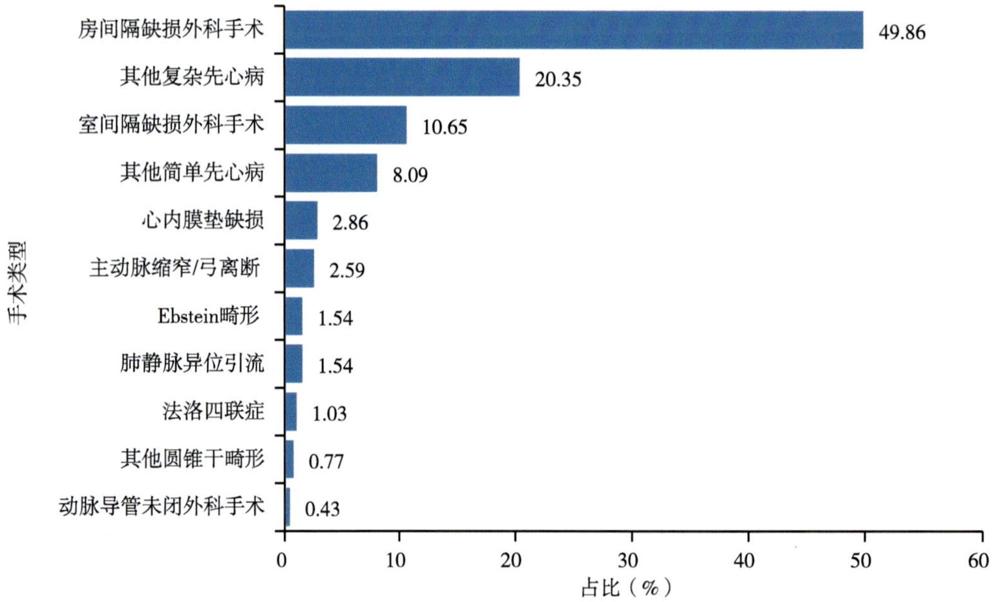

图3-6-10　成人先天性心脏病不同病种外科手术例数占比

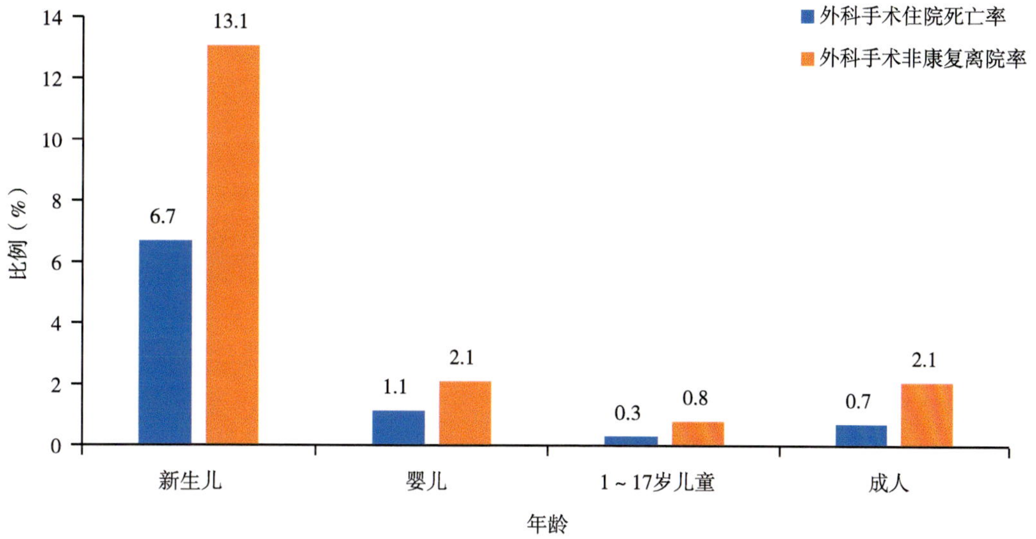

图3-6-11 接受外科手术的不同年龄先天性心脏病患者的住院结局

3.6.1.3 先天性心脏病介入治疗

HQMS数据显示，2023年在接受介入治疗的先天性心脏病住院患者中，以卵圆孔未闭封堵治疗最多，占接受介入治疗先天性心脏病患者的47.2%，其次是房间隔缺损封堵、动脉导管未闭封堵、室间隔缺损未闭封堵和肺动脉瓣狭窄介入（图3-6-12）。

2023年接受介入治疗的先天性心脏病患者11.7万例，其中儿童（＜18岁）占27.8%（图3-6-13）。

在接受介入治疗的儿童先天性心脏病住院患者中，以房间隔缺损封堵治疗最多，占接受介入治疗儿童先天性心脏病患者的42.9%，其次是动脉导管未闭封堵、室间隔缺损封堵、卵圆孔未闭封堵和肺动脉瓣狭窄介入（图3-6-14）。

在接受介入治疗的成人先天性心脏病住院患者中，以卵圆孔未闭封堵治疗最多（59.4%），其次是房间隔缺损封堵（34.1%，图3-6-15）。

根据HQMS数据，2023年先天性心脏病介入治疗的住院死亡率为0.01%，非康复离院（离院方式为住院死亡或非医嘱离院）率为0.44%。儿童患者住院死亡率为0.01%，非康复离院率为0.67%。成人患者住院死亡率为0.01%，非康复离院率为0.35%。

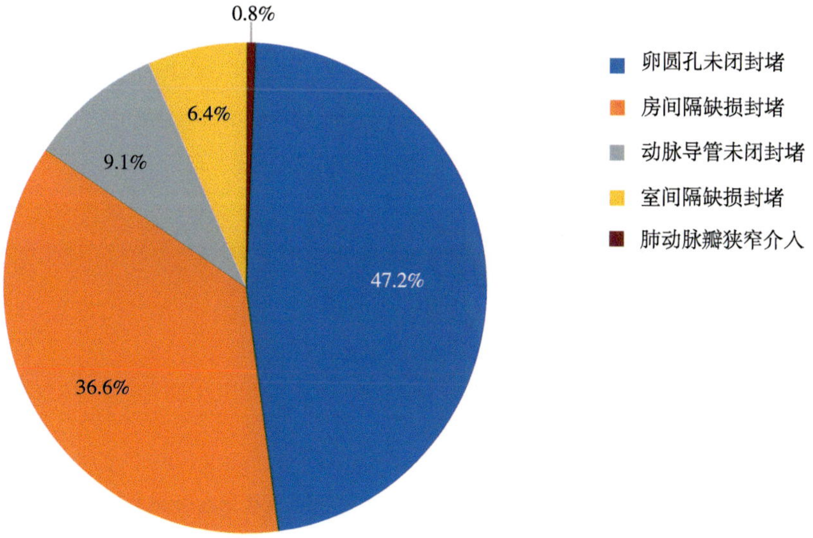

图3-6-12 接受介入治疗的先天性心脏病患者病种类型占比

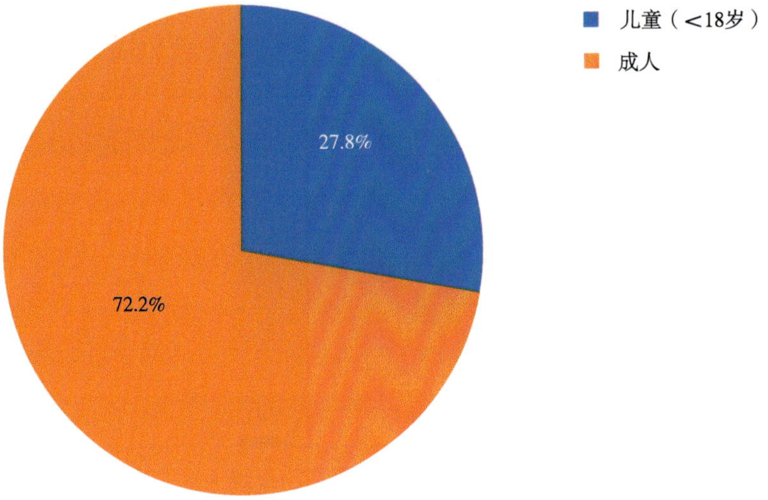

图3-6-13　接受介入治疗的先天性心脏病患者的构成

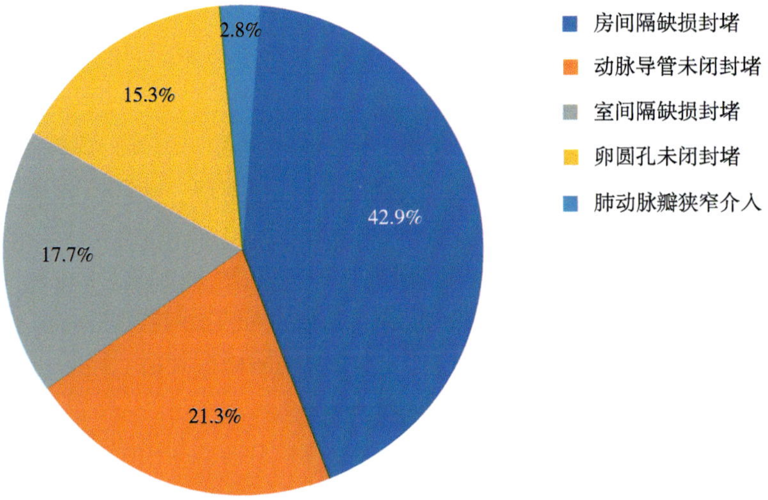

图3-6-14　接受介入治疗的儿童先天性心脏病患者病种类型

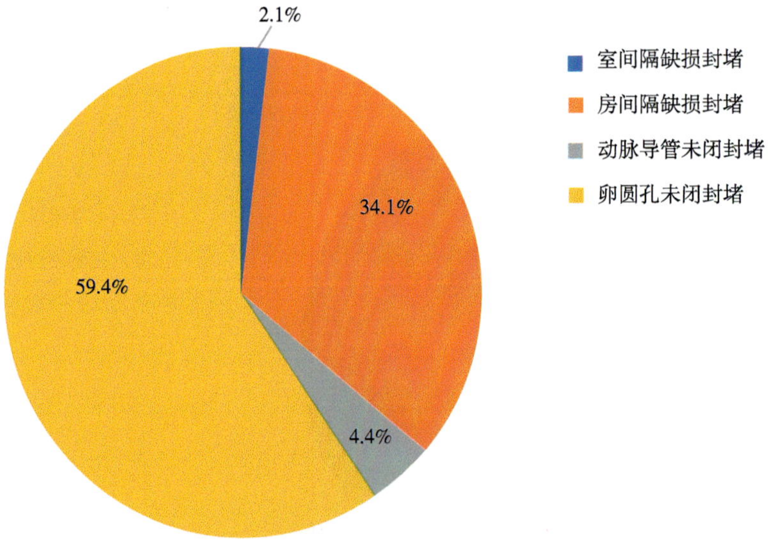

图3-6-15　接受介入治疗的成人先天性心脏病患者病种类型

3.6.2 诊疗研究进展

3.6.2.1 危险因素研究

孕期污染物暴露有可能增加胎儿先天性心脏病的发生风险。一项研究基于全国出生缺陷监测网络纳入我国30个省、市及自治区2014年至2017年1 434 998例新生儿，其中7335例被诊断为先天性心脏病，旨在探讨围受孕期（受孕前3个月至受孕后3个月）$PM_{2.5}$暴露与胎儿患先天性心脏病的关系[2]。研究发现，围受孕期$PM_{2.5}$的暴露每上升10μg/m^3，后代患先天性心脏病的风险将增加2%，其中间隔缺损是受影响最大的心脏畸形。此外，受孕前期暴露于$PM_{2.5}$、母亲年龄小于35岁、生活在北方或低收入地区的妇女更容易受到影响。另一项多中心病例对照研究纳入185名先天性心脏病和247例健康对照，旨在探讨产前暴露于聚/全氟烷基化合物对后代患有先天性心脏病的风险[3]。研究结果显示，产前暴露于全氟壬酸、全氟癸酸及全氟十一酸显著增加后代患有先天性心脏病的风险，提示孕妇应避免接触这类化合物，以减少后代患先天性心脏病的风险。

近期有研究指出，极端温度的暴露也可能会与后代先天性心脏病的发生风险有关。我国一项覆盖26个省份1313家医院的多中心研究纳入14 808名高危产妇，旨在探讨胚胎期经历极端寒冷暴露与后代发生先天性心脏病的关联[4]。研究结果表明，孕妇在胚胎期经历极端寒冷暴露与胎儿患有先天性心脏病相关，其中肺动脉狭窄、肺动脉闭锁和法洛四联症最为明显。在疾病负担方面，2.21%～2.40%的胎儿先天性心脏病病例可归因于胚胎期的极端寒冷暴露，强调了需要更加关注胚胎期处于寒冷季节的孕妇，以减少寒潮对胎儿的不利影响。

3.6.2.2 诊断类研究

早期诊断对先天性心脏病患儿的治疗与管理至关重要，因此，开发低成本和非侵入性的先天性心脏病早期诊断技术十分必要。一项研究利用深度学习捕捉儿童心电图波形转化特征，并结合医生诊断信息，以识别先天性心脏病患儿[5]。该模型利用平均年龄为2.12±1.50岁的儿童的65 869例心电图作为原始开发集，并采用12 000份心电图进行内部验证，同时，在7137例和8121例儿童心电图中进行外部验证。结果显示，反映模型总体诊断能力的ROC曲线下面积为0.915（特异度：0.881，敏感度：0.800）。提示该方法可用于医疗资源匮乏和发展中地区先天性心脏病患儿的早期筛查，进一步提高先天性心脏病的筛查能力。

先天性心脏病患儿的生长发育迟缓也受到了进一步关注。一项纳入了13 256名先天性心脏病儿童的横断面研究表明，先天性心脏病儿童人群存在普遍的生长发育迟缓，发生率高达36.9%[6]。术前贫血、左心室收缩功能障碍、低年龄、复杂先天性心脏病、低出生体重和合并基因综合征是先天性心脏病儿童生长发育迟缓的危险因素。此外，主动脉弓缩窄是先天性心脏病儿童生长发育迟缓最严重的先天性心脏病病种。研究揭示了先天性心脏病儿童生长发育迟缓的普遍性，强调早期识别和干预儿童生长发育迟缓的重要意义，对先天性心脏病领域卫生政策的制定提供了依据。

3.6.2.3 治疗类研究

过往扩张型心脏病（DCM）的治疗手段单一，往往需要心脏移植，而供体紧缺导致该类患者治疗受到局限。一项前瞻性队列研究纳入7名DCM患者[7]，旨在探讨肺动脉环缩术（PAB）作为潜在桥接心脏移植治疗方案的有效性。研究结果表明，在婴儿和低龄儿童DCM患者中，PAB的效果较好。此外，PAB治疗DCM应严格遵行适应证，即常规抗心力衰竭药物治疗一个月以上效果不佳、EF＜50%，且左室扩张LVEDD-Z值≥＋5的DCM患儿。对于存在心脏移植供体和辅助装置短缺的情况，尤其是对于低收入和中等收入国家，PAB有可能成为儿童心力衰竭的一种潜在替代治疗方案。

先天性心脏病患儿的运动问题一直是医生和家属的关注重点，一项单中心随机对照试验纳入192名5岁以下的先天性心脏病患儿，按照1∶1分为运动干预组和对照组，旨在探讨个性化居家锻炼对先天性心脏病患儿的影响[8]。研究结果表明，经过6个月的干预，干预组在运动能力的改善方面显著优于对照组［干预组总运动发育商（TMQ）改善：100.0 vs 92.0，$P<0.001$；对照组TMQ改善：94.0 vs 92.0，$P=0.122$］，提示适当的运动有助于提高先天性心脏病患儿群体的生存质量（图3-6-16）。

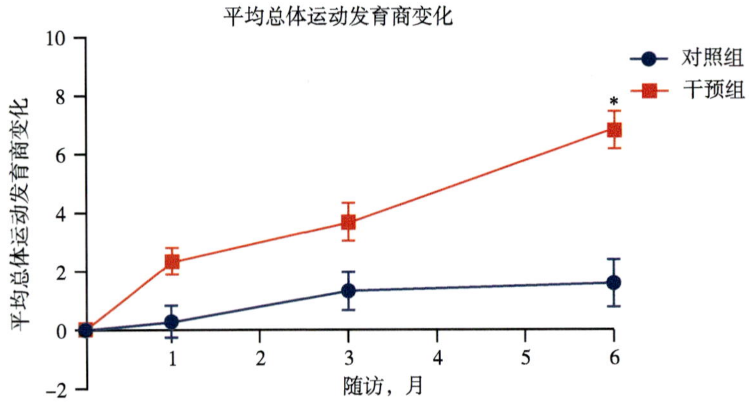

图3-6-16　干预组与研究组总运动发育商的变化

3.6.2.4　预后类研究

先天性心脏病种类多，探索更优的手术术式以及更有效的联合治疗方案一直是关注的重点。圆锥动脉干畸形的分期矫治一直是临床工作中的一个难点。一项单中心回顾性研究纳入2013—2022年接受双向Glenn（BDG）手术的232例复杂圆锥动脉干畸形患儿，探讨BDG手术术后的最终治疗策略，包括Fontan手术和解剖矫治手术[9]。结果显示，142名患者（61.2%）接受了Fontan手术，90名患者（38.8%）接受了解剖矫治。住院期间，Fontan组在体外循环时间（中位数：118min vs 216min，$P<0.001$）、主动脉阻断时间（中位数：0min vs 129min，$P<0.001$）、机械通气时间（中位数：15min vs 70min，$P<0.001$）和重症监护室停留时间（中位数：4d vs 7d，$P<0.001$）等方面表现更优。随访5年后Fontan手术组与解剖矫治组死亡率（96.7% vs 93.6%，$P=0.32$）和再干预率（HR：1.42，95% CI：0.708～2.85，$P=0.32$）无明显差异（图3-6-17）。可见，对于已接受BDG手术患者的手术治疗，Fontan手术不是唯一选择。虽然解剖矫治手术风险高，围手术期管理难度大，但其恢复了双心室生理状态，能够有效避免Fontan相关并发症。

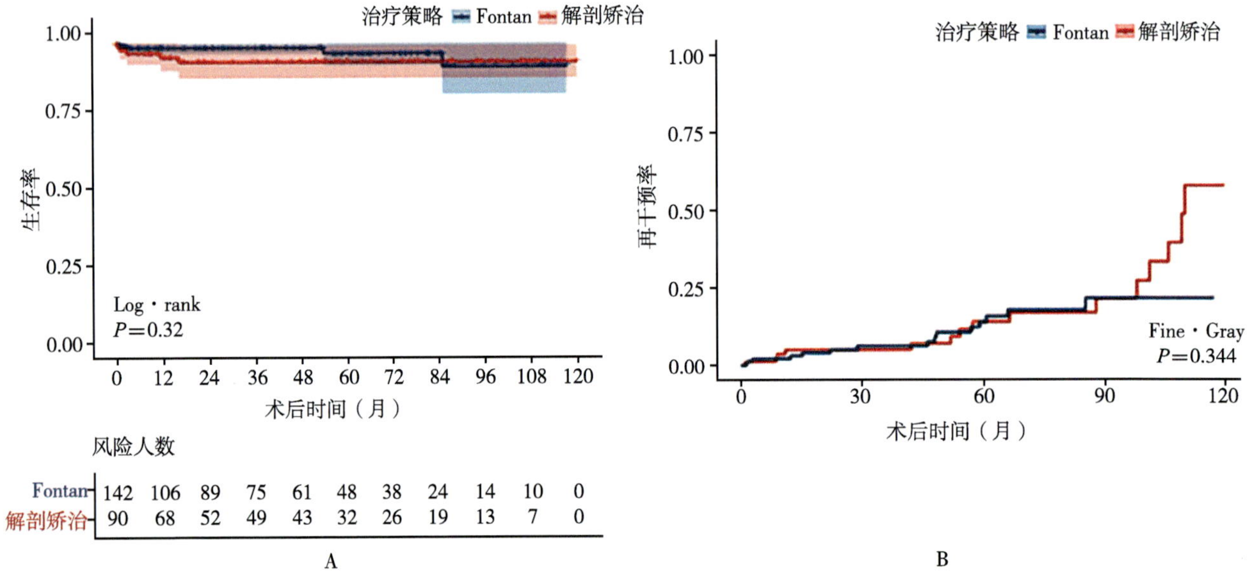

图3-6-17　Fontan手术与解剖矫治的疗效比较

注：（A）随访期间，9名患者死亡，其中Fontan组4人，解剖矫治组5人。（B）再干预率通过竞争风险分析进行分析，以累积发生率函数表示。将死亡作为再干预的竞争事件时，Fontan组与解剖矫治的再干预率无显著差异（Fine-Gray，$P=0.344$）。

识别影响先天性心脏病手术患者术后预后因素，是延长患者生命，提升患者生活质量的一个重要前期工作。一项单中心回顾性研究纳入11 761名先天性心脏病患者，旨在探讨先天性心脏病术后监护室血小板减少症的发生及其他危险因素对患者预后的影响[10]。研究结果表明，术后监护室血小板减少症发生率为34.1%。研究根据不同血小板水平分为4组，包括正常（$>150\times10^9$/L），轻度（100×10^9/L～150×10^9/L），中度（50×10^9/L～100×10^9/L），及重度（$<50\times10^9$/L）血小板减少症，患有中度（HR：11.38，95% CI：3.02～42.87，$P<0.001$）、重度血小板减少症（HR：49.54，95% CI：13.11～187.14，$P<0.001$）的先天性心脏病患者术后30天死亡率风险显著增加。此外，年龄较小、患有紫绀型先天性心脏病、体外循环时间较长以及手术前实验室异常指标是术后监护室血小板减少症的独立危险因素。

一项单中心前瞻性队列研究纳入1015名先天性心脏病患者，旨在探讨术后6小时内N末端B型利尿钠肽前体（NT-proBNP）和高敏肌钙蛋白（hs-TnT）对院内不良事件的预测价值[11]。研究结果表明，NT-proBNP在所有年龄段的先天性心脏病患儿中具有良好的院内不良事件预测价值（小于1岁组诊断能力的ROC曲线下面积：0.771，95% CI：0.693～0.850；1岁以上组诊断能力的ROC曲线下面积：0.839，95% CI：0.757～0.922）。而hs-TnT仅在1岁以上的先天性心脏病患儿中具有良好的预测价值（小于1岁组诊断能力的ROC曲线下面积：0.608，95% CI：0.516～0.700；1岁以上组诊断能力的ROC曲线下面积：0.784，95% CI：0.717～0.852）。因此，术后6小时内检测至少一次NT-proBNP和hs-TnT对于院内不良事件的预测具有一定的临床意义。

3.6.2.5　医疗质量改进研究

在我国先天性心脏病已常年位居出生缺陷首位，对家庭及社会都造成了极大负担。一项基于中国先天性心脏病数据库6568例先天性心脏病住院患者研究表明[12]，队列中所有先天性心脏病患者住院花费中位数为6.5万元，根据患者美国胸外科医师协会-欧洲心胸外科协会（STAT）手术风险分类，接受STAT 1级手术的患者住院花费中位数为5.7万元，而接受STAT 5级手术的患者住院花费中位数为19.5万元。该研究首次系统揭示了中国先天性心脏病患者手术住院费用，为相关政策提供循证医学证据。

3.6.3　指南与专家共识

儿童主动脉瓣病变类型较多，干预方式较多，国家心血管疾病专家委员会先天性心脏病专业委员会专家就儿童单纯主动脉瓣病变撰写了“儿童主动脉瓣病变外科治疗中国专家共识”[13]，强调儿童主动脉瓣疾病治疗需考虑生长发育需求；推荐不同年龄段和病变类型的手术策略，包括瓣膜成形、Ross手术、瓣膜置换及球囊扩张等；特别指出新生儿与婴儿期推荐主动脉瓣成形术，而大龄儿童手术方式选择更多元化。

营养不良是先天性心脏病患儿的常见并发症，对患儿的治疗时机和方法、临床预后和生长发育均有明显影响。中华医学会小儿外科学分会心脏外科分会与中华医学会肠外营养学会结合最新国内外指南和多中心研究成果撰写了“Expert Consensus on Nutritional Support for Children with Congenital Heart Disease（2023 Edition）”专家共识[14, 15]，成为中国专家在先天性心脏病领域发布的首部英文共识，强调营养支持在先天性心脏病患儿群体中的重要性。

表3-6-1　2023—2024年发布的先天性心脏病相关专家共识

发布时间	专家共识名称
2024年	儿童主动脉瓣病变外科治疗中国专家共识[13]
2024年	先天性心脏病患儿营养支持专家共识2023英文版[14, 15]

3.6.4 小结

先天性心脏病仍是我国出生缺陷首位疾病。我国的先天性心脏病外科治疗和介入治疗已与国际接轨，住院死亡率等主要住院结局和欧美国家无明显差异。接受住院治疗的患者中，简单先天性心脏病多于复杂先天性心脏病，介入治疗数量多于外科手术数量。全国新生儿先天性心脏病手术死亡率和非康复离院率仍偏高，可能与一些重症先天性心脏病患儿就诊时间晚、就诊状态差以及新生儿外科治疗水平存在地域差异相关。加强先天性心脏病外科质控，设立高水平的先天性心脏病外科治疗示范中心，加强区域内医疗协作和产前产后一体化转诊，可能有助于提高新生儿复杂先天性心脏病的住院结局。卵圆孔未闭虽然不属于先天性心脏病的范畴，但已经成为我国数量最多的心血管介入手术类型之一，其治疗的规范性亟待提高。普及先天性心脏病知识，规范胎儿先天性心脏病危重程度分级及产前诊断，有助于避免过度引产，对产妇健康的维护和我国人口数量的维系具有积极意义。

（执笔人：芮　璐　何奇彧　审稿人：李守军）

参考文献

[1] 中国生物医学工程学会体外循环分会. 2023年中国心血管外科手术和体外循环数据白皮书[J]. 中国体外循环杂志，2024，22（4）：259-262.

[2] YUAN X，LIANG F，ZHU J，et al. Maternal exposure to PM（2.5）and the risk of congenital heart defects in 1.4 million births：a nationwide surveillance-based study [J]. Circulation，2023，147（7）：565-574.

[3] LI S，WANG C，YANG C，et al. Prenatal exposure to poly/perfluoroalkyl substances and risk for congenital heart disease in offspring [J]. J Hazard Mater，2024，469：134008.

[4] GUO J，RUAN Y，WANG Y，et al. Maternal exposure to extreme cold events and risk of congenital heart defects：a large multicenter study in China [J]. Environ Sci Technol，2024，58（8）：3737-3746.

[5] CHEN J，HUANG S，ZHANG Y，et al. Congenital heart disease detection by pediatric electrocardiogram based deep learning integrated with human concepts [J]. Nat Commun，2024，15（1）：976.

[6] HE Q，LIN X，ZHOU Z，et al. Failure to thrive in pediatric patients with congenital heart disease：a cross-sectional study of 13 256 patients [J]. Lancet Reg Health West Pac，2024，44：101002.

[7] LIU Y，HE Q，DOU Z，et al. Comparison of definitive approaches for conotruncal defects following bidirectional Glenn procedure [J]. Heart，2024，110（11）：783-791.

[8] DOU Z，HE Q，MA K，et al. Pulmonary artery banding for cardiomyopathy in young children：First trial in China [J]. ESC Heart Fail，2024，11（6）：3854-3861.

[9] DU Q，LI X，WANG Z，et al. Effects of 6-month customized home-based exercise on motor development，bone strength，and parental stress in children with simple congenital heart disease：a single-blinded randomized clinical trial [J]. BMC Med，2024，22（1）：27.

[10] SHEN H，HE Q，LI W，et al. Thrombocytopenia developed in intensive care unit for congenital heart disease：incidence，risk factors，and outcomes [J]. J Thromb Haemost，2025，23（1）：267-276.

[11] SHEN H，HE Q，SHAO X，et al. Predictive value of NT-proBNP and hs-TnT for outcomes after pediatric congenital cardiac surgery [J]. Int J Surg，2024，110（6）：3365-3372.

[12] HE Q，DOU Z，SU Z，et al. Inpatient costs of congenital heart surgery in China：results from the National Centre for Cardiovascular Diseases [J]. Lancet Reg Health West Pac，2023，31：100623.

[13] 张浩，杨克明，陈欣欣，等. 儿童主动脉瓣病变外科治疗中国专家共识[J]. 中国胸心血管外科临床杂志，2020（3）：246-250.

[14] 戚继荣，颜伟慧，徐卓明，等.《先天性心脏病患儿营养支持专家共识2023英文版》解读[J]. 中华小儿外科杂志，2024，45（9）：769-777.

[15] MO X，CAI W，QI J，et al. Expert consensus on nutritional support for children with congenital heart disease（2023 Edition）[J]. Congenital Heart Disease，2023，18（6）：571-593.

3.7　主动脉和外周血管疾病

3.7.1　主动脉疾病

3.7.1.1　住院患者整体情况

HQMS数据显示，2023年开展主动脉疾病诊疗服务的医院有4400家，占HQMS中开展心血管疾病诊疗服务医院数量的50.2%。

2023年收治主动脉疾病住院患者（出院主要诊断包含主动脉疾病，且年龄≥18岁）15.54万人次。在主动脉疾病患者中，主动脉夹层占比最高，为47.4%，其次为主动脉瘤，占比为24.7%（图3-7-1）。

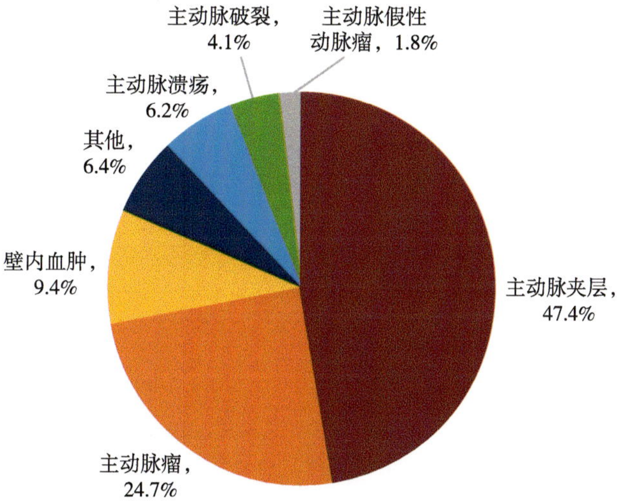

图3-7-1　2023年主动脉疾病患者中各种疾病类型占比

注："其他"包括大动脉炎、主动脉缩窄、主动脉栓塞及创伤性主动脉瘤/夹层等。

3.7.1.2　主动脉夹层

（1）住院患者整体情况：HQMS数据显示，2023年开展主动脉夹层诊疗服务的医院有3926家，占HQMS中开展心血管疾病诊疗服务医院数量的48.4%。

2023年收治的主要诊断为主动脉夹层住院患者7.4万人次。其中58.6%的住院患者通过急诊收治入院。上述住院患者中，A型夹层患者为2.5万人次，B型夹层患者为3.6万人次，不能明确判定类型的夹层患者为1.2万人次。

2023年主动脉夹层住院患者平均年龄为58.5±13.8岁，女性占24.2%。主动脉夹层住院患者的年龄分布情况见图3-7-2。

主动脉夹层住院患者合并高血压的比例为77.3%，合并其他疾病情况见图3-7-3。

34.5%的主动脉夹层住院患者接受腔内手术，18.5%的患者接受开放手术，47.0%的患者未接受手术治疗。

2023年主动脉夹层住院患者的住院死亡率为4.5%，非康复离院率（离院方式为住院死亡或非医嘱离院）为17.4%。其中，A型夹层的住院死亡率为8.5%，非康复离院率为25.3%。B型夹层的住院死亡率为1.7%，非康复离院率为11.5%。接受手术患者住院死亡率为2.5%，非康复离院率为7.7%，其中，接受腔内手术患者的住院死亡率为1.0%，非康复离院率为3.9%；接受开放手术住院死亡率为5.6%，非康复离院

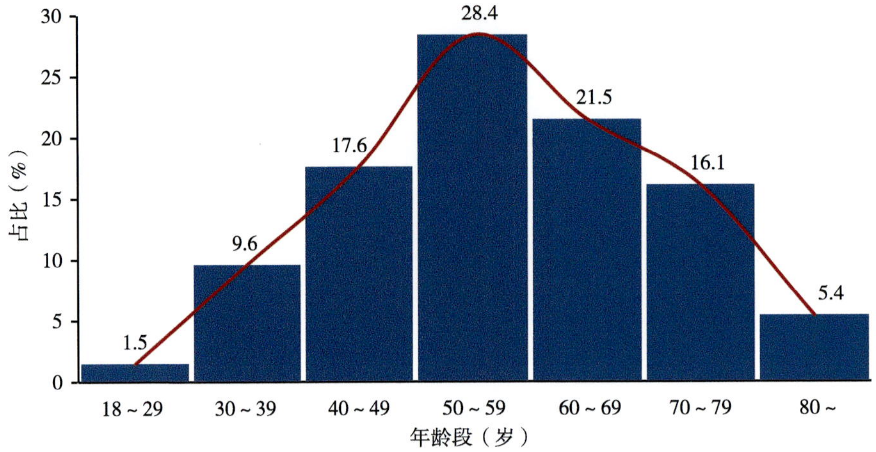

图3-7-2 2023年不同年龄主动脉夹层住院患者的分布情况

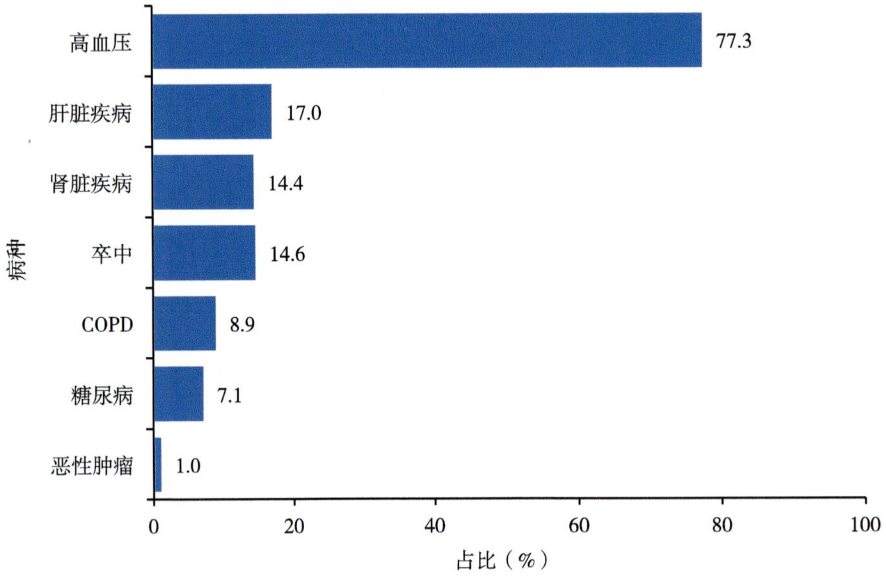

图3-7-3 2023年主动脉夹层患者合并疾病情况

注：COPD，慢性阻塞性肺疾病。

率为14.6%。未手术的患者中，57.1%的患者离院方式为医嘱离院，11.4%的患者离院方式为医嘱转院，22.1%的患者为非医嘱离院，6.7%的患者死亡，2.7%为其他离院方式。

（2）诊疗现状及进展：主动脉夹层是一种严重的疾病，指人体主要动脉（主动脉）内层发生撕裂。血液通过裂口涌入，导致主动脉的内层和中层分离（夹层形成）。如果血液穿透主动脉外壁，通常会导致致命后果。

1）A型主动脉夹层：A型主动脉夹层（ATAAD）是更常见且危险性更高的类型，撕裂发生在主动脉从心脏发出的部分，通常累及升主动脉，可能延伸至腹部主动脉，其病程进展迅速，预后较差，一旦确诊往往需要急诊手术治疗。升主动脉及主动脉弓部置换，结合象鼻支架植入是目前ATAAD的主要手术治疗方式。

ATAAD诊疗结局：一项纳入2018—2021年间共1058例手术治疗ATAAD的多中心注册研究显示，病例发病到就诊的平均间隔为10.7（四分位数6.0～24.0）小时，就诊到手术间隔为13（四分位数4.1～28.7）小时。88.7%接受了全弓置换手术，75.6%接受了冷冻象鼻支架手术。术后早期死亡率为7.6%[1]。

另一项单中心回顾性研究分析了1445例ATAAD行主动脉全弓置换+冷冻象鼻手术的治疗效果，术后30天内死亡89例（6.2%），持续肾替代治疗169例（11.7%），卒中82例（5.7%），二次开胸65例（4.5%），气管切开36例（2.5%）。研究表明，该术式是治疗ATAAD的有效方法，但高龄、肾功能受损、体外循环时间延长等因素可能与患者预后不良有关[2]。一项多中心回顾性研究纳入了5670例接受开放手术治疗的

ATAAD，包括1503例女性患者及4167例男性患者。术后30天内死亡率为8.7%，不同性别的死亡率无差异（女性10.2%，男性8.2%），但55岁以上的女性患者围手术期风险偏高[3]。

另一项单中心回顾性研究纳入2009—2017年间接受全弓置换及冷冻象鼻手术治疗的83例30岁以下的ATAAD，平均年龄25.9岁。院内死亡率为9.64%（8/83）。估测5年生存率为85.5%，10年生存率为75.9%。马方综合征显著增加了主动脉相关事件及再干预风险[4]。

ATAAD治疗进展：近年来ATAAD开放手术在微创小切口手术、改进灌注方式、缩短深低温停循环时间、术中分支支架及人工血管研发等方面均有创新及突破。一项单中心研究提出了一种以人工血管包绕原自体血管的新外膜技术，用于主动脉根部的修复处理。该研究对比了该技术（58例，死亡率3.4%）与Bentall技术（36例，死亡率5.6%），认为新外膜技术可能是一种安全可行的ATAAD根部处理方法[5]。

腔内治疗ATAAD也开始了探索。一项单中心研究提出一种模块化设计的Endo-Bentall支架移植物系统，其可覆盖主动脉根部和升主动脉的内膜破口并重建冠状动脉。该研究指出，约2/3的ATAAD在解剖上符合Endo-Bentall使用条件，但其在ATAAD中的临床应用仍需更多研究[6]。

2）B型主动脉夹层：B型主动脉夹层（TBAD）撕裂仅累及降主动脉，通常位于较低的主动脉段，但也可能延伸至腹部主动脉，症状较A型夹层轻，但也可威胁患者生命，需要手术治疗。B型夹层的手术治疗包括腔内手术、开放手术及杂交手术。腔内治疗方式包括单纯主动脉覆膜支架植入术、各类腔内分支重建技术（“开窗”技术、“烟囱”技术、“潜望镜”技术、一体式分支支架技术）以及复合手术等。

TBAD诊疗结局：一项纳入了2010—2019年间共933例TBAD的单中心回顾性研究显示，根据CT检查，146例（15.6%）主动脉弓部受累，507例（54.3%）假腔血栓化，253例（27.1%）肾灌注缺损，心包、胸腔积血及纵隔、腹腔血肿等主动脉破裂征象占比均＜10.0%。11.4%行药物保守治疗，66.2%行腔内介入治疗，12.2%行外科手术治疗，10.2%行杂交手术治疗。不同疾病分期TBAD的治疗方式均以腔内介入治疗为主。急性期接受药物保守治疗的TBAD死亡率明显高于接受手术治疗的患者（12.8% vs 2.5%）。随访52个月，死亡率为3.1%[7]。

一项关于中国大陆地区接受胸主动脉腔内修复术（TEVAR）治疗TBAD的荟萃分析，纳入了1999—2023年间25项研究共计3080例手术病例。分析显示，院内死亡率约为2.2%。围手术期主要并发症包括卒中（2.4%），脊髓缺血（1.4%），逆撕A型主动脉夹层（1.2%），Ⅰ型内漏（5.6%），内脏缺血（1.0%）及急性肾衰竭（2.8%）等。中期（＜5年）死亡率约为5.1%；再干预率为4.9%，其中1.7%接受了开放手术。而针对非复杂性TBAD，TEVAR治疗后院内死亡率仅为0.5%[8]。

一项单中心回顾性研究纳入2009—2017年间214例接受TEVAR治疗的慢性TBAD病例。30天内死亡率为5.1%。随访期间，162例（75.7%）出现了假腔完全血栓化，而5例（2.3%）假腔完全未血栓化。40例（18.7%）需再干预，原因包括远端动脉瘤扩张（9.3%），Ⅰb型内漏（2.8%），远端支架造成的新破口（2.8%）等。随访期间全因死亡率为9.3%，包括10例（4.7%）主动脉破裂及4例因去分支导致的多脏器衰竭。预测5年及10年生存率约为95.3%及89.9%[9]。

另一项单中心回顾性研究纳入了151例累及主动脉弓部的TBAD，72例（47.7%）接受腔内治疗，46例（30.5%）接受杂交治疗，33例（21.8%）接受开放手术治疗。早期死亡率未见明显差异（1.4% vs 2.2% vs 3.0%）。中位随访40个月，全因死亡率（5.6% vs 4.3% vs 3.0%；$P=1.0$）、主动脉相关事件（16.7% vs 15.2% vs 12.1%；$P=0.834$）及晚期内漏（9.7% vs 4.3% vs 6.1%；$P=0.630$）均未见显著性差异[10]。

TBAD治疗进展：累及主动脉弓部病变是的治疗是TBAD的难点之一。国内专家提出并推广由杂交技术、腔内修复术、开放手术三种技术结合治疗主动脉弓部病变的“HENDO”技术体系，提倡国内大型诊疗中心建立HENDO团队及合作机制，为每例主动脉弓部疾病患者个体化选择治疗方案，达到提高生存率及改善生活质量的目的[11]。一种新型一体式三分支支架系统（concave supra-arch branched stent-graft系统）用于主动脉弓部病变腔内治疗也体现出较好的近期效果，具有较好的临床应用前景[12]。

对于左锁骨下动脉的处理，除了一体式支架及“开窗”技术外，改良“烟囱”技术也体现出优势。一项研究纳入了13例患者，应用我国专家最新研发的LonguetteTM裙边支架重建左锁骨下动脉并辅助TEVAR治疗主动脉弓部病变。结果显示，术后Ⅰa型内漏率为7.7%，术后2年存活率为100%，术后2年左锁骨下动脉通畅率为100%[13]。

（3）指南与专家共识：近年来，中国专家总结已有的最新研究进展，制定了多个主动脉夹层领域的专家共识（表3-7-1），在主动脉夹层的规范化诊断、治疗、预防、康复等方面给出了明确建议，指导临床工作，有助于提高主动脉夹层的诊疗质量与预后水平。

表3-7-1　近五年发布的主动脉夹层领域相关的专家共识

发布时间	专家共识名称
2023年	中国Stanford B型主动脉夹层影像诊断和介入治疗临床指南[14]
2022年	Stanford B型主动脉夹层诊断和治疗中国专家共识（2022版）[15]
2021年	急性主动脉综合征诊断和治疗规范中国专家共识（2021版）[16]
2020年	杂交技术治疗累及弓部主动脉病变的中国专家共识[17]
2019年	胸主动脉腔内治疗围手术期管理中国专家共识[18]

3.7.1.3　主动脉瘤

（1）住院患者整体情况：HQMS数据显示，2023年开展主动脉瘤诊疗服务的医院有2606家，占HQMS中开展心血管疾病诊疗服务医院数量的32.1%。

2023年收治主要诊断为主动脉瘤的住院患者4.1万人次。其中22.3%的住院患者通过急诊收治入院。

2023年主动脉瘤住院患者平均年龄为67.5±11.8岁，女性占20.3%。主动脉瘤住院患者的年龄分布情况见图3-7-4。

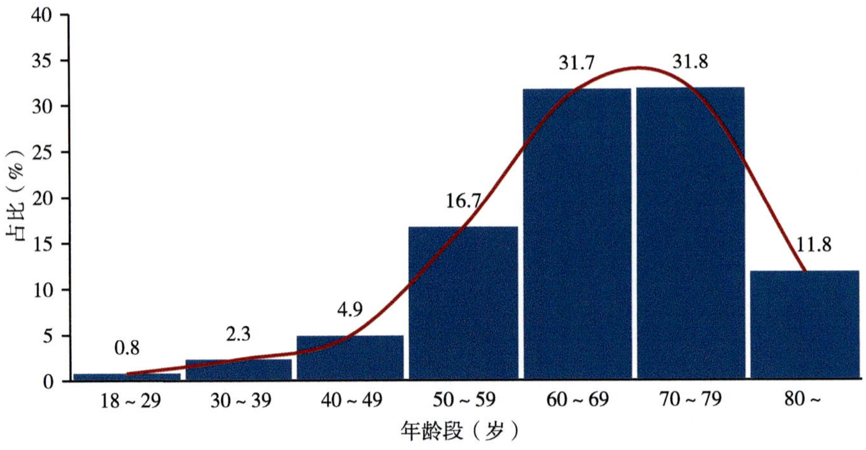

图3-7-4　2023年不同年龄主动脉瘤住院患者年龄分布情况

62.0%的主动脉瘤住院患者合并高血压，合并其他疾病情况见图3-7-5。

48.9%的主动脉瘤住院患者接受腔内手术，13.8%的患者接受开放手术，37.3%的患者未接受手术治疗。

2023年主动脉瘤住院患者的住院死亡率为0.5%，非康复离院（离院方式为住院死亡或非医嘱离院）率为6.9%。接受手术患者住院死亡率为0.6%，非康复离院率为2.0%，其中，接受腔内手术患者的住院死亡率为0.5%，非康复离院率为1.9%；接受开放手术住院死亡率为1.1%，非康复离院率为3.1%。未手术的患者中，76.9%的患者离院方式为医嘱离院，4.2%的患者离院方式为医嘱转院，15.7%的患者为非医嘱离院，0.5%的患者死亡，2.7%为其他离院方式。

（2）诊疗进展：主动脉瘤是指主动脉壁上的膨出，通常发生在动脉壁的薄弱区域。增长到一定程度的主动脉瘤可能导致主动脉破裂或夹层，从而导致危及生命的内出血。

1）腹主动脉瘤（AAA）：AAA是指累及腹腔段的主动脉瘤，其手术治疗包括腔内介入治疗及开放手

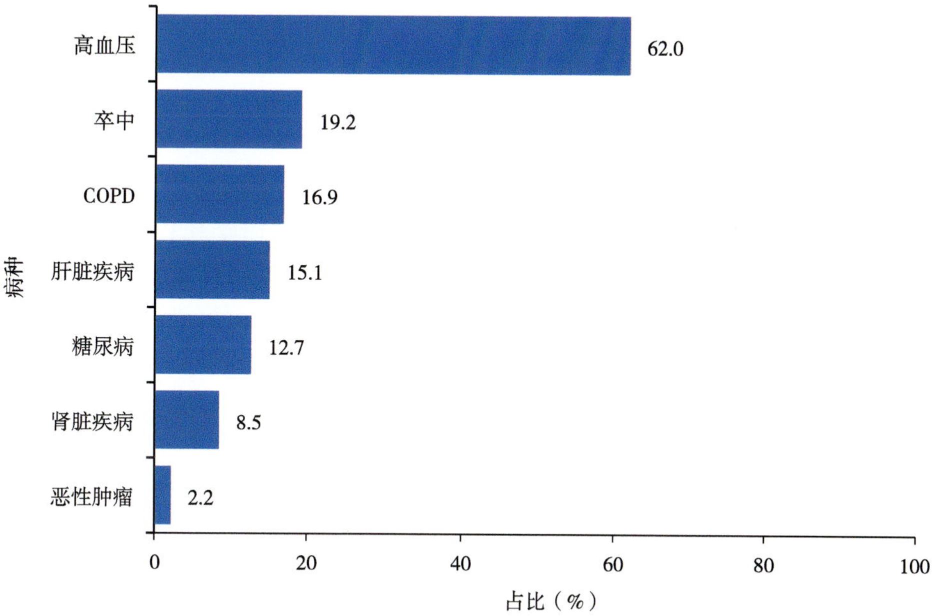

图3-7-5　2023年主动脉瘤患者合并疾病情况

注：COPD，慢性阻塞性肺疾病。

术治疗。一项纳入中国大陆地区2000—2020年间3023例腹主动脉腔内修复术（EVAR）治疗AAA的Meta分析显示，平均手术年龄为69.2岁，平均动脉瘤直径为56.1mm。手术成功率为95%。内漏发生率为7%，需再干预率为3%。术后30天死亡率为2%。平均随访38.5个月，死亡率为5%[19]。一项比较开放手术和腔内技术治疗复杂AAA的网状Meta分析提示，“开窗”技术、“烟囱”技术和开放手术在早期再干预率和30天死亡率方面无显著性差异，但腔内治疗可以减少早期并发症的发生[20]。一项纳入了144例复杂AAA的多中心研究显示，随访25.6个月后，EVAR组患者总并发症发生率和围手术期并发症发生率均低于开放手术组，差异有统计学意义（16.7% vs 40.0%，$P=0.006$；9.6% vs 40.0%，$P<0.001$）。同时该研究指出，选择合适的患者及正确的治疗方式，可能降低EVAR术后并发症及内漏发生风险[21]。

对于非标准肾下形态的复杂AAA，腔内介入治疗仍是挑战。一项前瞻性单臂首次人体临床试验评估了WeFlow JAAA支架对近肾（肾下瘤颈≤10mm）及平肾腹主动脉瘤的治疗效果。该研究共纳入15例患者，中位肾下瘤颈长度为0（四分位数0～4）mm。术后30天内及术后12个月内均未出现死亡、动脉瘤破裂、Ⅰ型/Ⅲ型内漏或再次手术等事件。该支架的临床有效性仍需大型研究验证[22]。

2）破裂腹主动脉瘤（rAAA）：rAAA的治疗仍充满挑战。一项单中心回顾性研究纳入了2010—2017年间57例接受EVAR手术的rAAA病例，住院到接受手术的平均时间为52min，中位随访时间为60.2个月。该组病例24h死亡率为3.5%（2/57），院内死亡率为12.3%（7/57），30天内死亡率为18.4%，1年、3年及5年的死亡率分别为32.3%、46.5%及60.0%[23]。一项纳入2005—2020年间接受外科手术治疗的117例rAAA的单中心回顾性研究显示，患者多以腹痛（115例，98.3%）为主要表现。65例（55.6%）行EVAR术，52例（44.4%）行开放式外科修复术。术后院内总死亡率为10.3%（12/117），腔内手术死亡率（7.7%）低于开放手术（13.5%），但无显著性差异。研究发现，术前存在休克、腹膜后血肿，术后出现包括腹腔间隙综合征、出凝血功能障碍和急性肾损伤并发症的患者死亡风险高[24]。一项旨在比较开放手术与腔内修复治疗rAAA临床效果的Meta分析显示，EVAR治疗rAAA的短期疗效较好，死亡率低，术后并发症相对较少，但长期效果还需要观察[25]。

3）胸腹主动脉瘤：胸腹主动脉瘤是指同时累及胸腔段和腹腔段的主动脉瘤。一项单中心回顾性研究纳入了2011—2018年间进行开放手术治疗的146例胸腹主动脉瘤病例，30天死亡率为9.59%（14/146）。中位随访时间为3.5年，死亡率为17.12%（25/146）[26]。另一项单中心回顾性研究纳入2018—2019年间应用开窗及分支支架主动脉腔内修复术治疗胸腹主动脉瘤的105例病例，包括43例真性动脉瘤及62例夹层动脉瘤。共重建分支动脉336条，技术成功率94.3%。中位随访时间为36个月，再次手术干预6例（5.7%），死亡11例（10.5%）。随访期间共发现内漏31例（29.5%）。研究指出，降低内漏的发生率是应用开窗及分支支架主动脉腔内修复术治疗胸腹主动脉瘤的技术难点[27]。

腔内治疗器械的研发也在进行。一项单中心前瞻性研究纳入了2019—2021年间15例病例，包括9例胸腹主动脉瘤及6例平肾腹主动脉瘤，动脉瘤平均最大径为73.7mm。该组病例均采用先健科技生产的G-Branch支架进行腔内治疗。中位随访31.4个月。术后30天内无死亡病例。术后1年死亡率为7%，无动脉瘤增大、再干预等并发症。2例（13%）出现了Ⅱ型内漏。预测3年死亡率为13%。该研究显示出G-Branch支架治疗胸腹主动脉瘤及平肾腹主动脉瘤近中期的有效性，但仍需大型研究验证[28]。

（3）指南与专家共识：近年来，中国专家总结已有的主动脉瘤最新研究进展，制定了相关的专家共识（表3-7-2），在主动脉瘤的规范化诊疗、预防、康复等方面给出了明确建议。

表3-7-2　近五年发布的主动脉瘤领域相关的专家共识

发布时间	专家共识名称
2024年	胸降主动脉瘤诊断和治疗中国专家共识（2024版）[29]
2023年	胸腹主动脉瘤内脏动脉分支重建专家共识[30]
2022年	腹主动脉瘤诊断和治疗中国专家共识（2022版）[31]

3.7.2　外周血管疾病

3.7.2.1　住院患者整体情况

HQMS数据显示，2023年开展颈动脉粥样硬化狭窄闭塞性疾病诊疗服务的医院有4077家，占HQMS中开展心血管疾病诊疗服务医院数量的50.2%。2023年开展下肢静脉曲张诊疗服务的医院有5426家，占HQMS中开展心血管疾病诊疗服务医院数量的66.8%。

2023年收治颈动脉粥样硬化狭窄闭塞性疾病住院患者22.4万人次。2023年收治下肢静脉曲张住院患者38.1万人次。2023年收治下肢动脉硬化闭塞症4.8万例。

2023年颈动脉粥样硬化狭窄闭塞性疾病住院患者平均年龄为67.2±10.2岁，女性占29.6%。住院患者的年龄分布情况见图3-7-6。

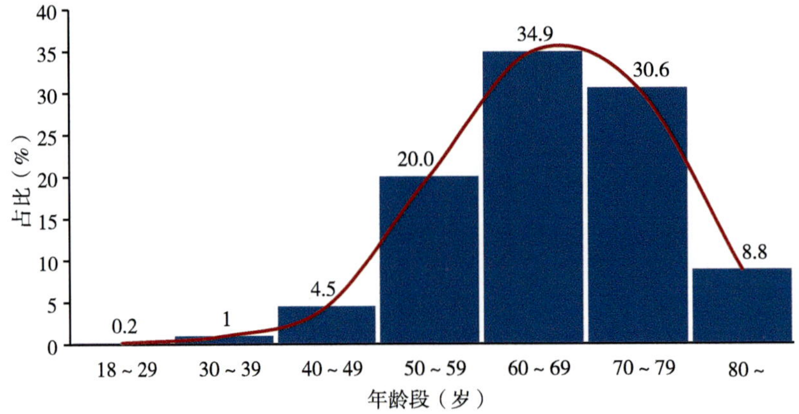

图3-7-6　2023年不同年龄颈动脉狭窄患者的分布

2023年，有6.6万人次（29.4%）的患者接受手术治疗。5.1万人次（22.7%）接受颈动脉介入手术，1.1万人次（4.7%）颈动脉内膜剥脱术，4336人次（1.9%）接受颅内颈动脉手术。

2023年下肢静脉曲张患者平均年龄为59.0±11.1岁，女性占46.9%。下肢静脉曲张疾病住院患者中，33.5万人（87.7%）的患者接受手术治疗。其中，除了接受传统开放手术（高位结扎术或主干剥脱术）外，8.1万人次（24.2%）接受消融手术，10.0万人次（29.8%）接受激光闭合手术。

2023年，83.3%的下肢动脉硬化闭塞症住院患者接受下肢动脉腔内手术，1.2 %的患者接受下肢动脉开放手术，15.5 %的患者未接受手术治疗。

3.7.2.2　住院结局

2023年颈动脉粥样硬化狭窄闭塞疾病住院患者接受手术术后住院死亡率为0.5%，非康复离院（离院方式为住院死亡或非医嘱离院）率为3.0%。其中接受颈动脉介入术患者住院死亡率为0.1%，非康复离院率为0.7%，接受颈动脉内膜剥脱术患者住院死亡率为0.01%，非康复离院率为0.1%，接受颅内颈动脉手术患者住院死亡率为0.02%，非康复离院率为0.1%。

接受下肢动脉腔内手术患者住院死亡率为0.21%，非康复离院率为2.02%；接受下肢动脉开放手术患者住院死亡率为0.17%，非康复离院率为3.38%。未接受手术的患者住院死亡率为0.24%，非康复离院率为9.83%。

3.7.2.3　诊疗进展

颈动脉位于颈部，为大脑提供必需的血液和氧气。当脂肪和胆固醇形成的斑块堆积在颈动脉内时，会导致血流受阻，从而增加卒中的风险。目前国内治疗颈动脉粥样硬化性狭窄闭塞的主要手术方式包括颈动脉内膜剥脱术（CEA）及颈动脉支架植入术（CAS）。

一项单中心回顾性研究分析了265例接受CEA治疗的病例，围手术期死亡0例，脑神经损伤18例（6.8%），高灌注6例（2.3%），脑梗死6例（2.3%），颈部血肿11例（4.1%），急性血栓形成3例（1.1%），残余狭窄5例（1.9%）。平均随访28个月，再狭窄14例（5.3%），脑梗死11例（4.1%），全因死亡6例（2.3%）。3种常用术式（常规切开缝合、使用补片、外翻式）在并发症及随访中未体现出显著性差异[32]。一项多中心研究纳入了2018—2020年国内11家中心收治的CAS治疗的454例颈动脉狭窄患者，CAS术后脑出血、新发缺血性脑损伤和术后死亡等复合并发症的发生率为1.5%（7/454），术后残余狭窄率为16.3%（74/454）[33]。

一项单中心回顾性研究纳入了10年间1329例手术治疗的颈动脉狭窄患者，包括703例CAS及727例CEA。研究发现，围手术期时CEA组的切口/穿刺点并发症、肺部感染、脑过度灌注综合征、颅外神经损伤均多于CAS组，而CAS组急性肾衰竭较多。术后两组存活率及术侧缺血性卒中、心肌梗死、脑出血、肾功能不全发生率差异均无统计学意义。CAS组中位生存时间53.2个月，CEA组中位生存时间54.5个月。研究认为，CEA组含有更多的不稳定斑块病变，却有更低的围手术期卒中率，支持不稳定斑块患者应倾向于内膜剥脱治疗。脑过度灌注综合征风险CEA组高于CAS组，CAS在减少术后肺部感染及伤口局部并发症方面显著优于CEA。两组患者远期生存率无显著差异[34]。

一项旨在降低围手术期脑梗死发生率的颈动脉支架植入新技术，经颈动脉血运重建术（TCAR）在近些年应用于临床。一项回顾性研究分析了接受手术治疗的国内颈动脉狭窄患者是否适合TCAR手术。该研究纳入了289例患者，包括222例CEA及67例经股CAS，发现其中215例（74.4%）可行TCAR。在接受CEA的患者中，22例（9.9%）出现了脑神经损伤，而其中19例可行TCAR治疗。该研究显示出TCAR技术的广阔应用前景[35]。

3.7.2.4　指南与专家共识

近年来，中国专家总结外周血管疾病相关的研究进展，发布多个本领域专家共识，详见表3-7-3～表3-7-5。

表3-7-3　近5年发布的颈动脉领域相关的专家共识

发布年份	专家共识名称
2024年	慢性颈内动脉闭塞评估及治疗中国专家共识[36]
2020年	颈动脉与冠状动脉同期血运重建专家共识[37]

表3-7-4　近5年发布的下肢动脉硬化闭塞症领域相关的专家共识

发布年份	专家共识名称
2024年	膝下动脉血运重建的临床实践中国专家共识[38]
2022年	股腘动脉闭塞症的诊断和治疗中国专家共识[39]
2020年	主髂动脉闭塞症的诊断和治疗：中国专家共识[40]

表3-7-5　近5年发布的下肢静脉曲张领域相关的专家共识

发布年份	专家共识名称
2022年	外套式剥脱导管治疗大隐静脉曲张微循环专家共识（2022版）[41]
2021年	原发性下肢浅静脉曲张诊治专家共识（2021版）[42]
2020年	聚桂醇注射液治疗下肢静脉曲张微循环专家共识[43]

3.7.3　小结

近年来，在国家政策引导、大型医疗中心技术培训加强、基层医院现代化学习手段可及性不断改善等多因素作用下，我国主动脉及外周血管疾病诊疗规模整体呈上升趋势。

对于主动脉疾病，未接受手术患者的死亡率和非康复离院率可能因跨省就医等问题而被低估。由于HQMS数据库主要涵盖结局指标，许多重要过程指标无法获取，限制了对于疾病诊疗过程质量的评估。目前我国仍缺乏基于高质量研究数据的中国版诊疗指南。建议进一步开展基于HQMS数据的专项调查，了解诊疗现状及医疗质量存在问题，开展有针对性的质量改进行动，持续提升医疗质量。同时积极开展高质量的临床研究，为制订针对我国人群的诊疗指南提供依据。

外周血管疾病种类繁多，治疗方式复杂，目前尚缺统一的质量控制标准及行业规范。进一步借助国家级外周动脉疾病质量控制平台，整合各类国家级数据库，制订相关专家共识及指南，对我国外周血管疾病的规范化诊疗具有重大意义。

（执笔人：罗明尧　施　焘　范博文　刘振宇　审稿人：舒　畅　王深明）

参考文献

[1] ZHAO R，QIU J，DAI L，et al. Current surgical management of acute type A aortic dissection in China：a Multicenter registry study [J]. JACC Asia，2022，2（7）：869-878.

[2] LIN H，CHANG Y，ZHOU H，et al. Early results of frozen elephant trunk in acute type-A dissection in 1445 patients [J]. Int J Cardiol，2023，389：131213.

[3] LIU H，LI HY，LI YL，et al. Operative mortality after type A aortic dissection surgery：differences based on sex and age [J]. JACC Adv，2024，3（4）：100909.

[4] XIE Q，ZHONG Y，XU Q，et al. Early and long-term outcomes of young adult patients ≤30 years old with acute type A aortic dissection [J]. Eur J Cardiothorac Surg，2023，64（6）：330.

[5] 贾博，罗程，钟永亮，等. 新外膜技术在急性A型主动脉夹层根部修复中的应用 [J]. 中华胸心血管外科杂志，2023，39（6）：326-330.

[6] RONG D，CHEN X，HAN J，et al. Anatomic feasibility of a modular Endo-Bentall stent graft system for type A aortic dissection [J]. J Vasc Surg，2023，78（6）：1359-1366.
[7] 于易通，任心爽，尹卫华，等. B型主动脉夹层患者的临床特点及预后随访 [J]. 中国循环杂志，2022，37（11）：1130-1137.
[8] JIA H，YUAN P，WU S，et al. The evaluation of outcomes after thoracic endovascular aortic repair for type B aortic dissection in mainland China [J]. Ann Vasc Surg，2024，104：217-226.
[9] JIANG X，LIU Y，ZOU L，et al. Long-term outcomes of chronic type B aortic dissection treated by thoracic endovascular aortic repair [J]. J Am Heart Assoc，2023，12（1）：e026914.
[10] TIAN C，CHEN D，ZHAO J，et al. Surgical treatment patterns and clinical outcomes of type B aortic dissection involving the aortic arch [J]. J Vasc Surg，2023，77（4）：1016-1027.
[11] 罗明尧，舒畅，方坤，等. “HENDO”技术体系治疗主动脉弓部疾病 [J]. 中国胸心血管外科临床杂志. 2020，27（9）：5.
[12] 舒畅，何昊，李全明，等. 新型一体三分支支架系统用于主动脉弓部病变的FIM研究 [J]. 中国普通外科杂志，2023，32（6）：824-831.
[13] SHU C，LI X，DARDIK A，et al. Early results of a novel gutter-free chimney stent-graft system to treat aortic arch dissection：single-center data from a prospective clinical trial [J]. J Endovasc Ther，2022，29（2）：258-265.
[14] 中华医学会放射学分会介入学组. 中国Stanford B型主动脉夹层影像诊断和介入治疗临床指南 [J]. 中华放射学杂志，2023，57（5）：457-473.
[15] 中华医学会外科学分会血管外科学组. Stanford B型主动脉夹层诊断和治疗中国专家共识（2022版）[J]. 中国血管外科杂志（电子版），2022，14（2）：119-130.
[16] 中国医师协会心血管外科分会大血管外科专业委员会. 急性主动脉综合征诊断与治疗规范中国专家共识（2021版）[J]. 中华胸心血管外科杂志，2021，37（5）：13.
[17] 国家心血管病专家委员会血管外科专业委员会. 杂交技术治疗累及弓部主动脉病变的中国专家共识 [J]. 中国循环杂志，2020，35（2）：124-130.
[18] 中华医学会心血管病学分会大血管学组，中国医师协会心血管内科医师分会指南与共识工作委员会. 胸主动脉腔内治疗围手术期管理中国专家共识 [J]. 中华医学杂志，2019，99（32）：2489-2496.
[19] LI Y，HE C，ZHANG H，et al. Endovascular repair for abdominal aortic aneurysm in mainland China：a systematic review and meta-analysis [J]. Ann Vasc Surg. 2023，89：338-352.
[20] 张坤，郑焕勤，陈忠. 开放手术和腔内技术治疗复杂腹主动脉瘤的网状Meta分析 [J]. 中华血管外科杂志，2022，07（2）：115-121.
[21] 陈忠，郭伟，李拥军，等. 复杂腹主动脉瘤腔内修复术与开放手术疗效对比的多中心研究 [J]. 中华血管外科杂志，2022，7（2）：94-102.
[22] GAO JP，ZHANG HP，XIONG J，et al. First-in-human clinical trial of the WeFlow-JAAA Endograft System in patients with juxtarenal abdominal aortic aneurysms [J]. J Endovasc Ther，2023，Nov 24：15266028231210480.
[23] WANG R，YUAN T，KAN Y，et al. Long-term outcomes following exclusive use of endovascular aortic repair for ruptured infrarenal abdominal aortic aneurysms [J]. Chin Med J（Engl），2023，136（15）：1876-1878.
[24] 徐雪峰，寇镭，陈峣，等. 腹主动脉瘤破裂117例患者临床资料分析 [J]. 中华内科杂志，2024，63（5）：468-473.
[25] 张克，丁杰玲，续慧民，等. 开放手术与腔内修复治疗破裂腹主动脉瘤临床效果的Meta分析 [J]. 中国血管外科杂志（电子版），2022，14（3）：222-228.
[26] WANG S，WANG C，GAO Y，et al. Risk factors of 30-day and long-term mortality and outcomes in open repair of thoracoabdominal aortic aneurysm [J]. J Cardiothorac Surg，2024，19（1）：170.
[27] 项广源，叶盛麟，杜晓龙，等. 开窗及分支支架技术治疗胸腹主动脉瘤的中期随访结果 [J]. 中华普通外科杂志，2023，38（7）：486-490.
[28] ZHANG HP，GE YY，WANG JB，et al. Off the shelf multibranched endograft for thoraco-abdominal and pararenal abdominal aortic aneurysms：a prospective，single centre study of the G-branch endograft [J]. Eur J Vasc Endovasc Surg，2024，67（3）：417-425.
[29] 毛乐，董智慧，符伟国，等. 胸降主动脉瘤诊断和治疗中国专家共识（2024版）[J]. 中华血管外科杂志，2024，9（1）：8-15.
[30] 中国微循环学会周围血管疾病专业委员会. 胸腹主动脉瘤内脏动脉分支重建专家共识 [J]. 血管与腔内血管外科杂

志，2023，9（4）：385-394.
[31] 中华医学会外科学分会血管外科学组，郭伟，陈忠，等. 腹主动脉瘤诊断和治疗中国专家共识（2022版）[J]. 中国实用外科杂志，2022，42（4）：8.
[32] WU S，WANG H，GUO J，et al. Comparative on the effectiveness and safety of different carotid endarterectomy techniques：a single-center retrospective study [J]. J Cardiothorac Surg. 2024，19（1）：338.
[33] JIA L，HUA Y，JIAO L，et al. Effects of plaque characteristics and artery hemodynamics on the residual stenosis after carotid artery stenting [J]. J Vasc Surg. 2023，78（2）：430-437.
[34] 陈忠，杨耀国，唐小斌，等. 颈动脉内膜剥脱术与颈动脉支架植入术治疗颈动脉狭窄的疗效分析 [J]. 中华普通外科杂志，2022，37（3）：169-174.
[35] FAN W，SHI W，LU S，et al. Analysis of the anatomic eligibility for transcarotid artery revascularization in Chinese patients who underwent carotid endarterectomy and transfemoral carotid artery stenting [J]. Front Cardiovasc Med，2023，9：1045598.
[36] 中国医师协会神经介入专业委员会，焦力群，刘圣. 慢性颈内动脉闭塞评估及治疗中国专家共识 [J]. 中国脑血管病杂志，2024，21（6）：419-432.
[37] 北京神经内科学会，北京心脏学会. 颈动脉与冠状动脉同期血运重建专家共识 [J]. 中国脑血管病杂志，2020，17（12）：772-783.
[38] 国家心血管病专家委员会血管外科专业委员会下肢动脉疾病学组. 膝下动脉血运重建的临床实践中国专家共识 [J]. 中国循环杂志，2024，39（2）：116-122.
[39] 国家心血管病专家委员会血管外科专业委员会下肢动脉疾病学组. 股腘动脉闭塞症的诊断和治疗中国专家共识 [J]. 中国循环杂志，2022，37（7）：669-676.
[40] 国家心血管病专家委员会血管外科专业委员会下肢动脉疾病学组. 主髂动脉闭塞症的诊断和治疗：中国专家共识 [J]. 中国循环杂志，2020，35（10）：948-954.
[41] 中国微循环学会周围血管疾病专业委员会. 外套式剥脱导管治疗大隐静脉曲张微循环专家共识（2022版）[J]. 血管与腔内血管外科杂志，2022，8（1）：2-5，42.
[42] 中国微循环学会周围血管疾病专业委员会. 原发性下肢浅静脉曲张诊治专家共识（2021版）[J]. 血管与腔内血管外科杂志，2021，7（7）：762-772.
[43] 中国微循环学会周围血管疾病专业委员会. 聚桂醇注射液治疗下肢静脉曲张微循环专家共识 [J]. 血管与腔内血管外科杂志，2020，6（5）：377-381.

3.8 肺血管病

3.8.1 肺动脉高压

3.8.1.1 住院患者特点

HQMS数据显示，纳入监测的医院中，2023年有6238家医院收治肺动脉高压住院患者。其中三级医院2312家，二级医院3926家。

收治肺动脉高压成人住院患者（出院诊断包含肺动脉高压且年龄≥18岁）163.8万人次。其中27.1%的住院患者通过急诊收治入院，70.6%的患者通过门诊收治入院。

根据《2023年欧洲心脏学会/欧洲呼吸学会肺动脉高压诊治指南》（下称“欧洲指南”），肺动脉高压的临床分类如下：动脉型肺动脉高压（下称“第一大类肺动脉高压”）、左心疾病所致肺动脉高压（下称第二大类肺动脉高压）、肺病和（或）低氧所致肺动脉高压（下称“第三大类肺动脉高压”）、肺动脉阻塞所致肺动脉高压（下称“第四大类肺动脉高压”）以及机制不明和（或）多因素所致肺动脉高压（下称“第五大类肺动脉高压”）[1]。2023年第一大类至第五大类肺动脉高压的占比分别为7.1%、32.0%、24.2%、1.8%和4.5%（图3-8-1），该比例与国外类似[1]。

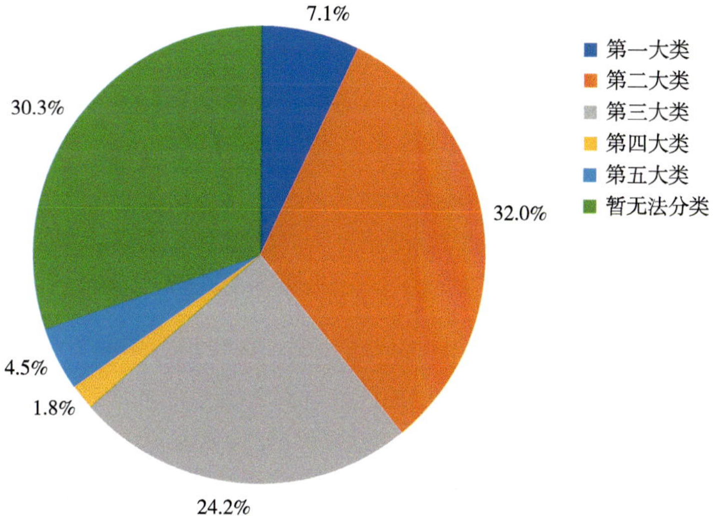

图3-8-1　2023年肺动脉高压临床分类情况

肺动脉高压住院患者平均年龄为67.5±18.7岁，女性占49.1%。第一至第五大类肺动脉高压的平均年龄及女性占比见图3-8-2及图3-8-3。其中，第一大类肺动脉高压住院患者平均年龄最小且女性占比最高，第二、三大类肺动脉高压以老年人为主，第三大类肺动脉高压多见于男性。

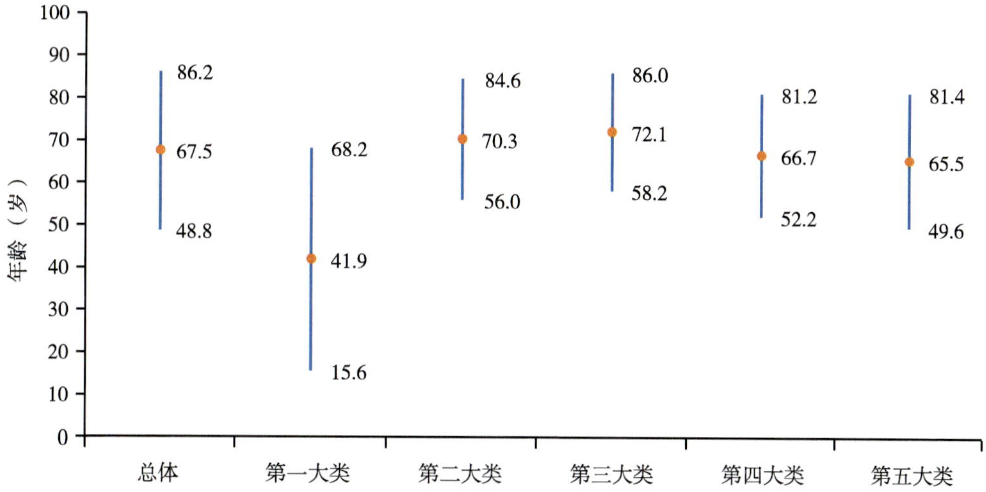

图3-8-2　2023年五大类肺动脉高压患者平均年龄

注：平均年龄±1倍标准差。

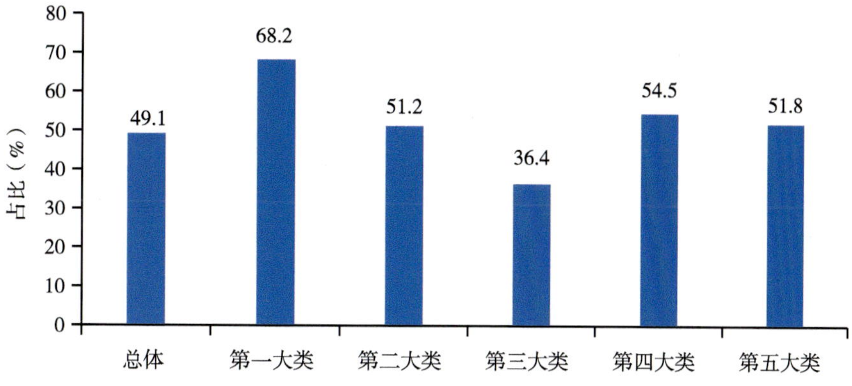

图3-8-3　2023年五大类肺动脉高压患者女性占比

右心导管检查是诊断肺动脉高压的金标准。《欧洲指南》建议行右心导管术检查以确诊肺动脉高压并支持治疗决策，尤其强调该技术在第一大类动脉型肺动脉高压和第四大类慢性阻塞性肺动脉高压诊断中的重要性与必要性。2023年，肺动脉高压总人群接受右心导管检查率为1.2%，在第一大类至第五大类肺动脉高压中这一比例分别为7.6%、0.7%、0.3%、9.5%和0.2%。第一大类和第四大类肺动脉高压的右心导管检查率较2022年有升高，但仍低于《欧洲指南》要求水平。

3.8.1.2 治疗情况

（1）第一大类肺动脉高压：2023年收治动脉型肺动脉高压（第一大类肺动脉高压）患者共11.6万人次，其中房间隔缺损相关肺动脉高压患者占34.4%，室间隔缺损相关肺动脉高压占13.8%，动脉导管未闭相关肺动脉高压占10.6%。可见先天性心脏病相关肺动脉高压患者是动脉型肺动脉高压的主要人群。房间隔缺损相关肺动脉高压患者接受房间隔缺损外科修补术或介入封堵术的比例为20.0%，室间隔缺损相关肺动脉高压患者接受室间隔缺损外科修补术或介入封堵术的比例为13.8%，动脉导管未闭相关肺动脉高压患者接受动脉导管外科结扎术或介入封堵术的比例为5.7%。数据显示，先天性心脏病相关的肺动脉高压患者中，只有少数接受了手术或介入治疗。这种现象可能归因于并非所有患者都需要接受手术干预且并非所有先天性心脏病相关肺动脉高压患者在被诊断时都能拥有手术机会，提示对这些患者进行包括右心导管在内的全面评估的必要性，从而帮助临床医生确立最合适的治疗方式。

（2）第四大类肺动脉高压：《欧洲指南》推荐对于合并外科手术指征的慢性血栓栓塞性肺动脉高压患者，肺动脉内膜切除术（PEA）应作为其首选治疗；推荐球囊肺动脉成形术（BPA）用于无法外科手术或外科手术术后残余肺动脉高压和远端病变。2023年，2.8万人次诊断为慢性血栓栓塞性肺动脉高压的患者中，0.3%接受了肺动脉内膜切除术，7.4%接受了球囊肺动脉成形术，表明我国慢性血栓栓塞性肺动脉高压治疗技术尚需在全国范围内进一步推广与应用。

3.8.1.3 住院结局

肺动脉高压患者的住院死亡率为1.6%，非康复离院率（离院方式为住院死亡或非医嘱离院）为9.6%。第一至第五大类肺动脉高压患者的住院死亡率及非康复离院率见图3-8-4。

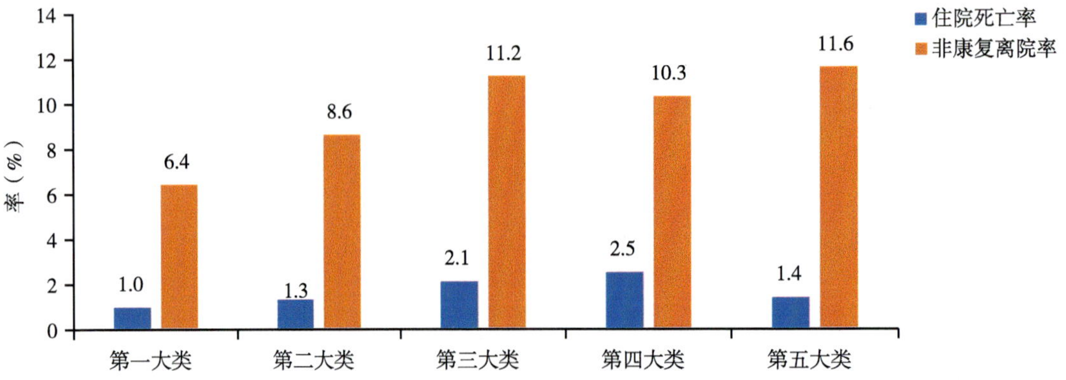

图3-8-4　2023年五大类肺动脉高压患者住院死亡率与非康复离院率

3.8.1.4 诊疗研究进展

（1）诊断类研究：右心导管为肺动脉高压的诊断金标准，但目前普及率仍然较低。用CT、MRI等无创诊断方式的心血管指标来预测肺动脉高压的作用值得探索。

一项纳入272例疑似肺动脉高压患者的回顾性研究探索了2022年欧洲心脏病学会/欧洲呼吸学会（ESC/

ERS）制定的肺动脉高压新诊断标准［平均肺动脉（mPA*P*）＞20mmHg］下CT肺血管造影（CTPA）的主肺动脉直径（MPAd）、主肺动脉直径/升主动脉直径比值（MPAd/AAd比）、右心室游离壁厚度（RVFWT）三项指标对肺动脉高压的预测价值。如图3-8-5所示，MPAd诊断肺动脉高压的表现优于MPAd/AAd比和RVFWT。MPAd的曲线下面积（AUC）大于RVFWT（$P=0.005$），而RVFWT与MPAd/AAd的AUC相当（$P=0.285$）。PRC的AUC分别为0.958（95% CI：0.913～0.980），0.937（95% CI：0.886～0.996）和0.933（95% CI：0.882～0.963）。在新的诊断标准下，MPA的临界值30.0mm具有更好的特异性和敏感性[2]。

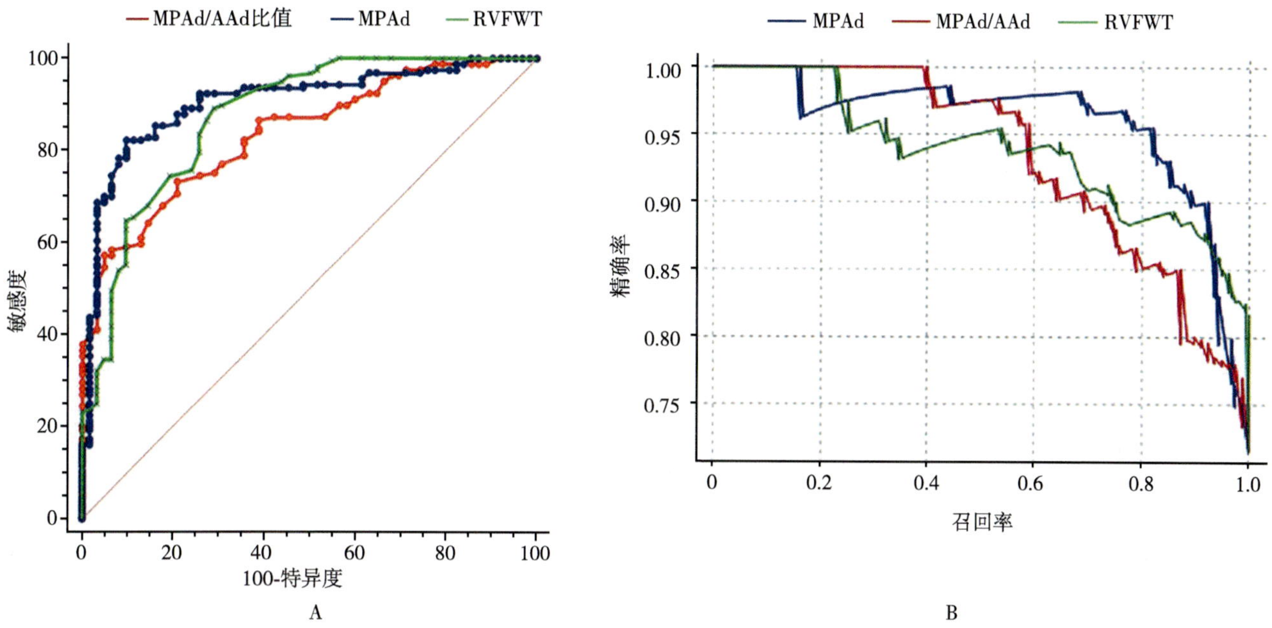

图3-8-5　MPAd、MPAd/AAd比值和RVFWT预测肺动脉高压的效能

注：A，受试者工作特征曲线（ROC）；B，精确率-召回率曲线（PRC）；MPAd，主肺动脉直径；AAd，升主动脉直径；RVFWT，右心室游离壁厚度。

一项研究评估了由心血管磁共振（CMR）得出的室间隔摆动指数（SSI）用于诊断肺动脉高压的效能。该研究连续纳入了2019年7月至2020年12月期间接受右心导管和CMR的105例疑似肺动脉高压患者。结果显示，SSI和mPAP在总体研究人群和肺动脉高压患者中呈负相关，SSI是肺动脉高压的独立预测因子（OR：12.9，95% CI：3.6～45.5，$P=0.003$）。SSI诊断肺动脉高压的曲线下面积为0.91，敏感性为86.4%，特异性为88.2%。该研究证实SSI是一种简单、可靠、无创的诊断肺动脉高压的方法[3]。

（2）治疗类研究：目前，只有利奥西呱和曲前列尼尔两种药物被批准用于治疗非手术的慢性血栓栓塞性肺动脉高压（CTEPH）患者。尽管其他非适应证的动脉型肺动脉高压（PAH）药物通常也会应用于CTEPH患者，但其对该类患者长期预后的影响尚不清楚。一项前瞻性多中心队列研究调查了非适应证的PAH靶向药物对CTEPH患者长期生存的影响。在347名入选患者中，212名患者最初（$n=173$）或随后（$n=39$）接受了非适应证的PAH靶向药物治疗，135名患者未接受治疗。治疗组的1、2、3和5年生存率均显著高于对照组。在排除接受后续治疗的患者以减少永恒时间偏倚后，初始治疗与更好的5年生存率相关（HR：0.611，95% CI：0.397～0.940，$P=0.025$）。该研究提示，非适应证的PAH靶向药物能够提高CTEPH患者的长期生存率（图3-8-6）[4]。

肺动脉去神经术（PADN）是一种近年来逐渐受到关注的创新治疗手段，其主要通过消融肺动脉中的交感神经以降低肺血管阻力和血管重构，从而改善肺动脉高压患者的血流动力学和症状。多中心、随机对照临床研究PADN-CFDA旨在确定PADN在PAH患者中的有效性。128例患者被分配接受PADN加磷酸二酯酶-5抑制剂治疗或假手术加磷酸二酯酶-5抑制剂治疗。与对照组相比，PADN组患者临床恶化发生率较低（1.6% vs 13.8%；OR：0.11；95% CI：0.01～0.87）。PADN组患者从基线到6个月的6分钟步行距离上有更大的改善（平均调整组间差异33.8米；95% CI：16.7～50.9m；$P<0.001$）。此外，PADN组的末端脑

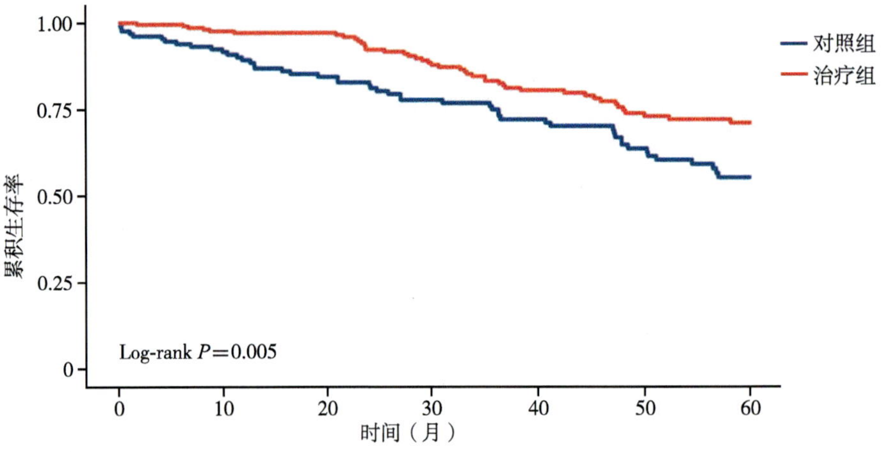

风险人数

对照组	135	119	104	87	74	58	40
治疗组	212	196	166	136	112	82	70

图3-8-6　对照组与治疗组的生存曲线

利尿钠肽前体（NT-proBNP）和肺血管阻力（PVR）也有更大改善[5]。对PADN-CFDA研究的分析还表明，低风险患者的两组在6 MWD、PVR和NT-proBNP方面无显著差异。在中高危患者中，与对照组相比，PADN组患者从基线到6个月的上述三项指标改善更大。但PADN治疗能使低、中、高危组患者的右心室功能都得到改善[6]（图3-8-7）。

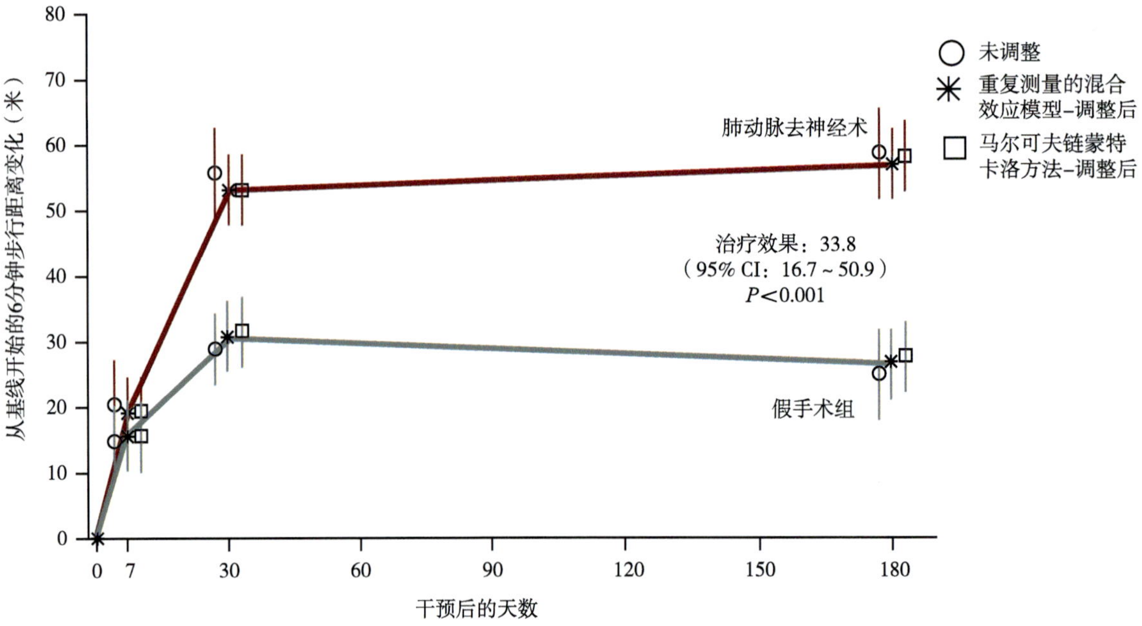

图3-8-7　PADN组和假手术组（Sham组）从基线到6个月时的6分钟步行距离的变化

另外一项多中心随机对照临床试验探究了PADN对于继发于左心力衰竭的混合性毛细血管后肺动脉高压（CpcPH）患者的有效性。98例患者被随机分配接受PADN治疗或假手术加磷酸二酯酶-5抑制剂治疗。结果显示，PADN与运动能力、心脏功能和临床结果的显著改善相关。在3年随访中，49例（50.0%）患者报告了临床恶化，其中对照组31例，PADN组18例（HR：2.13，95%CI：1.19～3.81；$P=0.011$）[7]。PADN对于CpcPH患者的益处有待进一步研究。

（3）预后类研究：代谢或内分泌因素不同程度影响肺动脉高压患者的预后。多项研究调查了代谢和内分泌障碍患者的预后状况，并探讨代谢指标预测肺动脉高压预后的价值。

一项前瞻性队列研究纳入148例基线时患有甲状腺功能障碍的特发性肺动脉高压（IPAH）患者，旨在阐明此类患者的临床特征和长期生存率。患有甲状腺功能亢进（53.1% vs 32.7%，$P=0.05$）和甲状腺功能减退（83.3% vs 32.7%，$P=0.001$）的IPAH患者的生存率优于无甲状腺功能障碍的IPAH患者。然而，亚临床甲状腺功能减退的IPAH患者的血流动力学和生存率与甲状腺功能正常的IPAH患者相似。需要进一步的病理生理学研究来确认甲状腺疾病与PAH之间的确切关联[8]。

一项回顾性研究纳入了2013年3月至2021年8月期间432例IPAH患者，采用老年营养风险指数（GNRI）、预后营养指数（PNI）和控制营养状况（CONUT）三种评分来评价IPAH患者的营养状况。结果显示，PNI（55.9±5.7 vs 54.4±7.2 vs 51.1±7.1，$P=0.005$）和CONUT评分（2.1±0.9 vs 2.5±1.2 vs 3.3±1.1，$P<0.001$）比GNRI能更好地区分各危险分层的患者。CONUT评分对不良结局的预测能力优于GNRI（$P<0.001$）和PNI（$P<0.001$），并且显著改善了ESC风险评分的预测效能[9]（图3-8-8）。

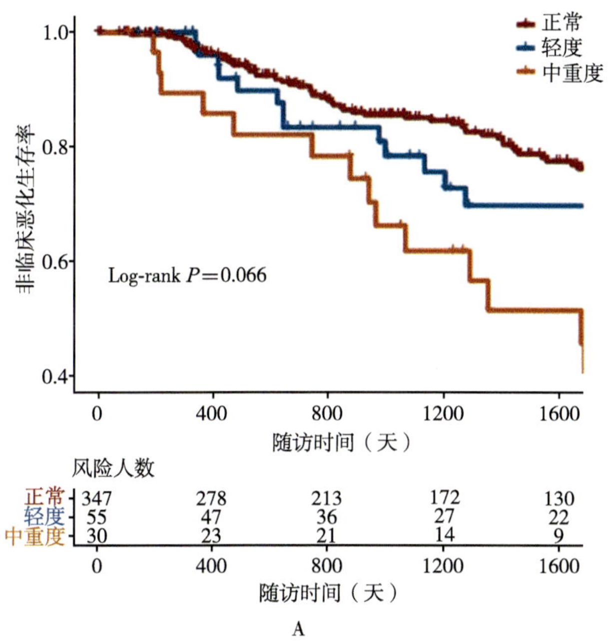

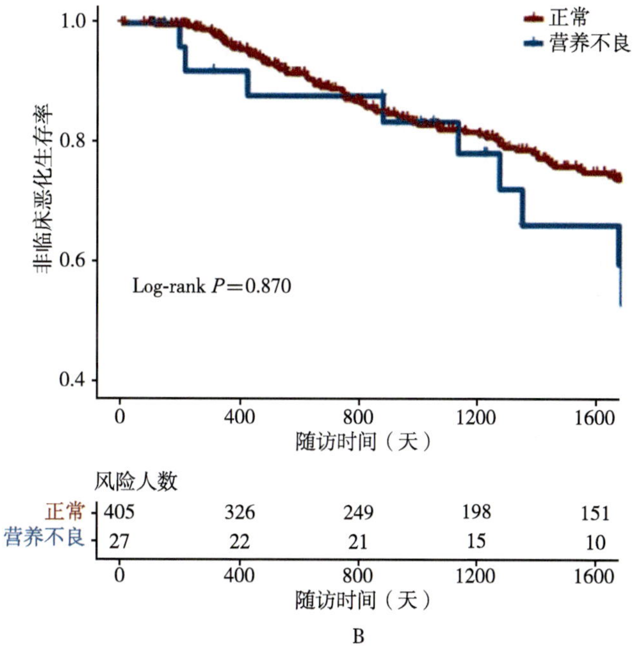

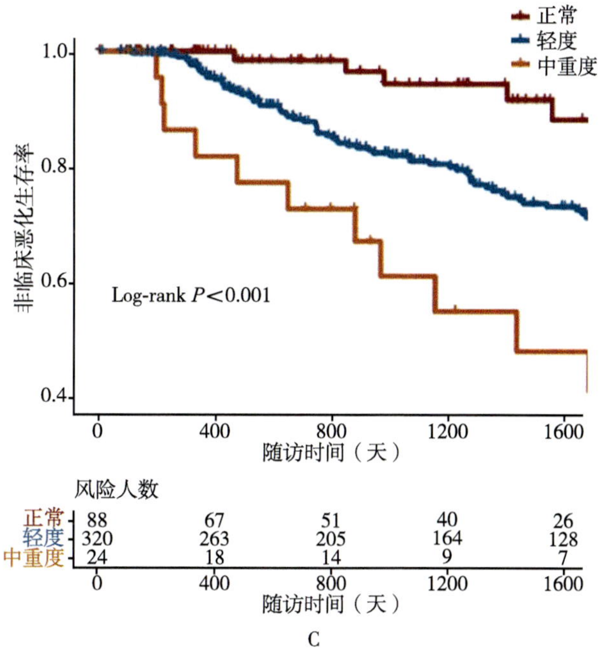

图3-8-8 GNRI（A）、PNI（B）和CONUT（C）与临床恶化的生存曲线

注：GNRI，老年营养风险指数；PNI，预后营养指数；CONUT，控制营养状况。

一项多中心回顾性队列研究纳入了2015年1月至2022年12月的602名IPAH患者，利用胰岛素抵抗（IR）代谢评分（METS-IR）、甘油三酯与高密度脂蛋白胆固醇（TG/HDL-C）比值、甘油三酯与葡萄糖（TyG）指数和甘油三酯-葡萄糖-体重指数（TyG-BMI）来量化IPAH患者的IR水平，探讨IR与IPAH患者预后之间的联系。研究发现，各IR指标均与心功能、超声心动图指标及血流动力学参数相关，其中TG/HDL-C比值和METS-IR对ESC评分模型的C统计量有显著的增量效应（$P<0.05$），可提高ESC评分的风险预测能力[10]。

3.8.1.5 指南与专家共识

2023—2024年发布的肺动脉高压领域的指南与专家共识见表3-8-1。

表3-8-1 2023—2024年发布的肺动脉高压领域的指南与专家共识

发布时间	指南或共识名称
指南	
2024年	慢性血栓栓塞性肺动脉高压诊断与治疗指南（2024版）[11]
共识	
2023年	中国肺动脉高压诊治临床路径[12]
2024年	经皮肺动脉去神经术治疗肺动脉高压的中国专家建议[13]
2024年	经皮肺动脉球囊成形术治疗慢性血栓栓塞性肺动脉高压操作规程专家共识[14]

3.8.2 静脉血栓栓塞症

3.8.2.1 住院患者特点

静脉血栓栓塞症（VTE）分为肺栓塞（PE）和深静脉血栓形成（DVT）。HQMS数据显示，2023年收治肺栓塞住院患者的医院有5632家。2023年收治深静脉血栓形成住院患者的医院有6766家。

上述医院收治肺栓塞成人住院患者（出院诊断包含肺栓塞且年龄≥18岁）33.7万人次，占出院诊断包含心血管疾病住院患者的0.4%。其中32.1%的住院患者通过急诊收治入院，65.8%的患者通过门诊收治入院。收治深静脉血栓形成成人住院患者186.8万人次，占诊断包含心血管疾病住院患者的2.2%。

56.3%的肺栓塞住院患者合并外科手术史，35.8%的患者合并有深静脉血栓形成，23.3%的患者合并恶性肿瘤（图3-8-9）。64.3%的深静脉血栓形成住院患者合并外科手术史，6.4%的患者合并有肺栓塞，24.6%的患者合并恶性肿瘤（图3-8-10）。2021年一项队列研究显示合并恶性肿瘤会使VTE的发病风险增加9倍[15]。匹配了年龄和性别后，接受化学治疗的恶性肿瘤患者的VTE发病率为12.6%，而健康人群中这一数值为1.4%[16]。可见恶性肿瘤是VTE不容忽视的重要危险因素。

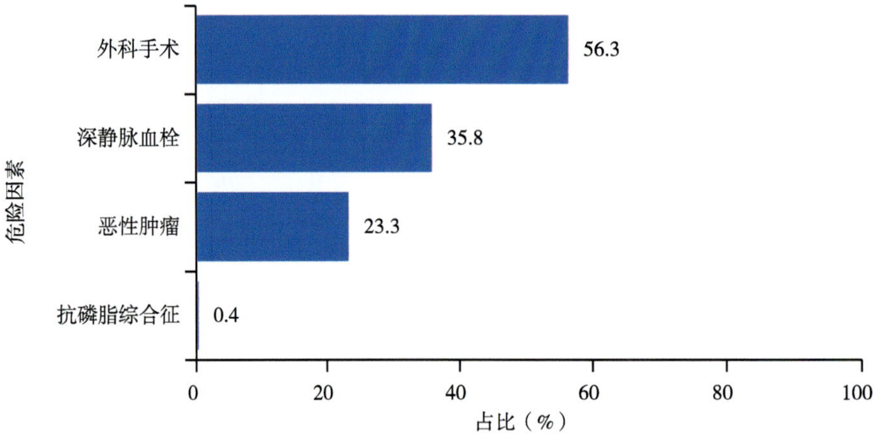

图3-8-9 肺栓塞患者合并危险因素情况

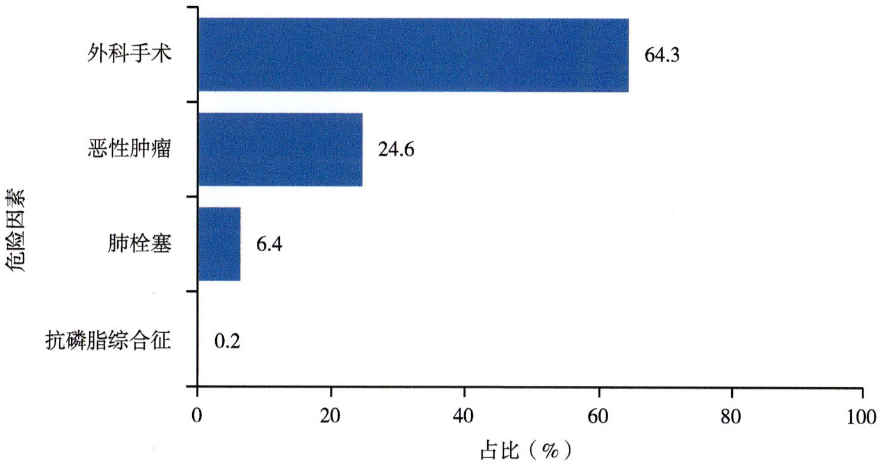

图3-8-10　深静脉血栓形成患者合并危险因素情况

3.8.2.2　治疗情况

肺栓塞患者中，3.1%的患者住院期间接受了导管溶栓治疗（图3-8-11）。深静脉血栓形成患者中，1.7%的患者住院期间接受了导管溶栓治疗，7.4%的患者安装了静脉滤器（图3-8-12）。

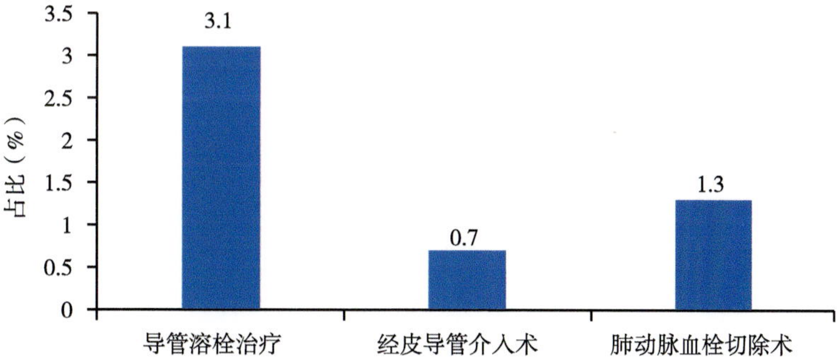

图3-8-11　2023年肺栓塞患者治疗情况

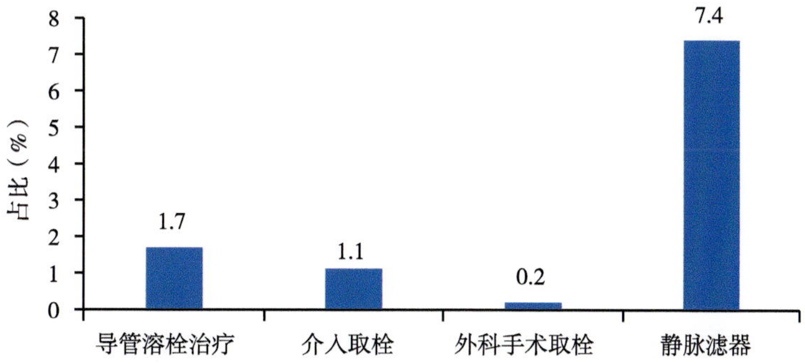

图3-8-12　2023年深静脉血栓形成患者治疗情况

3.8.2.3　住院结局

肺栓塞患者的住院死亡率为5.7%，非康复离院率为15.5%；深静脉血栓形成住院患者的住院死亡率为2.3%，非康复离院率为10.3%。

3.8.2.4 诊疗研究进展

（1）诊断类研究：肺栓塞（PE）是院内常见且具有潜在致命性的疾病，及时诊断PE对于及时治疗和避免血栓扩散或栓塞至关重要。一项回顾性队列研究旨在探究综合了Wells、PERC、Geneva评分、Years评分和D-二聚体的新评分系统Legend能否提高PE的诊断效率。Legend评分包括活动性癌症、D-二聚体≥1000 ng/ml、DVT症状和（或）体征、既往VTE病史，以及过去1个月的手术、创伤或制动情况。Legend评分在对PE预测中的灵敏度、特异度、约登指数和曲线下面积分别为0.985、0.744、0.729和0.861（95% CI：0.796～0.925，P＜0.001），具有出色的诊断效率和良好的安全性。并且，该评分与其他方法相比避免了更多不必要的影像学检查[17]。

大多数医院获得性静脉血栓栓塞事件是可以预防的，已经开发了几种静脉血栓栓塞预测模型来识别静脉血栓栓塞风险增加的住院患者，但多数风险评估工具没有考虑到心血管疾病患者的具体特征。一项回顾性研究连续纳入了2020年9月至2021年8月期间的27 235例心血管疾病患者，应用单变量和多变量logistic回归来确定医院获得性VTE的危险因素并开发列线图预测医院获得性VTE。多因素logistic回归分析发现，女性性别、年龄、感染、肺动脉高压、阻塞性睡眠呼吸暂停、急性冠脉综合征、心肌病、心力衰竭、制动、中心静脉导管、主动脉内球囊反搏和抗凝治疗与医院获得性VTE独立相关。与Padua模型相比，该列线图表现出更好的鉴别能力（曲线下面积0.865 vs 0.786，净重分类指数0.052，95%CI：0.012～0.091，P＝0.009）[18]。

（2）治疗类研究：在进行DVT的经皮介入治疗时，所有入路都有可能发生一系列血管相关并发症，包括血管破裂、内皮剥脱、切口感染和血管闭塞等。因此需要建立一种安全、可行的入路，以最大限度地提高患者术中舒适度并实现最佳围手术期结果。一项回顾性研究分析了2009年2月至2020年12月接受血管内治疗的急性DVT患者，旨在评估急性DVT血管内治疗的最佳入路。非直接小腿深静脉穿刺（NDCDVP）组的穿刺入路为经大隐静脉、小隐静脉或腘静脉穿刺。直接小腿深静脉穿刺（DCDVP）组的穿刺入路为经胫前静脉、胫后静脉、腓静脉穿刺。NDCDVP组和DCDVP组的手术成功率分别为96.4%和98.2%（P＞0.05）。与NDCDVP组相比，DCDVP组的并发症发生率明显较低（局部感染：10.8%vs 0.4%，P＜0.001；局部血肿：15.7% vs 1.0%，P＜0.001）。该研究表明DCDVP是下肢深静脉血栓形成血管内治疗的一种可行且安全的入路[19]。

PE患者在转用直接口服抗凝剂（DOAC）之前，必须先皮下注射低分子量肝素（LMWH）数天。DOAC前使用LMWH的过渡时间有三种策略：一种至少5天（长期），一种至少3天（中期），一种少于3天（短期）。一项使用倾向评分匹配的回顾性队列研究探讨了非高危PE住院患者DOAC前LMWH过渡的最佳持续时间。与短期LMPH组相比，中期和长期LMWH组的3个月综合主要结局、全因死亡率和PE相关死亡率均更低（P＜0.001）。短期LMWH组和中期LMWH组之间以及短期LMWH组和长期LMWH组之间的VTE复发率和大出血率相似。中LMWH组和长LMWH组的3个月主要结局率相似。该研究表明，对于非高危急性PE患者，在换用DOAC之前，初始LMWH过渡的最佳持续时间可为3～5天[20]（图3-8-13）。

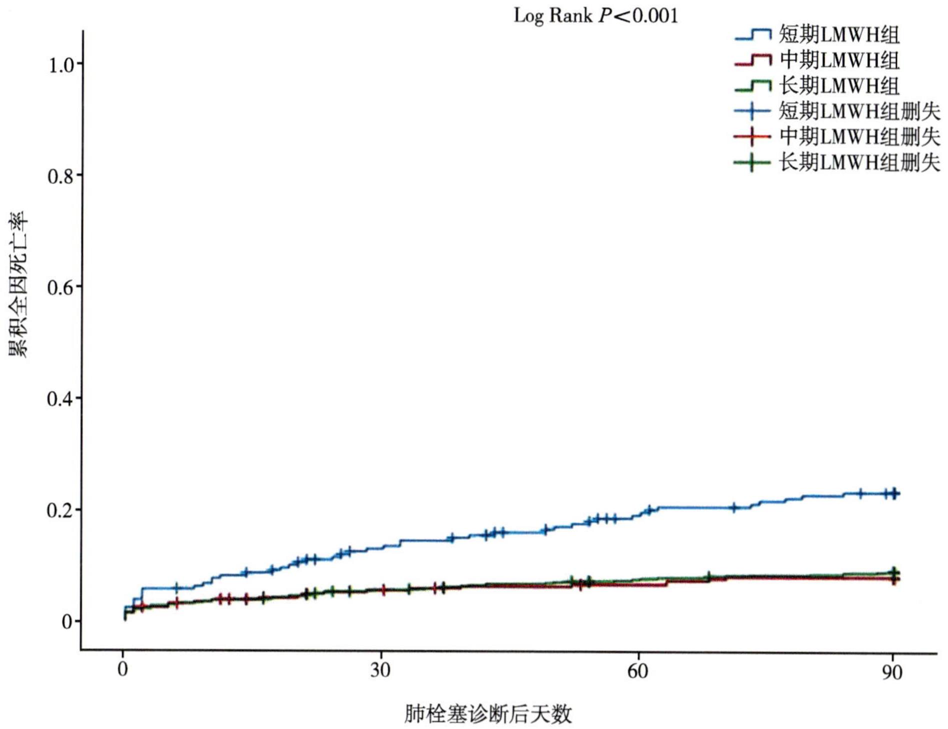

图3-8-13　短、中、长低分子量肝素组全因死亡率的生存曲线

3.8.2.5　指南与专家共识

2023—2024年发布的静脉血栓栓塞症领域的指南与专家共识见表3-8-2。

图3-8-2　2023—2024年发布的静脉血栓栓塞症领域的指南与专家共识

发布时间	指南或共识名称
指南	
2023年	新型冠状病毒感染住院患者血栓预防和抗凝管理指南[21]
共识	
2023年	老年人静脉血栓栓塞症防治中国专家共识[22]
2023年	老年重症患者静脉血栓栓塞症预防中国专家共识（2023）[23]
2023年	D-二聚体实验室检测与临床应用中国专家共识[24]
2024年	经皮机械性血栓清除术联合导管接触性溶栓患者围手术期护理专家共识[25]

3.8.3　小结

目前，我国在肺血管疾病诊治方面已经取得了阶段性的进展。2023年，第一大类和第四大类肺动脉高压的右心导管检查率分别为7.6%和9.5%，较2022年（6.6%和7.2%）有所升高，但仍低于《欧洲指南》要求水平[26]。慢性血栓栓塞性肺动脉高压患者中，7.4%接受了球囊肺动脉成形术，较2022年（5.6%）有所提高，0.3%接受了肺动脉内膜切除术，与2022年基本持平，但与国外仍有差距[27, 28]。肺动脉去神经术作为一种新兴的介入治疗手段，虽然目前仍处于探索阶段，但其在多种肺动脉高压亚型中的成功尝试为其未来的推广应用奠定了基础。合并恶性肿瘤的静脉血栓栓塞症患者占比均约为24%，合并外科手术病史的患者占比均超过50%，且对于住院患者VTE的风险管理仍存在不足。未来需要继续增强VTE防控意识，规范诊治流程，着重对恶性肿瘤患者以及有外科手术史的群体进行筛查，确保高风险患者早期发现和干预。

（执笔人：罗　勤　李思聪　高璐阳　审稿人：柳志红　姚　桦）

参考文献

[1] HUMBERT M，KOVACS G，HOEPER MM，et al. 2022 ESC/ERS Guidelines for the diagnosis and treatment of pulmonary hypertension [J]. Eur Heart J，2022，43（38）：3618-3731.

[2] LIU A，XU W，XI L，et al. Cardiovascular metrics on CT pulmonary angiography in patients with pulmonary hypertension-re-evaluation under the updated guidelines of pulmonary hypertension [J]. Insights Imaging，2023，14（1）：179.

[3] HE M，JIANG R，FEI S，et al. Cardiac magnetic resonance imaging-derived septum swing index detects pulmonary hypertension：A diagnostic study [J]. J Transl Int Med，2023，11（4）：459-467.

[4] XIA W，QIAN Y，LIN Y，et al. Effect of off-label targeted drugs on long-term survival in chronic thromboembolic pulmonary hypertension：insights from a national multicentre prospective registry [J]. Respirology，2024，29（7）：614-623.

[5] ZHANG H，WEI Y，ZHANG C，et al. Pulmonary artery denervation for pulmonary arterial hypertension：a sham-controlled randomized PADN-CFDA trial [J]. JACC Cardiovasc Interv，2022，15（23）：2412-2423.

[6] ZHANG J，KAN J，WEI Y，et al. Treatment effects of pulmonary artery denervation for pulmonary arterial hypertension stratified by REVEAL risk score：results from PADN-CFDA trial [J]. J Heart Lung Transplant，2023，42（8）：1140-1151.

[7] ZHANG H，KAN J，ZHANG J，et al. 3-Year outcome in patients with combined precapillary and postcapillary pulmonary hypertension：results from PADN-5 Trial [J]. JACC Heart Fail，2023，11（8 Pt 2）：1135-1146.

[8] QIAN Y，QUAN R，CHEN X，et al. Clinical features and long-term survival in idiopathic pulmonary arterial hypertension with thyroid dysfunction：insights from a national multicentre prospective study [J]. ERJ Open Res，2023，9（6）：495-2023.

[9] ZHANG S，LI S，GAO L，et al. Effects of malnutrition on disease severity and adverse outcomes in idiopathic pulmonary arterial hypertension：a retrospective cohort study [J]. Respir Res，2024，25（1）：292.

[10] ZHANG S，GAO L，LI S，et al. Association of non-insulin-based insulin resistance indices with disease severity and adverse outcome in idiopathic pulmonary arterial hypertension：a multi-center cohort study [J]. Cardiovasc Diabetol，2024，23（1）：154.

[11] 中华医学会呼吸病学分会肺栓塞与肺血管病学组，中国医师协会呼吸医师分会肺栓塞与肺血管病工作组，全国肺栓塞与肺血管病防治协作组，等. 慢性血栓栓塞性肺动脉高压诊断与治疗指南（2024版）[J]. 中华医学杂志，2024，104：2200-2221.

[12] 罗勤. 中国肺动脉高压诊治临床路径 [J]. 中国循环杂志，2023，38：691-703.

[13] 中华医学会心血管病学分会. 经皮肺动脉去神经术治疗肺动脉高压的中国专家建议 [J]. 中华心血管病杂志，2024，52：647-658.

[14] 中国医师协会呼吸医师分会肺栓塞与肺血管病工作组，中华医学会呼吸病学分会肺栓塞与肺血管病学组，全国肺动脉高压标准化体系建设项目专家组，等. 经皮肺动脉球囊成形术治疗慢性血栓栓塞性肺动脉高压操作规程专家共识 [J]. 中华结核和呼吸杂志，2024，47：404-418.

[15] MULDER FI，HORVATH-PUHO E，VAN ESN，et al. Venous thromboembolism in cancer patients：a population-based cohort study [J]. Blood，2021，137（14）：1959-1969.

[16] STREIFF MB，HOLMSTROM B，ANGELINI D，et al. Cancer-associated venous thromboembolic disease，version 2. 2024，NCCN clinical practice guidelines in oncology [J]. J Natl Compr Canc Netw，2024，22（7）：483-506.

[17] ZHAO Y，CHENG Y，WANG H，et al. The legend score synthesizes Wells，PERC，Geneva，D-dimer and predicts acute pulmonary embolism prior to imaging tests [J]. Pulmonology，2025，31（1）：2416828.

[18] LUO Q，LI X，ZHAO Z，et al. Nomogram for hospital-acquired venous thromboembolism among patients with cardiovascular diseases [J]. Thromb J，2024，22（1）：15.

[19] ZENG X，MIN X，CHEN W，et al. Calf deep veins are safe and feasible accesses for the endovascular treatment of acute lower extremity deep vein thrombosis [J]. Sci Rep，2024，14（1）：12916.

[20] ZHAO Y，CHENG Y，YAO Q，et al. Optimal initial duration of low molecular weight heparin lead-in before direct oral anticoagulants for short-term outcomes of hospitalized patients with non-high-risk acute pulmonary embolism [J]. QJM，2024，117（11）：781-788.

[21]《新型冠状病毒感染住院患者血栓预防和抗凝管理指南》工作组，中华医学会呼吸病学分会肺栓塞与肺血管病学组，

中国医师协会呼吸医师分会肺栓塞与肺血管病工作委员会，等. 新型冠状病毒感染住院患者血栓预防和抗凝管理指南［J］. 中华医学杂志，2023，103：863-885.
［22］中国老年医学学会周围血管疾病管理分会，赵纪春，赵渝，等. 老年人静脉血栓栓塞症防治中国专家共识［J］. 中国普外基础与临床杂志，2023，30：1173-1187.
［23］中国老年医学学会重症医学分会，浙江省重症医学临床医学研究中心. 老年重症患者静脉血栓栓塞症预防中国专家共识（2023）［J］. 中华危重病急救医学，2023，35：561-572.
［24］中国研究型医院学会血栓与止血专业委员会. D-二聚体实验室检测与临床应用中国专家共识［J］. 中华医学杂志，2023，103：2743-2756.
［25］中国医师协会介入医师分会外周血管介入专家委员会. 经皮机械性血栓清除术联合导管接触性溶栓患者围手术期护理专家共识［J］. 中华现代护理杂志，2024，30：2941-2952.
［26］DEANO R C，GLASSNER-KOLMIN C，RUBENFIRE M，et al. Referral of patients with pulmonary hypertension diagnoses to tertiary pulmonary hypertension centers：the multicenter RePHerral study［J］. JAMA Intern Med，2013，173（10）：887-893.
［27］KERR K M，ELLIOTT C G，CHIN K，et al. Results from the United States chronic thromboembolic pulmonary hypertension registry：enrollment characteristics and 1-year follow-up［J］. Chest，2021，160（5）：1822-1831.
［28］GUTH S，D'ARMINI A M，DELCROIX M，et al. Current strategies for managing chronic thromboembolic pulmonary hypertension：results of the worldwide prospective CTEPH Registry［J］. ERJ Open Res，2021，7（3）：850-2020.

3.9 心肌病

3.9.1 住院患者特点

3.9.1.1 心肌病患者整体情况

HQMS数据显示，纳入监测的医院中，2023年有6411家医院收治心肌病住院患者（出院主要诊断或其他诊断中包含心肌病），占HQMS中收治心血管疾病住院患者医院数量的79.0%，其中二级医院4065家，三级医院2346家。上述医院共收治心肌病住院患者84.9万人次，其中主要诊断为心肌病的患者19.7万人次。根据目前临床上最广泛使用的2008年欧洲心脏病学会（ESC）[1]和2019年美国心律协会（HRS）[2]标准，心肌病分为扩张型心肌病（DCM）、肥厚型心肌病（HCM）、限制型心肌病、致心律失常性心肌病（ACM）和未分类型心肌病五类。HQMS数据显示，DCM占62.0%，HCM占24.2%（图3-9-1）。

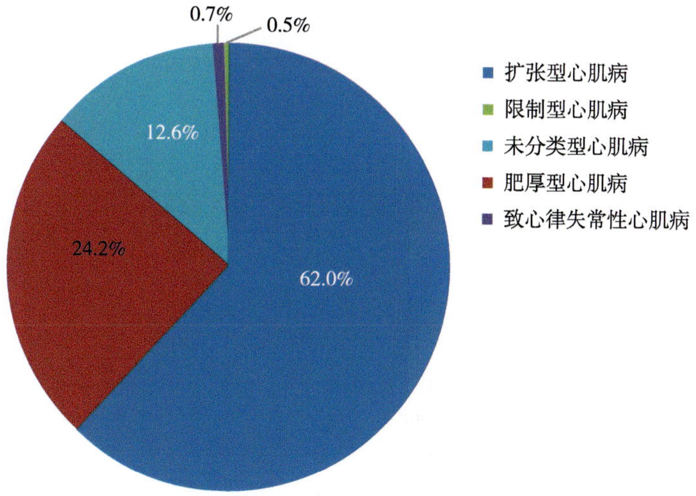

图3-9-1 心肌病病种构成比

由继发病因引起的心脏扩张住院患者共23.7万人次，其中尿毒症性心肌病最多，占35.0%，其次为贫血性心脏病（20.8%），其他病因占比情况见图3-9-2。

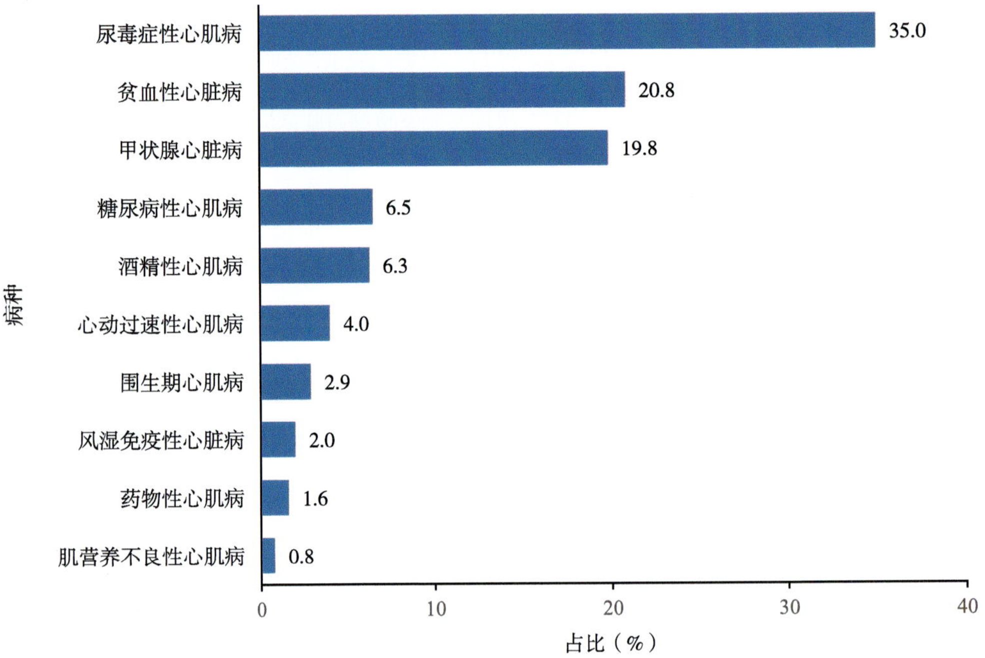

图3-9-2　继发性扩张型心肌病住院占比

因继发病因引起心肌肥厚的住院患者共3.8万人次，其中心脏淀粉样变患者最多，占42.6%，其次为法布里病占24.2%，占比情况见图3-9-3。

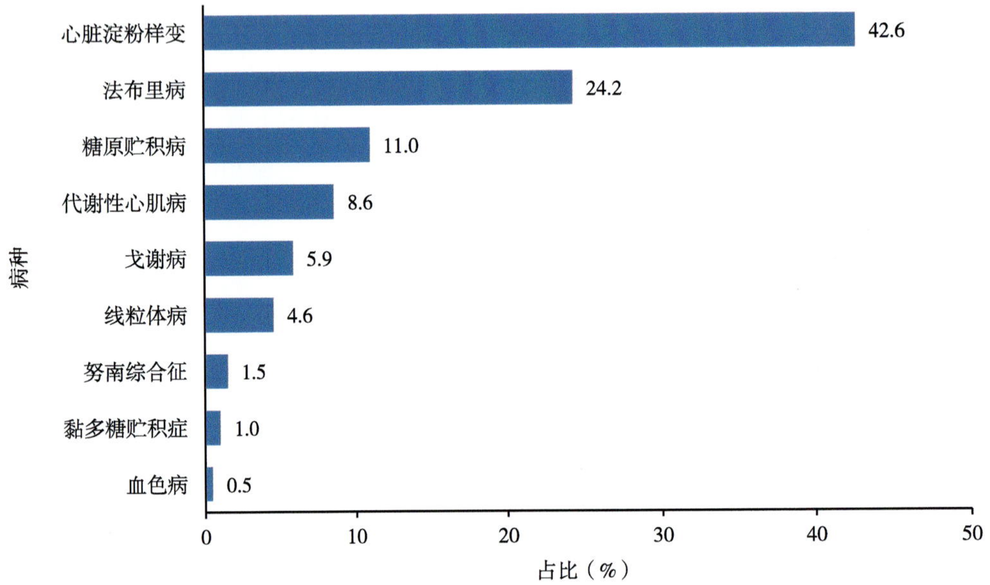

图3-9-3　继发性心肌肥厚主要病因住院占比

3.9.1.2　患者特征

2023年心肌病住院患者中，女性患者占37.2%。不同类型心肌病的性别占比有所不同，其中DCM中，女性占36.2%，HCM中，女性占39.9%，限制型心肌病中，女性占45.1%，ACM中，女性占40.6%，未分类型心肌病中，女性占40.6%。不同类型心肌病住院患者的年龄分布情况见图3-9-4。

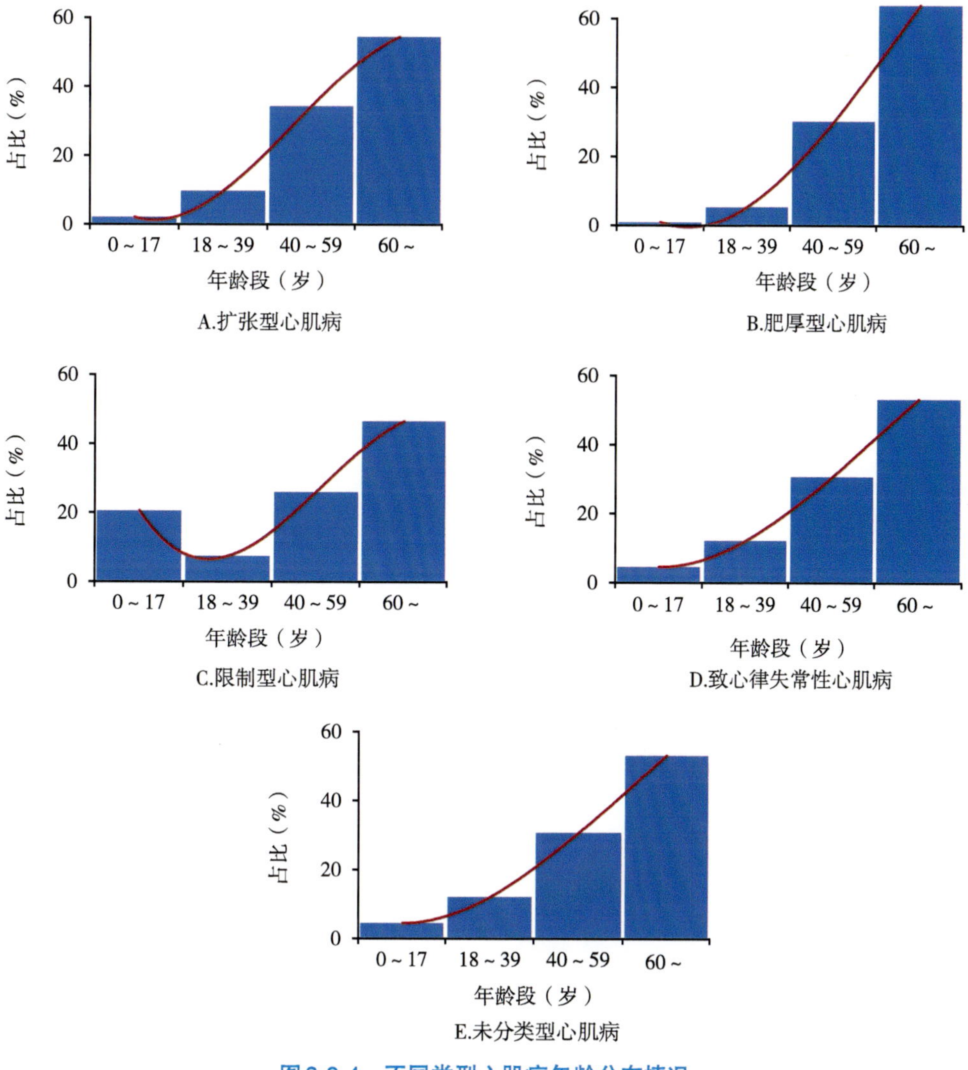

图3-9-4　不同类型心肌病年龄分布情况

3.9.1.3　合并症情况

72.1%的住院患者合并心力衰竭，合并心房颤动或心房扑动的比例为24.0%，合并室性心动过速的比例为6.8%，8.9%的患者存在肺动脉高压，猝死发生率为0.7%（图3-9-5）。

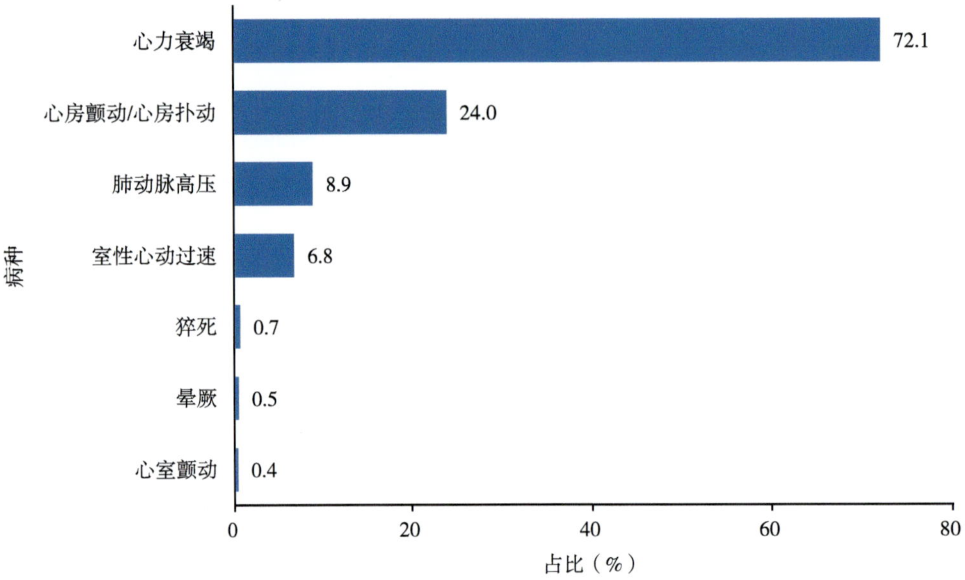

图3-9-5　心肌病患者合并症情况

3.9.1.4　主要有创操作检查及治疗情况

（1）心内膜心肌活检：2023年纳入HQMS的医院中共有76家医院进行了608例心肌活检，占主要诊断为心肌病患者人次数的0.3%。其中年心肌活检量＜10例、10～19例和≥20例的医院数量依次为63、7和6家，较2022年（107家医院，835例心内膜心肌活检）有所下降（图3-9-10）。开展心内膜心肌活检的医院数量占所有诊治心肌病医院的1.2%。

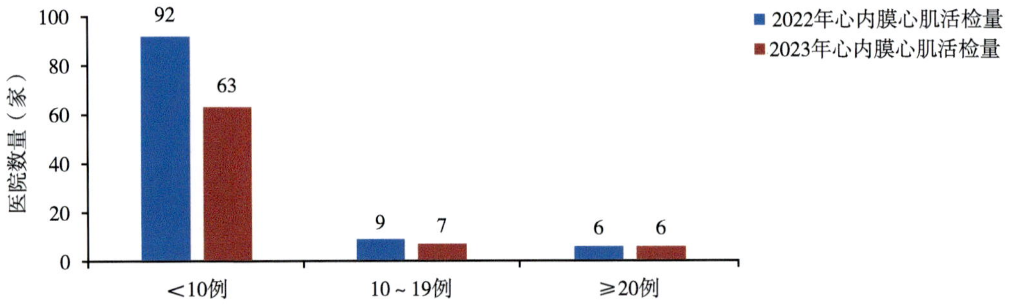

图3-9-6　2022和2023年开展心内膜心肌活检医院数量

（2）有创治疗情况：心肌病患者中0.5%的患者接受了植入型心律转复除颤器（ICD）治疗，0.6%接受了心脏再同步化治疗（CRT/CRT-D）治疗。心肌病合并心房颤动/心房扑动的患者中3.6%接受了射频消融治疗，占心房颤动/心房扑动射频消融治疗患者总数的0.1%。

在HCM住院患者中，1.9%的患者接受了Morrow手术/改良Morrow手术，0.7%的患者接受了室间隔消融术，0.5%接受了ICD治疗，0.1%接受了CRT/CRT-D治疗（图3-9-7）。

2023年HCM患者中，有23.4%的患者合并心房颤动/心房扑动，其中7.4%接受了心房颤动的内科消融治疗，1.7%接受了心房颤动的外科消融治疗。射频消融比例较2022年有所提高。2022年HCM合并心房颤动/心房扑动的患者接受内科心房颤动射频消融治疗的比例为2.1%，接受外科心房颤动射频消融治疗的比例为0.3%。

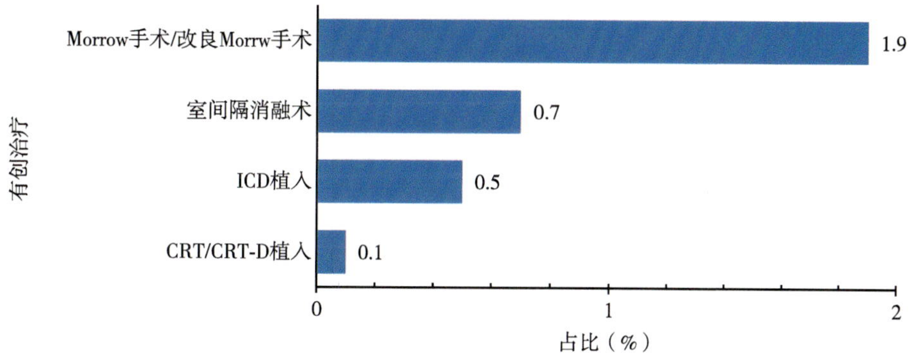

图3-9-7　肥厚型心肌病患者有创治疗情况

注：CRT/CRT-D，心脏再同步化治疗；ICD，植入型心律转复除颤器。

3.9.2　住院结局

心肌病住院患者的住院死亡率为0.9%，非康复离院（离院方式为住院死亡或非医嘱离院）率为6.2%。三级医院和二级医院的住院死亡率见图3-9-8，非康复离院率见图3-9-9。

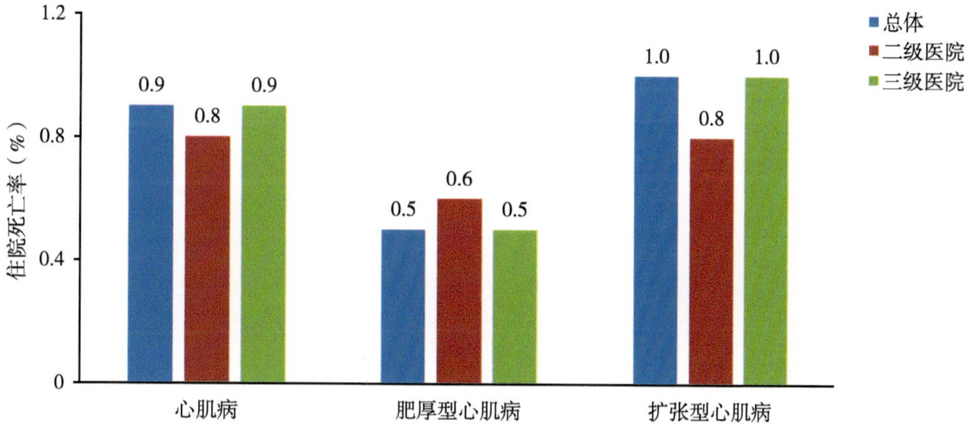

图3-9-8　心肌病住院患者住院死亡率

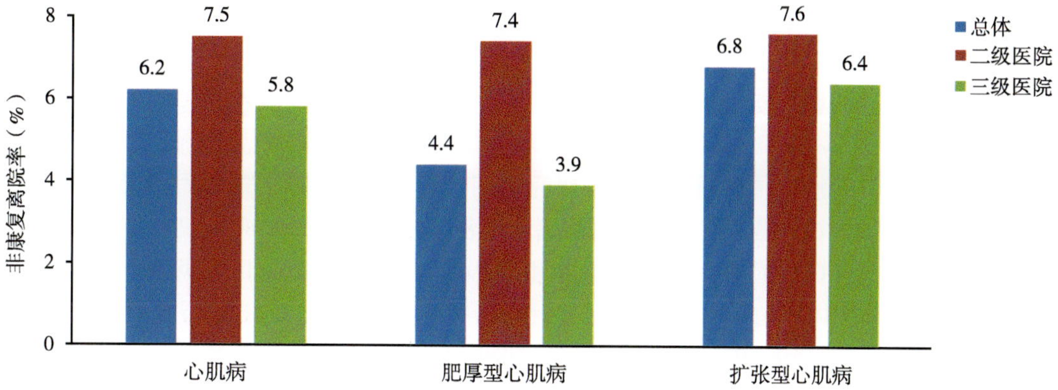

图3-9-9　心肌病患者非康复离院率

HCM患者Morrow手术/改良扩大Morrow手术的住院死亡率为1.1%，非康复离院率为2.1%。HCM室间隔消融治疗的住院死亡率为0.4%，非康复离院率为1.1%。

3.9.3 诊疗研究进展

3.9.3.1 遗传学基础

在心肌病的诊疗与研究中，遗传学基础发挥着关键作用。遗传学研究不仅揭示了心肌病的发病机制，也推动了新的治疗靶点的发现。

（1）HCM遗传学研究：一项多组学研究首次整合分析了HCM患者心脏在转录组、DNA甲基化以及染色质可及性水平上的变化。研究结果显示，与对照组相比，在转录组水平上HCM心脏通过减少肌节和代谢基因表达以及增加细胞外间质基因表达，返回到了胎儿基因程序。在DNA甲基化组中，鉴定出高甲基化和低甲基化差异甲基化区。在染色质可及性水平，HCM心脏在包括SP1和EGR1在内的多种转录因子在核小体耗尽区表现出胎儿样结合基序模式。该研究提供了HCM患者心脏组织的高精度多组学单碱基图谱，在理解HCM发病分子机制以及寻找候选治疗药物中具有重要参考价值[3]。

一项关于HCM心肌细胞的转录组学研究，全面介绍了HCM心肌细胞转录组学程序，鉴定出特征性的上调和下调基因并分类为基因模块。利用高分辨率数据集研究了心肌细胞异质性，揭示出五个不同簇。还发现一些细胞外基质基因在HCM心肌细胞中上调，表明其在心脏重塑中的作用[4]。

一项队列研究在2021年1月至12月从41家医院招募了50 108名新生儿，使用串联质谱测定法（MS/MS）筛选6种溶酶体贮积症（LSD），353名筛查阳性的受试者接受了分子和生化测试以及临床评估。研究结果显示，27名新生儿（7.7%）被诊断为溶酶体贮积症，其中早发型3例（11.1%），晚发型24例（约90%）[5]，该研究表明，上海市LSD的总出生率较高，强调了溶酶体贮积症在新生儿中筛查的重要性（图3-9-10）。

（2）DCM遗传学研究：C10orf71是一种特异性表达于心肌细胞的蛋白。有研究者在一个中国扩张型心肌病家族的8例患者中通过全外显子组测序鉴定出候选致病基因*C10orf71*，随后在492名散发患者中又发现了4个功能缺失变异。进一步研究发现，敲除该基因的小鼠和携带*C10orf71*移码变异的人诱导多能干细胞（iPSC）分化的心肌细胞也存在收缩功能障碍。使用心脏肌球蛋白激动剂进行挽救治疗可恢复*C10orf71*-KO小鼠的心脏收缩功能。研究表明，*C10orf71*通过影响心肌细胞的收缩功能成为DCM的致病基因[6]。

一研究发现，*LMNA*基因中的移码变异会导致DCM患者来源的iPSC衍生的心肌细胞（iPSC-CM）中的钙离子异常、核被膜异常和心律失常。在机制上，LMNA与SIRT1相互作用，变异的LMNA加速了SIRT1的降解，导致线粒体功能不良和氧化应激。活性氧类升高激活Ca^{2+}/CaMKII-RYR2途径，并加重了突变型iPSC-CM中SUN1的积累，分别导致心律失常和核被膜变形。该研究揭示了LMNA缺陷介导的ROS紊乱是LMNA相关扩张型心肌病疾病发展的关键机制。靶向受损的SIRT1活性和过度的氧化应激是一个潜在的未来治疗策略[7]。

（3）致心律失常性心肌病遗传学研究：一项研究采用单细胞RNA测序方法对8名研究对象［6名致心律失常性右室心肌病（ARVC）终末期心力衰竭患者和2名正常对照］的血液和双心室心肌进行测序，研究发现ARVC的右心室富含$CCL3^+$促炎性巨噬细胞和$TNMD^+$成纤维细胞，且促炎性巨噬细胞与成纤维细胞强烈相互作用。Nod样受体蛋白3（NLRP3）是一种转录因子，主要由$CCL3^+$促炎性巨噬细胞和其他几种髓系亚群表达，药理学抑制NLRP3可预防ARVC小鼠的右心室扩张和功能障碍[8]。

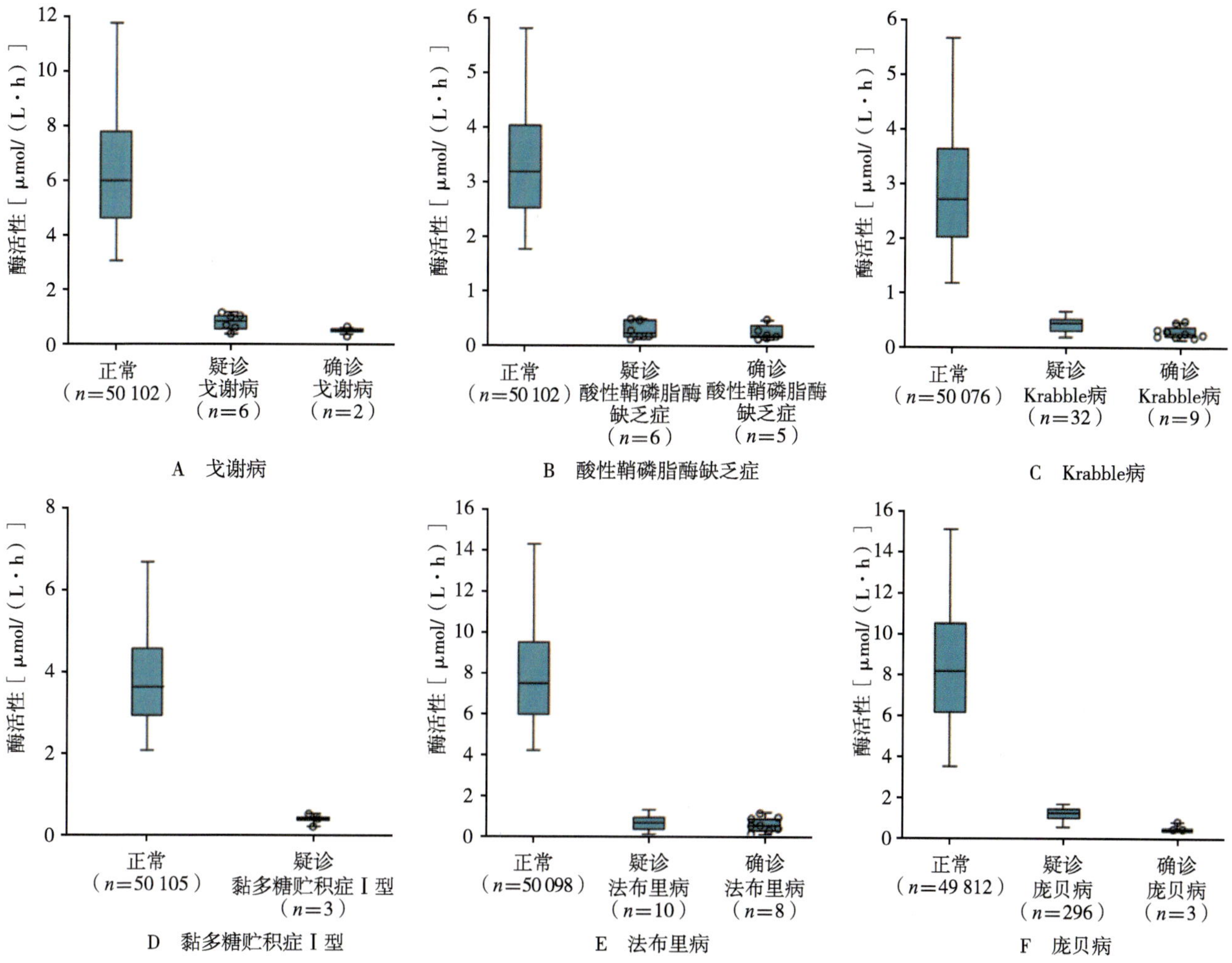

图3-9-10　新生儿溶酶体贮积症酶活性水平

注：6种溶酶体贮积症在新生儿中的酶活性水平，包括酶活性处于正常水平的新生儿、疑似患病（酶活性降低）的新生儿以及确诊患病的新生儿。

3.9.3.2　诊断进展

在心肌病的诊疗研究中，心脏磁共振成像（MRI）和核医学技术的结合，为心肌病的精准诊断提供了更为清晰和全面的视角。

一项前瞻性研究通过心脏磁共振特征追踪应变分析评价 ^{18}F-FAPI PET/CT在肥厚型心肌病中心肌活性的功能意义。结果显示，HCM患者左心室心肌 ^{18}F-FAPI摄取强，在健康参与者中未检测到明显摄取（中位数 TBR_{max} 9.1 vs 1.2，$P<0.001$）。^{18}F-FAPI阳性摄取节段的数量（$n=653$）高于肥大节段（$n=190$）和阳性心脏磁共振（CMR）组织表征节段（$n=525$，$P<0.001$）。在CMR组织表征结果为阴性的节段中，^{18}F-FAPI摄取阳性节段的应变能力低于 ^{18}F-FAPI摄取阴性节段（中位径向峰值应变30.5 vs 36.1，$P=0.026$；中位周向峰值应变−18.4 vs −19.7，$P=0.041$）。因此，^{18}F-FAPI成像可部分反映HCM患者的潜在应变降低。比CMR组织定性技术检测到更多的受累心肌且能识别应变能力受损心肌[9]（图3-9-11）。

一项回顾性研究用磁共振特征追踪评估参与者右室应变，纳入74例ARVC患者（临界与确诊各37例）和37例对照组。研究结果显示，ARVC患者双心室整体应变受损，右心室整体纵向应变（RV GLS）是识别ARVC的最强参数，研究者界定RV GLS≥−19.95%作为ARVC的诊断标准，当综合考虑常规标准和RV GLS时，总体诊断准确率为90%，应变分析对临界诊断患者有增量价值[10]。

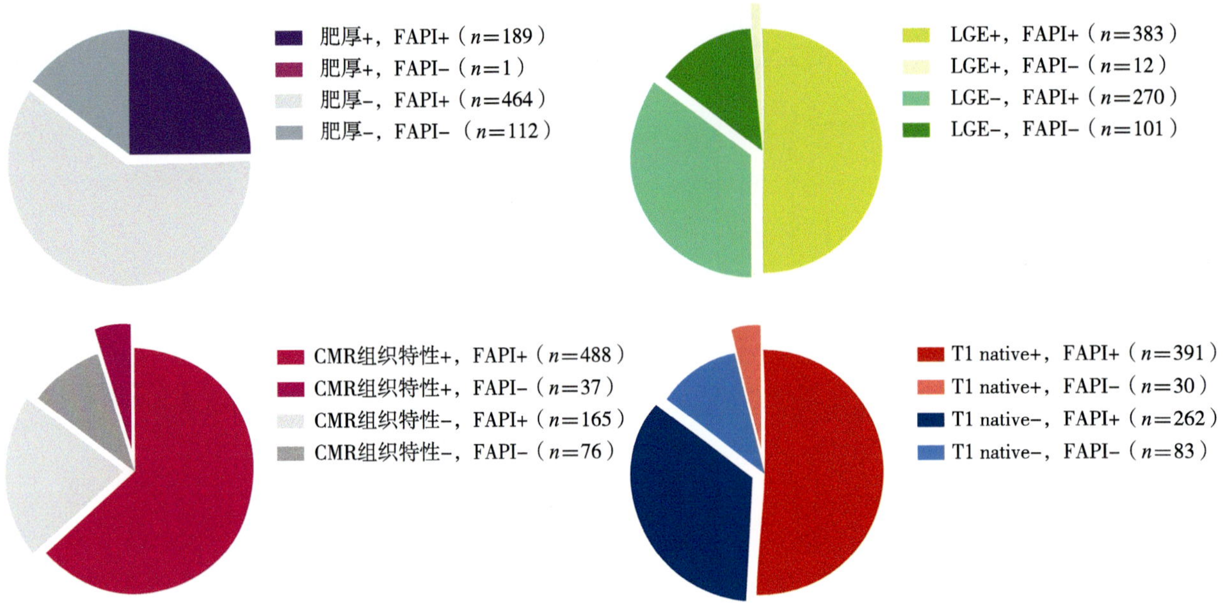

图3-9-11　肥厚型心肌病患者^{18}F-FAPI摄取量、室壁厚度、CMR组织学特征的节段分布情况

注：49名肥厚型心肌病患者共计766个心肌节段。^{18}F-FAPI，^{18}F标记的成纤维细胞活化蛋白抑制剂；LGE，延迟钆增强；CMR，心脏磁共振。

3.9.3.3　危险分层和预后因素

对影响心肌病患者预后因素的探索，将有助于确定改善患者预后的关键目标，制定针对性的诊疗策略。近年来针对各类常见心肌病的影像学和血液标志物与患者预后的关系探索，以及影响预后因素对患者预后风险评估的系统化应用备受重视。

（1）肥厚型心肌病危险分层和危险因素研究：见表3-9-1。

表3-9-1　肥厚型心肌病危险分层和危险因素研究

研究例数	研究目的	研究结果	临床意义
纳入774例接受心脏磁共振的HCM患者	评估4个临床应用的HCM猝死评分模型的实际效用，并探究LGE在风险分层中的作用[11]	2011年美国心脏病学学院（ACC）/美国心脏协会（AHA），2014年ESC，2020年AHA/ACC和2022年ESC四个模型心源性猝死（SCD）预测的C统计量分别为0.68，0.64，0.76和0.78。LGE（≥15%）与不良事件风险增加相关；在无广泛LGE的患者中，LGE≥5%显著增加SCD风险	2022年ESC模型为HCM猝死预测提供更高的准确性，有助于优化HCM猝死风险评估。LGE有助于更精准识别SCD高危患者，指导ICD植入决策
纳入497例CMR确诊的HCM患者	研究心内膜下LGE与不良事件风险的关系[12]	在广泛LGE患者中，调整LVEF＜50%、心房颤动和非持续性室性心动过速后，LGE范围与复合终点显著相关（HR：1.05；$P=0.03$），在非广泛LGE患者中，涉及心内膜下的LGE而不是LGE的范围与不良事件独立相关（HR：2.12；$P=0.03$）	心内膜下LGE作为一种未被充分认识的LGE模式，可改善HCM患者的风险分层
纳入970例HCM患者	分析血清cTnI和CK-MB与预后之间的关系[13]	cTnI和CK-MB水平升高与全因死亡、心血管死亡及SCD风险增加显著相关，是HCM不良预后的独立风险因素	cTnI和CK-MB的联合检测显著提升HCM SCD预测模型的判别和重新分类能力

（2）扩张型心肌病危险分层和危险因素研究：见表3-9-2。

表3-9-2　扩张型心肌病危险分层和危险因素研究

研究例数	研究目的	结果分析	临床意义
纳入526例DCM患者	评价CMR特征追踪技术测量的右心房应变在DCM患者中的预后价值[14]	右心房管道部应变是主要终点（猝死、心源性死亡或心脏移植）的独立预测因素（HR：0.83，$P<0.001$）	右房管道部应变可增量预测DCM患者不良预后，与临床及常规CMR风险因素结合可提高风险分层准确性
纳入218例DCM患者	使用循环生物标志物和CMR建立并验证全因死亡/心脏移植预测模型[15]	建立的预测模型基于8个变量（包括LGE，收缩压，舒张压，左室射血分数，左心室舒张末径，左室舒张末期容积指数，游离三碘甲腺原氨酸和NT-proBNP）。1年、3年和5年的AUC在训练和验证队列中分别为0.859、0.831、0.840和0.770、0.789、0.819。预测概率与实际概率一致性较好	提供DCM患者的个性化风险预测模型，有助于临床决策

（3）致心律失常性心肌病危险分层和危险因素研究：一项前瞻性研究纳入105例ACM患者，随访中位数为60个月，其间记录了36例主要心脏事件。研究发现，右心室的分型维数（FD）与主要心脏事件显著相关（$P<0.05$），多变量Cox回归分析显示右室最大心尖分型维数与心脏事件独立相关（HR：1.31，95%CI：1.11～1.55，$P<0.002$）。在基线模型中加入右心室最大心尖分型维数后，模型诊断性能显著提升，连续净重新分类改进增至21%（$P=0.001$），综合判别指数提高16%（$P=0.045$）。研究结果提示，右心室FD可作为ACM患者心血管事件风险的潜在监测和早期诊断参数[16]。

（4）心脏淀粉样变危险分层和危险因素研究：一项回顾性研究分析了2004年改良梅奥Ⅱ～Ⅲb期单克隆免疫球蛋白轻链型淀粉样变（SHI）型淀粉样变患者的动态心电图数据。143名患者中大多有室性期前收缩（PVC）（92.31%），部分有非持续性室性心动过速（NSVT，34.97%）。12名（8.4%）患者出现医院内死亡，71名患者心源性死亡，15名出现室性心律失常/心源性猝死（VA/SCD）。研究发现NSVT、PVC计数及PVC负担可预测新发不良VA/SCD，PVC计数和PVC负荷高三分位数与心源性死亡有关，且能提升梅奥分期预测心源性死亡价值。C统计量分别从0.681上升至0.712和0.717（$P<0.05$）[17]。另一回顾性分析纳入102例AL型淀粉样变患者，发现总QRS电压与室壁厚度的比率可以预测全因死亡率，并且与心脏淀粉样蛋白负荷的指标ECV呈显著相关性。表明QRS电压与室壁厚度比率可能是评估CA疾病进展的潜在简单生物标志物[18]。

3.9.3.4　治疗

心肌病是引发心力衰竭、心律失常以及猝死的重要病因。目前，HCM的精准治疗已开启临床应用，但从整体来看，心肌病的精准治疗面临多重挑战，病因存在异质性，且缺乏特异性药物与有效干预手段。推进早期诊断及靶向治疗策略的研究，是攻克心肌病治疗难题的关键。

（1）HCM治疗：HCM药物治疗领域，分子药物治疗取得了突破性进展。一项纳入了81例中国梗阻性HCM患者的Ⅲ期RCT临床试验发现[19]，与安慰剂相比，Mavacamten显著降低了Valsalva左室流出道（LVOT）峰值压差［最小二乘均值（LSM）差异为−70.3mmHg；95%CI：−89.6～−50.9mmHg；单侧$P<0.001$］，静息LVOT表现出类似的趋势（LSM差异为−55.0mmHg；95%CI：−69.1mmHg～−40.9mmHg），且耐受性良好，研究期间左室射血分数（LVEF）保持稳定，无患者LVEF＜50%。NYHA分级、健康状况、心脏生物标志物和心脏结构也得到了改善，与相关国际临床试验结果一致（图3-9-12）。

经冠状动脉射频消融术（TCRFA）是一种新型心肌内射频消融技术。首次人体研究招募了13名连续住院的梗阻性HCM患者，术后即刻有创性和无创性LVOT压差（LVOTG）分别下降73.0和63.3mmHg，无创LVOTG在出院时下降45.0mmHg，3个月后下降56.9mmHg。技术成功率为92.3%，临床成功率为

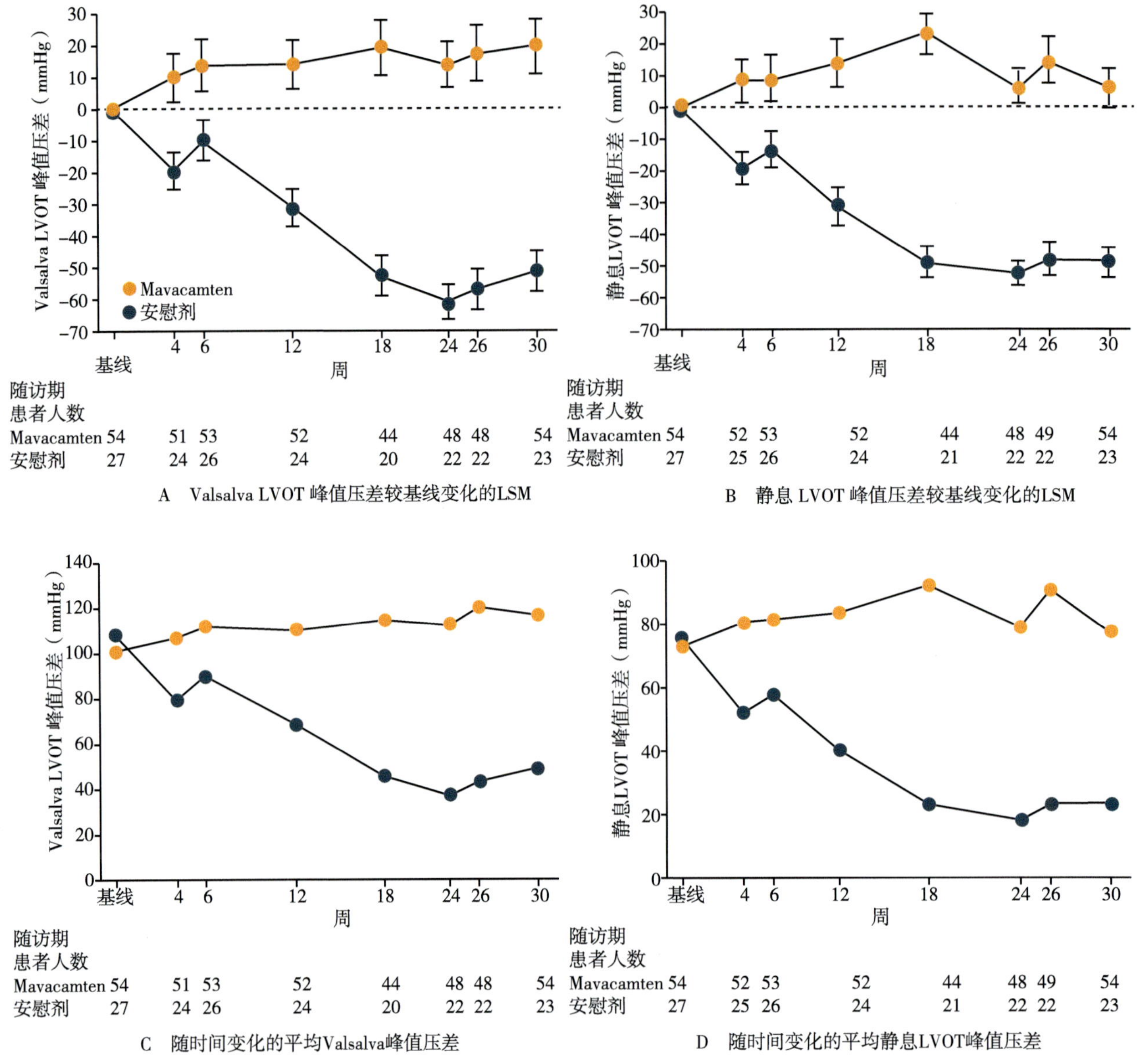

图3-9-12 Valsalva及静息LVOT峰值压差

84.6%。研究结果显示了新技术TCRFA可行性并展现了令人满意的初始安全性终点和成功率，但仍需要进一步的大样本和多中心研究来证实这种方法的长期有效性和安全性[20]。

经皮心肌内间隔射频消融术（PIMSRA）是我国学者首创的梗阻性肥厚型心肌病（HOCM）的治疗技术。一项研究纳入接受PIMSRA治疗的27例严重症状HOCM患者。1名患者在术后1年死于颅内出血。随访5年，NYHA分级、CCS分级和运动引起的晕厥发作在26名患者中显著改善（所有$P<0.01$）。LVOT压差（静息：从95.0到9.0 mmHg，$P<0.001$；运动后：从130.5到21.0mmHg，$P<0.001$），（图3-9-13）。随访期间无恶性室性心律失常和心力衰竭事件。该研究表明，PIMSRA能有效缓解HOCM患者的症状，改善血流动力学，具有良好的长期疗效[21]。

（2）DCM治疗：一项前瞻性研究探讨肺动脉绑扎在DCM儿童中的安全性和有效性。该研究纳入18例右心室功能保留的DCM患儿，所有的患者都用常规药物治疗了两个月。随机分为肺动脉绑扎组（6/18）和非手术组（12/18），随访180天。绑扎组5例患者恢复正常射血分数（LVEF≥50%），且无猝死或严重心力衰竭病例；非手术组3例猝死，5例患者在药物治疗6个月后仍为严重心力衰竭（LVEF≤40%）。该研究表明肺动脉绑扎是一种安全有效的治疗婴幼儿严重DCM的手段，有望改善晚期DCM患儿的预后。长期疗效仍需进一步观察，且需要大规模随机对照试验验证其疗效[22]。

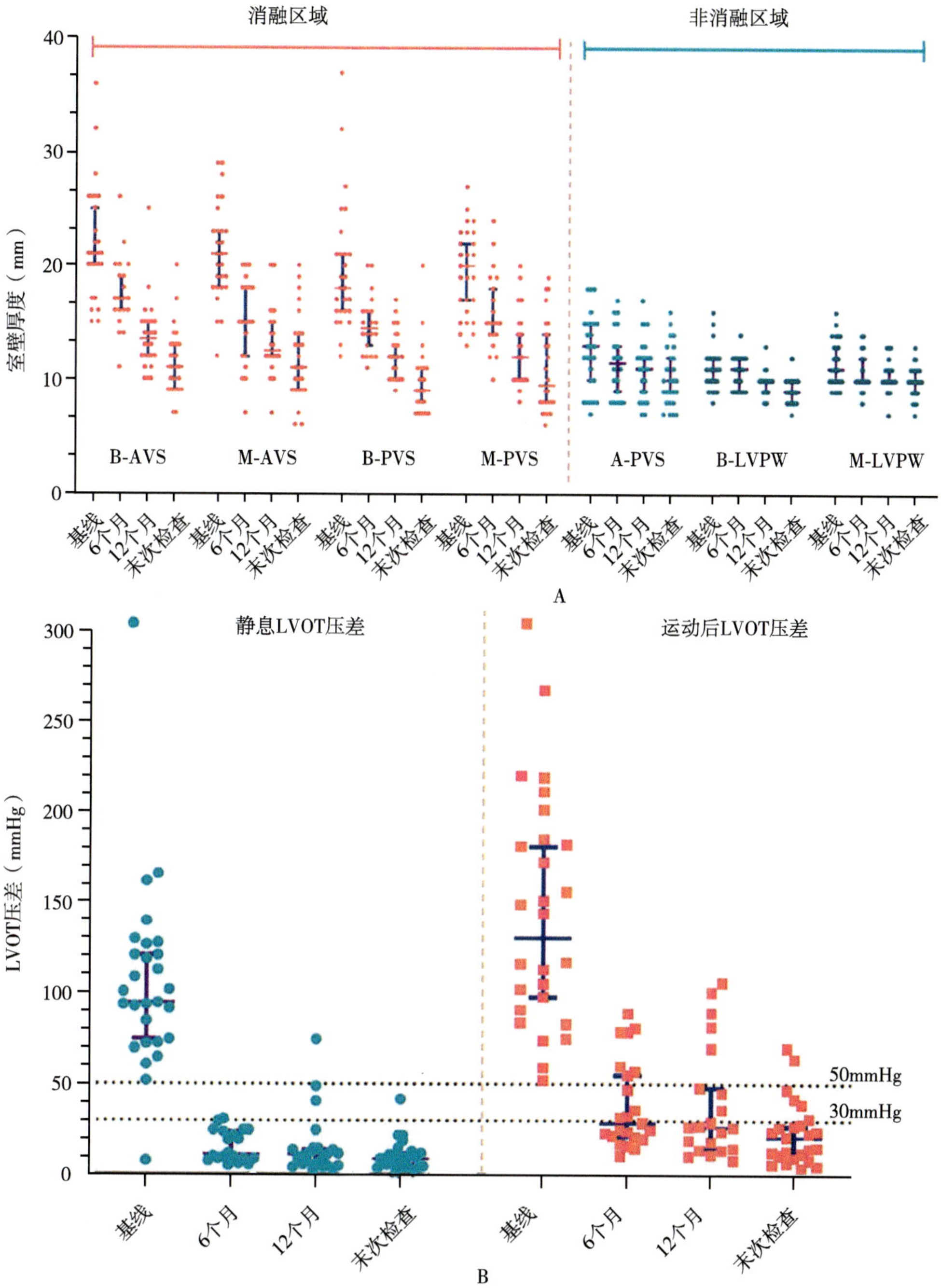

图3-9-13 室间隔、左室后壁厚度和LVOT梯度变化

注：A和B为点图和中位数（95%CI）。A为室间隔和左心室后壁厚度变化。B为PIMSRA治疗后LVOT峰值压差变化。A-PVS，心尖后室间隔；B-AVS，基底前室间隔；B-LVPW，基底左室后壁；B-PVS，基底后室间隔；LVOT，左心室流出道；M-AVS，中前室间隔；M-LVPW，左心室中后壁；M-PVS，中后室间隔。

（3）ACM的治疗：一项研究探讨了电隔离右心室游离壁（RVFW）是否能够作为ARVC合并室性心动过速患者的有效治疗选择，特别针对ARVC患者的广泛异常基质情况。该研究连续入组了8例ARVC合并室性心动过速的患者，均有RVFW基质广泛异常的心内膜低电压区。5例（62.5%）经心内膜入路实现了异常基质的电隔离，3例（37.5%）通过心内膜和心外膜途径联合实现了异常基质的电隔离。消融后所有患者均未再诱发室性心动过速，随访43个月后，7例（87.5%）患者未出现持续性室性心动过速。该研究表明电隔离RVFW是可行的，可作为ARVC患者广泛异常基质的潜在治疗选择[23]。另一研究发现导管消融室性心动过速可提高ARVC和双室受累ACM患者的无室性心动过速存活率。在双室受累组中，年龄较小、RV射血分数较低和非即刻完全消融成功与室性心动过速复发有关[24]。

（4）心脏淀粉样变的治疗：一项Ⅱ期临床研究前瞻性评估了达雷妥尤单抗联合硼替佐米和地塞米松（Dara-VD）治疗方案在AL型淀粉样变Mayo Ⅲ期，尤其是ⅢB期患者的作用。研究的主要终点是3个月时血液学反应≥非常好的部分应答（VGPR）。研究共纳入40例患者，包括20例ⅢB期患者。3个月时反应≥VGPR的患者百分比为67.5%，2年总生存率69.8%。ⅢB期亚组3个月时的反应≥VGPR（70.0%）和6个月时的心脏反应（50.0%）与ⅢA亚群相当，2年生存率为65.0%。该研究提示Dara-VD治疗晚期AL型淀粉样变有良好的疗效和安全性[25]（图3-9-14）。

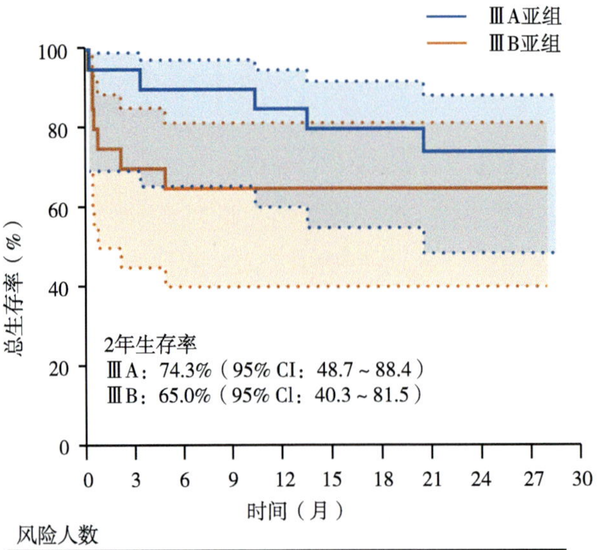

风险人数

ⅢA	20	20	19	19	18	17	17	13	8	5
ⅢB	20	15	14	14	14	14	14	12	8	3

图3-9-14　AL型淀粉样变梅奥2004分期Ⅲ期患者治疗后生存曲线

注：蓝色和橘色区域分别表示ⅢA期和ⅢB期亚组生存率95%可信区间。

3.9.3.5　心肌病诊疗质量

一项针对中国卫生机构心肌病疾病负担和管理能力状况的调查研究按照地理经济分层随机抽取了66家医院进行抽样调查。调查发现，2017—2021年间参与调查医院的门诊及住院患者中的心肌病占比分别上升38.6%及33.0%。大部分医院设有基本的心肌病评估设施，但更先进复杂的诊疗手段尚未普及，综合管理有待改善。66家医院中有4家（6.1%）符合综合心肌病中心标准，均位于经济发达城市的省级医院，有29家（43.9%）符合一级心肌病中心的标准，不同行政和经济水平的医院之间的诊疗能力存在显著差异。该研究揭示了我国心肌病的疾病负担呈上升趋势以及当前医院心肌病管理能力的现状和差异，为后续针对性地提升心肌病诊疗水平和管理能力、优化资源配置提供了重要依据[26]（图3-9-15）。

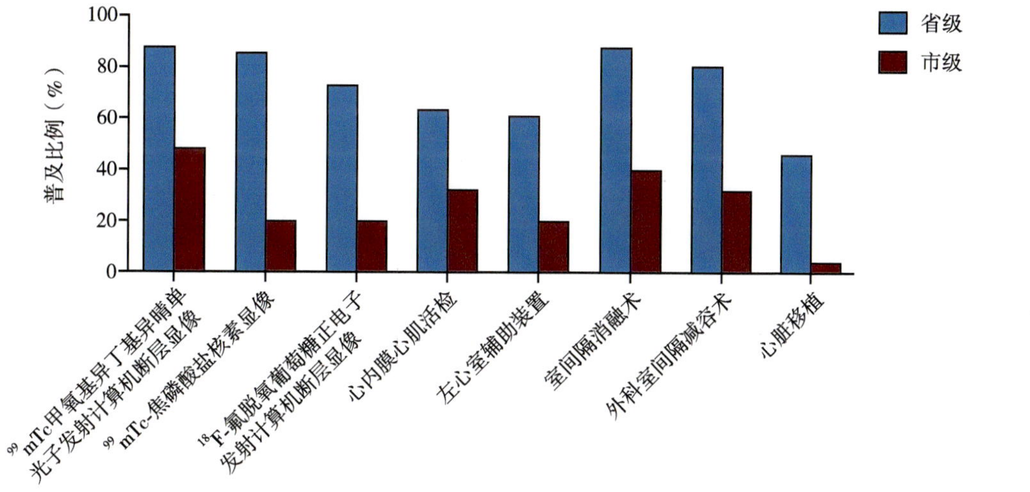

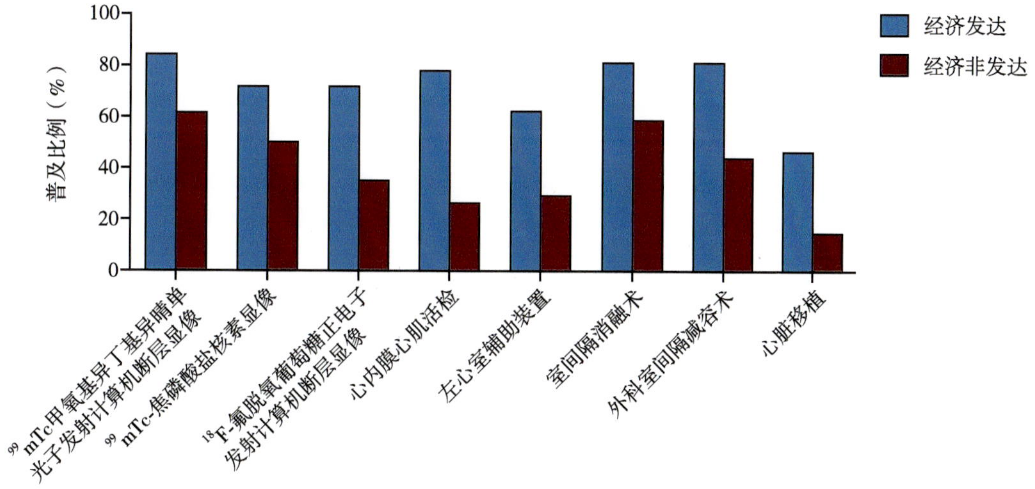

图3-9-15 不同级别、不同经济发展程度地区的医院心肌病管理能力差异

3.9.4 指南及共识

近年来国内专家总结了已有的心肌病相关研究成果，制定并发布了一系列心肌病诊治的临床指南和专家共识（表3-9-3），旨在规范心肌病的诊治流程，使更多患者受益。

表3-9-3 2023和2024年发布的心肌病方面共识

发布时间	共识名称
2024年	成人法布雷病心肌病诊断与治疗中国专家共识[27]
2024年	常见单基因遗传性心血管疾病基因变异致病性分析中国专家共识[28]
2024年	成人肥厚型心肌病康复和运动管理中国专家共识[29]
2024年	心脏离子通道病和致心律失常性心肌病基因检测评估中国专家共识[30]

3.9.5 小结

2023年HQMS数据显示，心肌病诊疗量初具规模。HCM合并心房颤动患者的射频消融治疗率显著上升，梗阻性HCM患者的外科治疗覆盖率也稳步提高，肌球蛋白抑制剂开始临床应用，国家1.1类新药肌球蛋白抑制剂HRS-1893 Ⅱ期临床研究正在进行，为心肌病的精准治疗揭开新的篇章。心肌病整体死亡率和非康复离院率均有所下降，体现了规范化治疗带来的临床收益。然而，心内膜心肌活检的普及率较低，2022年呈现下降趋势，暴露出我国心肌病诊疗在关键技术应用上的不足，未来需建立区域性心内膜心肌活检中心，提供培训和技术支持，加强二、三级医院间联合诊断网络，以进一步提高心肌病的诊疗水平。临床研究方面遗传学成果转化、治疗精准性与长期有效性验证等方面仍待加强。未来需深化、均衡各类心肌病研究，加强多中心合作及成果转化，提高诊疗水平，促进心肌病诊疗事业发展。

（执笔人：许连军　审稿人：宋　雷　陈义汉）

参考文献

[1] ELLIOTT P，ANDERSSON B，ARBUSTINI E，et al. Classification of the cardiomyopathies：a position statement from the European Society Of Cardiology Working Group on Myocardial and Pericardial Diseases [J]. Eur Heart J，2008，29（2）：270-276.

[2] TOWBIN JA，MCKENNA WJ，ABRAMS DJ，et al. 2019 HRS expert consensus statement on evaluation，risk stratification，and management of arrhythmogenic cardiomyopathy [J]. Heart Rhythm，2019，16（11）：e301-e372.

[3] GAO J，LIU M，LU M，et al. Integrative analysis of transcriptome，DNA methylome and chromatin accessibility reveals candidate therapeutic targets in hypertrophic cardiomyopathy [J]. Protein Cell，2024，15（11）：796-817.

[4] LU J，REN J，LIU J，et al. High-resolution single-cell transcriptomic survey of cardiomyocytes from patients with hypertrophic cardiomyopathy [J]. Cell Prolif，2024，57（3）：e13557.

[5] CHANG S，ZHAN X，LIU Y，et al. Newborn screening for 6 Lysosomal Storage Disorders in China [J]. JAMA Netw Open，2024，7（5）：e2410754.

[6] LI Y，MA K，DONG Z，et al. Frameshift variants in C10orf71 cause dilated cardiomyopathy in human，mouse，and organoid models [J]. J Clin Invest，2024，134（12）：e177172.

[7] QIU H，SUN Y，WANG X，et al. Lamin A/C deficiency-mediated ROS elevation contributes to pathogenic phenotypes of dilated cardiomyopathy in iPSC model [J]. Nat Commun，2024，15（1）：7000.

[8] FU M，HUA X，SHU S，et al. Single-cell RNA sequencing in donor and end-stage heart failure patients identifies NLRP3 as a therapeutic target for arrhythmogenic right ventricular cardiomyopathy [J]. BMC Med，2024，22（1）：11.

[9] ZHANG Y，DONG Z，WANG L，et al. Functional significance of myocardial activity at（18）F-FAPI PET/CT in hypertrophic cardiomyopathy identified by cardiac magnetic resonance feature-tracking strain analysis [J]. Eur J Nucl Med Mol Imaging，2023，51（1）：110-122.

[10] DONG Z，MA X，WANG J，et al. Incremental diagnostic value of right ventricular strain analysis in arrhythmogenic right ventricular cardiomyopathy [J]. J Am Heart Assoc，2024，13（1）：e031403.

[11] WANG J，YANG S，MA X，et al. Assessment of late gadolinium enhancement in hypertrophic cardiomyopathy improves risk stratification based on current guidelines [J]. Eur Heart J，2023，44（45）：4781-4792.

[12] YANG S，ZHAO K，YANG K，et al. Subendocardial involvement as an underrecognized LGE subtype related to adverse outcomes in hypertrophic cardiomyopathy [J]. JACC Cardiovasc Imaging，2023，16（9）：1163-1177.

[13] ZHANG Y，LIU M，ZHANG C，et al. Role of biomarkers of myocardial injury to predict adverse outcomes in hypertrophic cardiomyopathy [J]. Circ Cardiovasc Qual Outcomes，2024，17（2）：e010243.

[14] GAO Y，PU C，LI Q，et al. Assessment of right atrial function measured with cardiac MRI feature tracking for predicting outcomes in patients with dilated cardiomyopathy [J]. Radiology，2024，310（3）：e232388.

[15] LIU Y，WANG W，SONG J，et al. Circulating biomarker- and magnetic resonance-based nomogram predicting long-term outcomes in dilated cardiomyopathy [J]. Chin Med J（Engl），2024，137（1）：73-81.

[16] CHEN BH，JIANG WY，ZHENG JY，et al. Prognostic value of right ventricular trabecular complexity in patients with arrhythmogenic cardiomyopathy [J]. Eur Radiol，2024，34（8）：4883-4896.

[17] CHEN Z, SHI A, DONG H, et al. Prognostic implications of premature ventricular contractions and non-sustained ventricular tachycardia in light-chain cardiac amyloidosis [J]. Europace, 2024, 26 (3): euae063.

[18] LI JH, LI C, ZHENG Y, et al. Association between QRS voltages and amyloid burden in patients with cardiac amyloidosis[J]. Chin Med J (Engl), 2024, 137 (3): 365-367.

[19] TIAN Z, LI L, LI X, et al. Effect of mavacamten on Chinese patients with symptomatic obstructive hypertrophic cardiomyopathy: the EXPLORER-CN randomized clinical trial [J]. JAMA Cardiol, 2023, 8 (10): 957-965.

[20] LONG X, DENG S, LIU W, et al. Transcoronary radiofrequency ablation for obstructive hypertrophic cardiomyopathy: a feasibility study [J]. Eur Heart J, 2024, 45 (3): 233-235.

[21] TA S, LI J, HSI DH, et al. Percutaneous intramyocardial septal radiofrequency ablation after 5-year follow-up [J]. Heart, 2024, 110 (11): 792-799.

[22] ZENG M, YANG F, YUE C, et al. Pulmonary artery banding in infants and young children with end-stage left ventricular dilated cardiomyopathy-Cohort Study [J]. Int J Surg, 2025, 111 (1): 146-152.

[23] WU N, CHEN H, JU W, et al. Arrhythmogenic right ventricular cardiomyopathy with extensive abnormal substrate: is isolation possible? [J]. JACC Clin Electrophysiol, 2023, 9 (8 Pt 2): 1455-1463.

[24] SHEN L, LIU S, ZHANG Z, et al. Catheter ablation of ventricular tachycardia in patients with arrhythmogenic right ventricular cardiomyopathy and biventricular involvement [J]. Europace, 2024, 26 (3): euae059.

[25] SHEN KN, GAO YJ, CHANG L, et al. Efficacy and safety of daratumumab plus bortezomib and dexamethasone in newly diagnosed Mayo 2004 stage ⅢA or ⅢB light-chain amyloidosis: a prospective phase Ⅱ study [J]. Haematologica, 2024, 109 (7): 2355-2358.

[26] ZHANG Y, LIU M, LI P, et al. The burden and management competency of cardiomyopathies in China: a nationwide survey study [J]. Lancet Reg Health West Pac, 2024, 46: 101062.

[27] 中华医学会心血管病学分会，中华心血管病杂志编辑委员会. 成人法布雷病心肌病诊断与治疗中国专家共识 [J]. 中华心血管病杂志，2024，52 (2): 128-136.

[28] 中华医学会心血管病学分会，中国生物医学工程学会心律分会，中国医师协会心力衰竭专业委员会. 常见单基因遗传性心血管病基因变异致病性分析中国专家共识 [J]. 中华心血管病杂志，2024，52: 338-368.

[29]《成人肥厚型心肌病康复和运动管理中国专家共识》编写委员会，冯雪，宋雷. 成人肥厚型心肌病康复和运动管理中国专家共识 [J]. 中国循环杂志，2024，39: 29-40.

[30] 中华医学会心电生理和起搏分会，中国医师协会心律学专业委员会. 心脏离子通道病和致心律失常性心肌病基因检测评估中国专家共识 [J]. 中华心律失常学杂志，2024，28: 23-42.

3.10 心脏康复

3.10.1 心脏康复现状

3.10.1.1 医院数量

2012年由中国心肺预防与康复学会发起了一项针对中国医院心脏预防康复工作现状调查[1]，数据来自2012年2月至2021年12月中国34个省级行政区159家医院的2.0万名心血管疾病（CVD）患者的在线注册数据。结果显示，在159家开展心脏康复的医院中，三级医院占89.15%，二级医院占9.87%（图3-10-1）。

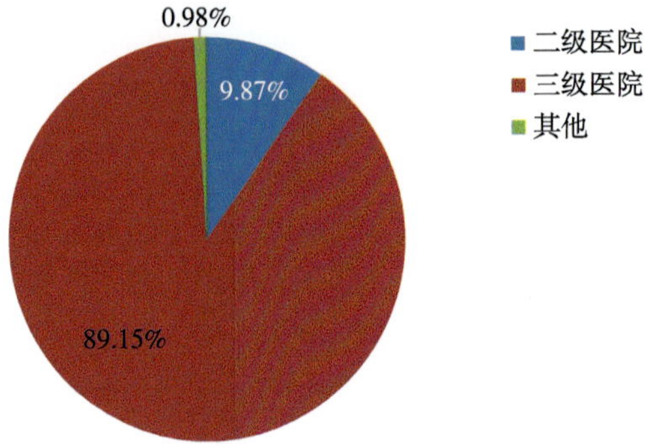

图3-10-1　中国开展心脏康复的医院类型占比

3.10.1.2　中国不同经济地区开展心脏康复医院和患者的分布情况

中国医院心脏预防康复工作现状调查结果显示[1],2012年2月至2021年12月中国33个省级行政区（青海省除外）159家医院的2.0万名CVD患者中，东部地区9810名（49.31%），中部地区7962名（40.02%），西部地区2114名（10.63%），港澳台地区10名（0.05%），从地理上看，各地区患者的心脏康复参与程度差异很大，主要集中在中国东中部地区。

3.10.1.3　中国医院心脏康复患者人群情况

中国医院心脏预防康复工作现状调查结果显示[1],2012年2月至2021年12月中国33个省级行政区（青海省除外）159家医院的2.0万名CVD患者中，男性占64.93%，女性占35.07%（图3-10-2）。

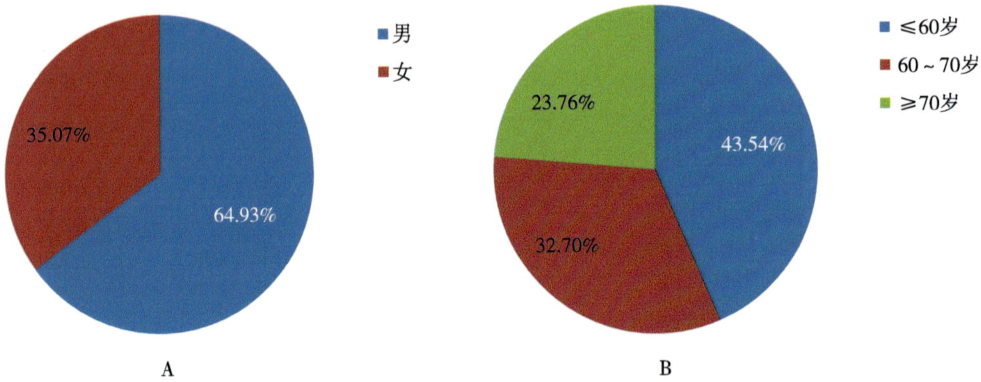

图3-10-2　2012—2021年中国心脏康复患者人群情况

3.10.1.4　中国心脏康复模式

心脏康复模式分为3种，即医院模式、居家模式及混合模式。中国医院心脏预防康复工作现状调查结果显示[1]，2012年2月至2021年12月中国33个省级行政区（青海省除外）159家医院的2.0万名CVD患者中，分别有73.12%的患者选择医院模式，8.01%的患者选择居家康复，18.87%的患者选择混合模式康复（图3-10-3）。

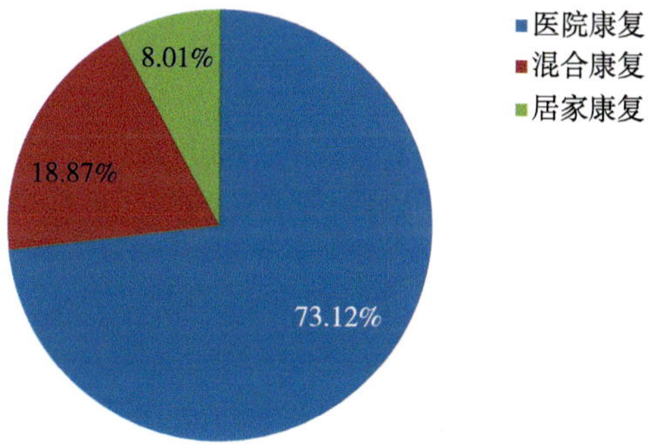

图 3-10-3　中国心脏康复模式开展情况

3.10.1.5　不同CVD患者参与心脏康复治疗的病例数量及比例

HQMS数据显示，2023年冠状动脉介入术后人群为350.3万人次（手术操作部分或疾病诊断部分任意一种方式识别的“冠状动脉介入术后”，则为冠状动脉介入术后人群），进行心脏康复治疗为36.6万人次，康复治疗占比10.5%；冠状动脉搭桥术后、心脏瓣膜疾病外科术后及心力衰竭住院总人次及康复治疗情况见表3-10-1。

表 3-10-1　不同心血管疾病患者参与康复治疗的情况

类别	总人次（万）	康复治疗人次（万）	康复治疗占比（%）
冠状动脉介入术后	350.3	36.6	10.5
冠状动脉搭桥术后	21.2	3.1	14.6
心脏瓣膜疾病外科术后	23.9	4.4	18.6
心力衰竭	1181.4	107.2	9.1

注：康复治疗通过是否产生康复费用判断。

3.10.2　诊疗研究进展

3.10.2.1　中国传统医学在心脏康复中的应用进展

在我国特色康复模式的探索过程中，八段锦、太极拳等传统康复医疗是中国心脏康复研究的一个较大的热点。

一项前瞻性多中心对照临床研究探讨了八段锦在改善射血分数轻度降低/保留的缺血性心力衰竭患者预后方面的疗效[2]。研究共纳入2017—2018年120例慢性心力衰竭患者，并随机分为对照组和八段锦组，对照组仅接受单独常规运动，八段锦组除接受常规运动外，还接受了改良八段锦运动，干预持续时间为12周。结果显示，八段锦组患者6分钟步行试验、代谢当量、无氧阈时摄氧量、明尼苏达心功能不全生命质量量表评估的生活质量在12周时均高于对照组。提示在射血分数轻度降低或保留的缺血性心力衰竭患者中，将八段锦添加到基于常规运动的心脏康复中，可以进一步改善运动耐量、心肺功能和患者的生活质量，安全性高（表3-10-2）。

表3-10-2　12周后八段锦组和对照组结局变量比较

变量	八段锦组（n=54）	对照组（n=55）	P值
6分钟步行试验	25.0（20.0～30.0）	5.0（2.0～9.0）	0.001
代谢当量［平均值（SD）］	4.2（4.1～4.3）	4.0（3.9～4.1）	0.001
无氧阈时摄氧量［ml/（kg·min）］	13.6（12.8～14.3）	10.6（9.7～12.5）	0.001
明尼苏达心功能不全生命质量量表评分	26.0（21.0～35.0）	30.0（25.0～37.0）	0.019

3.10.2.2　中国心脏康复重要临床指标评价

规范的心脏康复可改善患者的心肺功能、降低患者的死亡率，改善患者生活质量。

（1）吸气肌训练对经导管主动脉瓣置换术后患者心肺功能的影响：一项单中心、随机双盲对照试验分析了吸气肌训练对经导管主动脉瓣置换术后患者心肺功能的影响[3]。该研究共入选96名确诊为心脏瓣膜病且经导管主动脉瓣置换术（TAVR）后临床稳定的患者，患者按1∶1的比例随机分配到常规心脏康复（CR）组和吸气肌训练＋常规心脏康复（IMT＋CR）组。经倾向性匹配分析结果显示，IMT＋CR组患者6分钟步行距离较对照组显著提高，而IMT＋CR组受试者平均住院时间较CR组显著缩短（图3-10-4）。

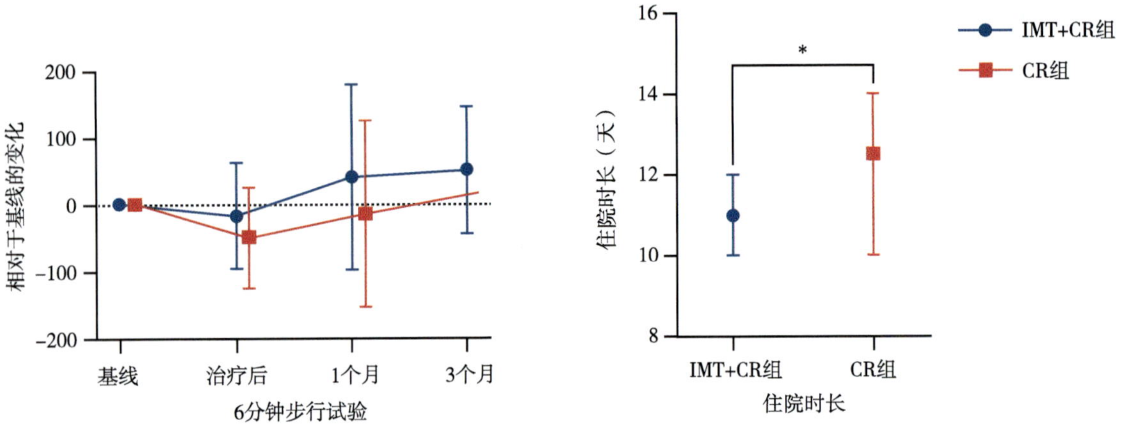

图3-10-4　常规心脏康复组和吸气肌训练＋常规心脏康复组6分钟步行试验及住院时长比较

注：CR，常规心脏康复；IMT，吸气肌训练。

（2）中等强度连续训练对经导管主动脉瓣置换术后患者心肺功能和血脂的影响：一项单中心前瞻性对照研究[4]入选了2021年8月至2022年10月经导管主动脉瓣置换术（TAVR）66例，随机分为对照组和中等强度连续训练（MICT）组，研究MICT对改善经导管主动脉瓣置换术患者心肺功能的影响。结果显示，随访观察3个月后，MICT组峰值摄氧量变化高于对照组［1.63ml/（kg·min），95%CI：0.58～2.67，P=0.003］，与对照组相比，MICT组6分钟步行试验（21.55 m，95%CI：0.38～42.71，P=0.046）的变化更高。对于低密度脂蛋白胆固醇（−0.62mmol/L，95% CI：−0.23～−1.00，P=0.002），也观察到有利于MICT的显著变化。提示MICT对TAVR后患者的心肺功能和体能有积极影响（表3-10-3）。

表3-10-3 3个月后对照组和MICT组与运动相关的结局指标比较

指标	对照组（$n=32$）	MICT组（$n=32$）	P值
峰值摄氧量［ml/（kg·min）］	11.13±3.69	12.46±2.82	0.003
代谢当量	3.16±1.06	3.58±0.82	0.001
无氧阈时峰值摄氧量［ml/（kg·min）］	8.82±2.26	10.19±2.22	＜0.001
无氧阈时代谢当量	2.52±0.68	2.93±0.63	＜0.001
6分钟步行试验	389.61±58.59	413.97±63.72	0.05
LDL-C（mmol/L）	3.04±1.18	2.18±0.61	0.002

（3）基于社交媒体的正念心理行为干预对急性冠脉综合征患者焦虑、抑郁情绪状态的影响：一项随机对照研究[5]入选了2020年6月至9月178例急性冠脉综合征患者，并随机分为对照组和基于社交媒体的正念心理行为干预组（MCARE组），对照组仅给予常规治疗和护理，MCARE组进行正念心理行为干预，两组以相同的频率接收微信联系人，并且在基线（T0）、干预后立即（T1）和干预开始后12周（T2）收集数据。在随访中，157名（88.2%）参与者完成了T1评估，146名（82.0%）参与者完成了T2评估。结果显示MCARE组抑郁和焦虑水平降低幅度更大。因此，针对急性冠脉综合征患者的基于社交媒体的正念心理行为干预是一项缓解患者焦虑、抑郁情绪状态的有效措施（表3-10-4）。

表3-10-4 正念心理行为干预项目抑郁和焦虑比较的广义估计方程分析

指标和时间点	MCARE组	对照组	P值
抑郁自评量表（评分）			
T0	5.37（3.26）	5.96（3.34）	N/A
T1	3.72（3.03）	6.32（3.19）	＜0.001
T2	2.53（2.39）	5.20（3.02）	＜0.001
焦虑自评量表（评分）			
T0	5.25（2.96）	5.48（2.93）	N/A
T1	4.07（2.38）	5.33（2.71）	＜0.001
T2	1.63（2.03）	2.80（2.45）	＜0.002

3.10.2.3 中国居家心脏康复安全性及有效性现状的研究进展

心脏康复能明显改善CVD患者的临床预后，被各国指南广泛推荐。新的康复模式－居家康复因其易操作性受到广泛关注，很多研究都在探索居家心脏康复模式的安全性和有效性。

一项关于居家心脏康复安全性与疗效的前瞻性队列研究[6]共纳入2015年7月至2018年3月335例PCI术后的冠心病患者，分为对照组和居家康复组，其中居家康复组通过智能手机及相应软件进行远程电子监控，最长随访42个月。经倾向性匹配分析发现，居家康复组主要不良心血管事件（MACE）的发生率低于对照组，因心绞痛恶化导致再住院率明显下降，运动能力、生活质量及冠心病风险因素控制均优于对照组，证明了智能手机辅助的居家心脏康复模式是降低冠心病患者心血管风险和改善患者健康的一种安全有效的方法（表3-10-5）。

表3-10-5　两组患者不良心血管事件、运动耐力及冠心病风险因素控制参数比较

指标	对照组（$n=135$）	居家心脏康复组（$n=135$）	P值
主要不良心血管事件［n（%）］	12（8.9）	2（1.5）	0.002
急性心肌梗死发生率［n（%）］	0（0.0）	0（0.0）	—
非预期血运重建［n（%）］	12（8.9）	2（1.5）	0.002
卒中［n（%）］	0（0.0）	0（0.0）	—
心源性死亡［n（%）］	1（0.6）	0（0.0）	0.493
恶化心绞痛导致计划外住院率［n(%)］	31（23）	13（9.7）	0.002
最大代谢当量	5.1±1.4	6.2±1.3	0.001
无氧阈时峰值摄氧量［ml/（kg·min）］	13.7±4.1	16.2±4.3	＜0.001

一项单盲、随机对照研究[7]于2022年4月至2023年3月共纳入60例接受经皮冠状动脉介入治疗的急性心肌梗死患者，随机分配到12周的中心式心脏康复组（对照组），或基于5G物联网平台的远程居家心脏康复组（干预组），其中50例患者完成了随访。结果显示，干预3个月后，干预组运动能力和高密度脂蛋白的改善程度显著高于对照组，两组之间总胆固醇、甘油三酯、焦虑和抑郁水平存在统计学差异。提示远程居家心脏康复使用5G物联网平台心脏康复模式有效改善了接受经皮冠状动脉介入治疗的急性心肌梗死患者的预后（表3-10-6）。

表3-10-6　干预组和对照组结局指标变化比较情况

指标	对照组（$n=24$）	干预组（$n=226$）	P值
代谢当量	4.15±0.13	5.53±0.12	0.001
最大摄氧量［ml/（kg·min）］	16.52±0.18	19.32±0.17	0.001
HDL-C（mmol/L）	1.11±0.02	1.17±0.02	0.03
TCH（mmol/L）	4.28±0.04	3.85±0.04	0.001
TG（mmol/L）	1.69±0.04	1.55±0.04	0.01
BMI（kg/m^2）	22.76±0.14	22.29±0.14	0.02
广泛性焦虑症量表（评分）	4.79±0.39	3.69±0.37	0.045
抑郁筛查量表（评分）	4.89±0.38	3.68±0.36	0.027

近年来，先天性心脏病相关的发育迟缓或神经发育障碍问题广受关注。一项前瞻性、单盲、随机对照研究[8]于2016年1月至2019年12月共纳入192例先天性心脏病儿童患者，以1∶1比例随机分配到对照组（家庭教育）或为期6个月的干预组（每天30分钟的定制家庭锻炼计划，每周不少于5天的监督，结合家庭运动教育），其中183例患者完成了随访。结果显示，治疗6个月后，干预组的运动商显著增加，始终高于对照组，提示定制的家庭运动可改善先天性心脏病儿童的运动发育（图3-10-5）。

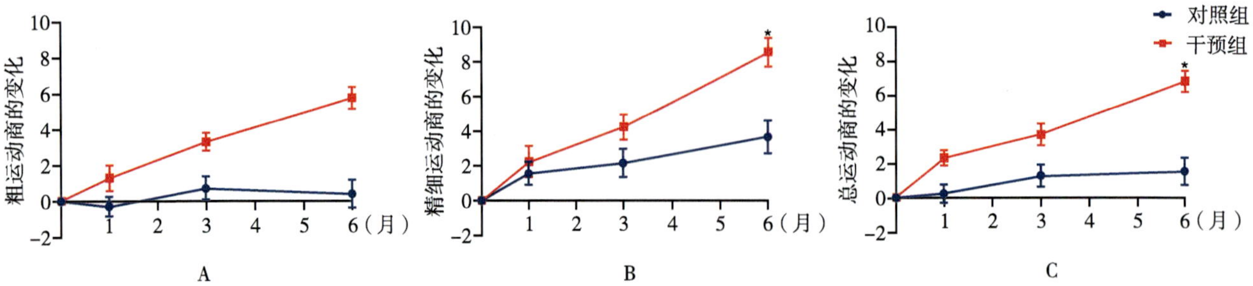

图3-10-5　6个月后治疗组内部和治疗组之间运动商的变化趋势

3.10.3 指南与专家共识

近年来中国心脏康复治疗迅猛发展，相关学会也先后发布了康复指南和专家共识（表3-10-7），这些纲领性文件系统阐述了心脏康复的定义、获益证据，明确了中国心脏康复标准化流程、风险控制及质量控制的具体措施，并制定了心脏康复科室建设的基本规范。

表3-10-7 心脏康复领域相关指南与专家共识

发布时间	指南与专家共识名称
2023年	运动处方中国专家共识（2023）[9]
2023年	经导管二尖瓣缘对缘修复术患者心脏康复中国专家共识[10]
2023年	成人肥厚型心肌病康复和运动管理中国专家共识[11]
2024年	中国冠心病康复循证实践指南（2024版）[12]
2024年	心血管运动医学指南[13]
2024年	心肺运动试验在儿童呼吸系统疾病中的应用专家共识[14]

3.10.4 小结

近年来，中国心脏康复事业得到蓬勃发展，但仍存在严重不足。数据显示，中国心脏康复的开展率极低，主要集中在三甲医院，且区域开展不均衡，大部分集中在中东部地区，西部地区开展最少。同时，关键CVD康复治疗占比远低于发达国家。制约我国心脏康复发展的原因考虑与以下几种因素有关：①地区经济发展不平衡导致患者对心脏康复重要性缺乏认识，参与度低，依从性差；②缺少高级别的循证证据；③质控及安全标准待完善；④医疗支付体系不健全；⑤缺乏系统的心脏康复人才培训和准入体系。同时，随着通信技术的迅速发展，居家心脏康复模式的有效性、安全性及便捷性已被验证。因此，心脏康复事业不仅需要从三级医院向二级及基层医疗服务中心下沉，鼓励开展临床研究，出台心脏康复质控及安全标准的共识，还需推广远程家庭心脏康复服务的发展方向，增加高科技、人工智能研究投入，同时结合中医药优势，推动Ⅲ期心脏康复，从而建立符合国情、具有中国特色的心脏康复模式。

（执笔人：张书敏 陈艳冉 审稿人：冯 雪）

参考文献

[1] ZHANG S，DING R，CHEN S，et al. Availability and trend of dissemination of cardiac rehabilitation in China：report from the multicenter national registration platform between 2012 and 2021［J］. Front Cardiovasc Med，2023，10：1210068.

[2] MA C，ZHOU W，JIA Y，et al. Effects of home-based Baduanjin combined with elastic band exercise in patients with chronic heart failure［J］. Eur J Cardiovasc Nurs，2022，21（6）：587-596.

[3] XU L，WEI J，LIU J，et al. Inspiratory muscle training improves cardiopulmonary function in patients after transcatheter aortic valve replacement：a randomized clinical trial［J］. Eur J Prev Cardiol，2023，30（2）：191-202.

[4] HU Q，LI Y S，REN Q，et al. Efficacy and safety of moderate-intensity continuous training on the improvement of cardio-pulmonary function in patients after transcatheter aortic valve replacement（ENERGY）：a randomized controlled trial［J］. J Am Med Dir Assoc，2023，24（11）：1783-1790. e2.

[5] ZOU H，CHAIR S Y，FENG B，et al. A social media-based mindfulness psycho-behavioral intervention（MCARE）for patients with acute coronary syndrome：randomized controlled trial［J］. J Med Internet Res，2024，26：e48557.

[6] MA J，GE C，SHI Y，et al. Chinese home-based cardiac rehabilitation model delivered by smartphone interaction improves clinical outcomes in patients with coronary heart disease［J］. Front Cardiovasc Med，2021，8：731557.

[7] LI X，ZHAO L，XU T，et al. Cardiac telerehabilitation under 5G internet of things monitoring：a randomized pilot study［J］.

Sci Rep，2023，13（1）：18886.
[8] DU Q，LI X，WANG Z，et al. Effects of 6-month customized home-based exercise on motor development，bone strength，and parental stress in children with simple congenital heart disease：a single-blinded randomized clinical trial [J]. BMC Med，2024，22（1）：27.
[9] 李国平，王正珍，郝跃峰. 运动处方中国专家共识（2023）[J]. 中国运动医学杂志，2023，42（1）：3-13.
[10] 葛均波，吴永健，霍勇，等. 经导管二尖瓣缘对缘修复术患者心脏康复中国专家共识 [J]. 中国介入心脏病学杂志，2023，31（4）：252-265.
[11]《成人肥厚型心肌病康复和运动管理中国专家共识》编写委员会，冯雪，宋雷. 成人肥厚型心肌病康复和运动管理中国专家共识 [J]. 中国循环杂志，2024，39（1）：29-40.
[12] 中华医学会物理医学与康复学分会，四川大学华西医院. 中国冠心病康复循证实践指南（2024版）第一部分 [J]. 中华物理医学与康复杂志，2024，46（6）：481-491.
[13] 钟优，顿耀山，魏文哲，等. 心血管运动医学指南 [J]. 中国循环杂志，2024，39（10）：937-955.
[14] 中华医学会变态反应分会儿童过敏和哮喘学组，中华医学会儿科学分会呼吸学组肺功能协作组，中国人体健康科技促进会儿童变态反应专业委员会. 心肺运动试验在儿童呼吸系统疾病中的应用专家共识 [J]. 中华实用儿科临床杂志，2024，39（11）：814-823.

3.11 阻塞性睡眠呼吸暂停

3.11.1 住院患者特点

3.11.1.1 整体情况

HQMS数据显示，纳入监测的医院中，2023年有4995家医院开展阻塞性睡眠呼吸暂停（OSA）诊疗服务，占HQMS中开展心血管疾病诊疗服务医院数量的61.5%；其中1302家（16.0%）医院可开展夜间睡眠呼吸监测，2257家（27.8%）医院可提供无创正压通气治疗。2023年收治心血管疾病合并OSA的住院患者（出院诊断包含OSA，且年龄≥18岁）共36.3万人次，占心血管疾病住院患者的0.5%。上述住院患者中有8.1%通过主要出院诊断确诊为OSA，91.9%通过其他出院诊断确诊为OSA。

3.11.1.2 人口学特征

2023年心血管疾病合并OSA的住院患者平均年龄为56.9±14.8岁，女性占27.1%。不同年龄中，55～64岁占比最高（24.9%），OSA住院患者的年龄分布情况见图3-11-1。

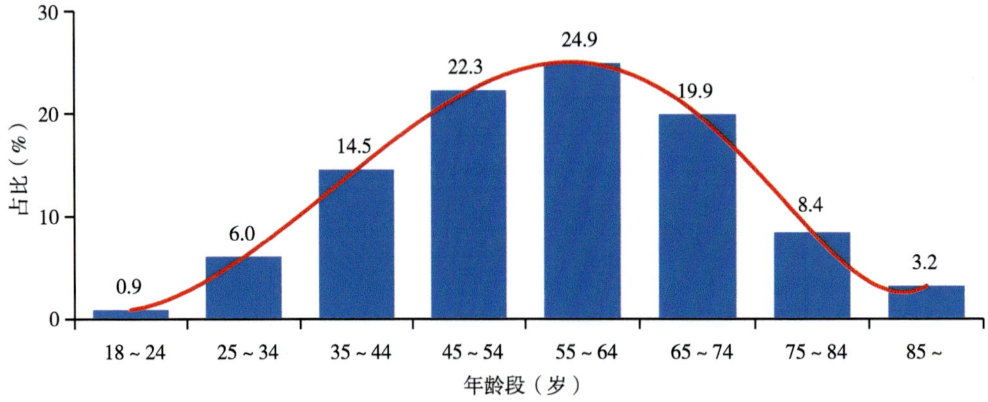

图3-11-1 不同年龄阻塞性睡眠呼吸暂停患者的分布

3.11.1.3　心血管合并症情况

OSA住院患者合并疾病前四位是高血压、冠状动脉粥样硬化性心脏病（冠心病）、心力衰竭和心律失常，比例分别为78.6%、34.0%、19.8%和19.7%（图3-11-2）。

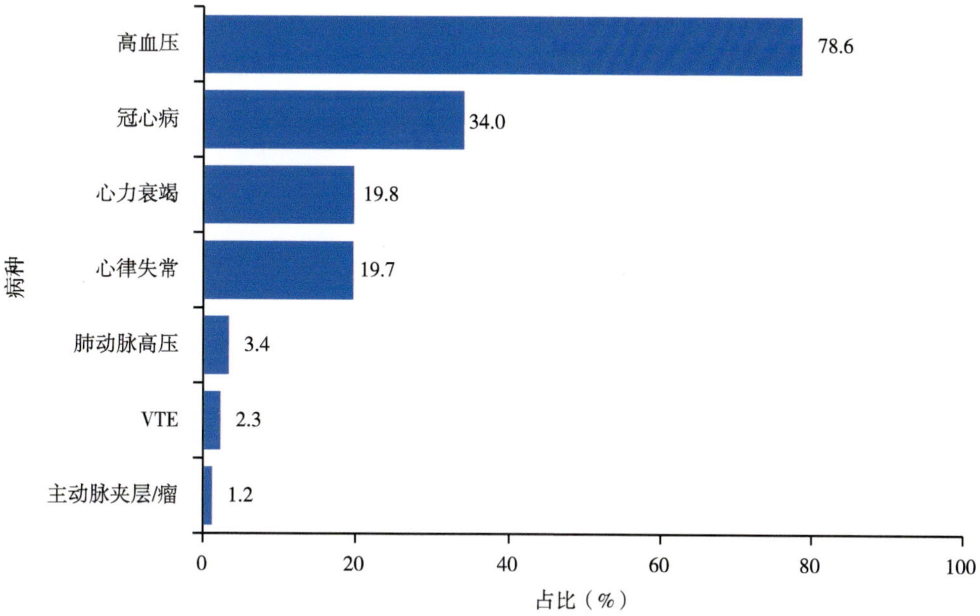

图3-11-2　阻塞性睡眠呼吸暂停患者合并心血管疾病情况

注：VTE，静脉血栓栓塞症。

3.11.1.4　治疗和结局情况

在36.3万人次心血管疾病合并OSA患者中，2.6万（7.2%）患者在住院期间接受了无创正压通气治疗。2023年心血管疾病合并OSA住院患者的非康复离院（患者的离院方式为住院死亡或非医嘱离院）率为3.3%，死亡率为0.35%。

3.11.2　诊断进展

根据HQMS数据显示，2023年在我国提供心血管疾病诊疗服务的医院中，开展夜间睡眠呼吸监测的仅占不到20%；在心血管疾病住院患者中，约有0.5%的患者被检出患有OSA，略低于国际水平[1]。这一数据反映了在心血管疾病患者中加强OSA筛查、诊断和治疗意识的重要性和紧迫性。

3.11.2.1　基于多模态特征融合的OSA智能诊断模型

随着数字医疗和人工智能技术的迅速发展，利用大数据促进提升心血管疾病患者中OSA的早期筛查和诊断已成为研究的热点。根据美国睡眠医学学会指南，鼻压力气流信号和脉搏氧饱和度（SpO_2）信号在检测OSA尤其是低通气事件方面具有显著优势。基于此，国内一研究团队[2]提出了一种融合这两种信号的卷积神经网络（CNN）模型，对鼻压力气流和SpO_2信号片段进行分类，进一步提升了诊断的准确性，并引入OSA严重程度评估框架（OSAF），有助于临床医生更精准地评估OSA的严重程度，为诊断和管理提供了支持。此外，另一项研究[3]则聚焦于心电图信号检测OSA，提出了一种基于瓶颈注意力融合网络的模型——BAFNet，能够高效识别睡眠呼吸暂停事件。研究指出，基于单导联心电信号的便携式检测方法具备良好的应用潜力，未来有望广泛用于家庭监测，为OSA的临床筛查和个性化管理提供了新的技术手段。

3.11.2.2 仰卧主导型OSA的内表型特征

超过一半的OSA病例与仰卧体位相关，但仰卧时的病理内表型尚未得到充分研究。国内一项研究[4]聚焦于亚洲患者群体中仰卧主导型OSA的内表型特征。通过分析689名OSA患者的多导睡眠监测数据，研究发现75.8%的患者符合仰卧主导型OSA的定义［即仰卧与非仰卧的呼吸暂停低通气指数（AHI）比值＞2］。与非体位相关OSA患者相比，仰卧主导型OSA患者表现出更低的气道塌陷性和上气道代偿能力，尤其是在体位从侧卧变为仰卧时，上气道代偿能力的下降更加显著。该研究揭示了仰卧主导型OSA在亚洲人群中的高发病率及其核心病理特征——上气道代偿不足，提示在临床诊疗中应特别关注体位管理，这或将为进一步优化个体化治疗方案提供依据。

3.11.3 治疗进展

随着对OSA病理生理机制和干预策略研究的不断深入，针对卒中后患者早期预后的通气模式优化以及伴发代谢性疾病患者的综合管理成为近年来研究的关注重点。

3.11.3.1 通气模式对卒中后睡眠呼吸暂停患者早期预后的影响

持续气道正压通气是卒中后睡眠呼吸暂停的主要治疗手段，但部分患者对其依从性较差，因此寻找替代的通气方式至关重要。国内一项研究[5]针对急性缺血性卒中（AIS）后睡眠呼吸暂停患者，探讨了不同通气模式对早期预后的影响。在这项前瞻性随机临床试验中，共纳入178名AIS后确诊为睡眠呼吸暂停的患者，依据随机分组原则分为常规治疗组（鼻导管或面罩）、经鼻持续气道正压通气（nCPAP）治疗组和高流量鼻导管（HFNC）治疗组。研究的主要终点包括住院1周内的肺部感染率、气管插管率以及28天死亡率。结果表明，nCPAP和HFNC在减少肺部感染率（nCPAP：27.27% vs HFNC：25.00% vs 常规治疗组：53.97%，$P<0.001$）、气管插管率（nCPAP：7.27% vs HFNC：11.67% vs 常规治疗组：25.40%，$P=0.015$）以及改善神经功能和睡眠呼吸暂停严重程度方面，均显著优于常规治疗组，且两者在28天死亡率上无显著差异。然而，在患者舒适度方面，HFNC优于nCPAP。因此，对于无法适应nCPAP的患者，HFNC可能是更为理想的替代治疗选择。

3.11.3.2 中成药治疗OSA伴2型糖尿病的临床与代谢组学研究

OSA与2型糖尿病（T2DM）常伴随出现，且二者均与代谢紊乱、氧化应激和炎症反应密切相关。国内一研究[6]采用前瞻性随机对照设计，旨在探讨温胆汤（WDD）对OSA伴T2DM患者的治疗效果及代谢调控机制。研究纳入了60例轻至中度OSA（呼吸暂停低通气指数5～30次/小时）伴T2DM的住院患者，随机分为治疗组（30人）和对照组（30例），两组均接受生活方式干预及二甲双胍（1500 mg/d）和达格列净（10 mg/d）治疗，治疗组额外口服温胆汤，疗程为2个月。结果显示，温胆汤显著改善了患者的呼吸暂停低通气指数（治疗组：8.83±5.48次/小时 vs 对照组：12.33±7.35次/小时，$P=0.041$）、空腹血糖、糖化血红蛋白、血脂水平及HOMA-IR等临床指标。代谢组学分析揭示，温胆汤调节了多种与氧化应激和炎症相关的代谢物，如DL-精氨酸、尿嘧啶和酪氨酸等。研究表明，温胆汤通过多靶点、多通路机制改善了OSA伴T2DM的病情，或可作为该类患者的有效替代疗法。

3.11.4 预后研究进展

OSA和中枢性睡眠呼吸暂停（CSA）与多种慢性疾病的预后息息相关，尤其在心血管疾病患者和老年人群中表现尤为显著。近年来，相关研究逐步关注性别差异和环境因素等新兴领域，进一步深化了对其预后影响机制的理解。

3.11.4.1　心力衰竭合并OSA或CSA患者心血管结局的性别差异

心力衰竭（HF）合并OSA或CSA对患者预后具有重要影响，然而性别差异在其中的作用尚不明确。国内一项研究[7]探讨了性别与伴有OSA或CSA的HF患者心血管结局之间的关系。研究对453名HF合并OSA或CSA的患者进行了前瞻性随访。研究的主要终点为心血管死亡或因HF恶化的非计划住院。中位随访2.33年后，248名患者（54.7%）出现了主要终点事件。调整混杂因素后，结果显示女性患者比男性患者有更高的主要终点发生风险（66.2% vs 52.6%，HR：1.47，95% CI：1.05～2.04，P＝0.024）和HF再住院风险（62.0% vs 46.6%，HR：1.55，95% CI：1.10～2.19，P＝0.013），但在心血管死亡率方面无显著差异（21.1% vs 23.3%，P＝0.383）。在合并OSA的患者中，女性的再住院风险也显著高于男性（81.8% vs 44.7%，HR：2.46，95% CI：1.32～4.56，P＝0.004）。然而，在合并CSA的患者中，性别差异未达到显著性。本研究结论指出，HF住院患者中，女性，尤其是合并OSA的女性，具有更高的心血管不良结局和心力衰竭再住院风险，提示应加强睡眠呼吸暂停筛查以改善预后（图3-11-3）。

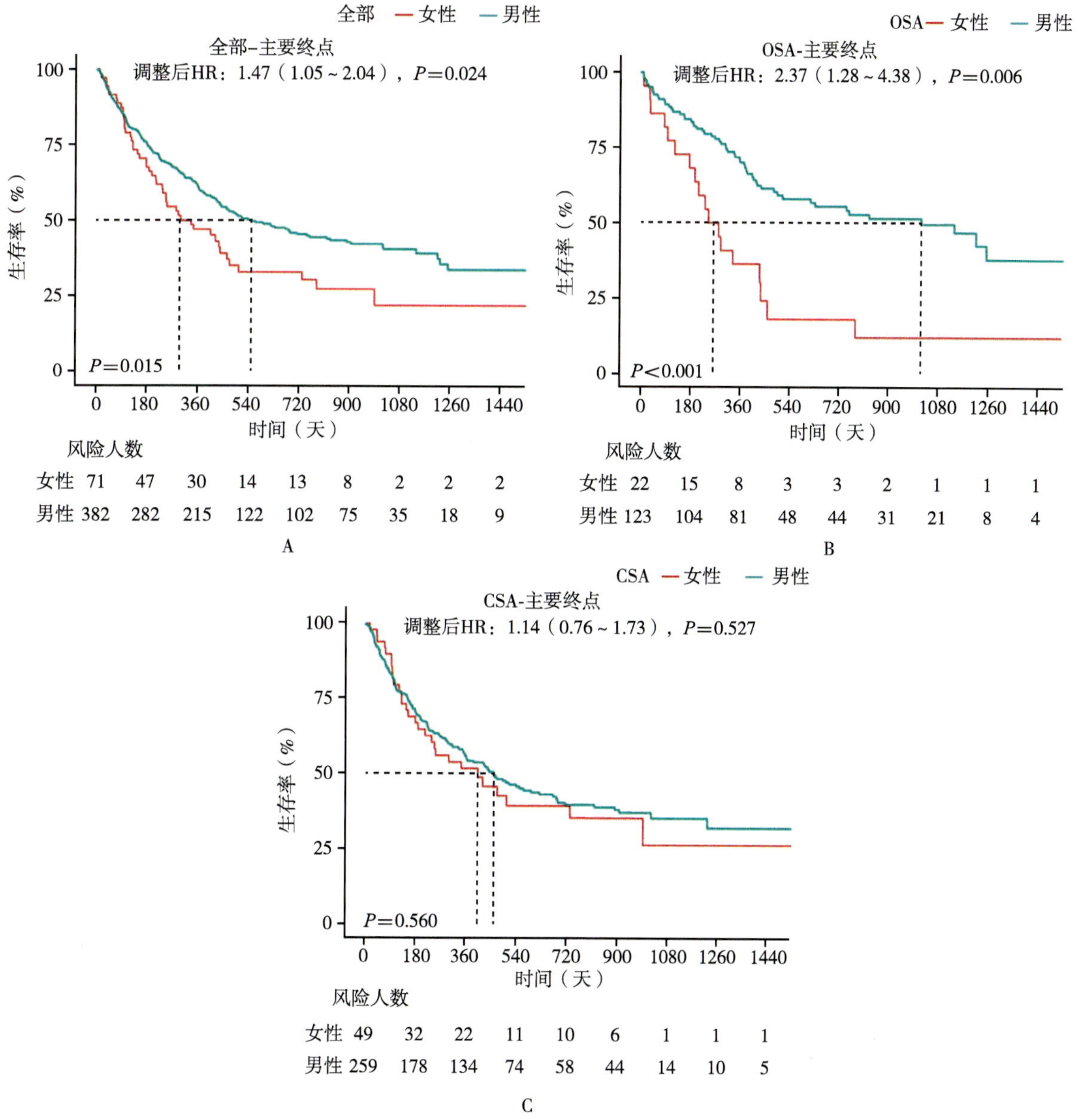

图3-11-3　女性与男性患者在主要结局风险中的性别差异比较

注：CSA，中枢性睡眠呼吸暂停；HR，风险比；OSA，阻塞性睡眠呼吸暂停；主要终点，定义为心血管死亡或因心力衰竭恶化导致的非计划住院。

3.11.4.2 居住区绿化与老年人OSA的关联及其中介机制研究

OSA与多种环境因素有关，但关于居住区绿化对OSA的影响研究较少。一项研究[8]基于2027名中国南方≥65岁的老年人前瞻性队列，探讨绿化暴露与OSA发生风险的关系，并分析休闲时间体育活动（LTPA）和$PM_{2.5}$的中介作用。OSA通过柏林问卷进行筛查诊断，绿化暴露采用居住地址1000m范围内的当前和累计归一化差异植被指数（NDVI）测量。随访59 251人月期间，共观察到293例OSA病例（14.5%）。与最低三分位数相比，最高三分位数的当前NDVI（＞0.351 vs ≤0.325：HR：0.20，95% CI：0.13～0.31）和累计NDVI（＞0.346 vs ≤0.317：HR：0.32，95% CI：0.21～0.47）显著降低OSA风险。LTPA和$PM_{2.5}$在这一关联中起到显著中介作用。该研究为通过增加居住区绿化来降低OSA风险提供了有力证据，提示绿化改善可以通过促进体力活动和减少空气污染来减少OSA的发生。

3.11.5 指南与共识

随着我国心血管疾病（CVD）患病率和死亡率的不断上升，识别和管理CVD危险因素的重要性与日俱增。研究表明，OSA与各种CVD的发生和发展密切相关，且深刻影响预后。然而，在CVD临床诊疗实践中，OSA却长期未能得到充分的认识和治疗。为此，国家心血管病专家委员会、中国医师协会睡眠医学专业委员会心血管学组等组织多学科专家，共同制定了《心血管疾病患者阻塞性睡眠呼吸暂停评估与管理专家共识（2024版）》[9]。该共识涵盖了CVD患者合并OSA的筛查、诊断、治疗和随访等核心问题，最终对常见的17个临床问题形成17条推荐意见，旨在为我国CVD患者中OSA的评估和管理提供规范性指导，为临床决策提供依据，从而提高临床诊疗水平和医疗服务质量。

3.11.6 小结

OSA是一种常见的睡眠呼吸障碍[10]，全球约有9.36亿人受其影响[11]。作为心血管健康的重要组成部分，睡眠健康在2022年被美国心脏病学会列为“生命八大要素”之一[12]。大量循证医学研究表明，OSA是多种心血管疾病的可纠正重要危险因素，若不及时干预，可能导致不良预后[13]。然而，全球范围内对心血管疾病合并OSA的认知仍不足，治疗意识也相对薄弱。国内外研究显示，及时筛查和治疗OSA可有效降低心血管疾病患者的医疗费用、缩短住院时间，并显著改善患者的近期和远期预后[1, 14]。因此，为了解决OSA认知率和干预率不足的问题，有必要加强医疗培训和技术支持，鼓励更多医院机构开展OSA诊疗服务，尤其是睡眠监测、无创正压通气以及下颌矫治器等措施的应用。此外，应合理分配医疗资源，包括设备、人力和资金等方面的支持，以减少患者接受诊治的等待时间，提高医疗服务的可及性。通过不断提升各级医院在OSA诊疗方面的能力，有望稳步提高心血管疾病患者OSA诊疗效率和质量，最终改善其整体预后。

（执笔人：赵　青、黄志华　审稿人：柳志红）

参考文献

[1] KIRK J，WICKWIRE EM，SOMERS VK，et al. Undiagnosed obstructive sleep apnea increases risk of hospitalization among a racially diverse group of older adults with comorbid cardiovascular disease [J]. J Clin Sleep Med，2023，19（7）：1175-1181.

[2] PENG D，YUE H，TAN W，et al. A bimodal feature fusion convolutional neural network for detecting obstructive sleep apnea/hypopnea from nasal airflow and oximetry signals [J]. Artif Intell Med，2024，150：102808.

[3] FAN X，CHEN X，MA W，et al. BAFNet：Bottleneck Attention Based Fusion Network for sleep apnea detection [J]. IEEE J Biomed Health Inform，2024，28（5）：2473-2484.

[4] CHENG WJ，FINNSSON E，ÁGÚSTSSON JS，et al. Endotypic traits of supine position and supine-predominant obstructive sleep apnoea in Asian patients [J]. Eur Respir J，2024，63（3）：2301660.

[5] LI Z，PANG M，ZHANG J，et al. Effect of ventilation modalities on the early prognosis of patients with poststroke sleep

apnea [J]. Ann Clin Transl Neurol，2024，11（2）：355-367.
[6] ZHOU S，XU H，ZHU J，et al. Clinical efficacy and metabolomics study of Wendan Decoction in the treatment of phlegm-dampness obstructive sleep apnea-hypopnea syndrome with type 2 diabetes mellitus [J]. J Ethnopharmacol，2023，317：116775.
[7] HUANG B，HUANG Y，ZHAI M，et al. Association of sex with cardiovascular outcomes in heart failure patients with obstructive or central sleep apnea [J]. J Am Heart Assoc，2024，13（5）：e031186.
[8] DUAN X，ZHAO W，YANG B，et al. Association of residential greenness with obstructive sleep apnea among Chinese old adults and the mediation role of PM（2.5）and leisure-time physical activity [J]. Sci Total Environ，2024，915：170120.
[9] 国家心血管病专家委员会，中国医师协会睡眠医学专业委员会心血管学组，中国老年学和老年医学学会睡眠科学与技术分会老年睡眠障碍与心肺血管学组，等. 心血管疾病患者阻塞性睡眠呼吸暂停评估与管理专家共识（2024版）[J]. 中国循环杂志，2024，39（5）：417-432.
[10] VEASEY SC，ROSEN IM. Obstructive sleep apnea in adults [J]. N Engl J Med，2019，380（15）：1442-1449.
[11] BENJAFIELD AV，AYAS NT，EASTWOOD PR，et al. Estimation of the global prevalence and burden of obstructive sleep apnoea：a literature-based analysis [J]. Lancet Respir Med，2019，7（8）：687-698.
[12] LLOYD-JONES DM，NING H，LABARTHE D，et al. Status of cardiovascular health in US adults and children using the American Heart Association's new "Life's Essential 8" metrics：prevalence estimates from the National Health and Nutrition Examination Survey（NHANES），2013 Through 2018 [J]. Circulation，2022，146（11）：822-835.
[13] YEGHIAZARIANS Y，JNEID H，TIETJENS JR，et al. Obstructive sleep apnea and cardiovascular disease：a scientific statement from the American Heart Association [J]. Circulation，2021，144（3）：e56-e67.
[14] SUEN C，WONG J，RYAN CM，et al. Prevalence of undiagnosed obstructive sleep apnea among patients hospitalized for cardiovascular disease and associated in-hospital outcomes：a scoping review [J]. J Clin Med，2020，9（4）：989.

3.12 肾脏病

3.12.1 住院患者总体情况

3.12.1.1 医院数量

HQMS数据显示，2023年纳入监测并能救治心血管疾病（CVD，不包括脑血管疾病）合并慢性肾脏病（CKD）、急性肾损伤（AKI），开展血液透析、腹膜透析及连续性肾脏替代治疗（CRRT）的医院数量分别为7471、5951、4063、1840和3388家，占收治CVD患者的医院总数（8119家）的比例分别为92.0%、73.3%、50.0%、22.7%和41.7%；二级医院中上述各占比均低于三级医院（图3-12-1）。

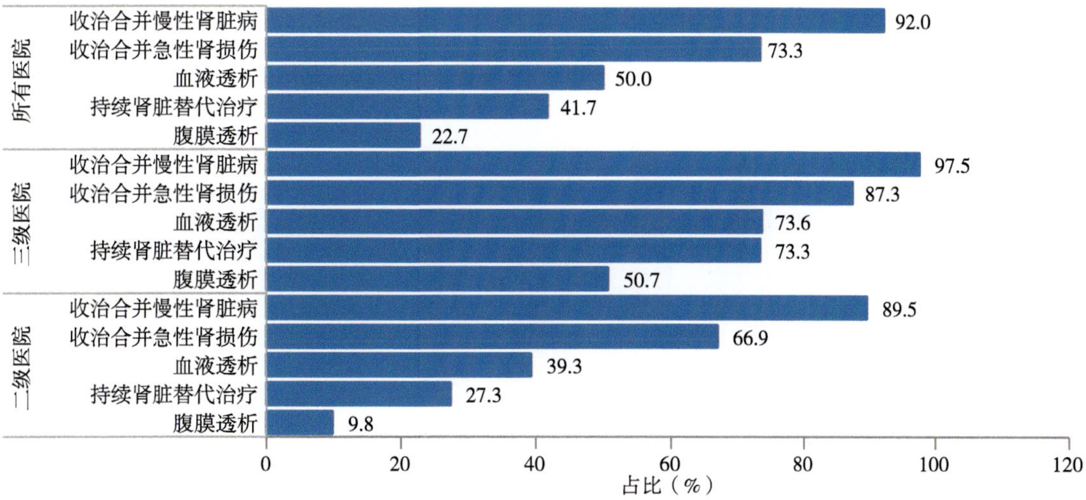

图3-12-1 2023年度有能力收治CVD患者且能进行肾脏替代治疗的医院占比

3.12.1.2 患者数量及占比

2023年住院的8274.0万例CVD患者中有986.6万例合并CKD、49.2万例合并AKI、113.4万例接受了血液透析、22.1万例接受了腹膜透析及28.0万例接受了CRRT；它们在同期住院CVD患者中的占比见图3-12-2；不同性别和年龄CVD患者中的CKD占比见图3-12-3。

住院CVD患者中的CKD占比男性和女性分别为13.3%及10.3%。不同年龄CVD患者中CKD占比见图3-12-3。心肌病、心力衰竭、肺动脉高压、心房颤动、瓣膜性心脏病、冠心病、急性心肌梗死、深静脉血栓、肺栓塞和高血压患者中CKD占比分别为29.3%、21.5%、19.2%、17.9%、17.5%、13.5%、16.5%、14.7%、13.2%和14.8%；接受经皮冠状动脉介入治疗（PCI）、主动脉手术（腔内或开放）、冠心病手术和瓣膜手术的患者中依次为8.3%、8.2%、7.3%和7.1%（图3-12-4）。

CVD患者中的AKI占比男性和女性分别为0.7%及0.5%。CVD患者中，合并CKD者更易发生AKI（CKD vs非CKD：1.4% vs 0.5%），18～24岁及≥85岁尤为高发。不同性别和年龄的CVD患者中AKI占比见图3-12-5。总体上，手术患者AKI发生率高于非手术患者，以主动脉开放性手术尤为显著；而非手术患者中，急性心肌梗死、肺栓塞及心力衰竭患者中AKI更为多见。各种心血管疾病及手术患者中AKI的占比见图3-12-6。

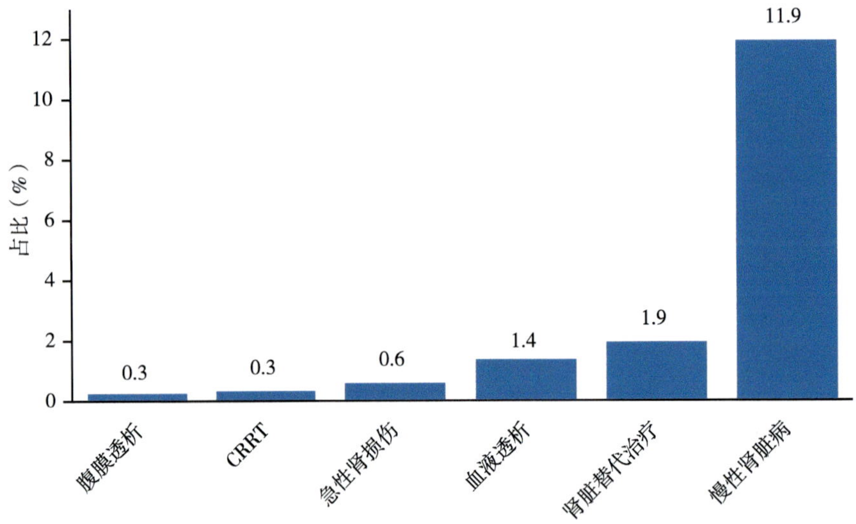

图3-12-2 2023年度住院CVD患者中肾脏病及替代治疗的占比

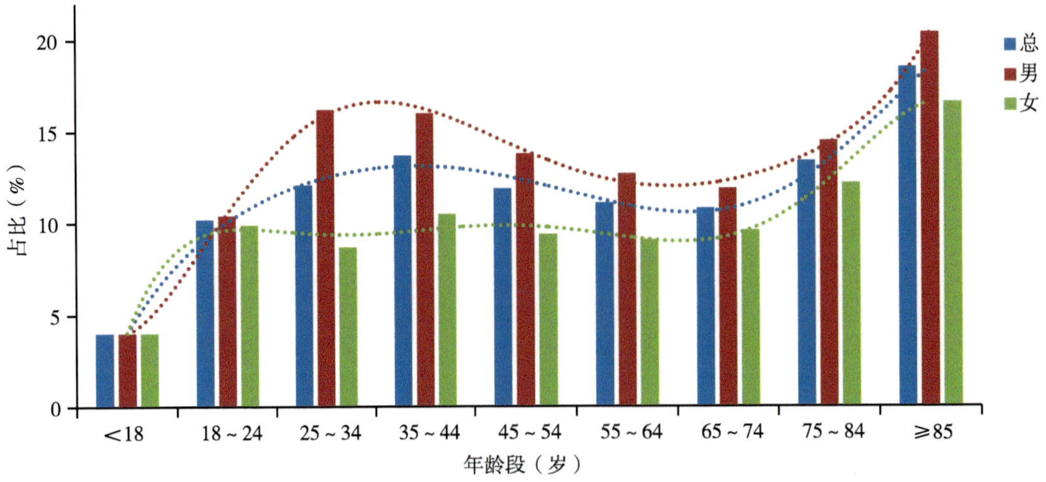

图3-12-3 2023年度住院CVD患者中按性别和年龄分布的CKD占比

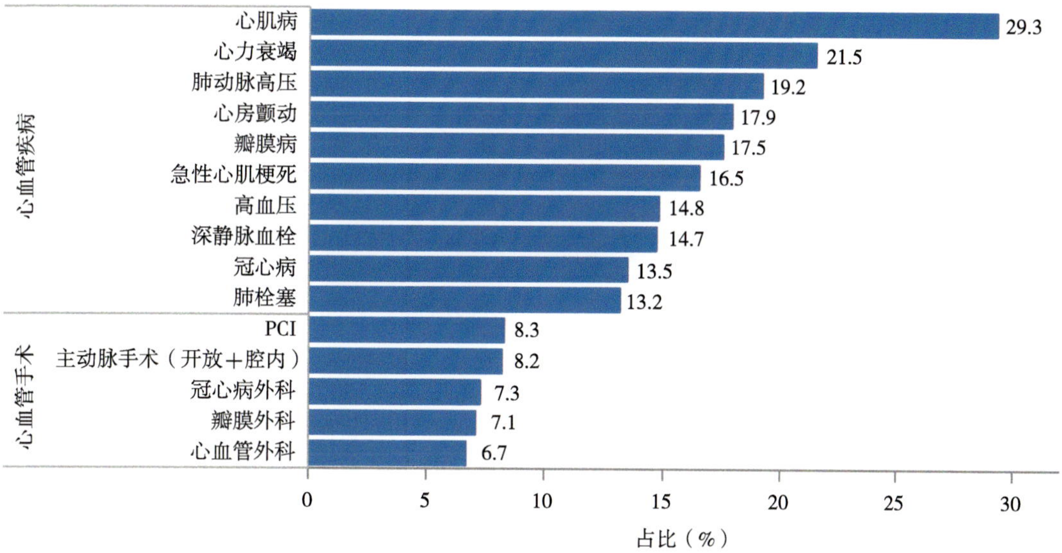

图3-12-4　2023年度不同类型住院CVD及其手术患者中合并CKD的占比

注：PCI经皮冠状动脉介入治疗。

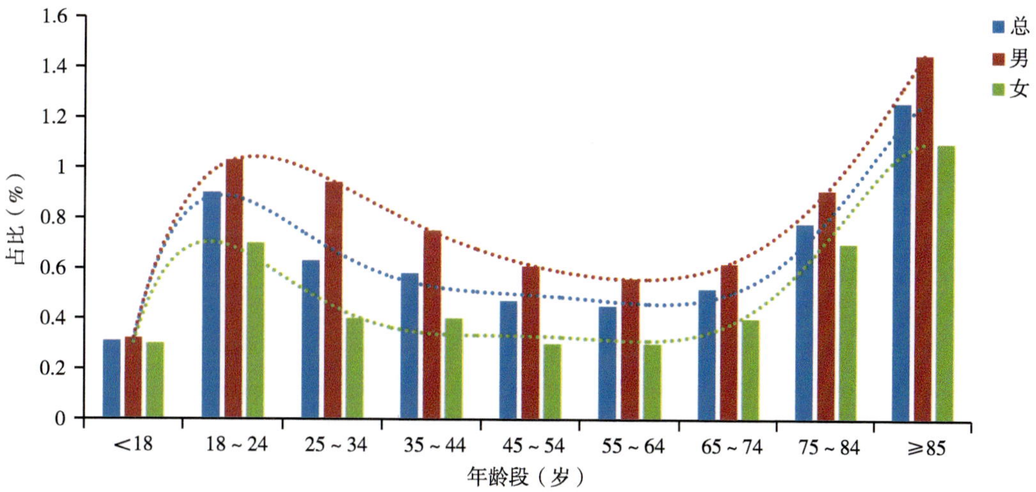

图3-12-5　2023年度住院CVD患者中按性别和年龄分布的AKI占比（%）

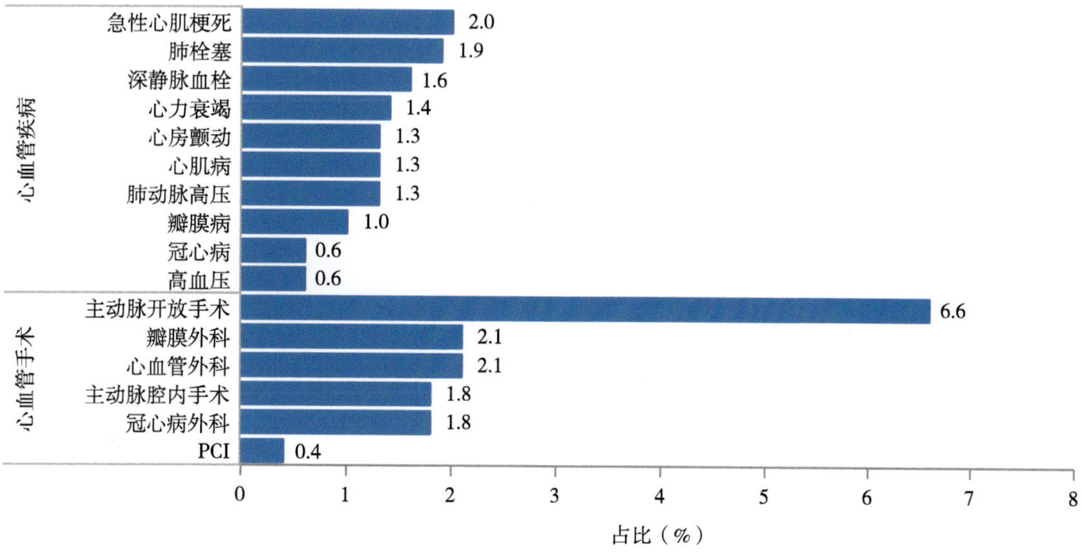

图3-12-6　2023年度不同类型住院CVD及其手术患者中合并AKI的占比

3.12.1.3 患者特征

2023年CVD住院患者中合并CKD者平均年龄高于非CKD者，为（65.7±15.6）vs（63.2±17.1）岁；男性占比也更高，为59.6% vs 52.4%。CVD并CKD住院患者年龄分布情况见图3-12-7。在CKD患者中，64.4%诊断为慢性肾功能不全或慢性肾衰竭。CKD患者中合并高血压、糖尿病及肾动脉狭窄的占比分别为75.6%、40.4%及0.5%（图3-12-8）。

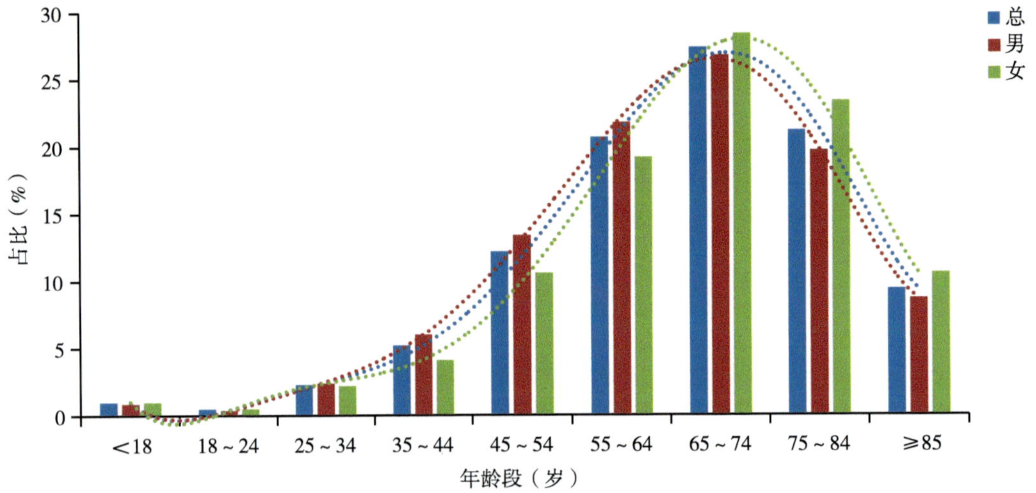

图3-12-7　2023年度CVD并CKD住院患者年龄分布情况

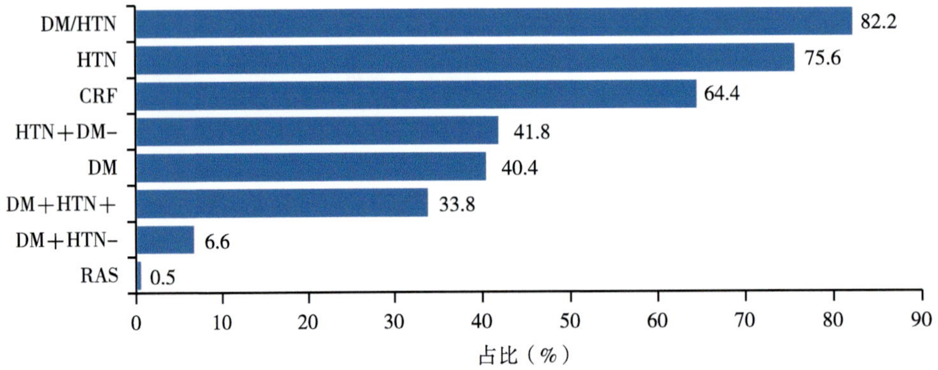

图3-12-8　2023年度CVD并CKD住院患者的糖尿病、高血压、肾动脉狭窄及慢性肾衰竭占比

注：DM，糖尿病；HTN，高血压；DM/HTN，糖尿病或高血压；HTN＋DM＋，同时合并糖尿病和高血压；HTN＋DM−，有高血压无糖尿病；DM＋HTN−，有糖尿病无高血压；RAS，肾动脉狭窄或闭塞；CRF，慢性肾衰竭或慢性肾功能不全。

2023年CVD住院患者中发生AKI者的平均年龄高于非AKI者［（67.3±16.8）vs（63.5±16.9）岁］；男性占比也更高（63.5% vs 53.2%）。CVD并AKI住院患者的年龄分布情况见图3-12-9。

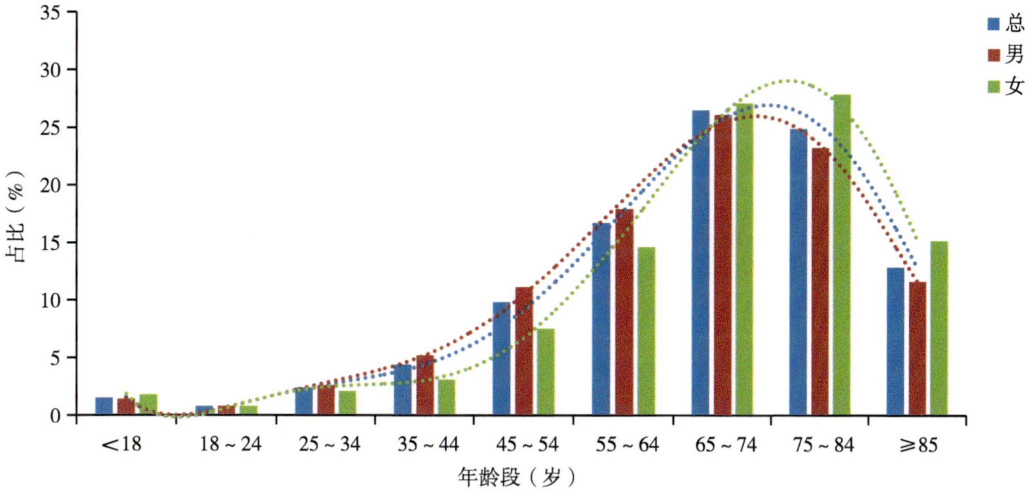

图 3-12-9　2023 年度 CVD 并 AKI 住院患者的年龄分布情况

3.12.1.4　住院结局

（1）肾脏结局（肾脏替代治疗）：住院CVD患者中同时有CKD和AKI、有CKD无AKI及有AKI无CKD者中肾脏替代治疗（RRT）及CRRT占比见图3-12-10。

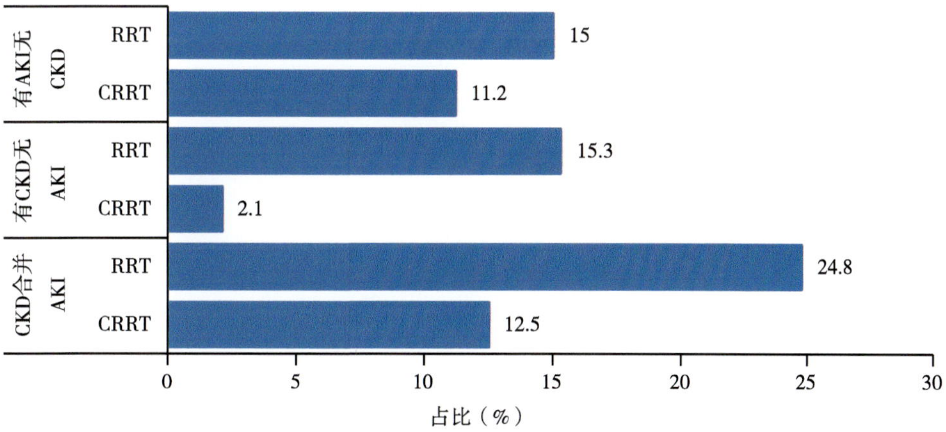

图 3-12-10　2023 年住院 CVD 患者中肾脏病及替代治疗的占比

注：AKI，急性肾损伤；CKD，慢性肾脏病；RRT，肾脏替代治疗；CRRT，连续性肾脏替代治疗。

（2）死亡率、非康复离院率及住院天数：2023年度住院CVD患者中，合并CKD者的住院死亡率、非康复离院（包括住院死亡或非医嘱离院）率及AKI发生率均高于非CKD者，分别为2.4% vs 0.7%、10.3% vs 5.8%、1.4% vs 0.6%（图3-12-11）。住院天数也增高，分别为8（IQR，5～12）vs 7（IQR，4～10）天。而在CKD患者中，诊断为慢性肾衰竭的死亡率及非康复离院率均高于非慢性肾衰竭者（图3-12-12）。

住院CVD患者中，发生AKI者的死亡率、非康复离院率及接受肾脏替代治疗率均高于非AKI者，分别为14.7% vs 0.8%、35.0% vs 6.2%和17.2% vs 2.1%（图3-12-13）。前者的住院时长也更长［9（IQR，5～16）vs 7（IQR，4～10）天］。

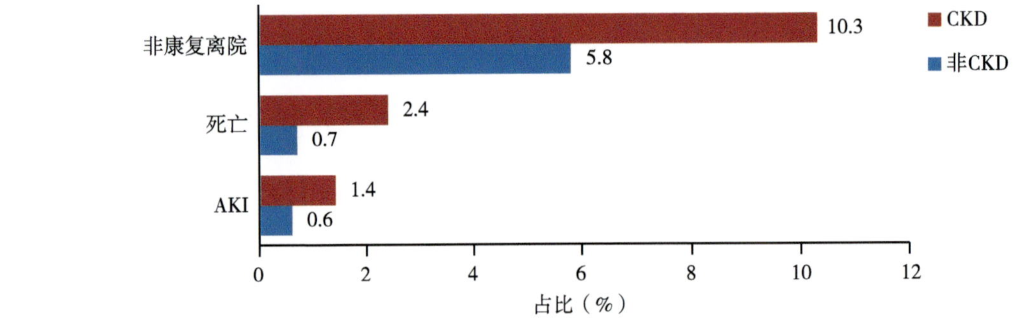

图3-12-11　2023年度住院CVD患者伴及不伴CKD的住院死亡率、非康复离院率及急性肾损伤发生率

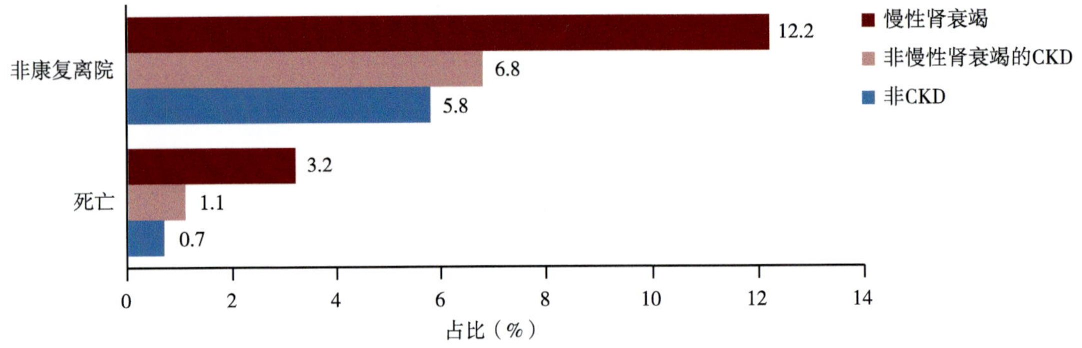

图3-12-12　2023年度住院CVD患者伴慢性肾衰竭、非慢性肾衰竭的CKD及非CKD者的死亡率和非康复离院率

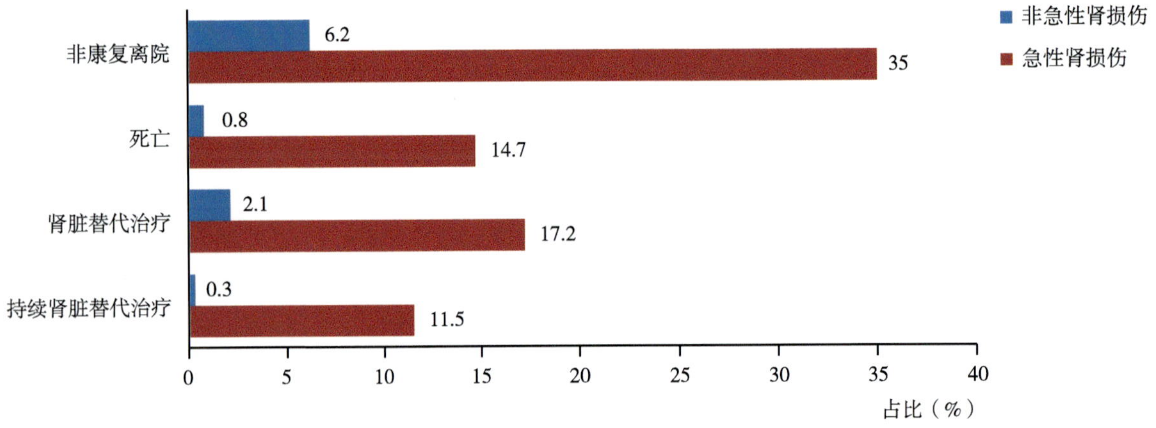

图3-12-13　2023年度住院CVD患者伴及不伴急性肾损伤的死亡率、非康复离院率及肾脏替代治疗率

3.12.2　诊疗研究进展

3.12.2.1　病因与诊断

（1）氯离子浓度与CKD患者新发心房颤动：某回顾性队列[1]纳入2000年至2021年间CKD患者20 550例，中位随访350（IQR，123～730）天，新发心房颤动211人。多因素校正的竞争风险模型示，随着血清氯离子升高，新发心房颤动风险下降，其HR（95% CI）见图3-12-14。提示低氯血症可增加CKD

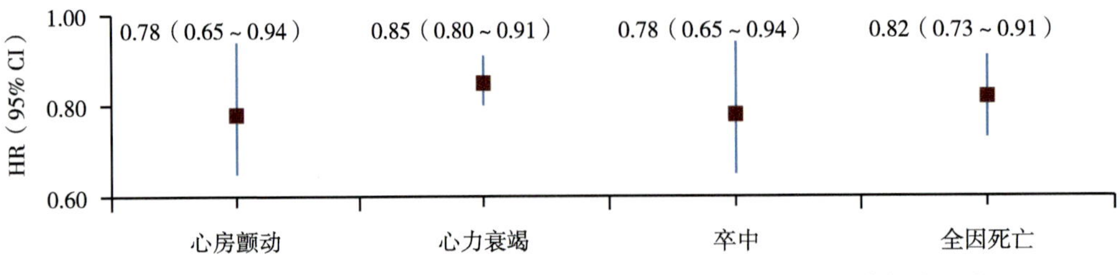

图3-12-14　CKD患者中氯离子浓度每升高一个标准差的新发心房颤动风险

患者新发心房颤动风险。

（2）生命八要素积分与CKD患者新发心力衰竭：一项研究[2]纳入开滦队列16 190例基线不伴CVD的CKD患者，中位随访13.7年，共发生724例心力衰竭（HF）。多因素Cox比例风险模型显示，生命八要素积分与HF风险呈负相关：与低积分（0～49）相比，中积分（50～79）和高积分（80～100）的HR（95%CI）分别为0.58（0.48，0.71）和0.32（0.19，0.54）（$P_{趋势}$＜0.001）；且这种相关性在年龄≤65岁的CKD患者中更为显著（$P_{交互}$＝0.01）。提示生命八要素积分高可降低CKD患者新发心力衰竭风险。

（3）尿酸水平与CKD患者心脑血管事件：一项研究[3]纳入开滦队列27 707例基线无CVD的CKD患者，经中位随访11～12年，共发生心肌梗死（MI）674例，HF 1197例，卒中2406例及死亡5676例。多因素Cox回归分析显示，随着尿酸增高，全因死亡、MI及HF风险增高，但卒中风险未受影响（表3-12-1）；且HF及死亡风险在eGFR＜45 ml/（min·1.73m^2）患者中更为显著、死亡风险在非糖尿病患者中也更为显著（$P_{交互}$＜0.05）。提示尿酸水平高可增加CKD患者死亡及心血管事件风险，但不增加卒中风险。

表3-12-1 CKD患者中尿酸水平与心肾事件的HR（95% CI）

	尿酸水平（μmol/L，按三分位数分组）				每SD（92.9μmol/L）
	T1（男＜257.0，女＜224.3）	T2（男257.0～336.0，女224.3～284.0）	T3（男≥336.0，女≥284.0）	$P_{趋势}$	
全因死亡	参照	1.11（1.04～1.19）	1.29（1.21～1.38）	＜0.001	1.13（1.10～1.16）
心肌梗死	参照	1.14（0.93～1.39）	1.38（1.13～1.67）	＜0.001	1.14（1.06～1.23）
心力衰竭	参照	1.13（0.97～1.32）	1.60（1.38～1.85）	＜0.001	1.23（1.13～1.30）
卒中	参照	0.93（0.84～1.02）	1.01（0.91～1.12）	0.82	1.00（0.96～1.04）

（4）夜间收缩压和脉率乘积与CKD患者心肾事件：一回顾性队列研究[4]，纳入珠海和广州的1434例非透析CKD伴高血压患者，中位随访23.8个月。夜间收缩压和脉率乘积（DP）有昼夜波动。Cox多因素分析示高DP（＞9840mmHg*次/分）比低DP（≤9840mmHg*次/分）的心肾不良事件风险更高，其HR（95%CI）分别为：心脑血管事件5.823（2.382～14.233）、全因死亡4.978（2.205～11.240）及肾脏联合事件1.661（1.128～2.447）。所以，非透析CKD伴高血压患者中夜间收缩压和脉率乘积是影响预后的重要因素。

（5）eGFR下降与2型糖尿病患者心肾事件：回顾性纳入香港医院管理局电子数据中2008—2015年间115 139例eGFR＞60ml/（min·1.73m^2）的2型糖尿病患者[5]，中位随访7.8年，用线性混合模型计算前3年中的eGFR斜率。Cox回归分析显示，与eGFR下降第3五分位［−1.08（−1.30～−0.87）ml/（min·1.73m^2·年）］比较，eGFR不论下降或升高均增高全因死亡及心血管事件的风险，而心力衰竭风险只在eGFR下降最快的五分位中明显增高，发生CKD和eGFR下降≥40%的风险随eGFR下降的程度增加而增高（表3-12-2）。因此，在伴或不伴早期肾病的2型糖尿病患者中，eGFR变化率与心肾预后相关，应予以重视。

表3-12-2 CKD患者中eGFR下降［ml/（min·1.73m^2）］五分位数与心肾事件的HR（95%CI）

	Q1［−4.32（−5.96～−3.49）］	Q2［−2.11（−2.48～−1.81）］	Q4［−0.21（−0.44～0.06）］	Q5［1.34（0.79～2.23）］
全因死亡	1.46（1.39，1.54）	1.05（0.99，1.11）	1.04（0.98，1.10）	1.48（1.40，1.56）
心血管事件	1.36（1.30，1.42）	1.09（1.05，1.14）	1.02（0.97，1.07）	1.19（1.14，1.25）
心力衰竭	1.56（1.43，1.69）	0.99（0.91，1.09）	0.94（0.85，1.04）	1.09（0.98，1.12）
CKD	2.94（2.85，3.02）	1.36（1.32，1.40）	0.81（0.78，0.83）	0.65（0.63，0.67）
eGFR下降≥40%	2.97（2.87，3.07）	1.31（1.26，1.36）	0.88（0.84，0.92）	0.85（0.82，0.89）

（6）代谢组学特征预测CKD患者新发CVD：在前瞻性2型糖尿病队列“香港糖尿病生物库”中，1991

例患者用NMR质谱分析检测了基线血清中的170种代谢物。用多元线性回归分析检测各代谢物与慢性肾脏病［CKD，eGFR＜60ml/（min·1.73m²）］或严重白蛋白尿的相关性。在错误发现率（FDR）＜0.05的情况下，156种代谢物与DKD相关（151与CKD及128与严重白蛋白尿），其中包括含脂蛋白B的脂蛋白、HDL、脂肪酸、苯胺酸、络氨酸、白蛋白及糖蛋白乙酰基。在FDR＜0.05情况下，中位随访5.2年，75种代谢物与CVD发病相关。纳入性别、年龄及三种代谢物（白蛋白、大HDL中的甘油三酯、小LDL中磷脂）模型预测CVD的效能与传统危险因素相当（C-指数0.765 vs 0.762，P＝0.89），而加入这三种代谢物能提高对CVD的预测效能（C-指数0.762～0.797，P＝0.014）并能提高其识别力和再分类能力，且为独立的中国人和荷兰人群所验证。因此，DKD中改变的代谢组学特征与CVD风险相关且改善其危险分层[6]。

（7）静息心率与新发ESKD风险：有筛查项目[7]于1996—2017年间纳入了476 347人，中位随访13年，发生ESKD 2504例。与静息心率（RHR）为60～69bpm者比较，RHR为80～89和≥90bpm者的ESKD风险增高，HR（95% CI）分别为1.24（1.09～1.42）和1.64（1.42～1.90）。且RHR每升高10bpm，ESKD的风险增加32%［HR，1.32（95% CI：1.10～1.58）］。提示高静息心率可能是CKD进展的危险因素。

3.12.2.2 防治研究

（1）停用二甲双胍治疗对晚期CKD的2型糖尿病患者预后的影响：有回顾性研究连续纳入香港医院管理局中参与“糖尿病风险评估和管理项目”，且于2002年1月1日至2018年12月31日间新发eGFR＜30ml/（min·1.73m²）并持续≥6个月的2型糖尿病中国人共33 586例。中位随访3.8（IQR，2.2～6.1）年后，16.4%、30.1%、7.1%及44.4%的患者分别发生了主要心血管事件（MACE）、终末期肾脏病（ESKD）、肿瘤及死亡。其中7500例（22.3%）在发现eGFR＜30ml/（min·1.73m²）后6个月内停用二甲双胍，另26 086例（77.7%）则持续应用。6个月内停用二甲双胍者的MACE、ESKD、全因死亡及心血管死亡风险均高于不停用者，权重及校正后的HR（95% CI）依次为1.40（1.29～1.52）、1.52（1.42～1.62）、1.22（1.18～1.27）及1.23（1.13～1.34）；但癌症死亡风险并未增加，为0.93（0.85～1.01）。停用二甲双胍6个月的HbA_{1c}增幅显著高于不停用者，为0.5%（0.4%～0.6%）vs 0.2%（0.1%～0.2%）。在独立登记的队列中（n＝3235），持续应用二甲双胍并未增加乳酸中毒风险，权重后HR（95% CI）为0.94（0.53～1.64）。因此，晚期CKD患者中停用二甲双胍可能增加心肾不良事件及死亡风险[8]。

（2）心血管危险因素控制对CKD患者预后的影响：有研究纳入开滦队列20 254例非ESKD及非CVD的CKD患者，并按性别和年龄（±2岁）匹配35 236例非CKD患者。心血管危险因素控制良好定义为：收缩压＜130mmHg、LDL-C＜2.6 mmol/L及空腹血糖＜6.1mmol/L。随诊12.2～12.8年，共发生死亡3875例、卒中1888例、心肌梗死531例、CKD进展4825例。危险因素控制良好的个数越多，CKD患者发生上述事件的风险越低；且若以上三个因素均控制良好，则CKD患者与非CKD患者相比无额外的上述事件的风险[9]。提示CKD中心血管危险因素的控制可以改善不良预后（图3-12-15）。

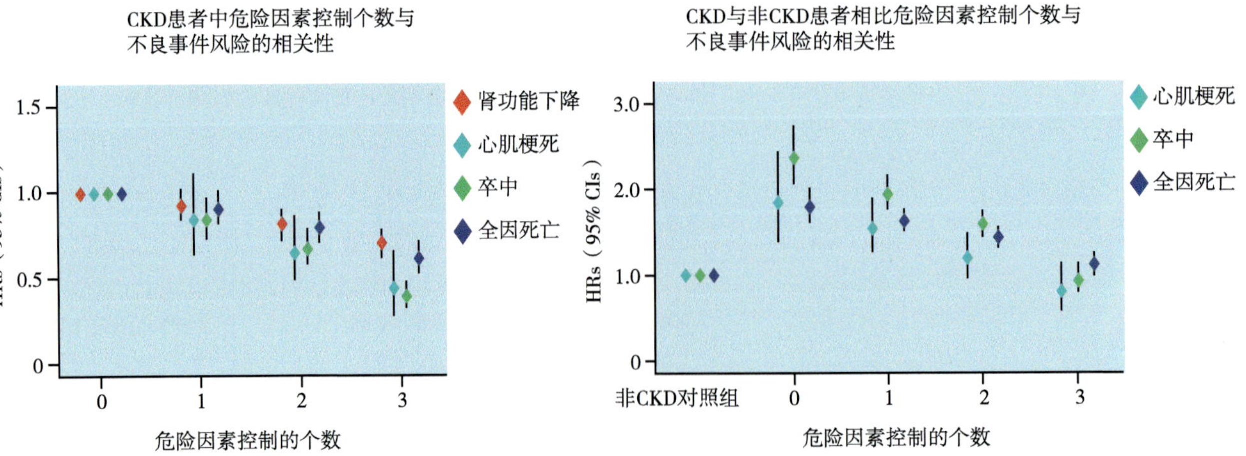

图3-12-15　危险因素控制情况与不良事件的风险

3.12.2.3　预后研究

（1）心肾代谢（CKM）综合征与全因死亡：有研究共纳入开滦队列97 777例成人，中位随访15.0（14.7～15.2）年，发生全因死亡（ACM）14 805例。与CKM 0期比较，CKM 1～4期的全因死亡风险随CKM分期增加而升高，多因素校正后HR（95% CI）分别为1.24（1.06～1.45）、1.72（1.48～2.00）、2.58（2.22～3.01）及3.73（3.19～4.37）。且这种相关性在年龄＜60岁的成人中更为显著（$P_{交互}$＜0.001）。因此，应根据CKM分期调整管理策略[10]。

（2）CKD是高血压患者死亡的重要危险因素：一项回顾性研究纳入1 012 228例成人高血压患者[11]，中位随访10.7年，共发生244 268（24.1%）例死亡。肺炎（7.2%）、肿瘤（5.1%）和CVD（4.2%）是最常见的死亡原因。基础疾病（包括糖尿病、CKD、CVD、心力衰竭和肿瘤）和危险因素（包括抽烟、血压、血糖及血脂控制不佳）能解释24.0%（95% CI：22.5%～25.4%）的死亡，且这一比例随年龄增长而下降，18～54岁最高，为33.5%（28.1%～38.5%）；≥75岁最低，为19.4%（17.0%～21.6%）。此外，CKD是首屈一指的死亡危险因素［12.7%（12.4%～12.9%）］，老年人中尤甚（11.1%～13.1%≥65岁）。因此，在高血压患者中，应该加强CKD的筛查和防治。

3.12.3　指南与专家共识

2023—2024年，国内专家根据慢性肾脏病及心血管疾病领域的新进展，制定并发布了多个指南或共识，以规范慢性肾脏病和慢性肾脏病患者中心血管疾病的预防和诊治，见表3-12-3。

表3-12-3　2023—2024年发布的慢性肾脏病领域相关指南和专家共识

发布时间	指南或共识名称
指南	
2023年	心肾综合征诊疗的临床实践指南[12]
2024年	成人慢性肾脏病食养指南[13]
2024年	中国急性肾损伤临床实践指南[14]
共识	
2023年	慢性肾脏病合并非瓣膜心房颤动患者抗凝管理的专家共识[15]
2023年	非奈利酮在糖尿病合并慢性肾脏病患者中应用的中国专家共识[16]
2023年	钠葡萄糖转运体2抑制剂在慢性肾脏病患者临床应用的中国专家共识[17]
2024年	中国糖尿病合并慢性肾脏病临床管理共识[18]
2024年	慢性肾脏病相关心肌病综合管理专家共识[19]
2024年	慢性肾脏病肌少症诊断、治疗与预防专家共识[20]
2024年	拟钙剂治疗维持性血液透析患者继发性甲状旁腺功能亢进症的中国专家共识[21]
2024年	基层糖尿病肾脏疾病中西医结合治疗和随访管理专家共识[22]
2024年	慢性肾脏病多学科临床管理路径专家共识[23]
2024年	原发性IgA肾病管理和治疗中国专家共识[24]

3.12.4　小结

2023—2024年在中国人群中进行的心肾相关研究揭示了CKD和CVD间密切关系及相互影响，尤其是它们的共同危险因素、CKD组分或并发症及其治疗心肾疾病发生发展、预测及预后等的影响。因此，对CKD和CVD应强调共同防治和管理，心血管－肾脏－代谢综合征的提出也强调了这一点。

从HQMS数据看，我国住院CVD患者中CKD及AKI患病率高且偏重，且若合并肾脏病［CKD和（或）AKI］，其住院死亡及非康复离院风险远高于非肾脏病患者；但诊断率远低于研究报道，肾衰竭占比很大，且总体上肾脏病分期不清，提示我国二、三级医院对住院CVD患者中肾脏病的识别和诊断的意识或能力尚待提升，心肾疾病共同管理的理念尚待深入，心肾疾病共同管理的质控也亟须提高。

（执笔人：蔡建芳　审稿人：李学旺）

参考文献

［1］GAN Y，NIE S，PANG M，et al. Inverse association between serum chloride levels and the risk of atrial fibrillation in chronic kidney disease patients［J］. Clin Kidney J，2024，17（8）：sfae137.

［2］HUO Z，HUANG Z，FENG J，et al. Life's Essential 8 and heart failure among patients with chronic kidney disease：the Kailuan Cohort Study［J］. Eur J Prev Cardiol，2024，31（7）：824-831.

［3］LI N，CUI L，SHU R，et al. Associations of uric acid with the risk of cardiovascular disease and all-cause mortality among individuals with chronic kidney disease：the Kailuan Study［J］. Eur J Prev Cardiol，2024，31（17）：2058-2066.

［4］JIANG X，LI X，PENG H，et al. Prognostic value of nighttime double product in nondialysis chronic kidney disease with hypertension［J］. J Am Heart Assoc，2023，12（24）：e031627.

［5］JIN Q，KUEN LAM CL，FAI WAN EY. Association of eGFR slope with all-cause mortality，macrovascular and microvascular outcomes in people with type 2 diabetes and early-stage chronic kidney disease［J］. Diabetes Res Clin Pract，2023，205：110924.

［6］JIN Q，LAU ESH，LUK AO，et al. Circulating metabolomic markers linking diabetic kidney disease and incident cardiovascular disease in type 2 diabetes：analyses from the Hong Kong Diabetes Biobank［J］. Diabetologia，2024，67（5）：837-849.

［7］TSAI MK，GAO W，CHIEN KL，et al. Resting heart rate independent of cardiovascular disease risk factors is associated with end-stage renal disease：a cohort study based on 476 347 adults［J］. J Am Heart Assoc，2023，12（23）：e030559.

［8］YANG A，SHI M，WU H，et al. Clinical outcomes following discontinuation of metformin in patients with type 2 diabetes and advanced chronic kidney disease in Hong Kong：a territory-wide，retrospective cohort and target trial emulation study［J］. EClinicalMedicine，2024，71：102568.

［9］GENG T，XU W，GAO H，et al. Relationship between control of cardiovascular risk factors and chronic kidney disease progression，cardiovascular disease events，and mortality in Chinese adults［J］. J Am Coll Cardiol，2024，84（14）：1313-1324.

［10］LI N，LI Y，CUI L，et al. Association between different stages of cardiovascular-kidney-metabolic syndrome and the risk of all-cause mortality［J］. Atherosclerosis，2024，397：118585.

［11］JIN Q，MEI J，WONG YC，et al. Associations and attributable burden between risk factors and all-cause and cause-specific mortality at different ages in patients with hypertension［J］. Hypertens Res，2024，47（8）：2053-2063.

［12］中国医师协会肾脏内科医师分会心肾综合征指南工作组，心肾综合征诊疗的临床实践指南（2023版）［J］. 中华医学杂志，2023（46）：3705-3759.

［13］国家卫生健康委办公厅.［EB/OL］.［2024-02-12］.［2024-08-20］. http：//www.nhc.gov.cn/sps/s7887k/202402/4a82f053aa78459bb88e35f812d184c3/files/a076c741899445c78e7eb858df333938.pdf

［14］国家慢性肾病临床医学研究中心，中国医师协会肾脏内科医师分会，中国急性肾损伤临床实践指南专家组. 中国急性肾损伤临床实践指南［J］. 中华医学杂志，2023（42）：3332-3366.

［15］慢性肾脏病非瓣膜性心房颤动抗凝管理工作组，慢性肾脏病合并非瓣膜性心房颤动患者抗凝管理的专家共识［J］. 中国血液净化，2023，22（8）：561-573.

［16］《非奈利酮在糖尿病合并慢性肾脏病患者中应用的中国专家共识（2023版）》专家组，非奈利酮在糖尿病合并慢性肾脏病患者中应用的中国专家共识（2023版）［J］. 中华糖尿病杂志，2023，15（10）：907-916.

［17］《钠-葡萄糖转运体2抑制剂在慢性肾脏病患者临床应用的中国专家共识（2023年版）》专家组. 钠-葡萄糖转运体2抑制剂在慢性肾脏病患者临床应用的中国专家共识（2023年版）［J］. 中华糖尿病杂志，2023，15（12）：1213-1224.

［18］中华医学会内分泌学分会，中国内分泌代谢病专科联盟. 中国糖尿病合并慢性肾脏病临床管理共识［J］. 中华内分泌代谢杂志，2024，40（6）：455-461.

[19] 慢性肾脏病相关心肌病综合管理中国专家共识工作组. 慢性肾脏病相关心肌病综合管理中国专家共识（2024版）[J]. 中国血液净化，2024. 23（8）：561-580.
[20] 慢性肾脏病肌少症诊断、治疗与预防专家共识专家组. 慢性肾脏病肌少症诊断、治疗与预防专家共识（2024年版）[J]. 中华肾脏病杂志，2024，40（7）：592-606，610.
[21] 拟钙剂治疗MHD患者SHPT专家共识工作组. 拟钙剂治疗维持性血液透析患者继发性甲状旁腺功能亢进症的中国专家共识（2024版）[J]. 中国血液净化，2024，23（10）：721-735.
[22] 中国研究型医院学会肾脏病学专业委员会专家组. 基层糖尿病肾脏疾病中西医结合治疗和随访管理专家共识[J]. 中国研究型医院，2024，11：1-15.
[23] 中国医药教育协会临床肾脏病专委会，慢性肾脏病多学科临床管理路径专家共识委员会. 慢性肾脏病多学科临床管理路径专家共识[J]. 中华内科杂志，2024，63（12）：1216-1227.
[24] 中国医药卫生文化协会肾病与血液净化专业委员会. 原发性IgA肾病管理和治疗中国专家共识[J]. 中华肾病研究电子杂志，2024，13（1）：1-8.

3.13 脑血管疾病

3.13.1 卒中

3.13.1.1 住院患者特点

HQMS数据显示，2023年纳入监测并收治卒中住院患者（出院诊断包含脑梗死、脑出血或蛛网膜下腔出血）的医院有7640家，其中三级医院2466家，二级医院5174家。

2023年收治卒中住院患者1663.8万人次，其中脑梗死患者占94.0%。收治的所有卒中患者中，出院主要诊断为卒中的患者占49.9%。

卒中住院患者的平均年龄为68.9±11.7岁，其中脑梗死、脑出血和蛛网膜下腔出血住院患者的平均年龄分别为69.3±11.3岁、62.9±14.3岁和60.9±15.4岁。卒中住院患者年龄分布情况见图3-13-1。脑梗死和脑出血患者以男性居多，占比分别为55.0%和63.5%，而蛛网膜下腔出血患者女性占比略高（51.2%）。

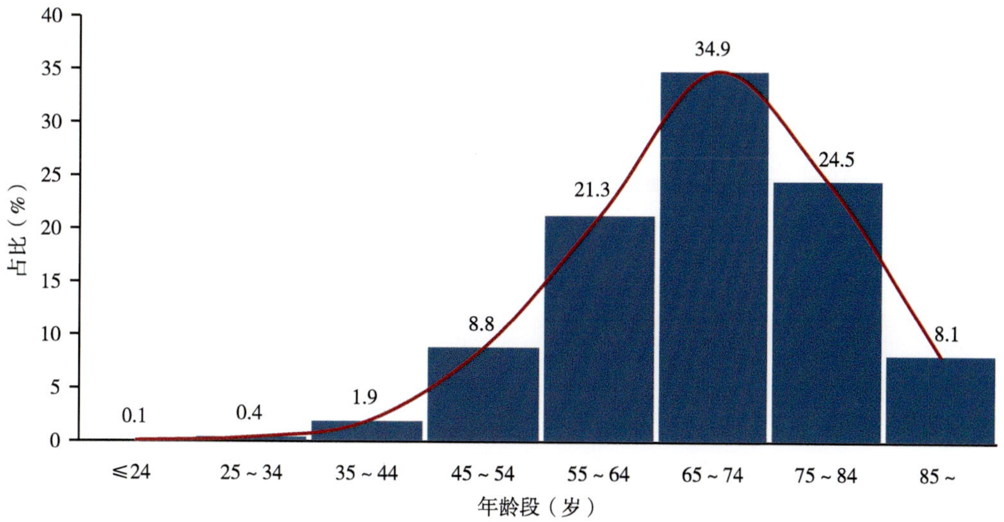

图3-13-1 卒中住院患者的年龄分布

高血压、冠心病和糖尿病是卒中住院患者最常见的合并症，占比分别为66.5%、30.3%和27.7%（图3-13-2）。

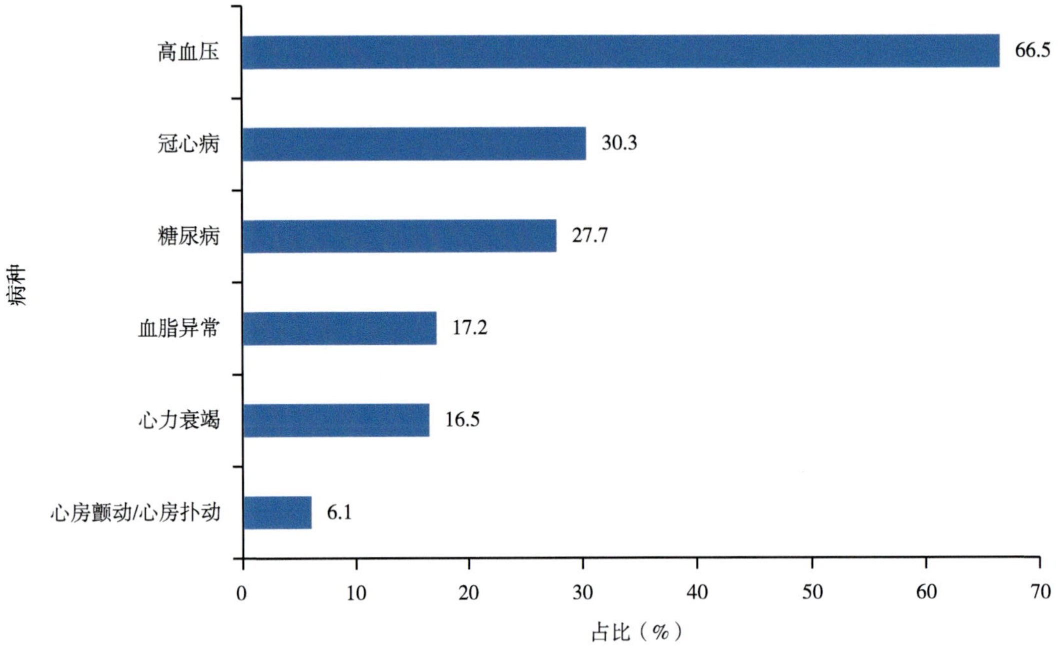

图3-13-2 卒中患者合并疾病情况

3.13.1.2 住院结局

卒中住院患者的住院死亡率为1.2%，非康复离院率为8.0%，不同类型卒中患者的住院结局见图3-13-3。

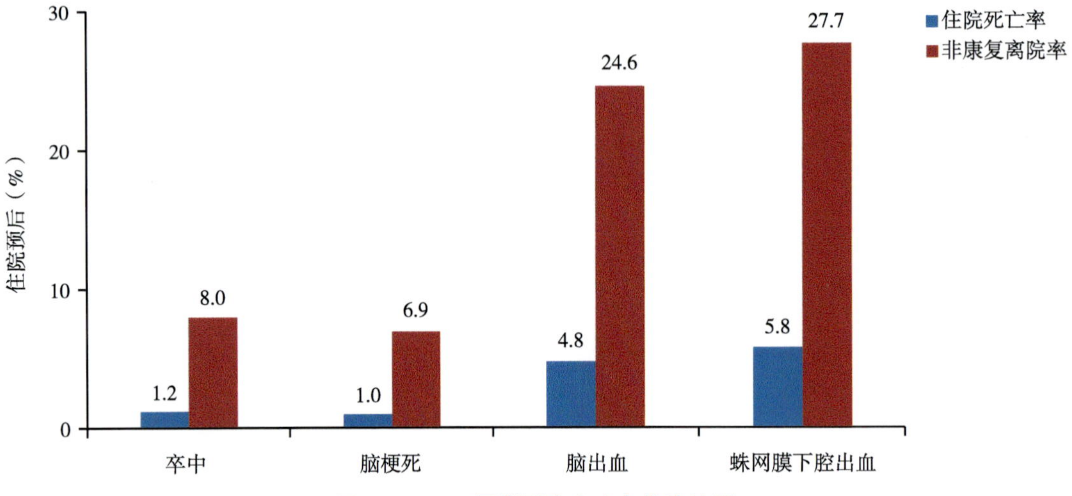

图3-13-3 不同类型卒中患者住院结局

3.13.2 心脏病合并脑血管病

3.13.2.1 住院患者特点

HQMS数据显示，2023年纳入监测并收治心脏病合并脑血管病住院患者的医院共有6994家，占HQMS中开展心脏病诊疗服务医院数量的90.1%。其中三级医院2338家，二级医院4656家。

心脏病合并脑血管病患者需同时满足以下条件：①出院诊断包含冠心病、心房颤动、经皮冠状动脉介入治疗（PCI）或冠心病心脏外科手术；②出院诊断包含脑梗死、脑出血、蛛网膜下腔出血或短暂性脑缺血发作（TIA）。

2023年出院诊断包含冠心病的2456.7万例住院患者中，合并脑血管病的比例为21.1%。480.3万例出院诊断包含心房颤动或心房扑动患者中合并脑血管病的比例为21.4%。193万例接受PCI术的患者中合并脑血管病的比例为6.5%。7.4万例接受CABG手术的患者中合并脑血管病的比例为10.7%。

3.13.2.2　住院结局

心脏病合并脑血管病患者的住院死亡率和非康复离院（离院方式为住院死亡或非医嘱离院）率均高于未合并脑血管病者（图3-13-4和图3-13-5）。

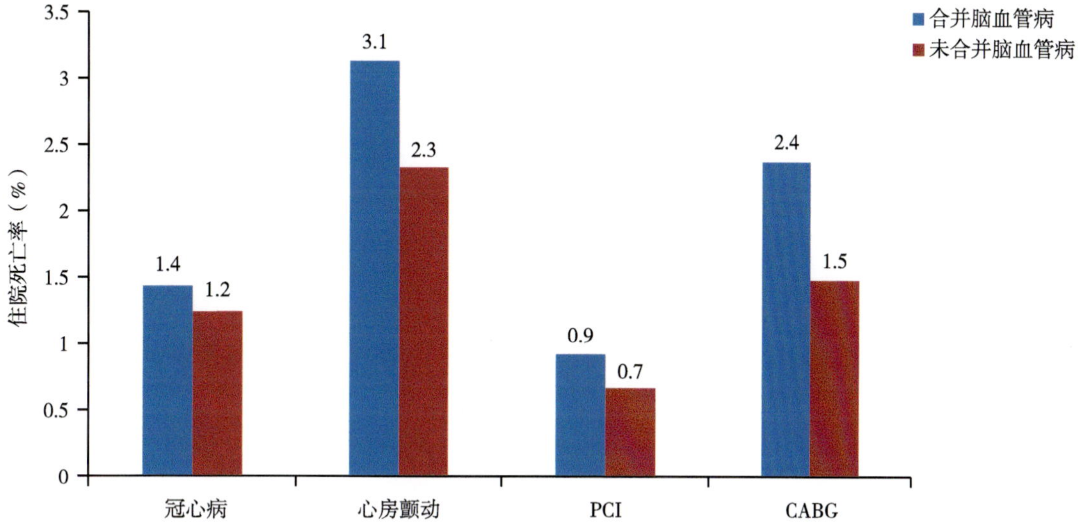

图3-13-4　合并脑血管病与未合并脑血管病的心脏病患者住院死亡率

注：CABG，冠状动脉旁路移植术；PCI，经皮冠状动脉介入治疗。

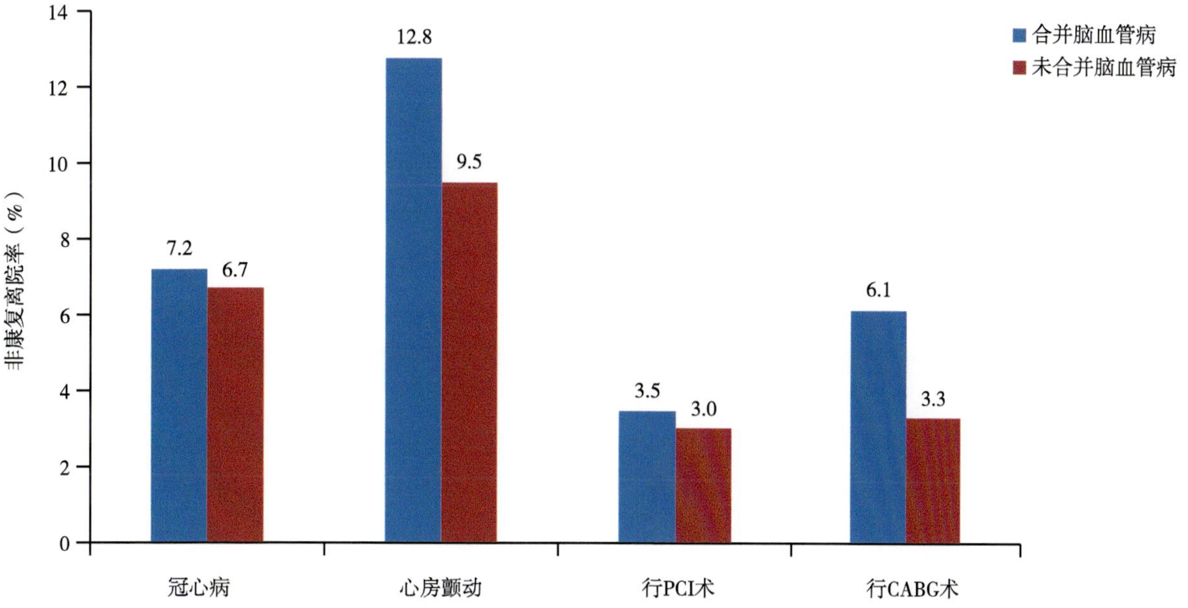

图3-13-5　合并脑血管病与未合并脑血管病的心脏病患者非康复离院率

注：CABG，冠状动脉旁路移植术；PCI，经皮冠状动脉介入治疗。

3.13.3 脑血管病诊疗研究进展

3.13.3.1 诊断类研究

颈内动脉（ICA）的真性闭塞（TO）和假性闭塞（PO）的鉴别对于制定AIS（急性缺血性卒中）患者的血栓切除术治疗计划至关重要。尽管造影剂延迟充盈征已区分颈动脉PO和TO，但其只能通过多时相CT血管造影检查（CTA）判断。一项研究纳入200例血管内治疗（EVT）的前循环卒中患者[1]，发现颈动脉环征是识别颈内动脉C1段真性闭塞的有效标志物［曲线下面积（AUC）：0.86］，灵敏度和特异性分别为0.70（95%CI：0.60～0.79）和0.94（95%CI：0.87～0.97），提示颈动脉环征可以补充造影剂延迟填充征去区分TO和PO，特别是在只有单时相CTA的中心。

准确评估心房颤动患者的卒中风险对于制定其抗栓策略至关重要，但现有的风险评估方案准确性较低。一项研究纳入746例左心耳封堵手术（LAAO）心房颤动患者[2]，发现基于左心耳造影评估的造影剂滞留（CR）比CHA_2DS_2-VASc评分更能准确地识别卒中患者（C-统计量＝0.712 vs 0.512，P＜0.001），且二者联合使用效果最佳［C-统计量＝0.871 vs 0.829（仅CHA_2DS_2-VASc评分），P＝0.048］，提示左心耳造影CR可能是识别心房颤动患者高卒中风险的有效筛查工具（图3-13-6）。

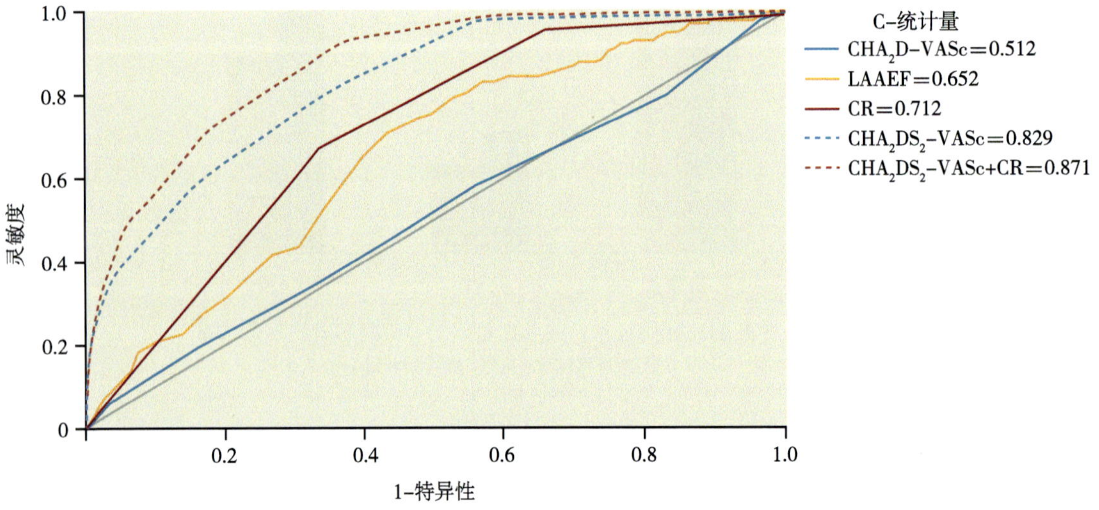

图3-13-6　卒中评估ROC曲线

注：LAAEF，左心耳射血分数；CR，造影剂滞留。

3.13.3.2 治疗类研究

（1）手术治疗：目前尚不清楚单纯球囊扩张术（BA）联合最佳药物治疗（AMM）是否优于单纯AMM治疗症状性重度颅内动脉狭窄（sICAS）患者。BASIS研究采用开放标签、终点盲法、随机对照设计，共纳入512例颅内大动脉重度狭窄（70%～99%）导致的90天内的TIA，或入组前14～90天的缺血性卒中且入组前接受过至少1种抗血小板药物和（或）标准危险因素管理的患者[3]。研究结果表明，BA＋AMM组综合不良事件（30天内的任何卒中或全因死亡，或入组30天～12个月内靶血管供血区域内缺血性卒中或靶血管的血运重建）的发生率明显低于AMM组（HR：0.32，95% CI：0.16～0.63，P＜0.001）。本研究结果显示，BA联合AMM是治疗sICAS的有效治疗方法，为颅内动脉狭窄血管内治疗带来了全新起点。

此外，也有研究探索了补救性血管成形术或支架植入术对急性大血管闭塞性卒中（AIS-LVO）取栓后未能再通或再闭塞的作用。ANGEL-REBOOT研究结果发现，与标准治疗相比，补救成形术未能改善患者

90天的临床预后（$P > 0.05$），且可能会增加严重颅内出血和医源性动脉夹层的风险[4]。未来仍需更有针对性的研究来进一步探讨当前治疗方案的改进措施。

（2）药物治疗

阿加曲班治疗AIS中早期神经功能恶化：AIS发病后48小时内常会发生早期神经功能恶化（END），新型抗凝药阿加曲班是改善END的潜在治疗药物。EASE研究采用开放标签、终点盲法的随机对照设计，共纳入628名发病48小时内出现END（NIHSS评分增加≥2分）的AIS患者[5]。研究结果显示，阿加曲班联合抗血小板治疗组在90天的mRS 0～3分比例显著高于单纯抗血小板治疗组（RR：1.10；95% CI：1.01～1.20，$P = 0.04$），且没有额外增加出血风险（表3-13-1）。本研究结果为支持在END患者中使用阿加曲班提供了证据。

表3-13-1　阿加曲班组和标准治疗组主要结局、次要结局和安全性结局的比较

结局	组别		未调整			调整后		
	阿加曲班组（$n = 302$）	对照组（$n = 307$）	风险差（95%CI）	风险比（95%CI）	P值	风险差（95%CI）	风险比（95%CI）	P值
主要结局								
90天mRS（0～3）	240/298（80.5%）	222/303（73.3%）	7.2（0.6～14.0）	1.10（1.01～1.20）	0.04	7.1（0.3～13.9）	1.10（1.00～1.20）	0.04
次要结局								
90天mRS（0～2）	166/298（55.7%）	152/303（50.2%）	5.5（−2.4～13.5）	1.11（0.96～1.29）	0.18	5.1（−2.9～13.1）	1.10（0.95～1.29）	0.21
90天NIHSS	2（0～4）	2（0～4）	未调整均差：−0.74（−2.64～1.15）	—	0.44	调整均数：−0.84（−2.75～1.07）	—	0.39
90天Barthel指数	90（70～100）	90（55～100）	未调整均差：4.69（0.50～9.86）	—	0.08	调整均差：4.55（0.59～9.68）	—	0.08
90天mRS评分分布	2（1～3）	2（1～4）	比值比：0.70（0.53～0.93）	—	0.01	比值比：0.71（0.53～0.94）	—	0.02
卒中或者其他血管事件	17/298（5.7%）	21/303（6.9%）	−1.2（−5.1～2.7）	0.823（0.40～1.53）	0.54	−1.2（−5.1～2.8）	0.831（0.436～1.561）	0.57

注：mRS，改良的Rankin评分；NIHSS，美国国立卫生研究院卒中量表。

替罗非班预防急性缺血性卒中患者早期神经功能恶化：替罗非班是一种可静脉应用的抗血小板药物，相较于口服抗血小板药物，其具有特异性更强、起效速度更快等优势，可能也具备改善AIS患者END作用。TREND研究共纳入425例在发病24小时内未接受静脉溶栓或取栓的急性非心源性缺血性卒中患者[6]。研究结果显示，静脉接受替罗非班组的END比例显著低于阿司匹林组（HR：0.32，95% CI：0.16～0.65，$P = 0.002$），且不增加额外的出血风险。本研究结果为错失静脉溶栓或机械取栓治疗的AIS患者提供了一种很有前景的治疗方法。

急性缺血性卒中溶栓（瑞替普酶vs阿替普酶）：再灌注疗法是治疗缺血性卒中的循证干预措施。与阿替普酶相比，瑞替普酶对AIS患者的疗效和安全性尚未明确。RAISE研究是一项开放标签、非劣效性、随机对照试验，纳入1412名发病4.5小时内、NIHSS评分4～25分的AIS患者[7]。研究结果显示，瑞替普酶组79.5%的患者和阿替普酶组70.4%的患者达到优良功能结局（HR：1.33，95%CI：1.05～1.21，$P_{非劣效} < 0.001$，$P_{优效} = 0.002$）（表3-13-2）。本研究结果为瑞替普酶在AIS患者治疗提供了高质量循证医学证据，为临床医师及患者溶栓药物提供经济、便捷的多样化选择。

表3-13-2 瑞替普酶和阿替普酶组主要结局、次要结局和安全性结局的比较

结局	瑞替普酶（n=707）	阿替普酶（n=705）	风险比或比值比（95%CI）	风险差（95%CI）
主要结局				
90天mRS（0～1）	562（79.5%）	496（70.4%）	1.13（1.05～1.21）	9.4（3.3～15.4）
次要结局				
90天mRS（0～2）	603（85.3%）	563（79.8%）	1.07（1.02～1.12）	5.8（1.8～9.8）
90天mRS中位数	0（0～1）	1（0～2）	0.61（0.27～0.95）	—
90天mRS（0～1）分布				
0	381（53.9%）	292（41.4%）	—	—
1	181（25.6%）	204（29.0%）	—	—
2	41（5.8%）	67（9.4%）	—	—
3	38（5.3%）	63（9.0%）	—	—
4	26（3.7%）	43（6.1%）	—	—
5	7（0.9%）	9（1.2%）	—	—
6	34（4.7%）	27（3.8%）	—	—
24小时内显著恢复	411（58.1%）	340（48.2%）	1.21（1.05～1.36）	10.0（1.9～18.2）
7天内显著恢复	519（73.5%）	469（66.5%）	1.10（1.02～1.19）	7.0（1.2～12.8）
90天Barthel指数≥95分	580（82.0%）	537（76.2%）	1.08（1.02～1.13）	6.3（2.0～10.5）

替奈普酶vs阿替普酶治疗急性缺血性卒中发作：替奈普酶是一种新型溶栓药物，目前关于替奈普酶对中国AIS患者治疗效果的证据有限。ORIGINAL研究是一项开放标签、非劣效性的Ⅲ期临床试验，共纳入1465例发病4.5小时内的AIS患者[8]。研究结果显示，替奈普酶组达到优良功能结局（mRS≤1）的比例略高于阿替普酶组（RR：1.03，95% CI：0.97～1.09，非劣效性界值=0.937）（图3-13-7）。本研究结果拓展了替奈普酶的临床应用范围，为急性卒中静脉溶栓治疗提供了新的治疗选择。

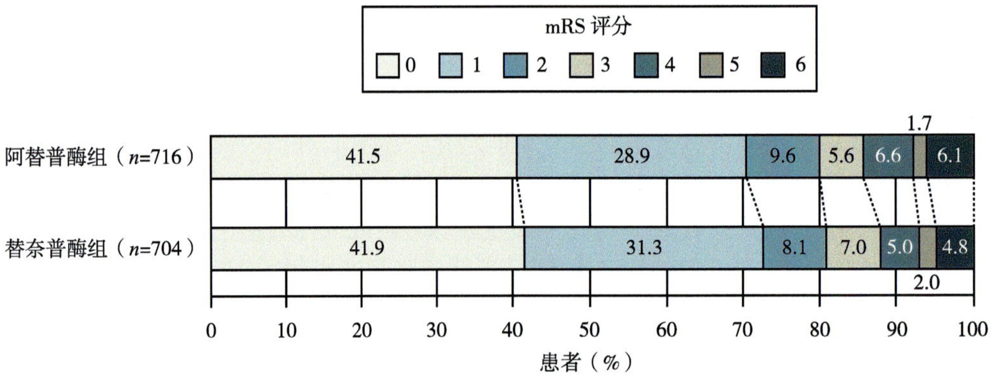

图3-13-7 替奈普酶组和阿替普酶组90天mRS分布比例

注：mRS，改良的Rankin评分。

4.5～24小时替奈普酶治疗急性缺血性卒中非取栓患者：替奈普酶静脉溶栓已被证实可用于发病4.5小时内符合适应证的AIS患者，但对于发病4.5～24小时的患者疗效尚不确定。TRACE Ⅲ研究是一项Ⅲ期临床试验，共纳入516名发病4.5～24小时内、前循环大动脉闭塞且未接受血管内治疗的卒中患者[9]。研究结果显示，替奈普酶组的无残疾率显著高于标准治疗组（RR：1.37，95% CI：1.04～1.81，P=0.03），且不增加额外的出血风险（图3-13-8）。本研究结果为超时间窗使用替奈普酶治疗急性大动脉闭塞性卒中提供了一种替代性治疗方案，结合替奈普酶更便捷的给药方式，有望降低院间转运过程中卒中进展风险。

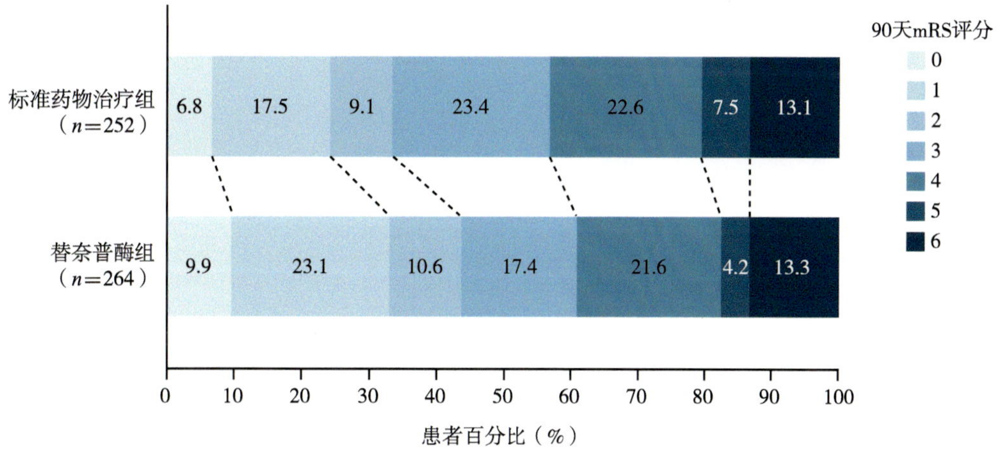

图3-13-8　替奈普酶组和标准药物治疗组90天mRS分布比例

氯吡格雷联合阿司匹林治疗轻中度急性缺血性卒中：轻度–中度AIS患者双联抗血小板治疗是否优于单一抗血小板治疗尚不明确。ATAMIS研究采用开放标签、终点盲法、随机对照设计，共纳入3000名发病48小时以内、NIHSS评分为4～10分的轻中度AIS患者[10]。研究结果显示，氯吡格雷联合阿司匹林组的END比例显著低于单用阿司匹林组（风险差异：-1.90%，95% CI：-3.6～-0.2，$P=0.03$），且未增加额外出血风险。本研究结果为轻中度AIS患者采用双联抗血小板治疗提供了数据支持。

高危症状性颅内外动脉粥样硬化强化抗血小板和他汀治疗：急性轻度缺血性卒中发病24小时内启动双联抗血小板治疗有助于降低卒中复发风险，但时间窗延长至72小时的治疗效果尚不明确。INSPIRES研究是一项双盲、随机、安慰剂对照、2×2析因试验，纳入6100例发病72h内的轻型缺血性卒中（NIHSS≤5）或高危TIA（ABCD2≥4）患者，且影像学伴颅内或颅外责任大动脉狭窄（狭窄率≥50%）或存在大动脉粥样硬化病因的急性多发梗死病灶[11]。研究结果显示，阿司匹林联合氯吡格雷组新发卒中比例显著低于阿司匹林组（HR：0.79，95%CI：0.66～0.94，$P=0.008$），但中重度出血风险升高（$P<0.05$）（图3-13-9）。本研究结果将强化抗板治疗的获益人群发病时间窗从目前指南推荐的24h扩大到72h、NIHSS评分由3分扩大到5分，可为基于影像指导病因/发病机制分型的缺血性卒中的临床精准化诊疗决策提供更多依据。

此外，早期强化降脂对TIA和轻型卒中早期复发的疗效尚不确定。有研究根据降脂方案将患者随机分为即刻强化他汀治疗组（3050例）和延迟3天强化他汀治疗组（3050例）[12]。研究结果显示，即刻强化他汀组与延迟组在90天内新发卒中的比例无显著差异（$P>0.05$），但延迟组的预后不良比例（mRS 2～6分）更高（$P=0.03$）（图3-13-10）。本研究为发病72小时内的轻型缺血性卒中或高危TIA患者即刻启动强化他汀治疗提供了数据支持。

秋水仙碱治疗急性缺血性卒中或短暂性脑缺血发作：轻型卒中和短暂性脑缺血发作（TIA）早期复发风险高，炎症是导致卒中复发的重要因素和潜在治疗靶点，卒中早期抗炎治疗对降低卒中复发残余风险具有重要意义。CHANCE-3研究共纳入8343例发病24小时内高敏感性C反应蛋白≥2mg/L的急性轻度缺血性卒中（NIHSS≤5）或高危TIA（ABCD2评分≥4分）患者[13]。研究结果显示，与安慰剂组相比，低剂量秋水仙碱未能显著降低患者90天内卒中复发风险（$P>0.05$）。本研究结果提示，小剂量秋水仙碱不适用于预防急性轻度缺血性卒中或高危TIA患者早期卒中复发，卒中二级预防抗炎治疗仍需要更多的探索。

此外，也有研究评估了甲泼尼龙对取栓治疗的AIS-LVO患者的有效性和安全性。MARVEL研究结果显示在血管内血栓切除术基础上增加甲泼尼龙未能显著改善功能结局，但其在降低死亡率和颅内出血方面具有潜在益处[14]，为卒中治疗领域提供了重要的临床依据与启示。

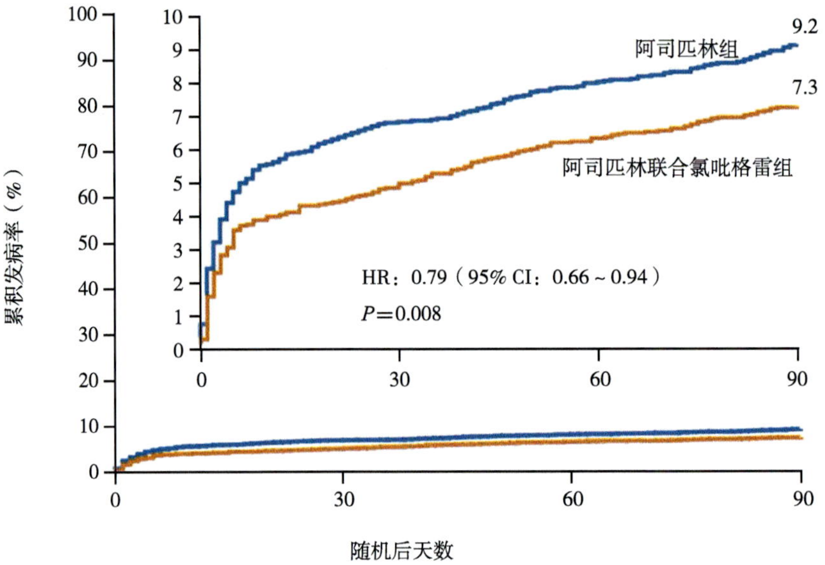

风险人数

阿司匹林联合氯吡格雷组	3050	2884	2836	2776
阿司匹林组	3050	2830	2789	2723

A

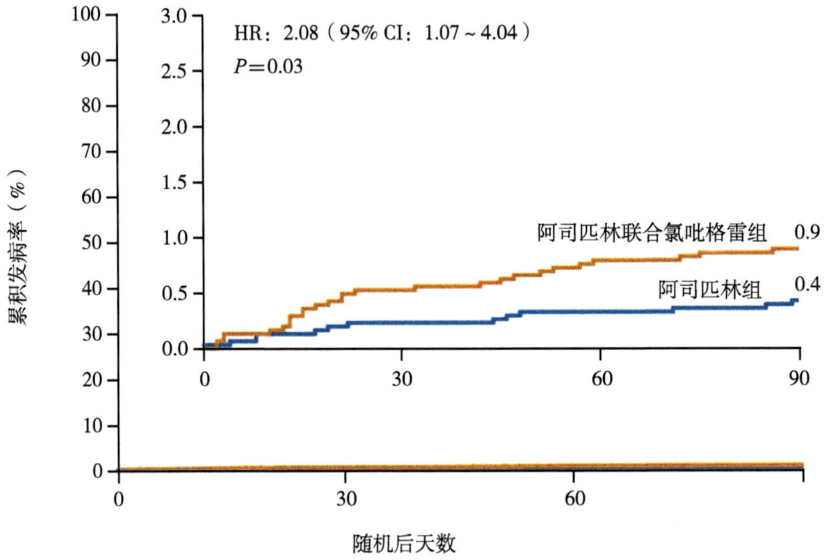

风险人数

阿司匹林联合氯吡格雷组	3050	3012	2995	2956
阿司匹林组	3050	3023	3012	2976

B

图3-13-9　阿司匹林联合氯吡格雷组和单独阿司匹林组90天内新发卒中、中重度出血风险

注：A，卒中；B，中重度出血。

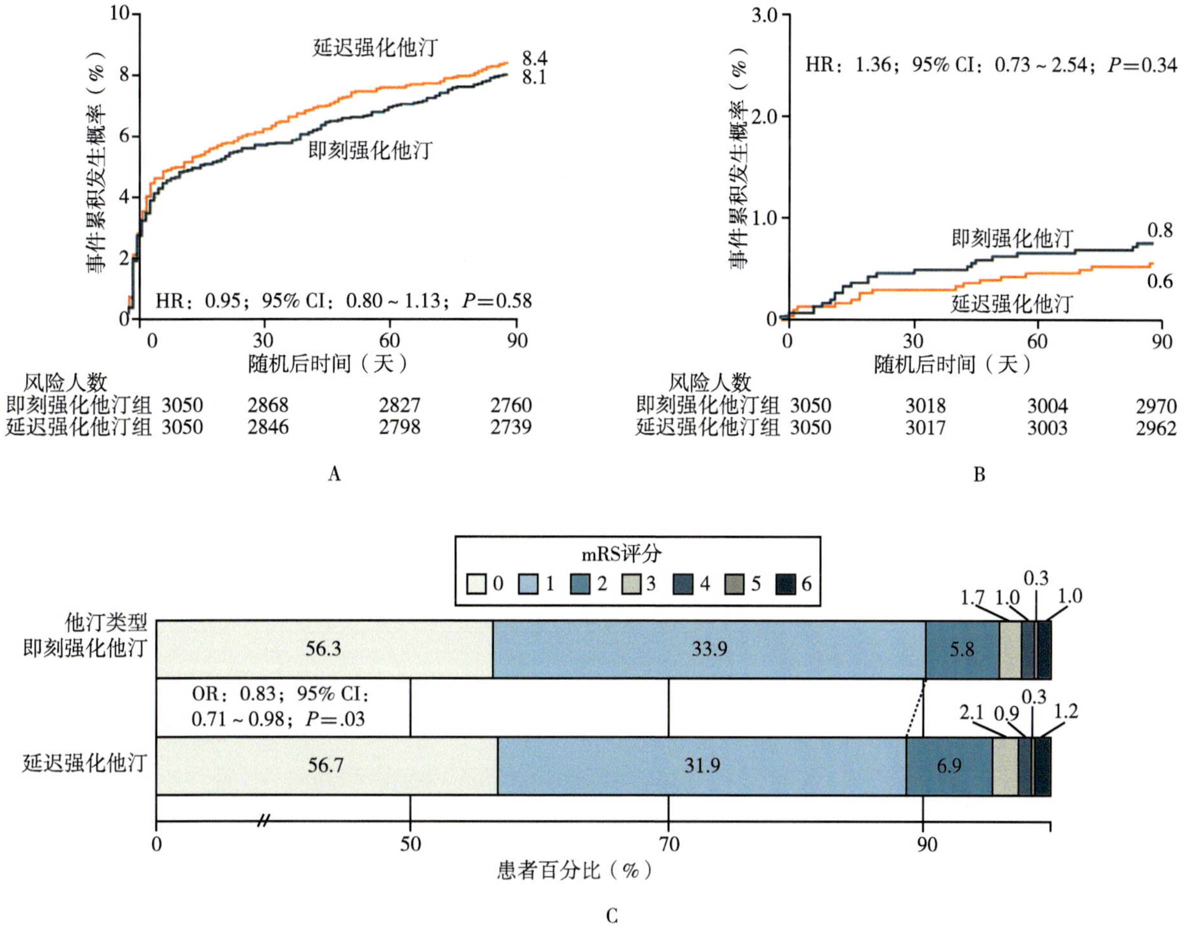

图3-13-10　即刻强化他汀组与延迟组90天内新发卒中风险与mRS评分分布

注：A、B，新发卒中风险；C，mRS评分分布；mRS，改良的Rankin评分。

（3）降压治疗：在救护车上尽早控制血压能否改善急性卒中患者的结局尚不确定。INTERACT-4研究采用多中心、终点盲法、随机对照设计，共纳入2404例疑似急性卒中且合并收缩压升高（≥150 mmHg）的患者[15]。研究结果显示，两组在90天整体功能结局上无显著差异（$P>0.05$）。但在脑出血患者中，超早期强化降压显著降低了不良预后风险（$P<0.05$），而在缺血性卒中患者中，降压增加了不良预后风险（$P<0.05$）。本研究为脑出血的超早期血压干预提供循证医学证据，推动了卒中急救领域的进一步发展。此外，CATIS-2研究针对AIS患者开展降压治疗的最佳时机也进行了探索[16]。研究结果显示，AIS发病后24～48小时启动早期降压治疗与发病后第8天启动延迟降压治疗相比并未显著降低90天内的死亡或严重残疾风险（$P>0.05$）。本研究结果为AIS患者的早期血压管理提供了重要指导。

3.13.3.3　预后类研究

（1）卒中复发、死亡及不良结局的预后研究：及时、准确地评估受累动脉对改善AIS患者预后至关重要。然而，现有的基于CTA的预后评分无法兼顾前后循环。一项研究纳入439例AIS患者，开发了同时评估前、后循环的动脉闭塞图像评分系统[17]，结果对预测90天不良结局表现出较高的敏感性（前循环梗死组：86.3%，后循环梗死组：88.9%）和特异性（前循环梗死组：85.0%，后循环梗死组：90.0%），为评估多发脑梗死患者血栓负荷提供了一种新的评分方法。

基底动脉闭塞（BAO）导致的卒中是一种发生率低但死亡率极高的疾病，识别可预测患者死亡风险的临床特征至关重要。一项研究纳入接受血管内血栓切除术的242例BAO患者，发现由年龄、NIHSS评分、后循环-阿尔伯塔省卒中计划早期CT评分、基底动脉CTA血管造影评分、再通失败和症状性颅内出血六个变量组成的列线图模型，在训练队列（AUC＝0.83）和验证队列（AUC＝0.94）中均可有效预测术后90天死亡（图3-13-11）。为该类患者的预后判断提供了依据[18]。

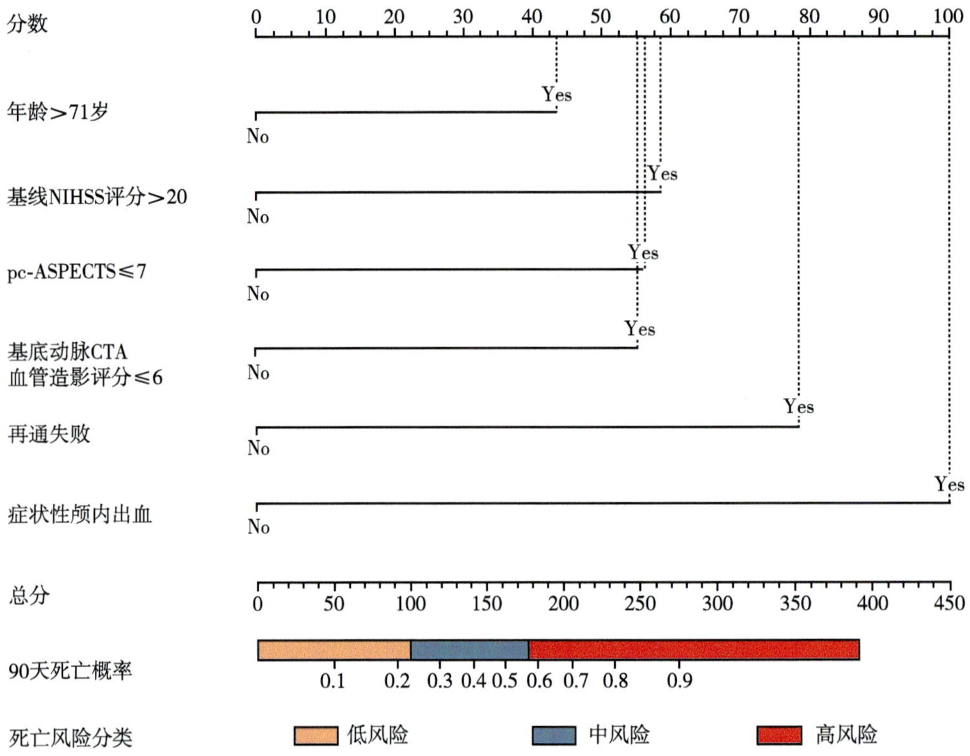

图3-13-11　血管内血栓切除后急性基底动脉闭塞患者的90天死亡率列线图和风险分层

注：NIHSS，美国国立卫生研究院卒中量表；pc-ASPECTS，后循环-阿尔伯塔省卒中计划早期CT评分。

与直接口服抗凝剂（DOAC）相关的脑出血具有极高的发病率和死亡率，但止血治疗的临床疗效尚不清楚。一项研究比较了232例DOAC相关脑出血患者凝血酶原复合物浓缩物（PCC）止血治疗和保守治疗的预后情况[19]。研究结果发现，与保守治疗相比较，PCC在改善神经系统恢复、降低90天死亡率和院内死亡率以及减少血肿扩张方面均无显著差异（$P>0.05$），未来仍需要探索DOAC相关脑出血的最佳管理办法。

尽管手术治疗可降低严重自发性脑出血患者的死亡率，但手术治疗的获益群体尚不清楚。一项研究纳入1260例严重自发性脑出血患者，开发了一个评估180天不良结局风险的决策树（DT）模型[20]。结果发现，该模型在训练队列和验证队列AUC值分别为0.94和0.92，显著提高了初级临床医生识别不良预后风险患者的表现（AUC值0.81～0.89，$P<0.001$），提示DT模型可作为临床医生对严重自发性脑出血手术治疗决策的辅助工具。

（2）头颈动脉血运重建治疗后不良结局的预后研究：急性无症状新发梗死（ASIL）与患者的不良预后密切相关。一项研究纳入1172例颈动脉血运重建患者[21]，采用倾向性评分匹配方法，结果发现无论是颈动脉内膜剥脱术（CEA）患者，还是颈动脉支架植入术（CAS）患者，ASIL组中主要复合结局（卒中、心肌梗死或院内死亡）发生率均显著高于无ASIL组（均$P<0.05$），提示ASIL可以作为颈动脉血管重建术围手术期风险评估的可靠影像标志物。

炎症反应会加剧缺血性脑损伤和神经功能障碍。一项基于PERSIST项目的研究纳入560例接受EVT的椎基底动脉闭塞患者[22]。结果显示，白细胞计数、中性粒细胞计数、中性粒细胞与淋巴细胞比值（NLR）、血小板与中性粒细胞比值、血小板与白细胞的比值以及NLR与血小板比值均与90天不良结局（mRS 4～6分）相关（$P<0.05$），提示炎症指标与接受EVT的椎基底动脉闭塞患者的预后相关。

与标准药物治疗（SMT）相比，EVT对大血管前循环卒中和大梗死核心患者有显著获益，但在极大梗死灶（ASPECTS 0～2分）患者中获益尚不明确。一项研究探索了极大梗死灶患者接受SMT联合EVT是否能改善患者预后[23]。结果显示，与仅SMT组相比，SMT＋EVT组90天良好功能结局的患者比例更高（OR：3.07，95%CI：1.29～7.31，$P=0.01$），但48h内脑出血和症状性脑出血的风险也更高（$P<0.05$）。研究结果提示，极大梗死灶患者接受EVT治疗更可能获得良好功能预后，但仍需要进行随机临床试验进一步评估。

（3）心房颤动相关性卒中结局预后研究：LAAO旨在通过封堵左心耳来降低卒中的风险，是心房颤动患者的一种有效的治疗策略。

目前LAAO后左心耳未完全闭合与术后不良事件的相关性存在争议。一项研究纳入LAACablation项目的519例LAAO心房颤动患者[24]，研究发现术后左心耳未完全闭合与卒中/TIA（OR：3.22，95%CI：1.17～8.83，$P=0.023$）及复合主要不良结局（卒中/TIA、大出血、心血管死亡、全因死亡的）（OR：1.12，95%CI：1.06～1.17，$P=0.003$）的风险增加均显著相关。本研究结果提示了实现左心耳完全闭合的重要性。

LAAO与DOAC的疗效比较尚不清楚。一项队列研究探索心房颤动患者LAAO治疗和从一种DOAC到另一种DOAC转换治疗对预后的影响[25]。倾向性评分匹配分析结果发现，两组患者的主要复合结局（全因死亡、缺血性卒中、主要出血事件）风险相似（$P=0.516$），但LAAO组的全因死亡和心血管疾病死亡风险均较低（$P<0.001$），且6个月出血风险较低（$P=0.032$）。研究结果提示LAAO可作为对于至少一种DOAC不耐受心房颤动患者的潜在替代方案。

3.13.3.4　脑血管病医疗质量改进研究

医疗质量改进可优化临床医生在卒中诊疗过程中的实践，从而改善患者临床结局。CASE Ⅱ研究采用前瞻性、间断时间序列分析的类实验设计，连续纳入我国58家医院进行多层次系统干预（MSI）[26]。研究结果显示，MSI措施与综合关键绩效指标（KPI）绝对值的升高（6.46%，95% CI：5.49%～7.43%）和全或无KPI绝对值的升高（8.29%，95% CI：6.99%～9.60%）独立相关。此外，MSI措施还与出院时严重残疾或死亡比例的降低（−1.68%，95% CI：−2.99%～−0.38%）相关（图3-13-12）。本研究结果为MSI在改进AIS住院患者医疗服务质量方面提供了数据支持。

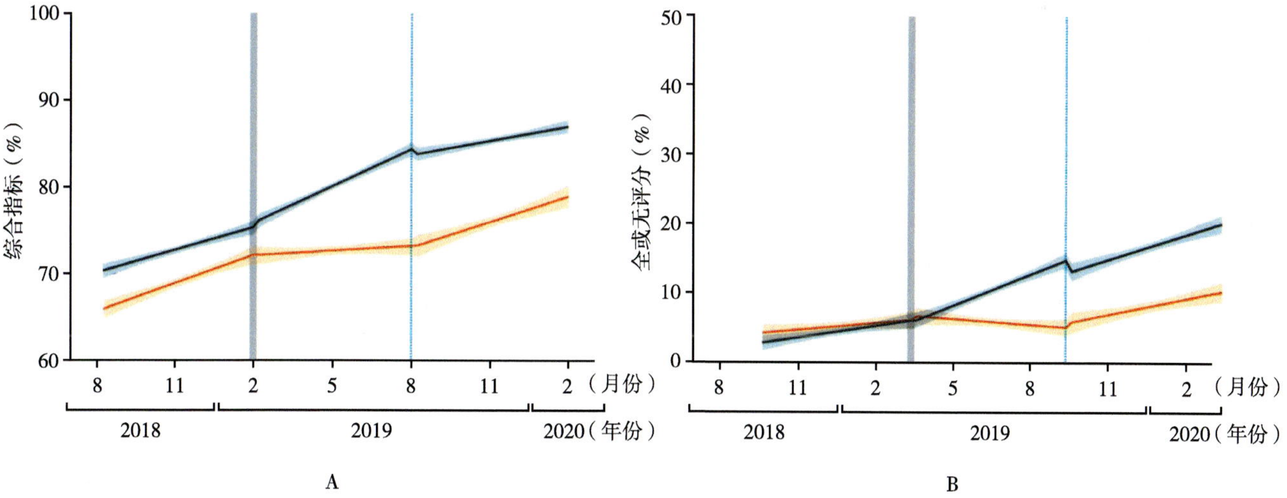

图3-13-12　MSI对干预组综合KPI、全或无KPI的影响

注：A，分段回归模型及项目组与非项目组的综合指标统计结果；B，分段回归模型及项目组与非项目组的全或无评分统计结果；MSI，多层次系统干预。

AIS的规范化诊疗与患者的临床结局显著相关。上海卒中服务及救治服务体系（4S）研究采用多中心、前瞻性实验设计，共纳入上海市61家卒中中心共计92 395例发病7天内住院的AIS患者[27]。研究结果显示，相比2015—2017年，2018—2020年更多患者接受了符合指南推荐的诊疗，复合治疗终点显著提高（绝对差异＝2.9%，95%CI：2.7%～3.2%，$P<0.001$），且平均住院时间缩短（$P<0.05$），住院死亡率降

低（$P<0.05$）。本研究结果为4S体系在提高卒中区域医疗质量方面提供了证据。

3.13.4 指南与专家共识

2023—2024年，国内专家根据脑血管病领域最新研究进展，制订和发布了一系列脑血管病诊疗与研究相关的指南和专家共识，总结和体现了脑血管病领域的最新诊治规范，指导临床医生工作，详见表3-13-3。

表3-13-3 2023—2024年发布的脑血管病领域相关指南和专家共识

发布时间	指南或共识名称
	指南
2023年	急性缺血性卒中血管内治疗中国指南2023[28]
2024年	中国血管性认知障碍诊治指南（2024版）[29]
2024年	中国急性缺血性卒中诊治指南2023[30]
2024年	中国重症卒中管理指南2024[31]
	共识
2023年	经桡动脉或远端桡动脉入路行脑血管介入操作中国专家共识[32]
2023年	卒中相关非运动症状多学科管理专家共识[33]
2023年	中国神经介入穿刺建立专家共识[34]
2024年	中国缺血性卒中及短暂性脑缺血发作患者血脂长期管理科学声明[35]

3.13.5 小结

我国心脑血管共患病的问题突出，疾病负担沉重，给临床工作带来了巨大挑战。数据显示，我国约每5例CVD患者中就有1例合并脑血管病，心脑血管共病比例高于欧美发达国家同期水平[36]，且CVD合并脑血管病患者的住院死亡率和非康复离院率均高于未合并脑血管病者。为减轻我国心脑血管共病的疾病负担，未来应积极推动心脑共病的医联体建设，提高心脑共病防治的知识和技能，推进心脑共病的早期诊疗和急性期规范化管理，加强疾病的一级和二级预防管理，进一步提升我国心脑共病防治服务的公平性、可达性及延续性。

（执笔人：胡国良　马雅军　裴英建　审稿人：李淑娟　王伊龙）

参考文献

[1] YI T，SUI Y，ZHENG D，et al. Diagnostic performance of carotid ring sign on CT-angiography in internal carotid true occlusion［J］. Stroke，2024，55（4）：1025-1031.

[2] JIANG L，HAO Z，XIE X，et al. Left atrial appendage angiography for stroke risk prediction in patients with atrial fibrillation［J］. EuroIntervention，2023，19（8）：695-702.

[3] SUN X，DENG Y，ZHANG Y，et al. Balloon angioplasty vs medical management for intracranial artery stenosis：the BASIS randomized clinical trial［J］. JAMA，2024，332（13）：1059-1069.

[4] GAO F，TONG X，JIA B，et al. Bailout intracranial angioplasty or stenting following thrombectomy for acute large vessel occlusion in China（ANGEL-REBOOT）：a multicentre，open-label，blinded-endpoint，randomised controlled trial［J］. Lancet Neurol，2024，23（8）：797-806.

[5] ZHANG X，ZHONG W，XUE R，et al. Argatroban in patients with acute ischemic stroke with early neurological deterioration：a randomized clinical trial［J］. JAMA Neurol，2024，81（2）：118-125.

[6] ZHAO W，LI S，LI C，et al. Effects of tirofiban on neurological deterioration in patients with acute ischemic stroke：a rand-

omized clinical trial [J]. JAMA Neurol，2024，81（6）：594-602.
[7] LI S，GU HQ，LI H，et al. Reteplase versus alteplase for acute ischemic stroke [J]. N Engl J Med，2024，390（24）：2264-2273.
[8] MENG X，LI S，DAI H，et al. Tenecteplase vs alteplase for patients with acute ischemic stroke：the ORIGINAL randomized clinical trial [J]. JAMA，2024，332（17）：1437-1445.
[9] XIONG Y，CAMPBELL BCV，SCHWAMM LH，et al. Tenecteplase for ischemic stroke at 4.5 to 24 hours without thrombectomy [J]. N Engl J Med，2024，391（3）：203-212.
[10] CHEN HS，CUI Y，WANG XH，et al. Clopidogrel plus aspirin vs aspirin alone in patients with acute mild to moderate stroke：the ATAMIS randomized clinical trial [J]. JAMA Neurol，2024，81（5）：450-460.
[11] GAO Y，CHEN W，PAN Y，et al. Dual antiplatelet treatment up to 72 hours after ischemic stroke [J]. N Engl J Med，2023，389（26）：2413-2424.
[12] GAO Y，JIANG L，PAN Y，et al. Immediate- or delayed-intensive statin in acute cerebral ischemia：the INSPIRES randomized clinical trial [J]. JAMA Neurol，2024，81（7）：741-751.
[13] LI J，MENG X，SHI FD，et al. Colchicine in patients with acute ischaemic stroke or transient ischaemic attack（CHANCE-3）：multicentre，double blind，randomised，placebo controlled trial [J]. BMJ，2024，385：e079061.
[14] YANG QW，GUO CW，Yue CS，et al. Methylprednisolone as adjunct to endovascular thrombectomy for large-vessel occlusion stroke：the MARVEL randomized clinical trial [J]. JAMA，2024，331（10）：840-849.
[15] LI G，LIN Y，YANG J，et al. Intensive ambulance-delivered blood-pressure reduction in hyperacute stroke [J]. N Engl J Med，2024，390（20）：1862-1872.
[16] LIU L，XIE X，PAN Y，et al. Early versus delayed antihypertensive treatment in patients with acute ischaemic stroke：multicentre，open label，randomised，controlled trial [J]. BMJ，2023，383：e076448.
[17] XU R，PENG S，QIU Y，et al. Development and validation of a novel scoring system for acute ischemic stroke [J]. J Transl Med，2024，22（1）：152.
[18] NI H，ZHAO L，MA X，et al. Technical risk stratification nomogram model for 90-Day mortality prediction in patients with acute basilar artery occlusion undergoing endovascular thrombectomy：a multicenter cohort Study [J]. J Am Heart Assoc，2024，13（6）：e032107.
[19] IP B，PAN S，YUAN Z，et al. Prothrombin complex concentrate vs conservative management in ICH associated with direct oral anticoagulants [J]. JAMA Netw Open，2024，7（2）：e2354916.
[20] WANG K，LIU Q，MO S，et al. A decision tree model to help treatment decision-making for severe spontaneous intracerebral hemorrhage [J]. Int J Surg，2024，110（2）：788-798.
[21] WANG J，WANG T，YANG B，et al. Impact of acute silent ischemic lesions on clinical outcomes of carotid revascularization [J]. Int J Surg，2024，110（2）：974-983.
[22] ZHANG P，XU P，DUAN Z，et al. Effects of admission systemic inflammatory indicators on clinical outcomes in patients with vertebrobasilar artery occlusion：insight from the PERSIST registry [J]. J Neurointerv Surg，2023，15（e2）：e270-e276.
[23] XIE D，HUANG J，FAN S，et al. Endovascular therapy and outcomes among patients with very large ischemic core stroke [J]. JAMA Netw Open，2024，7（5）：e249298.
[24] CHEN M，YAO PC，FEI ZT，et al. Prognostic impact of left atrial appendage patency after device closure [J]. Circ Cardiovasc Interv，2024，17（5）：e013579.
[25] NG AK，NG PY，IP A，et al. Clinical outcomes of left atrial appendage occlusion versus switch of direct oral antcoagulant in atrial fibrillation：a territory-wide retrospective analysis [J]. J Am Heart Assoc，2023，12（20）：e029421.
[26] CHEN Y，GONG X，ZHONG W，et al. Evaluation of a multilevel program to improve clinician adherence to management guidelines for acute ischemic stroke [J]. JAMA Netw Open，2022，5（5）：e2210596.
[27] XU J，XIE Y，FANG K，et al. Effect of the Shanghai Stroke Service System（4S）on the quality of stroke care and outcomes：a prospective quality improvement project [J]. Int J Stroke，2023，18（5）：599-606.
[28] 中国卒中学会，中国卒中学会神经介入分会，中华预防医学会卒中预防与控制专业委员会介入学组. 急性缺血性卒中血管内治疗中国指南2023 [J]. 中国卒中杂志，2023，18（6）：684-711.
[29] 中国卒中学会血管性认知障碍分会. 中国血管性认知障碍诊治指南（2024版）[J]. 中华医学杂志，2024，104（31）：2881-2894.

[30] 中华医学会神经病学分会，中华医学会神经病学分会脑血管病学组．中国急性缺血性卒中诊治指南2023 [J]．中华神经科杂志，2024，57（6）：523-559.
[31] 中华医学会神经病学分会，中华医学会神经病学分会脑血管病学组．中国重症卒中管理指南2024 [J]．中华神经科杂志，2024，57（7）：698-714.
[32] 中国研究型医院学会介入神经病学专委会经桡动脉介入协作组．经桡动脉或远端桡动脉入路行脑血管介入操作中国专家共识 [J]．中国脑血管病杂志，2023，20（1）：63-72.
[33]《卒中相关非运动症状多学科管理专家共识》编写委员会．卒中相关非运动症状多学科管理专家共识 [J]．中国卒中杂志，2023，18（3）：315-334.
[34] 中国医师协会神经介入专业委员会．中国神经介入穿刺建立专家共识 [J]．中国脑血管病杂志，2023，20（9）：637-648.
[35] 中国卒中学会医疗质量管理与促进分会，《中国缺血性卒中及短暂性脑缺血发作患者血脂长期管理科学声明》编写组．中国缺血性卒中及短暂性脑缺血发作患者血脂长期管理科学声明 [J]．中国卒中杂志，2024，19（4）：440-451.
[36] XIAN Y，LI S，JIANG T，et al．Twenty years of sustained improvement in quality of care and outcomes for patients hospitalized with stroke or transient ischemic attack：data from The Get With The Guidelines-Stroke program [J]．Stroke，2024，55（11）：2599-2610.

第四部分　心血管疾病研究概述

4.1　心血管疾病基础研究

中国大陆地区的高水平心血管疾病基础研究从2005年后开始起步，近几年来越来越多有影响力的论文发表在国内外高水平的期刊，如*Nature*、*Cell*、*Circulation*、*European Heart Journal*、*Circulation Research*、*Signal Transduction*和*Targeted Therapy*等杂志。通过对有影响力期刊*Nature*及其子刊、*Cell*及其子刊、*Circulation*、*European Heart Journal*、*Circulation Research*、*Nature Communications*、*Advanced Science*和*Cardiovascular Research*等文章数据的搜索和观察，如图4-1-1显示，不管从文章质量还是数量上，可以看到近几年我国心血管基础研究的快速发展。

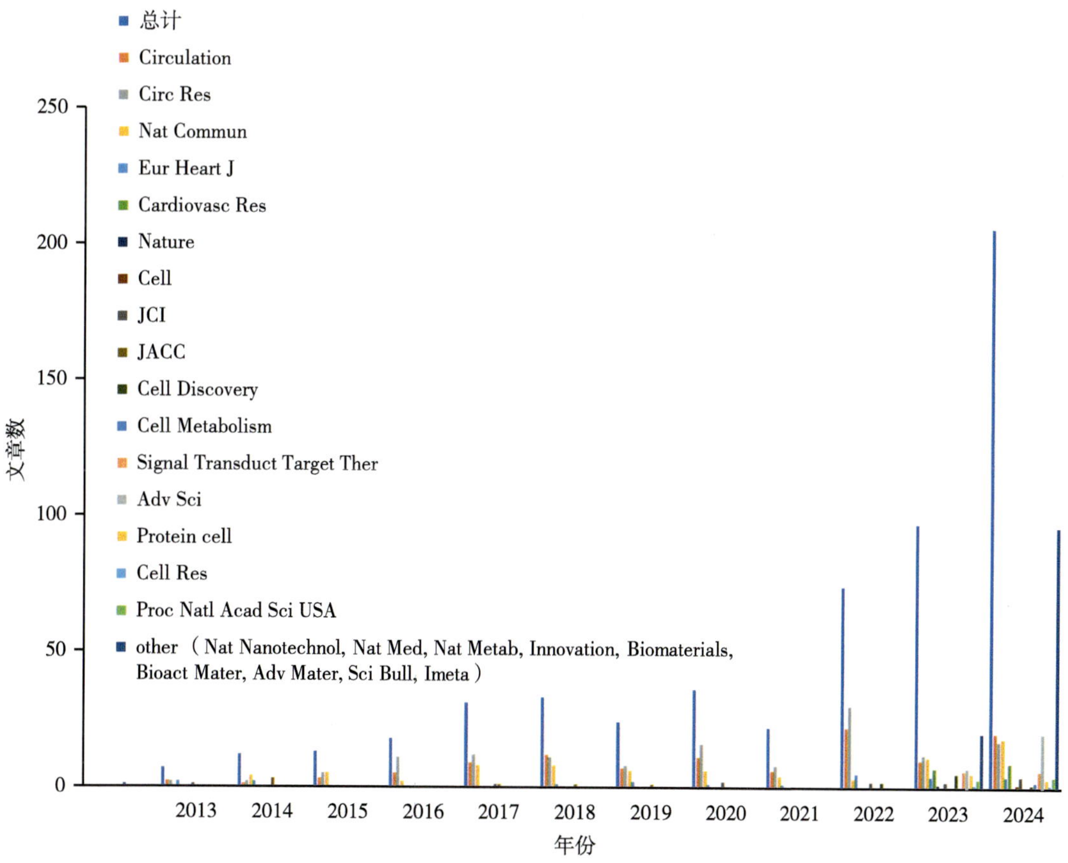

图4-1-1　2013—2023年中国第一单位和通讯作者单位发表的高水平心血管基础研究论文

根据统计，2023—2024年通讯作者和主要作者均来自中国大陆地区（包括香港、澳门）、以探索心脏和血管解剖，发育与功能/发病机制为对象的基础研究论文共206篇，较以往有明显的增加，其研究领域涉及心肌梗死、心力衰竭、缺血再灌注损伤、心律失常、心肌病（肥厚型、扩张型、糖尿病心肌病、病毒性心肌炎）、心脏重塑（心肌肥厚和纤维化）、动脉瘤、动脉粥样硬化、高血压、血管老化以及血管重塑等方面。其中，心脏保护与再生以及基因治疗等研究是在众多研究领域中的热点问题（表4-1-1）。在区域分布上，我们可以看到，大量发表的高质量文章主要是在华东（上海、浙江、江苏等）、华北（北京，天津）和华南地区（广东），也是经济较发达地区，也说明了心血管疾病的研究与我国经济的飞速发展存在密切的联系（表4-1-2）。

4.1.1 心脏保护

尽管随着医学技术的发展很大程度地改善了心血管疾病（CVD）患者的预后，但目前对于心力缺血、心肌梗死、心力衰竭、动脉粥样硬化（AS）等重大心血管疾病的预防和治疗仍然缺少有效的药物或干预手段。其主要原因是我们对于众多心血管疾病的发病机制仍未完全阐明，尤其是心血管疾病的基础研究近几十年来缺少重大理论突破，导致缺少新的药物靶点，造成相关药物研发滞后。因此，继续更加深入探索心血管疾病的发病机制尤为重要。借助新的技术和平台对心血管疾病进行高精准地生物学解析，将有利于加快新药物靶点的探索和药物研发，以及心脏疾病精准治疗的转化研究。

心脏保护的关键在于减少心肌细胞损伤，并激发损伤后内源性心肌细胞再生。科学家们正致力于寻找新的治疗方法来抵制心脏损伤，或者损伤后心脏修复。CVD的致病机制极其复杂，随着检测技术和方法学不断发展，CVD的发病机制也得到了进一步的深究。研究表明，除了研究较为广泛的编码基因（N-乙酰转移酶10（NAT10）[1, 2]，核仁磷酸蛋白1（NPM1）[3]，类泛素蛋白酶1（SENP1）[4]证实与心血管疾病的发生发展密切相关，越来越多的研究发现非编码RNA，包括小分子RNA（miR199a-5p[5]）、长链非编码RNA（PSMB8-AS1[6]，CARDINAL[7]），环状RNA（circUtrn[8]，RBCK1[9]），以及piRNA（HNEAP）[10]等在心血管疾病中的作用也被大家关注，其中miR199a、CARDINAL、circUtrn、RBCK1等在抵制心肌重塑方面发挥重要的保护作用。除此之外，线粒体对心肌细胞增殖与心脏再生的影响也越来越受到关注。线粒体核糖体蛋白S5（MRPS5）缺失会激活ATF4从而导致心肌细胞增殖和再生[11]。研究还发现通过口服纳米化线粒体也一种新的显著改善缺血性心肌病的心肌损伤和修复的方式[12]。另外，炎症与包括AS以及心肌梗死等在内的多种CVD的发生密切相关。抑制炎症反应在心脏损伤和重塑中的作用一直是国内外心血管研究的热点，近年来我国在这方面也取得了很多重要的成果，同时也发现了一些重要发病机制、干预靶点和生物标志物。例如，肠道微生物通过产生多种代谢物（inosine[13]，GABA[14]）可以减轻心肌缺血再灌注诱导的心脏炎症和细胞死亡。此外，值得关注的是，在用于治疗心脏损伤的纳米材料、中药提取物方面也有非常多不错的发现，丰富了心脏保护的策略。简言之，我国心血管疾病的基础研究涉猎范畴广泛，且均取得了非常好的成果。

表4-1-1 2023—2024年心血管研究进展总结

2022.8～2023.10（97篇文章）	2023.8～2024.8（206篇文章）
1.冠心病、心脏损伤/重构/再生 CircRNA（Samd4），赖氨酸巴豆乙酰化，LPA,FNDC5,PUFA,USP25（去泛素化），Fap，PIASy，酮体，MG53，SPIRIT-3D打印，PDCD5，小分子抑制剂s89，METTL14，DUSP6，TREM2，MMPP，TRPC，单细胞，MRPS5，HIPK1，ACDL，FOXP1，心脏贴片，外泌体，细胞移植治疗，光遗传学，Tisp40，M2巨噬细胞，APOE，RNF27，ABRO1，肠道微生物，BACH1，TMEM，α-MHC乳酰化，谷胱甘肽还原酶 2.窦房结/心律失常/心房颤动 Hippo，LCR，Herg/PATL1，KCNQ1门控特性，中性粒细胞外陷阱 3.心肌病（肥厚型心肌病，扩张型心肌病，糖尿病心肌病） CB2R，Jmjd4，Dectin-1巨噬细胞，单细胞测序，KSHV感染-DCM，五味子，线粒体功能，基因治疗，二甲双胍，Ago2 4.动脉瘤/夹层 Best3，内皮紧密连接 5.动脉粥样硬化 胆固醇，肠道微生物，APOE，嗜酸性粒细胞，CCL17，林芝衍生物（GMD），棕色脂肪，超声靶向纳米药物，塑料颗粒，牙周炎-AS关联，ANGPTL8 6.血管损伤/重塑/再生/钙化 Nidogen-2，LncRNA（PSR），PHCDH，胆汁酸-FXR轴，内皮素，鱼油，Sema34，铁死亡，Sirtuin 2 7.高血压 OVGP1甲基化，淋巴管新生-血压 8.其他 谱系示踪，血小板，心脏移植，肿瘤心脏病，心肾作用，心房颤动（CIB2），心脏呈像，干细胞相关，先天性心脏病（PTBP1），心脏发育，线粒体疾病模型，防术后粘连（Jaus凝胶），心肌炎	1.冠心病、心脏损伤/重构/再生 N-乙酰转移酶10（NAT10）[1,2,15]，核仁磷酸蛋白1（NPM1）[3]，类泛素蛋白酶1（SENP1）[4]，circRNA（Utrn[8]，RBCK1[9]，ASXL1[16]），β肾上腺素能受体[17]，P2X7R[18]，蛋白激酶A（PKA）[19]，中性粒细胞（Ym-1^{hi} Neu）[20]，纳米颗粒贴片[21]，因凡蒂双歧杆菌或其代谢物肌苷[13]，罗伊乳杆菌及其代谢物（GABA）[14]，Mettl1[22]，RNF149（E3泛素连接酶）[23]，杂交纳米囊泡(hNVs)[24]，铜超载[25]，CD47[26, 27]，PKNOX2[28]，Hmbox1[29]，PGAG（聚二氧环酮/聚乳酸明胶-A5G81）[30]，线粒体F0F1-ATP合成酶[31]，线粒体核糖体蛋白S5（MRPS5）[11]，内皮细胞特异性核酸递送系统（CPC/siR-ICAM1，CPC/pCXCL12）[32]，Piezo1[33]，TEAD1[34]，甘露聚糖纳米药物（Que@MOF/Man）[35]，基质衍生因子1α/趋化因子受体4（SDF-1α/CXCR4）[36]，miRNAs（miR199a-5p[5]，miR-146a[37]），多囊卵巢综合征[38]，ADAMTS16[39]，干扰素（IFN）[40]，心脏贴片[41]，水凝胶[42, 43]，DINN[44]，METTL4[45]，RNA解旋酶（DDX5）[46]，中药提取物（黄芪甲苷衍生物(HHQ16)[47]；獐牙菜苷（sweroside）[48]；缬草酸[49]，FARS2[50]，鞘脂类代谢[51]，纳米海绵（CDNS）[52]，蛋白聚糖（Versican）[53]，APLNR（G蛋白激动剂WN561）[54]，DDX17[55]，线粒体移植[12]，INO80[56]，HIP-55[57]，S100A8/A9[58]，piRNA（HNEAP）[10]，TEAD1小泛素样修饰[59]，2-APQC（Sirtuin-3激活剂）[60]，p55γ[61]，肌醇焦磷酸（5-InsP7）[62]，泛素连接酶3（MARCH2）[63]，凋亡抑制因子（AVEN）[64]，富勒烯纳米清除剂（OFNS）[65]，IL-37[66]，心脏来源的外囊泡[67]，ANGPTL4[68]，Glycnsisitin A[69]，达格列净[70]，Ago2[71]，巴西木素-Ce纳米颗粒（BX-Ce NPs）[72]，脯氨酸[73]，CD11b[74]，ALKBH5[75]，肌动蛋白重构调节因子（2D2P）[76]，FBXL4[77]，HSPA12A[78]，S100a9^{hi}巨噬细胞[79]，NO[80] 2.窦房结/心律失常/心房颤动 *Scn5a*突变基因治疗[81]，铂纳米粒子壳（PtNP-shell）[82]，水凝胶贴片[83]，心肌/非心肌细胞转化[84]，Spexin[85]，依诺优单抗（Evolocumab）[86] 3.心肌病（肥厚型心肌病，扩张型心肌病，糖尿病心肌病，病毒性心肌炎） Ptpn23[87]，DNA甲基化[88]，RNA碱基编辑器（Cas13d）[89]，TGR5[90]，Ago2[91]，工程化细胞外囊泡（CTP/PM-M2 EVs$^{vMIP-II-Lamp2b}$）[92]，长链非编码RNA（DCRT[93]；CHKB-DT[94]），环氧二十碳三烯酸[95]，泛素特异性蛋白酶28（USP28）[96]，Rab7-Rilp[97]，SP1[98]，机器深度学习[99]，Empagliflozin[100]，C10orf71[101]，Triad3A[102]，赖氨酸氧化酶（LOX）[103]，Sirt5[104]，myocardin[105] 4.动脉瘤/夹层 生物相容性纳米药物（EVMS@R-HNC）[106]，活化转录因子3（ATF3）[107]，piRNA（HAAPIR）[108]，钴纳米催化剂[109]，SLC44A2[110]，IGF1R拮抗剂[111]， 5.动脉粥样硬化 嗜酸细胞阳离子蛋白（ECP）[112]，G蛋白刺激α亚基（Gsα）[113]，促炎T细胞治疗（PD-1）[114]，黑磷纳米片（BPNSs）包裹resolvin D1[115]，近红外纳米探针（NIR- PLNPs）[116]，LAID纳米平台[117]，斑块成像[118]，鞘氨醇-1-磷酸受体1（S1PR1）[119]，LncRNA PSMB8-AS1[6]，模拟血小板的纳米前药系统（RBT3-NO-PEG@PM）[120]，C型利钠肽（CNP）[121]，脂肪变性肝细胞外囊泡[122]，靶向纳米药物（Cur/MOF@DS[123]；TP-10@CaP-CTP[124]），棕榈酸[125]，抗CD47纳米颗粒[126]，Omega-3[127]，siRNA[128]，甲基CpG结合蛋白2（MeCP2）乳酸化[129]，NO识别器[130]，秋水仙碱包裹递送纳米系统（VHPK-PLGA@COL）[131]，LncRNA（NIPA1-SO）[132]，circHIPK3[133]，Nogo-B[134]

续 表

2022.8～2023.10（97篇文章）	2023.8～2024.8（206篇文章）
	6.血管损伤/重塑/再生/钙化/老化 仿生葡萄柚衍生的细胞外囊泡[135]，血管移植物（SDVGs）[136]，铁死亡[137]，锌离子溶菌酶纳米颗粒[138]，响应ROS的NO纳米药物（t-PBA&NO NP）[139]，蛋白脂纳米囊泡（PLV-NO）[140]，前列环素合酶（PGIS）[141]，C5a-C5aR1[142]，卡格列净（Canagliflozin，钠-葡萄糖共转运蛋白2抑制剂）[143]，Piezo1[144]，NLRP3[145]，ANXA1（Annexin A1）[146]，Sirtunin 2[147]，达格列净（SGLT2抑制剂）[148]，circRNA（circ_0001402）[149]，胰高血糖素样肽1受体激动剂（GLP-1 RAs）[150]， 7.高血压 Kcnk3甲基化[151]，机器深度学习[152]，NCOR1[153] 8.其他 肺动脉高压[（SMYD2[154]；二氢叶酸还原酶（DHFR）[155]]，心脏发育（RBM42）[156]，肿瘤心脏病[克唑替尼[157]；IL-1α[158]；PICALM[159]；卡维地洛（CAR）[160]；塞马格鲁肽[161]]，湿黏水凝胶修复心脏破裂[162]，心脏成像（CNA35-GP@NPs）[163]，血栓检测（NIR-II光声纳米颗粒）[164]，miRNA-126[165]，航空航天医学[166]，心脏移植（$PD-1^+$细胞[167]；FNVs@RAPA[168]；生物钟[169]，Cirbp[170]，成纤维细胞[171]，CSF1/CD47[172]），ZBTB20[173]，心脏修复（羧基明胶纳米颗，carbox-GelMA）[174]；仿生芯片[175]或补片[176]，主动脉瓣膜病（PAR2靶向磁性纳米载体）[177]，新的降血脂药（吲哚二萜，Spid A）[178]，老药新用（塞马格鲁肽）[179]，代谢紊乱[180]，心脏疾病诊断[181-183]，心肝交互作用[184]，防血管再狭窄（Cur-NO-Gel水凝胶[185]；无药物的定制型胶原蛋白支架[186]；多酚超亲水性涂层[187]），机器深度学习[先天性心脏病诊断（CHDdECG）[188]；磁共振成像[189, 190]]，烟酰胺（NMN）[191]，心脏发育成熟[Cfp1[192]；Dbh（多巴胺β羟化酶）[193]]，心脂代谢（Mfn2/Hsc70复合物）[194]，生物打印心脏[195]，心肌衰老[端粒（FOXC1）[196]；SO_2（STAT3磺化）[197]，纳米塑料[198]]，心脏瓣膜细胞分化[199]，纳米酶（Fe-Cur@TA）[200]，脑心交互作用（初级运动皮质（M1）[201]，心脏萎缩[202]，口服硒微载体[203]，肠道菌群[204]，红景天苷（Notch/ITGB1信号通路）[205]，主动脉瓣钙化[206]

表4-1-2　2023—2024年中国高水平心血管基础研究论文的区域分布

地区（根据通讯作者地址确定）	研究方向	研究疾病
华北 （北京、天津、石家庄）	表观遗传、菌群代谢、纳米材料交叉、非编码RNA、人工智能、免疫调节、心肌再生、基因编辑、单细胞测序、中药提取物	心肌梗死、心肌肥厚、心脏损伤修复、高血压、动脉粥样硬化、肿瘤心脏病
东北 （哈尔滨、大连）	表观遗传、心肌再生、材料交叉	心肌肥厚、血管硬化、心房颤动、心肌缺血损伤
华东 （上海、杭州、温州、南京、苏州、福州、厦门、南昌、合肥、芜湖、济南、青岛）	表观遗传、菌群代谢、纳米材料交叉、非编码RNA、人工智能、免疫调节、心肌再生、基因编辑、单细胞测序、中药提取物、线粒体	心肌梗死、心肌肥厚、心脏损伤修复、心肌衰老、高血压、动脉粥样硬化、肿瘤心脏病、心脏移植排斥
华中 （武汉、郑州、长沙）	单细胞测序、表观遗传、纳米材料交叉、非编码RNA、免疫调节、基因编辑	心肌梗死、心脏损伤修复、扩张型心肌病、糖尿病心肌病、病毒性心肌病、瓣膜钙化、心脏移植排斥
华南 （广州、深圳、香港、汕头、东莞、珠海、湛江、海口）	纳米材料交叉、非编码RNA、人工智能、心肌再生、心肌老化、基因编辑、单细胞测序、器官交互作用	心肌梗死、心肌肥厚、心脏损伤修复、心肌衰老、糖尿病心肌病、动脉粥样硬化、肿瘤心脏病、心脏移植排斥
西南 （重庆、成都、昆明）	表观遗传、纳米材料交叉、线粒体代谢、心肌再生、心肌老化、免疫调节、单细胞测序、中药提取物	心肌梗死、心肌肥厚、心脏损伤修复、心肌衰老、血管钙化、动脉粥样硬化、肿瘤心脏病、疾病诊断监测
西北 （西安）	表观遗传、材料交叉、器官交互	动脉粥样硬化、血管衰老、心力衰竭

心肌梗死等缺血性心脏病是导致人类死亡的最主要原因之一。由于严重的急性心肌梗死会导致心肌细胞发生不可逆的损伤或死亡，且心肌细胞增殖能力有限，如何促进心肌细胞增殖和再生是心肌梗死后心脏修复的潜在策略，也一直是科学家们热衷的问题。研究发现，心肌梗死后其心肌组织部位会发生严重的纤维化和心肌重塑，提示心肌纤维化与心肌增殖存在千丝万缕的联系。最近的系列工作表明，来源于心脏成纤维细胞的细胞外基质versican将有助于心肌细胞的增殖[53]；versican在新生小鼠心肌损伤后会显著增加，而在成年心脏心肌梗死模型中回补versican蛋白，可以刺激成年心肌的增殖。进一步研究表明，versican可以通过激活心肌细胞整合素β1及其下游的ERK1/2和Akt信号通路，促进心肌细胞增殖和心脏修复。该研究揭示了心脏成纤维细胞与心肌细胞增殖和再生的关系，也阐明了心肌损伤后成纤维细胞的功能对于心脏修复具有重要意义。

扩张型心肌病（DCM）是以心脏左心室扩大并伴有持续收缩功能障碍为特征的心肌病。其涉及的机制众多，遗传性基因突变、代谢紊乱等。最近，我国科学家提出线粒体损伤可能是DCM的关键因素。研究发现，DCM患者中名为DCM抑制转录本（DCRT）的表达显著下调[94]。通过深入研究证明DCRT是一种定位于心肌细胞的lncRNA，DCRT可以通过募集多聚嘧啶束结合蛋白1（PTBP1），阻止NADH脱氢酶泛醌铁硫蛋白2（NDUFS2）的第三个外显子跳跃，从而阻断其竞争性抑制线粒体复合物Ⅰ的活性和过氧化酶5（PRDX5）的活性，减少线粒体ROS的产生，在维持心肌细胞线粒体稳态和正常收缩功能方面发挥重要的作用。有意思的是，辅酶Q10可以部分减弱DCRT引起的心功能障碍，为DCM的治疗提供了一种有前途的策略。

4.1.2 基因治疗

心血管疾病研究经历了几十年的发展，其致病机制得到了极大的丰富，相应的治疗药物和手术方法也快速发展，大大减轻了病症，但是仍然存在很多难于治愈的情况。其根本原因是致病基因没有得到纠正，而基因治疗的发展给了我们战胜疾病的希望。基因治疗是通过基因递送技术［腺相关病毒（AAV）、脂质体纳米颗粒（LNP）、外泌体（exosome）］向体内输入具有治疗作用的基因，纠正或替换体内异常的基因。近年来随着CRISPR-Cas9基因编辑系统的发展，其在疾病的治疗上也得到了广泛尝试，比如艾滋病的基因编辑治疗已经进入了1/2期临床试验，用于治疗镰状细胞病（SCD）和输血依赖型β地中海贫血（TDT）的首个CRISPR的药物于2023年获得批准。这些成功的案例也将推动基因编辑在心血管疾病中的研究和应用。最近利用基因编辑技术来治疗遗传性Scn5a［心脏钠通道α亚基（Nav1.5）］致病性突变（Scn5ap.T1307M）诱发的心律失常在小鼠体内中得到了验证。研究利用单碱基编辑系统ABEmax对Scn5ap.T1307M点突变实现了修正，纠正了小鼠心律失常的病症[81]。该研究表明基因编辑是最有希望治疗遗传性心律失常的策略。

CRISPR-Cas9基因编辑技术是在DNA层面上进行剪接纠正，以达到一劳永逸的效果，给心血管疾病等疾病的治愈带来了非常大的前景。但目前也受脱靶效应和伦理问题等因素影响其应用潜力。与此同时，RNA编辑因其不直接改变DNA且效果可逆而受到越来越多的关注。近期有国内团队使用高精度RNA核酸酶CRISPR-Cas13d抑制变型MHC的等位基因特异性抑制肥厚型心肌病（HCM）[89]。*MYH7*基因突变已被证实会引起不同程度的HCM，使用RNA干扰技术选择性抑制MYH7错义变异等位基因对HCM有明显的预防作用。然而要对等位基因特异性敲除确实是一件不太容易的事情。利用新开发的CRISPR-Cas13d碱基编辑器具有很高的RNA核酸酶活性，且Cas13d不受相邻基序或原间隔基序侧翼位点的影响，可以有效地编辑2种由不同的人类*MYH7*类似序列变异（p.R870H和p.R403Q），从而特异性地抑制了改变的等位基因，并防止了心脏肥厚。此研究表明RNA编辑具有巨大的高精度治疗遗传性心肌病的潜力，为遗传性心脏病的治疗开辟了新的途径。

基因治疗在心血管疾病中的研究快速发展孕育着心血管疾病的治疗新方向，未来还需要探寻更多的基因治疗靶点，优化递送系统，开发更加精准高效的核酸酶编辑系统，以及非灵长类动物模型中的有效安全评估，才能真正地为人类心血管疾病的治疗和预防带来希望。

4.1.3 血管保护

动脉粥样硬化、高血压、血管炎、动脉瘤等是常见的影响血管结构和功能的疾病。每个疾病的发病机制都是复杂的，涉及诸多因素。因此，具体的发病机制可能因疾病类型和个体差异而有所不同。总的来说，高血压、脂类代谢紊乱以及遗传因素等会增加血管病变的风险。改变生活方式，如控制饮食，适量运动，戒烟限酒，控制血脂、血压等，可以有效地控制动脉粥样硬化、高血压以及动脉瘤等的发生。

血管老化是指血管因为脂质堆积、炎症反应等导致血管僵硬度增加、血管壁增厚、血液通道变窄，其涉及的机制也比较复杂，至今明确的机制还不清楚。铁死亡（ferroptosis）是一种脂质氧化相关的新型细胞死亡。最近我国有项研究发现，铁死亡信号驱动血管平滑肌细胞衰老，加速血管NAD^+的丢失、重塑和衰老[137]。抑制铁死亡可以明显降低血管僵硬度，延缓腹主动脉瘤的进展。该研究揭示了消除铁死亡相关信号将可以有效抑制血管衰老。这些新的研究机制增加了我们对血管老化的理解，也为血管疾病提供了潜在的治疗策略。因此，探讨血管老化新的机制仍然任重道远。

年龄增长是血管老化另一个重要因素。随着年龄的增加血管会逐渐丧失其原有的功能。研究发现抗炎因子膜联蛋白A1（ANXA1）在老年人血清中的水平明显低于年轻人和中年人，ANXA1的缺失会通过上调炎症和衰老相关蛋白而加剧血管重塑和功能障碍[146]。因此，抵抗炎症可能是延缓血管老化的有效措施。同时也提示衰老是罹患血管疾病的主要风险因素。Sirtuin（去乙酰化酶）是一类代谢酶家族，研究证实其在炎症反应、线粒体代谢、氧化应激反应和DNA修复等过程中具有很多重要功能。作为细胞功能的重要调节器，去乙酰化酶的功能研究一直也是抗衰领域的热点。Sirtuin 2是Sirtuin家族的成员（Sirtuin1 ～ 7）之一，主要定位于细胞质中，在应激条件下也会易位到细胞核和线粒体中。研究表明Sirtuin 2可以与线粒体衔接蛋白$p66^{Shc}$结合并使p66去乙酰化，抑制p66Shc活性和线粒体活性氧（mROS）的产生[147]。该研究揭示了胞浆－线粒体中的SIRT2-p66Shc-mROS轴对维持血管年轻化的重要性，以及为治疗衰老相关血管疾病提供了新的靶点。

动脉粥样硬化（AS）是一种复杂的疾病，是世界范围内引起心脑血管疾病的主要原因之一，其发病机制与脂质堆积和炎症密切相关。临床上AS治疗策略主要是降脂和抑制先天免疫引起的炎症，但是仍然面临不良心血管事件的发生。抗程序性细胞死亡蛋白1（PD-1）单克隆抗体目前主要是用于肿瘤免疫治疗，通过与肿瘤细胞的PDL-1结合，增强T细胞对癌细胞的杀伤能力。目前有研究发现其在AS中也发挥重要作用。其实在AS斑块中存在特异性$PD\text{-}1^+$T细胞，使用PD-1可以抑制T细胞介导的炎症反应，从而显著减少AS斑块大小[114]。因此，针对T细胞的适应性免疫治疗可能是解决人类AS的有效策略。

除了很多分子机制研究，另有仿生纳米材料及药物研究也有不错的发现，对于斑块的成像和治疗都表现出积极地推动作用。虽然上述研究进展显示了治疗血管相关疾病的潜力，但仍需进一步的研究来开发新的治疗靶点或者治疗手段。

4.1.4 人工智能与心血管疾病研究

人工智能（artificial intelligence，AI）和机器学习是基于计算机技术的快速发展而产生的一门新的技术科学，旨在模仿人类的思维方式，实现快速学习、推理、预测和决策等能力。目前人工智能已经运用于各行各业，如智能家居、人脸识别、翻译、图片图像处理、医疗智能等。尤其是AI处理大数据和图像的优势加快了人类对心血管疾病的认识能力，有利于改善我们对心血管疾病的诊断和治疗。血压的监测对于高血压患者来说非常重要。目前由国内学者开发的一种基于仿生纳米柱层的可穿戴摩擦电脉冲传感器，与个性化机器学习（machine learning，ML）相结合，可以实现准确和连续的血压监测[152]。这种无袖口、智能化的设计使机器学习传感器有望成为一个非常有前途的高血压患者护理和治疗平台。这也是一个人工智能在智能医疗护理方面非常好的案例。

此外，国内有其他科研团队基于心电图特征也提出了一种用于冠心病检测的深度学习方法CHDdECG[188]。该深度学习方法在覆盖12 000例的真实测试集上实现了0.915的ROC-AUC和0.881的特异性。此外，在7137例和8121例的两个外部测试集上，总体ROC-AUC分别为0.917和0.907，特异性分别为0.937和0.907。研究结果显示，CHDdECG在冠心病检测性能上超过了心脏病专家诊断，特征重要性得分表明，自动提取的心电图特征对冠心病检测的影响大于人类概念特征，这意味着CHDdECG可能掌握了一些超出人类认知的知识。该技术对儿童先天性心脏病（CHDs）患者的早期发现和改善治疗至关重要。

除了人工智能对心电图的解读存在有利优势，对于更复杂的图像识别则显得更为高效。众所周知，心脏磁共振成像（CMR）是心功能评估的金标准，在心血管疾病（CVD）诊断中发挥着至关重要的作用。然而，由于CMR的数据资源较大，解译负担过重，严重阻碍其诊断效率。近期我国内科研团队开发并验证了一种计算机化CMR解读方法，可以显著提升CMR解读效率，其在肺动脉高压的诊断效果优于心脏病专家。该研究表明人工智能模型解读的CMR可以识别之前未被发现的病理结构特征，改善CVD筛查和诊断效果[189]。

另外，AI的使用可以加快我们对心血管疾病重要基因的发现。由我国学者建立的一种新的深度学习算法[99]，通过心脏磁共振（CMR）成像准确地计算出42 194个人中的12个左心室局部壁厚（LVRWT）患者。并对这12个LVRWT进行全基因组关联研究，发现了72个显著遗传位点与心脏发育和收缩途径密切相关。这些发现为LVRWT表型的遗传决定因素提供了新的见解，并阐明了肥厚型心肌病病因的生物学基础。

以上研究虽然是AI与心血管疾病研究已有一定的交互，但是AI的使用还不够深入，尤其是对于心血管疾病重要基因的结构认识、机制探索还比较粗浅，相信随着AI技术的发展，其在心血管疾病研究的作用和影响会更加广泛。

4.1.5　小结

2023—2024年度中国大陆地区的高水平心血管基础研究较以往取得很大的进步，大量基础研究论文主要发表在Circulation、Eur Heart J和Circulation Research等心血管主流杂志上，还有不少有价值的文章发表在nature communication和advanced science等综合性期刊上。这些研究涉及心血管疾病领域的方方面面，其中与纳米材料交叉的研发，其研究成果给我们带来启发和思考。首先，科学研究的设计需要重视基础研究向临床应用的转化潜能。将动物模型中的科学发现向临床转化、指导临床疾病的诊疗。其次，基因编辑技术、单细胞测序技术、高分辨率活体成像技术等技术的开发均有长足的发展，但是属于自己原创的新技术还比较有限。如何源头创新，开发全新的心血管疾病靶点，促进心血管疾病的诊疗，将是未来重点思考的问题。另外，就是要注重学科交叉，尤其是生物信息学、人工智能与深度学习、材料等学科对心血管疾病学的促进作用，多学科的融合优势也越来越受到关注。此外，心肺、心脑、心肝、心肾等器官之间的交互作用，以及心血管疾病与肿瘤、多囊卵巢综合征等不同疾病的联系也是需要我们多关注的方向，各器官彼此相互作用和影响在维持人体健康和疾病治疗中具有重要意义。这也提示我们也应该立足我国本土传统医学，对于心血管疾病的研究应该注重整体意识。最后，只有注重基础向应用的转化，综合多种治疗策略，包括药物治疗、抗炎疗法、血管再生疗法、基因治疗和免疫疗法，可能是未来心血管相关疾病治疗研究的方向。

（执笔人：朱　敏　兰　峰　审稿人：王　利）

参考文献

[1] SHI J，YANG C，ZHANG J，et al. NAT10 is involved in cardiac remodeling through ac4C-mediated transcriptomic regulation [J]. Circ Res，2023，133（12）：989-1002.

[2] MA W，TIAN Y，SHI L，et al. N-Acetyltransferase 10 represses Uqcr11 and Uqcrb independently of ac4C modification to promote heart regeneration [J]. Nat Commun，2024，15（1）：2137.

[3] ZHANG S，ZHANG Y，DUAN X，et al. Targeting NPM1 epigenetically promotes postinfarction cardiac repair by reprogramming reparative macrophage metabolism [J]. Circulation，2024，149（25）：1982-2001.

[4] LIU Z，BIAN X，LI L，et al. SENP1-mediated HSP90ab1 DeSUMOylation in cardiomyocytes prevents myocardial fibrosis

by paracrine signaling [J]. Adv Sci (Weinh), 2024, 11: e2400741.

[5] CHEN Y, LIU S, LIANG Y, et al. Single dose of intravenous miR199a-5p delivery targeting ischemic heart for long-term repair of myocardial infarction [J]. Nat Commun, 2024, 15 (1): 5565.

[6] LI S, HE RC, WU SG, et al. LncRNA PSMB8-AS1 instigates vascular inflammation to aggravate atherosclerosis [J]. Circ Res, 2024, 134 (1): 60-80.

[7] HE X, YANG T, LU YW, et al. The long noncoding RNA CARDINAL attenuates cardiac hypertrophy by modulating protein translation [J]. J Clin Invest, 2024, 134 (13): e169112.

[8] WANG L, FENG J, FENG X, et al. Exercise-induced circular RNA circUtrn is required for cardiac physiological hypertrophy and prevents myocardial ischaemia-reperfusion injury [J]. Cardiovasc Res, 2023, 119 (16): 2638-2652.

[9] LI B, BAI WW, GUO T, et al. Statins improve cardiac endothelial function to prevent heart failure with preserved ejection fraction through upregulating circRNA-RBCK1 [J]. Nat Commun, 2024, 15 (1): 2953.

[10] WANG K, LI FH, ZHOU LY, et al. HNEAP regulates necroptosis of cardiomyocytes by suppressing the m (5) C methylation of Atf7 mRNA [J]. Adv Sci (Weinh), 2023, 10 (34): e2304329.

[11] GAO F, LIANG T, LU YW, et al. Reduced mitochondrial protein translation promotes cardiomyocyte proliferation and heart regeneration [J]. Circulation, 2023, 148 (23): 1887-1906.

[12] WU Z, CHEN L, GUO W, et al. Oral mitochondrial transplantation using nanomotors to treat ischaemic heart disease [J]. Nat Nanotechnol, 2024, 19 (9): 1375-1385.

[13] ZHANG H, WANG J, SHEN J, et al. Prophylactic supplementation with Bifidobacterium infantis or its metabolite inosine attenuates cardiac ischemia/reperfusion injury [J]. Imeta, 2024, 3 (4): e220.

[14] WANG J, ZHANG H, YUAN H, et al. Prophylactic supplementation with Lactobacillus reuteri or its metabolite GABA protects against acute ischemic cardiac injury [J]. Adv Sci (Weinh), 2024, 11 (18): e2307233.

[15] QU Z, PANG X, MEI Z, et al. The positive feedback loop of the NAT10/Mybbp1a/p53 axis promotes cardiomyocyte ferroptosis to exacerbate cardiac I/R injury [J]. Redox Biol, 2024, 72: 103145.

[16] WANG Y, TU J, WU W, et al. The orchestration of cell-cycle reentry and ribosome biogenesis network is critical for cardiac repair [J]. Theranostics, 2024, 14 (10): 3927-3944.

[17] ZHAO M, CAO N, GU H, et al. AMPK attenuation of β-adrenergic receptor-induced cardiac injury via phosphorylation of β-arrestin-1-ser330 [J]. Circ Res, 2024, 135 (6): 651-667.

[18] ZHONG X, WANG K, WANG Y, et al. Angiotension Ⅱ directly bind P2X7 receptor to induce myocardial ferroptosis and remodeling by activating human antigen R [J]. Redox Biol, 2024, 72: 103154.

[19] BAI Y, ZHANG X, LI Y, et al. Protein kinase A is a master regulator of physiological and pathological cardiac hypertrophy[J]. Circ Res, 2024, 134 (4): 393-410.

[20] DONG Y, KANG Z, ZHANG Z, et al. Single-cell profile reveals the landscape of cardiac immunity and identifies a cardio-protective Ym-1 (hi) neutrophil in myocardial ischemia-reperfusion injury [J]. Sci Bull (Beijing), 2024, 69 (7): 949-967.

[21] CHEN X, CHEN H, ZHU L, et al. Nanoparticle-patch system for localized, effective, and sustained miRNA administration into infarcted myocardium to alleviate myocardial ischemia-reperfusion injury [J]. ACS Nano, 2024. Qnline ahead of print.

[22] YU S, SUN Z, JU T, et al. The m7G methyltransferase mettl1 drives cardiac hypertrophy by regulating SRSF9-mediated splicing of NFATc4 [J]. Adv Sci (Weinh), 2024, 11 (29): e2308769.

[23] HUANG CK, CHEN Z, ZHOU Z, et al. RNF149 destabilizes IFNGR1 in macrophages to favor postinfarction cardiac repair[J]. Circ Res, 2024, 135 (4): 518-536.

[24] LAI J, PAN Q, CHEN G, et al. Triple hybrid cellular nanovesicles promote cardiac repair after ischemic reperfusion [J]. ACS Nano, 2024, 18 (5): 4443-4455.

[25] CHEN N, GUO L, WANG L, et al. Sleep fragmentation exacerbates myocardial ischemia-reperfusion injury by promoting copper overload in cardiomyocytes [J]. Nat Commun, 2024, 15 (1): 3834.

[26] GAO J, PANG Z, WANG Q, et al. Biomimetic nano-degrader based CD47-SIRPα immune checkpoint inhibition promotes macrophage efferocytosis for cardiac repair [J]. Adv Sci (Weinh), 2024, 11 (24): e2306388.

[27] TAN H, LI W, PANG Z, et al. Genetically engineered macrophages co-loaded with CD47 inhibitors synergistically reconstruct efferocytosis and improve cardiac remodeling post myocardial ischemia reperfusion injury [J]. Adv Healthc Mater,

2024, 13 (16): e2303267.
[28] CHEN L, LI H, LIU X, et al. PBX/Knotted 1 homeobox-2 (PKNOX2) is a novel regulator of myocardial fibrosis [J]. Signal Transduct Target Ther, 2024, 9 (1): 94.
[29] BEI Y, ZHU Y, ZHOU J, et al. Inhibition of Hmbox1 promotes cardiomyocyte survival and glucose metabolism through Gck activation in ischemia/reperfusion injury [J]. Circulation, 2024, 150 (11): 848-866.
[30] KONG P, LIU X, LI Z, et al. Biodegradable cardiac occluder with surface modification by gelatin-peptide conjugate to promote endogenous tissue regeneration [J]. Adv Sci (Weinh), 2024, 11 (2): e2305967.
[31] CHEN Z, TAN X, JIN T, et al. Pharmaceutical manipulation of mitochondrial F0F1-ATP synthase enables imaging and protection of myocardial ischemia/reperfusion injury throughstress-induced selective enrichment [J]. Adv Sci (Weinh), 2024, 11 (9): e2307880.
[32] SHAO Y, XU C, ZHU S, et al. One endothelium-targeted combined nucleic acid delivery system for myocardial infarction therapy [J]. ACS Nano, 2024, 18 (11): 8107-8124.
[33] SUN M, MAO S, WU C, et al. Piezo1-mediated neurogenic inflammatory cascade exacerbates ventricular remodeling after myocardial infarction [J]. Circulation, 2024, 149 (19): 1516-1533.
[34] SONG S, ZHANG X, HUANG Z, et al. TEA domain transcription factor 1 (TEAD1) induces cardiac fibroblasts cells remodeling through BRD4/Wnt4 pathway [J]. Signal Transduct Target Ther, 2024, 9 (1): 45.
[35] HU D, LI R, LI Y, et al. Inflammation-targeted nanomedicines alleviate oxidative stress and reprogram macrophages polarization for myocardial infarction treatment [J]. Adv Sci (Weinh), 2024, 11 (21): e2308910.
[36] LUO L, LI Y, BAO Z, et al. Pericardial delivery of SDF-1α puerarin hydrogel promotes heart repair and electrical coupling[J]. Adv Mater, 2024, 36 (1): e2302686.
[37] MENG WT, ZHU J, WANG YC, et al. Targeting delivery of miR-146a via IMTP modified milk exosomes exerted cardioprotective effects by inhibiting NF-κB signaling pathway after myocardial ischemia-reperfusion injury [J]. J Nanobiotechnology, 2024, 22 (1): 382.
[38] GAO L, ZHAO Y, WU H, et al. Polycystic ovary syndrome fuels cardiovascularinflammation and aggravates ischemic cardiac injury [J]. Circulation, 2023, 148 (24): 1958-1973.
[39] LIN Y, YANG Q, LIN X, et al. Extracellular matrix disorganization caused by ADAMTS16 deficiency leads to bicuspid aortic valve with raphe formation [J]. Circulation, 2024, 149 (8): 605-626.
[40] WANG H, YANG J, CAI Y, et al. Macrophages suppress cardiac reprogramming of fibroblasts in vivo via IFN-mediated intercellular self-stimulating circuit [J]. Protein Cell, 2024, 15 (12): 906-929.
[41] QIU R, ZHANG X, SONG C, et al. E-cardiac patch to sense and repair infarcted myocardium[J]. Nat Commun, 2024, 15(1): 4133.
[42] XUE F, ZHAO S, TIAN H, et al. Two way workable microchanneled hydrogel suture to diagnose, treat and monitor the infarcted heart [J]. Nat Commun, 2024, 15 (1): 864.
[43] LIU W, LONG L, WANG Z, et al. A whole-course-repair system based on stimulus-responsive multifunctional hydrogels for myocardial tissue regeneration [J]. Small Methods, 2024, 8 (12): e2400121.
[44] LIU Y, WANG L, LIU Z, et al. Durable immunomodulatory nanofiber niche for the functional remodeling of cardiovascular tissue [J]. ACS Nano, 2024, 18 (1): 951-971.
[45] ZHANG F, ZHANG L, HU G, et al. Rectifying METTL4-Mediated N (6) -Methyladenine excess in mitochondrial DNA alleviates heart failure [J]. Circulation, 2024, 150 (18): 1441-1458.
[46] JIA K, CHENG H, MA W, et al. RNA helicase DDX5 maintains cardiac function by regulating camkIIδ alternative splicing[J]. Circulation, 2024, 150 (14): 1121-1139.
[47] WAN J, ZHANG Z, WU C, et al. Astragaloside IV derivative HHQ16 ameliorates infarction-induced hypertrophy and heart failure through degradation of lncRNA4012/9456 [J]. Signal Transduct Target Ther, 2023, 8 (1): 414.
[48] WANG D, YU X, GAO K, et al. Sweroside alleviates pressure overload-induced heart failure through targeting CaMK Ⅱ δ to inhibit ROS-mediated NF-κB/NLRP3 in cardiomyocytes [J]. Redox Biol, 2024, 74: 103223.
[49] LIU T, CHEN X, SUN Q, et al. Valerenic acid attenuates pathological myocardial hypertrophy by promoting the utilization of multiple substrates in the mitochondrial energy metabolism [J]. J Adv Res, 2025, 68: 241-256.
[50] LI B, LIU F, CHEN X, et al. FARS2 deficiency causes cardiomyopathy by disrupting mitochondrial homeostasis and the mitochondrial quality control system [J]. Circulation, 2024, 149 (16): 1268-1284.

[51] JI X，CHEN Z，WANG Q，et al. Sphingolipid metabolism controls mammalian heart regeneration [J]. Cell Metab，2024，36（4）：839-856. e8.

[52] LV Q，LIN J，HUANG H，et al. Nanosponge for iron chelation and efflux：a ferroptosis-inhibiting approach for myocardial infarction therapy [J]. Adv Sci（Weinh），2024，11（25）：e2305895.

[53] FENG J，LI Y，LI Y，et al. Versican promotes cardiomyocyte proliferation and cardiac repair [J]. Circulation，2024，149（13）：1004-1015.

[54] WANG WW，JI SY，ZHANG W，et al. Structure-based design of non-hypertrophic apelin receptor modulator [J]. Cell，2024，187（6）：1460-1475. e20.

[55] YAN M，GAO J，LAN M，et al. DEAD-box helicase 17（DDX17）protects cardiac function by promoting mitochondrial homeostasis in heart failure [J]. Signal Transduct Target Ther，2024，9（1）：127.

[56] REN Z，ZHAO W，LI D，et al. INO80-dependent remodeling of transcriptional regulatory network underlies the progression of heart failure [J]. Circulation，2024，149（14）：1121-1138.

[57] JIANG Y，GU J，NIU X，et al. Phosphorylation-regulated dynamic phase separation of HIP-55 protects against heart failure[J]. Circulation，2024，150（12）：938-951.

[58] MA J，LI Y，LI P，et al. S100A8/A9 as a prognostic biomarker with causal effects for post-acute myocardial infarction heart failure [J]. Nat Commun，2024，15（1）：2701.

[59] SHI X，DANG X，HUANG Z，et al. SUMOylation of TEAD1 modulates the mechanism of pathological cardiac hypertrophy [J]. Adv Sci（Weinh），2024，11（12）：e2305677.

[60] PENG F，LIAO M，JIN W，et al. 2-APQC，a small-molecule activator of Sirtuin-3（SIRT3），alleviates myocardial hypertrophy and fibrosis by regulating mitochondrial homeostasis [J]. Signal Transduct Target Ther，2024，9（1）：133.

[61] LI Z，DAI R，CHEN M，et al. p55γ degrades RIP3 via MG53 to suppress ischaemia-induced myocardial necroptosis and mediates cardioprotection of preconditioning [J]. Cardiovasc Res，2023，119（14）：2421-2440.

[62] FU L，DU J，FURKERT D，et al. Depleting inositol pyrophosphate 5-InsP7 protected the heart against ischaemia-reperfusion injury by elevating plasma adiponectin [J]. Cardiovasc Res，2024，120（8）：954-970.

[63] LIU S，BI Y，HAN T，et al. The E3 ubiquitin ligase MARCH2 protects against myocardial ischemia-reperfusion injury through inhibiting pyroptosis via negative regulation of PGAM5/MAVS/NLRP3 axis [J]. Cell Discov，2024，10（1）：24.

[64] YU P，SONG S，ZHANG X，et al. Downregulation of apoptotic repressor AVEN exacerbates cardiac injury after myocardial infarction [J]. Proc Natl Acad Sci USA，2023，120（42）：e2302482120.

[65] JIA W，SUN J，CAO X，et al. Recovering intestinal redox homeostasis to resolve systemic inflammation for preventing remote myocardial injury by oral fullerenes [J]. Proc Natl Acad Sci USA，2023，120（42）：e2311673120.

[66] YIN D，LIU Y，XUE B，et al. IL-37 modulates myocardial calcium handling via the p-STAT3/SERCA2a axis in HF-related engineered human heart tissue [J]. Adv Healthc Mater，2024，13（13）：e2303957.

[67] LIU X，MENG Q，SHI S，et al. Cardiac-derived extracellular vesicles improve mitochondrial function to protect the heart against ischemia/reperfusion injury by delivering ATP5a1 [J]. J Nanobiotechnology，2024，22（1）：385.

[68] LI G，ZHAO H，CHENG Z，et al. Single-cell transcriptomic profiling of heart reveals ANGPTL4 linking fibroblasts and angiogenesis in heart failure with preserved ejection fraction [J]. J Adv Res，2025，68：215-230.

[69] ZHOU J，LIU Y，WEI X，et al. Glycnsisitin A：a promising bicyclic peptide against heart failure that facilitates TFRC-mediated uptake of iron in cardiomyocytes [J]. Acta Pharm Sin B，2024，14（7）：3125-3139.

[70] WU Q，YAO Q，HU T，et al. Dapagliflozin protects against chronic heart failure in mice by inhibiting macrophage-mediated inflammation，independent of SGLT2 [J]. Cell Rep Med，2023，4（12）：101334.

[71] XIE R，YUAN S，HU G，et al. Nuclear AGO2 promotes myocardial remodeling by activating ANKRD1 transcription in failing hearts [J]. Mol Ther，2024，32（5）：1578-1594.

[72] LI S，WANG K，JIANG K，et al. Brazilin-Ce nanoparticles attenuate inflammation by de/anti-phosphorylation of IKKβ [J]. Biomaterials，2024，305：122466.

[73] LV Q，LI D，ZHAO L，et al. Proline metabolic reprogramming modulates cardiac remodeling induced by pressure overload in the heart [J]. Sci Adv，2024，10（19）：eadl3549.

[74] ZHANG YL，BAI J，YU WJ，et al. CD11b mediates hypertensive cardiac remodeling by regulating macrophage infiltration and polarization [J]. J Adv Res，2024，55：17-31.

[75] YANG K，ZHAO Y，HU J，et al. ALKBH5 induces fibroblast-to-myofibroblast transformation during hypoxia to protect against cardiac rupture after myocardial infarction [J]. J Adv Res，2024，61：193-209.

[76] FU W，LIAO Q，SHI Y，et al. Transient induction of actin cytoskeletal remodeling associated with dedifferentiation，proliferation，and redifferentiation stimulates cardiac regeneration [J]. Acta Pharm Sin B，2024，14（6）：2537-2553.

[77] ABUDUREYIMU M，LUO X，JIANG L，et al. FBXL4 protects against HFpEF through Drp1-Mediated regulation of mitochondrial dynamics and the downstream SERCA2a [J]. Redox Biol，2024，70：103081.

[78] MAO Q，ZHANG X，YANG J，et al. HSPA12A acts as a scaffolding protein to inhibit cardiac fibroblast activation and cardiac fibrosis [J]. J Adv Res，2025，67：217-229.

[79] SHEN S，ZHANG M，WANG X，et al. Single-cell RNA sequencing reveals S100a9（hi）macrophages promote the transition from acute inflammation to fibrotic remodeling after myocardial ischemia-reperfusion [J]. Theranostics，2024，14（3）：1241-1259.

[80] HAO T，JI G，QIAN M，et al. Intracellular delivery of nitric oxide enhances the therapeutic efficacy of mesenchymal stem cells for myocardial infarction [J]. Sci Adv，2023，9（48）：eadi9967.

[81] QI M，MA S，LIU J，et al. In vivo base editing of scn5a rescues type 3 long QT syndrome in mice [J]. Circulation，2024，149（4）：317-329.

[82] WANG C，ZHOU L，LIU C，et al. Pt nanoshells with a high NIR-II photothermal conversion efficiency mediates multimodal neuromodulation against ventricular arrhythmias [J]. Nat Commun，2024，15（1）：6362.

[83] DAI J，WANG B，CHANG Z，et al. Injectable mesh-like conductive hydrogel patch for elimination of atrial fibrillation [J]. Adv Healthc Mater，2024，13（17）：e2303219.

[84] SHENG Y，WANG YY，CHANG Y，et al. Deciphering mechanisms of cardiomyocytes and non-cardiomyocyte transformation in myocardial remodeling of permanent atrial fibrillation [J]. J Adv Res，2024，61：101-117.

[85] LI D，LIU Y，LI C，et al. Spexin diminishes atrial fibrillation vulnerability by acting on galanin receptor 2 [J]. Circulation，2024，150（2）：111-127.

[86] HAN X，GAO Y，HE M，et al. Evolocumab prevents atrial fibrillation in rheumatoid arthritis rats through restraint of PCSK9 induced atrial remodeling [J]. J Adv Res. 2024，61：211-221.

[87] XU C，ZHANG G，WANG X，et al. Ptpn23 Controls Cardiac T-Tubule Patterning by Promoting the Assembly of Dystrophin-Glycoprotein Complex [J]. Circulation，2024，149（17）：1375-1390.

[88] GAO J，LIU M，LU M，et al. Integrative analysis of transcriptome，DNA methylome and chromatin accessibility reveals candidate therapeutic targets in hypertrophic cardiomyopathy [J]. Protein Cell，2024，15（11）：796-817.

[89] YANG P，LOU Y，GENG Z，et al. Allele-specific suppression of variant MHC with high-precision RNA nuclease CRISPR-Cas13d prevents hypertrophic cardiomyopathy [J]. Circulation，2024，150（4）：283-298.

[90] WANG H，WANG J，CUI H，et al. Inhibition of fatty acid uptake by TGR5 prevents diabetic cardiomyopathy [J]. Nat Metab，2024，6（6）：1161-1177.

[91] ZHAN J，JIN K，XIE R，et al. AGO2 protects against diabetic cardiomyopathy by activating mitochondrial gene translation[J]. Circulation，2024，149（14）：1102-1120.

[92] PEI W，ZHANG Y，ZHU X，et al. Multitargeted immunomodulatory therapy for viral myocarditis by engineered extracellular vesicles [J]. ACS Nano，2024，18（4）：2782-2799.

[93] DU H，ZHAO Y，WEN J，et al. LncRNA DCRT protects against dilated cardiomyopathy by preventing NDUFS2 alternative splicing by binding to PTBP1 [J]. Circulation，2024，150（13）：1030-1049.

[94] NIE X，FAN J，DAI B，et al. LncRNA CHKB-DT downregulation enhances dilated cardiomyopathy through ALDH2 [J]. Circ Res，2024，134（4）：425-441.

[95] ZHOU Z，ZHANG M，ZHAO C，et al. Epoxyeicosatrienoic acids prevent cardiac dysfunction in viral myocarditis via interferon Type I signaling [J]. Circ Res，2023，133（9）：772-788.

[96] XIE SY，LIU SQ，ZHANG T，et al. USP28 serves as a key suppressor of mitochondrial morphofunctional defects and cardiac dysfunction in the diabetic heart [J]. Circulation，2024，149（9）：684-706.

[97] KE J，PAN J，LIN H，et al. Targeting Rab7-Rilp mediated microlipophagy alleviates lipid toxicity in diabetic cardiomyopathy [J]. Adv Sci（Weinh），2024，11（29）：e2401676.

[98] ZHANG F，ZHOU H，XUE J，et al. Deficiency of transcription factor Sp1 contributes to hypertrophic cardiomyopathy [J]. Circ Res，2024，134（3）：290-306.

[99] NING C, FAN L, JIN M, et al. Genome-wide association analysis of left ventricular imaging-derived phenotypes identifies 72 risk loci and yields genetic insights into hypertrophic cardiomyopathy [J]. Nat Commun, 2023, 14 (1): 7900.

[100] CAI W, CHONG K, HUANG Y, et al. Empagliflozin improves mitochondrial dysfunction in diabetic cardiomyopathy by modulating ketone body metabolism and oxidative stress [J]. Redox Biol, 2024, 69: 103010.

[101] LI Y, MA K, DONG Z, et al. Frameshift variants in C10orf71 cause dilated cardiomyopathy in human, mouse, and organoid models [J]. J Clin Invest, 2024, 134 (12): e177172.

[102] KONG C, GUO Z, LIU F, et al. Triad3A-Mediated K48-Linked ubiquitination and degradation of TLR9 impairs mitochondrial bioenergetics and exacerbates diabetic cardiomyopathy [J]. J Adv Res, 2024, 61: 65-81.

[103] LI H, ZHU X, CAO X, et al. Single-cell analysis reveals lysyl oxidase (Lox) (+) fibroblast subset involved in cardiac fibrosis of diabetic mice [J]. J Adv Res, 2023, 54: 223-237.

[104] WU M, TAN J, CAO Z, et al. Sirt5 improves cardiomyocytes fatty acid metabolism and ameliorates cardiac lipotoxicity in diabetic cardiomyopathy via CPT2 de-succinylation [J]. Redox Biol, 2024, 73: 103184.

[105] YUAN W, LIN H, SUN Y, et al. Myocardin reverses insulin resistance and ameliorates cardiomyopathy by increasing IRS-1 expression in a murine model of lipodystrophy caused by adipose deficiency of vacuolar H (+) -ATPase V0d1 subunit [J]. Theranostics, 2024, 14 (5): 2246-2264.

[106] MO F, WANG C, LI S, et al. A dual-targeting, multi-faceted biocompatible nanodrug optimizes the microenvironment to ameliorate abdominal aortic aneurysm [J]. Adv Mater, 2024, 36 (33): e2405761.

[107] WEN Y, LIU Y, LI Q, et al. Spatiotemporal ATF3 expression determines VSMC fate in abdominal aortic aneurysm [J]. Circ Res, 2024, 134 (11): 1495-1511.

[108] LIU Y, QI H, ZONG J, et al. Oral piwi-interacting RNA delivery mediated by green tea-derived exosome-like nanovesicles for the treatment of aortic dissection [J]. Adv Healthc Mater, 2024, 13 (30): e2401466.

[109] YANG B, HU C, ZHANG Y, et al. Biomimetic-structured cobalt nanocatalyst suppresses aortic dissection progression by catalytic antioxidation [J]. J Am Chem Soc, 2024, 146 (25): 17201-17210.

[110] SONG T, ZHAO S, LUO S, et al. SLC44A2 regulates vascular smooth muscle cell phenotypic switching and aortic aneurysm [J]. J Clin Invest, 2024, 134 (16): e173690.

[111] WEI Y, JIANG H, LI F, et al. Extravascular administration of IGF1R antagonists protects against aortic aneurysm in rodent and porcine models [J]. Sci Transl Med, 2024, 16 (745): eadh1763.

[112] MENG Z, ZHANG S, LI W, et al. Cationic proteins from eosinophils bind bone morphogenetic protein receptors promoting vascular calcification and atherogenesis [J]. Eur Heart J, 2023, 44 (29): 2763-2783.

[113] MA C, LI Y, TIAN M, et al. Gsα Regulates macrophage foam cell formation during atherosclerosis [J]. Circ Res, 2024, 134 (7): e34-e51.

[114] FAN L, LIU J, HU W, et al. Targeting pro-inflammatory T cells as a novel therapeutic approach to potentially resolve atherosclerosis in humans [J]. Cell Res, 2024, 34 (6): 407-427.

[115] HE Z, CHEN W, HU K, et al. Resolvin D1 delivery to lesional macrophages using antioxidative black phosphorus nanosheets for atherosclerosis treatment [J]. Nat Nanotechnol, 2024, 19 (9): 1386-1398.

[116] LUO X, SHI J, WANG R, et al. Near-infrared persistent luminescence nanoprobe for early detection of atherosclerotic plaque [J]. ACS Nano, 2024, 18 (8): 6500-6512.

[117] WANG Y, CHEN Z, ZHU Q, et al. Aiming at early-stage vulnerable plaques: a nanoplatform with dual-mode imaging and lipid-inflammation integrated regulation for atherosclerotic theranostics [J]. Bioact Mater, 2024, 37: 94-105.

[118] ZHANG Y, LI J, ZHAO J, et al. π-π Interaction-induced organic long-wavelength room-temperature phosphorescence for in vivo atherosclerotic plaque imaging [J]. Angew Chem Int Ed Engl, 2024, 63 (2): e202313890.

[119] ZHOU T, CHENG J, HE S, et al. The sphingosine-1-phosphate receptor 1 mediates the atheroprotective effect of eicosapentaenoic acid [J]. Nat Metab, 2024, 6 (8): 1566-1583.

[120] CHAI Y, SHANGGUAN L, YU H, et al. Near infrared light-activatable platelet-mimicking NIR-II NO Nano-Prodrug for precise atherosclerosis theranostics [J]. Adv Sci (Weinh), 2024, 11 (3): e2304994.

[121] BAO Q, ZHANG B, ZHOU L, et al. CNP ameliorates macrophage inflammatory response and atherosclerosis [J]. Circ Res, 2024, 134 (8): e72-e91.

[122] CHEN X, CHEN S, PANG J, et al. Hepatic steatosis aggravates atherosclerosis via small extracellular vesicle-mediated inhibition of cellular cholesterol efflux [J]. J Hepatol, 2023, 79 (6): 1491-1501.

[123] LV F，FANG H，HUANG L，et al. Curcumin equipped nanozyme-like metal-organic framework platform for the targeted atherosclerosis treatment with lipid regulation and enhanced magnetic resonance imaging capability [J]. Adv Sci (Weinh)，2024，11 (26)：e2309062.

[124] WENG H，ZOU W，TIAN F，et al. Inhalable cardiac targeting peptide modified nanomedicine prevents pressure overload heart failure in male mice [J]. Nat Commun，2024，15 (1)：6058.

[125] WANG X，ZHU L，LIU J，et al. Palmitic acid in type 2 diabetes mellitus promotes atherosclerotic plaque vulnerability via macrophage Dll4 signaling [J]. Nat Commun，2024，15 (1)：1281.

[126] LUO Q，DAI L，LI J，et al. Intracellular and extracellular synergistic therapy for restoring macrophage functions via anti-CD47 antibody-conjugated bifunctional nanoparticles in atherosclerosis [J]. Bioact Mater，2024，34：326-337.

[127] TANG H，LIU Z，HAN G，et al. Unexpected omega-3 activities in intracellular lipolysis and macrophage foaming revealed by fluorescence lifetime imaging [J]. Proc Natl Acad Sci USA，2024，121 (15)：e2321255121.

[128] LI Q，YIN K，MA HP，et al. Application of improved GalNAc conjugation in development of cost-effective siRNA therapies targeting cardiovascular diseases [J]. Mol Ther，2024，32 (3)：637-645.

[129] CHEN L，ZHANG M，YANG X，et al. Methyl-CpG-binding 2 K271 lactylation-mediated M2 macrophage polarization inhibits atherosclerosis [J]. Theranostics，2024，14 (11)：4256-4277.

[130] ZHOU L，WANG Z，WANG L，et al. Tetrazine-based ratiometric nitric oxide sensor identifies endogenous nitric oxide in atherosclerosis plaques by riding macrophages as a smart vehicle [J]. J Am Chem Soc，2023，145 (51)：28296-28306.

[131] TANG J，LI T，XIONG X，et al. Colchicine delivered by a novel nanoparticle platform alleviates atherosclerosis by targeted inhibition of NF-κB/NLRP3 pathways in inflammatory endothelial cells [J]. J Nanobiotechnology，2023，21 (1)：460.

[132] JIANG M，SONG Y，REN MX，et al. LncRNA NIPA1-SO confers atherosclerotic protection by suppressing the transmembrane protein NIPA1 [J]. J Adv Res，2023，54：29-42.

[133] LI X，YANG Y，WANG Z，et al. CircHIPK3 targets DRP1 to mediate hydrogen peroxide-induced necroptosis of vascular smooth muscle cells and atherosclerotic vulnerable plaque formation [J]. J Adv Res，2025，69：329-341.

[134] ZHANG Y，LI JJ，XU R，et al. Nogo-B mediates endothelial oxidative stress and inflammation to promote coronary atherosclerosis in pressure-overloaded mouse hearts [J]. Redox Biol，2023，68：102944.

[135] FENG W，TENG Y，ZHONG Q，et al. Biomimetic grapefruit-derived extracellular vesicles for safe and targeted delivery of sodium thiosulfate against vascular calcification [J]. ACS Nano，2023，17 (24)：24773-24789.

[136] LI P，LIANG F，WANG L，et al. Bilayer vascular grafts with on-demand NO and H (2) S release capabilities [J]. Bioact Mater，2024，31：38-52.

[137] SUN DY，WU WB，WU JJ，et al. Pro-ferroptotic signaling promotes arterial aging via vascular smooth muscle cell senescence [J]. Nat Commun，2024，15 (1)：1429.

[138] ZHANG B，WAN H，LIU X，et al. Engineering immunomodulatory stents using zinc ion-lysozyme nanoparticle platform for vascular remodeling [J]. ACS Nano，2023，17 (23)：23498-23511.

[139] LI J，ZHANG J，YU P，et al. ROS-responsive & scavenging NO nanomedicine for vascular diseases treatment by inhibiting endoplasmic reticulum stress and improving NO bioavailability [J]. Bioact Mater，2024，37：239-252.

[140] YANG Y，ZHANG X，YAN H，et al. Versatile design of NO-generating proteolipid nanovesicles for alleviating vascular Injury [J]. Adv Sci (Weinh)，2024，11 (31)：e2401844.

[141] GE J，ZHOU Y，LI H，et al. Prostacyclin synthase deficiency leads to exacerbation or occurrence of endothelium-dependent contraction and causes cardiovascular disorders mainly via the non-TxA (2) prostanoids/TP axis [J]. Circ Res，2024，135 (6)：e133-e149.

[142] LIU A，CHEN Z，LI X，et al. C5a-C5aR1 induces endoplasmic reticulum stress to accelerate vascular calcification via PERK-eIF2α-ATF4-CREB3L1 pathway [J]. Cardiovasc Res，2023，119 (15)：2563-2578.

[143] CHEN A，LAN Z，LI L，et al. Sodium-glucose cotransporter 2 inhibitor canagliflozin alleviates vascular calcification through suppression of nucleotide-binding domain，leucine-rich-containing family，pyrin domain-containing-3 inflammasome [J]. Cardiovasc Res，2023，119 (13)：2368-2381.

[144] ZHANG J，WANG X，FU Z，et al. Long-term simulated microgravity fosters carotid aging-like changes via Piezo1 [J]. Cardiovasc Res，2024，120 (5)：548-559.

[145] TAI GJ, MA YJ, FENG JL, et al. NLRP3 inflammasome-mediated premature immunosenescence drives diabetic vascular aging dependent on the induction of perivascular adipose tissue dysfunction [J]. Cardiovasc Res. 2024.

[146] YOU Q, KE Y, CHEN X, et al. Loss of endothelial annexin A1 aggravates inflammation-induched vascular aging [J]. Adv Sci (Weinh), 2024, 11 (15): e2307040.

[147] ZHANG Y, WANG X, LI XK, et al. Sirtuin 2 deficiency aggravates ageing-induced vascular remodelling in humans and mice [J]. Eur Heart J, 2023, 44 (29): 2746-2759.

[148] WU S, LUO X, CHEN Y, et al. Sodium-glucose cotransporter 2 inhibitors attenuate vascular calcification by suppressing endoplasmic reticulum protein thioredoxin domain containing 5 dependent osteogenic reprogramming [J]. Redox Biol, 2024, 73: 103183.

[149] LIN JJ, CHEN R, YANG LY, et al. Hsa_circ_0001402 alleviates vascular neointimal hyperplasia through a miR-183-5p-dependent regulation of vascular smooth muscle cell proliferation, migration, and autophagy [J]. J Adv Res, 2024, 60: 93-110.

[150] HE X, WEN S, TANG X, et al. Glucagon-like peptide-1 receptor agonists rescued diabetic vascular endothelial damage through suppression of aberrant STING signaling [J]. Acta Pharm Sin B, 2024, 14 (6): 2613-2630.

[151] HUANG D, SHANG W, XU M, et al. Genome-wide methylation analysis reveals a KCNK3-prominent causal cascade on hypertension [J]. Circ Res, 2024, 135 (3): e76-e93.

[152] YAO C, SUN T, HUANG S, et al. Personalized machine learning-coupled nanopillar triboelectric pulse sensor for cuffless blood pressure continuous monitoring [J]. ACS Nano, 2023, 17 (23): 24242-24258.

[153] SUN K, WANG YL, HOU CC, et al. Collecting duct NCOR1 controls blood pressure by regulating mineralocorticoid receptor [J]. J Adv Res, 2024, 68: 75-87.

[154] LI Y, WEI X, XIAO R, et al. SMYD2-methylated PPARγ facilitates hypoxia-induced pulmonary hypertension by activating mitophagy [J]. Circ Res, 2024, 135 (1): 93-109.

[155] MURUGESAN P, ZHANG Y, HUANG Y, et al. Reversal of pulmonary hypertension in a human-like model: therapeutic targeting of endothelial DHFR [J]. Circ Res, 2024, 134 (4): 351-370.

[156] CHEN Y, YANG B, ZHANG XM, et al. Biallelic variants in RBM42 cause a multisystem disorder with neurological, facial, cardiac, and musculoskeletal involvement [J]. Protein Cell, 2024, 15 (1): 52-68.

[157] XU Z, PAN Z, JIN Y, et al. Inhibition of PRKAA/AMPK (Ser485/491) phosphorylation by crizotinib induces cardiotoxicity via perturbing autophagosome-lysosome fusion [J]. Autophagy, 2024, 20 (2): 416-436.

[158] ZHOU X, LIU Y, SHEN Y, et al. Rescue of cardiac dysfunction during chemotherapy in acute myeloid leukaemia by blocking IL-1α [J]. Eur Heart J, 2024, 45 (25): 2235-2250.

[159] BAO M, HUA X, CHEN X, et al. PICALM regulating the generation of amyloid β-peptide to promote anthracycline-induced cardiotoxicity [J]. Adv Sci (Weinh), 2024, 11 (32): e2401945.

[160] CHEN X, MU X, DING L, et al. Trilogy of drug repurposing for developing cancer and chemotherapy-induced heart failure co-therapy agent [J]. Acta Pharm Sin B, 2024, 14 (2): 729-750.

[161] LI X, LUO W, TANG Y, et al. Semaglutide attenuates doxorubicin-induced cardiotoxicity by ameliorating BNIP3-Mediated mitochondrial dysfunction [J]. Redox Biol, 2024, 72: 103129.

[162] MA P, LIANG W, HUANG R, et al. Super-structured wet-adhesive hydrogel with ultralow swelling, ultrahigh burst pressure tolerance, and anti-postoperative adhesion properties for tissue adhesion [J]. Adv Mater, 2024, 36 (11): e2305400.

[163] LI F, CHEN L, ZHONG S, et al. Collagen-targeting self-assembled nanoprobes for multimodal molecular imaging and quantification of myocardial fibrosis in a rat model of myocardial infarction [J]. ACS Nano, 2024, 18 (6): 4886-4902.

[164] SONG J, KANG X, WANG L, et al. Near-infrared-II photoacoustic imaging and photo-triggered synergistic treatment of thrombosis via fibrin-specific homopolymer nanoparticles [J]. Nat Commun, 2023, 14 (1): 6881.

[165] ZHANG LJ, HU YX, HUANG RZ, et al. Intraplatelet miRNA-126 regulates thrombosis and its reduction contributes to platelet inhibition [J]. Cardiovasc Res, 2024, 120 (13): 1622-1635.

[166] HAN X, QU L, YU M, et al. Thiamine-modified metabolic reprogramming of human pluripotent stem cell-derived cardiomyocyte under space microgravity [J]. Signal Transduct Target Ther, 2024, 9 (1): 86.

[167] CUI J, XU H, YU J, et al. Targeted depletion of PD-1-expressing cells induces immune tolerance through peripheral clonal deletion [J]. Sci Immunol, 2024, 9 (94): eadh0085.

[168] LU X, XU Z, SHU F, et al. Reactive oxygen species responsive multifunctional fusion extracellular nanovesicles: prospective treatments for acute heart transplant rejection [J]. Adv Mater, 2024, 36 (35): e2406758.

[169] YIM WY, XIONG T, GENG B, et al. Donor circadian clock influences the long-term survival of heart transplantation by immunoregulation [J]. Cardiovasc Res, 2023, 119 (12): 2202-2212.

[170] ZHU Y, JIANG C, HE J, et al. Cirbp suppression compromises DHODH-mediated ferroptosis defense and attenuates hypothermic cardioprotection in an aged donor transplantation model [J]. J Clin Invest, 2024, 134 (9): e175645.

[171] GONG H, WANG T, SUN X, et al. Fibroblasts facilitate lymphatic vessel formation in transplanted heart [J]. Theranostics, 2024, 14 (5): 1886-1908.

[172] XU Z, MAO X, LU X, et al. Dual-targeting nanovesicles carrying CSF1/CD47 identified from single-cell transcriptomics of innate immune cells in heart transplant for alleviating acute rejection [J]. Adv Healthc Mater, 2024, 13 (7): e2302443.

[173] REN AJ, WEI C, LIU YJ, et al. ZBTB20 regulates SERCA2a activity and myocardial contractility through phospholamban [J]. Circ Res, 2024, 134 (3): 252-265.

[174] SONG C, KONG F, NONG H, et al. Ammonium persulfate-loaded carboxylic gelatin-methacrylate nanoparticles promote cardiac repair by activating epicardial epithelial-mesenchymal transition via autophagy and the mTOR pathway [J]. ACS Nano, 2023, 17 (20): 20246-20261.

[175] SHANG Y, SUN L, GAN J, et al. A biomimetic cardiac fibrosis-on-a-chip as a visible disease model for evaluating mesenchymal stem cell-derived exosome therapy [J]. ACS Nano. 2024; 18 (1): 829-838.

[176] TANG G, LI Z, DING C, et al. A cigarette filter-derived biomimetic cardiac niche for myocardial infarction repair [J]. Bioact Mater, 2024, 35: 362-381.

[177] CHEN J, REN T, XIE L, et al. Enhancing aortic valve drug delivery with PAR2-targeting magnetic nano-cargoes for calcification alleviation [J]. Nat Commun, 2024, 15 (1): 557.

[178] SU XZ, ZHANG LF, HU K, et al. Discovery of natural potent HMG-CoA reductase degraders for lowering cholesterol [J]. Angew Chem Int Ed Engl, 2024, 63 (6): e202313859.

[179] MA YL, KONG CY, GUO Z, et al. Semaglutide ameliorates cardiac remodeling in male mice by optimizing energy substrate utilization through the Creb5/NR4a1 axis [J]. Nat Commun, 2024, 15 (1): 4757.

[180] LV J, PAN C, CAI Y, et al. Plasma metabolomics reveals the shared and distinct metabolic disturbances associated with cardiovascular events in coronary artery disease [J]. Nat Commun, 2024, 15 (1): 5729.

[181] HUI X, TANG L, ZHANG D, et al. Acoustically enhanced triboelectric stethoscope for ultrasensitive cardiac sounds sensing and disease diagnosis [J]. Adv Mater, 2024, 36 (29): e2401508.

[182] TIAN G, DENG W, YANG T, et al. Hierarchical piezoelectric composites for noninvasive continuous cardiovascular monitoring [J]. Adv Mater, 2024, 36 (26): e2313612.

[183] QU X, CHENG S, LIU Y, et al. Bias-free cardiac monitoring capsule [J]. Adv Mater, 2024, 36 (33): e2402457.

[184] XIE W, GAN J, ZHOU X, et al. Myocardial infarction accelerates the progression of MASH by triggering immunoinflammatory response and induction of periosti [J]. Cell Metab, 2024, 36 (6): 1269-1286. e9.

[185] FU C, LI Q, LI M, et al. An integrated arterial remodeling hydrogel for preventing restenosis after angioplasty [J]. Adv Sci (Weinh), 2024, 11 (15): e2307063.

[186] WU H, YANG L, LUO R, et al. A drug-free cardiovascular stent functionalized with tailored collagen supports in-situ healing of vascular tissues [J]. Nat Commun. 2024; 15: 735.

[187] LI L, ZHANG C, CAO Z, et al. Passivation protein-adhesion platform promoting stent reendothelialization using two-electron-assisted oxidation of polyphenols [J]. Biomaterials. 2024; 305: 122423.

[188] CHEN J, HUANG S, ZHANG Y, et al. Congenital heart disease detection by pediatric electrocardiogram based deep learning integrated with human concepts [J]. Nat Commun, 2024, 15 (1): 976.

[189] WANG YJ, YANG K, WEN Y, et al. Screening and diagnosis of cardiovascular disease using artificial intelligence-enabled cardiac magnetic resonance imaging [J]. Nat Med, 2024, 30 (5): 1471-1480.

[190] ZHAO K, ZHU Y, CHEN X, et al. Machine learning in hypertrophic cardiomyopathy: nonlinear model from clinical and CMR features predicting cardiovascular events [J]. JACC Cardiovasc Imaging, 2024, 17 (8): 880-893.

[191] WANG S, HAN Y, LIU R, et al. Glycolysis-mediated activation of v-ATPase by nicotinamide mononucleotide ameliorates lipid-induced cardiomyopathy by repressing the CD36-TLR4 axis [J]. Circ Res, 2024, 134 (5): 505-525.

[192] LI C, ZHANG Y, SHEN J, et al. Cfp1 controls cardiomyocyte maturation by modifying histone H3K4me3 of structural, metabolic, and contractile related genes [J]. Adv Sci (Weinh), 2024, 11 (11): e2305992.
[193] SUN T, GRASSAM-ROWE A, PU Z, et al. Dbh (+) catecholaminergic cardiomyocytes contribute to the structure and function of the cardiac conduction system in murine heart [J]. Nat Commun, 2023, 14 (1): 7801.
[194] HU L, TANG D, QI B, et al. Mfn2/Hsc70 complex mediates the formation of mitochondria-lipid droplets membrane contact and regulates myocardial lipid metabolism [J]. Adv Sci (Weinh), 2024, 11 (14): e2307749.
[195] YE C, YANG C, ZHANG H, et al. Canonical Wnt signaling directs the generation of functional human PSC-derived atrioventricular canal cardiomyocytes in bioprinted cardiac tissues [J]. Cell Stem Cell, 2024, 31 (3): 398-409. e5.
[196] LI B, XIONG W, ZUO W, et al. Proximal telomeric decompaction due to telomere shortening drives FOXC1-dependent myocardial senescence [J]. Nucleic Acids Res, 2024, 52 (11): 6269-6284.
[197] ZHANG S, QIU B, LV B, et al. Endogenous sulfur dioxide deficiency as a driver of cardiomyocyte senescence through abolishing sulphenylation of STAT3 at cysteine 259 [J]. Redox Biol, 2024, 71: 103124.
[198] WANG K, DU Y, LI P, et al. Nanoplastics causes heart aging/myocardial cell senescence through the Ca (2+) /mtDNA/cGAS-STING signaling cascade [J]. J Nanobiotechnology, 2024, 22 (1): 96.
[199] CAI Z, ZHU M, XU L, et al. Directed differentiation of human induced pluripotent stem cells to heart valve cells [J]. Circulation, 2024, 149 (18): 1435-1456.
[200] LIU X, CHEN B, CHEN J, et al. A cardiac-targeted nanozyme interrupts the inflammation-free radical cycle in myocardial infarction [J]. Adv Mater, 2024, 36 (2): e2308477.
[201] BO W, CAI M, MA Y, et al. Manipulation of glutamatergic neuronal activity in the primary motor cortex regulates cardiac function in normal and myocardial infarction mice [J]. Adv Sci (Weinh), 2024, 11 (20): e2305581.
[202] CHEN Y, HUANG S, CUI Z, et al. Impaired end joining induces cardiac atrophy in a Hutchinson-Gilford progeria mouse model [J]. Proc Natl Acad Sci U S A, 2023, 120 (47): e2309200120.
[203] LIU C, WANG W, LAI H, et al. Biosynthesis of fungus-based oral selenium microcarriers for radioprotection and immuno-homeostasis shaping against radiation-induced heart disease [J]. Bioact Mater, 2024, 37: 393-406.
[204] WANG T, SHI Z, REN H, et al. Divergent age-associated and metabolism-associated gut microbiome signatures modulate cardiovascular disease risk [J]. Nat Med, 2024, 30 (6): 1722-1731.
[205] TU ZL, ZHANG ZY, JIN PP, et al. Salidroside promotes pro-angiogenesis and repair of blood brain barrier via Notch/ITGB1 signal path in CSVD Model [J]. J Adv Res, 2025, 68: 429-444.
[206] JIANG C, YAO D, LIU Z, et al. FOXO1 regulates RUNX2 ubiquitination through SMURF2 in calcific aortic valve disease [J]. Redox Biol, 2024, 73: 103215.

4.2 心血管疾病临床研究

近年来，我国在心血管疾病领域的研究呈现蓬勃发展势头，数量与质量都不断提升。目前我国心血管疾病领域论文数量位居全球第二位，仅次于美国。自2018年以来，论文数量增长速度高于美国。研究最活跃的几个亚专科是冠心病、高血压、心律失常和心力衰竭。其中冠心病和高血压的论文数量均已超过美国。

4.2.1 高水平心血管疾病临床研究

中国大陆地区作者发表在医学综合领域和心血管领域的十大顶刊（包括*New England Journal of Medicine*; *Lancet*; *Journal of the American Medical Association*; *British Medical Journal*; *Nature*; *Science*; *Cell*; *European Heart Journal*; *Circulation*; *Journal of the American College of Cardiology*）及其高影响力子刊（影响因子＞20分）上的心血管领域论著呈增长态势。近5年来，相较整体高水平论文数量，随机对照临床试验论文数量增幅尤为突出（图4-2-1）。

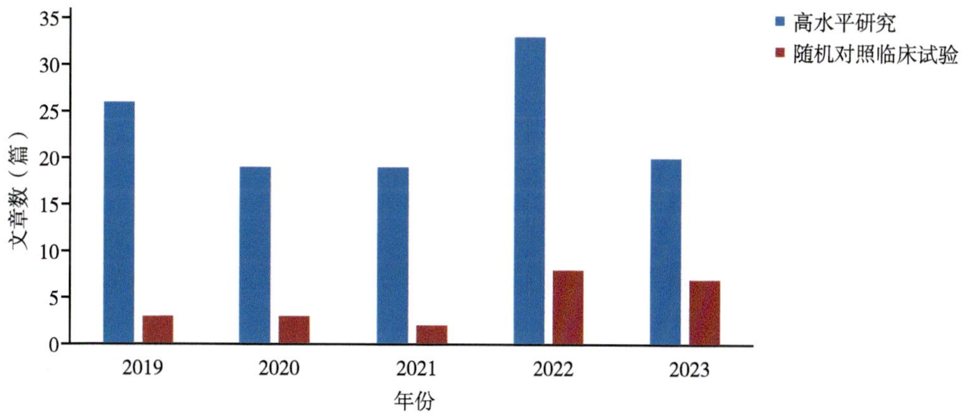

图4-2-1　2019—2023年中国第一作者和通讯作者发表的高水平心血管疾病临床研究论文

2023年发表的高水平心血管疾病临床研究论文共20篇，涉及冠心病[1-6]、高血压[7-9]、心律失常[10, 11]、心力衰竭[12]、先天性心脏病[13, 14]、心肌病[15, 16]、心血管疾病危险因素[17-20]等方面。其中热点研究为冠心病、高血压、心血管疾病危险因素探索及干预。

我国学者发表在*New England Journal of Medicine*；*Lancet*；*Journal of the American Medical Association*；*British Medical Journal*四大顶刊的论文数量呈逐年上升的趋势，其中心血管领域论文数量位居第三，冠心病是最主要的学科。[21]2023年我国学者发表在上述四大顶刊的文章共5篇，具体如下：

（1）村医为主导的中国农村多方面干预血压控制研究[7]，旨在更好地控制血压升高这一最重要的可改变心血管疾病危险因素，采用整群随机对照试验设计来评价一套综合的血压管理流程。结果显示，与加强常规护理相比，乡村医生主导的干预可使中国农村居民的血压得到更好的控制。研究首次证明以村医为主导的综合干预管理模式的安全性和有效性。这种管理模式可以推广至中国农村，为我国提出高血压防治管理策略提供了新的思路和策略依据。

（2）中国家庭主厨减盐干预效果——整群随机对照研究[8]发现，针对家庭主厨的减盐干预措施能够有效地促进减盐行为，显著降低24小时尿钠排泄量、收缩压和舒张压。帮助家庭成员改善饮食习惯，从而对健康产生积极影响。该研究为如何开展减盐干预行动的策略选择增添了一项新的循证证据。

（3）利用心血管疾病高危人群早期筛查与综合干预（China HEART）项目覆盖我国大陆地区31个省区市的共128万35～75岁居民的调查和随访数据，首次评估了中国教育不平等在死亡率上的代际差异[19]。结果显示，在四个不同年代出生的人群队列中，较低的教育水平均与较高的全因死亡风险相关，但呈现代际和城乡异质性。为较低教育水平人群提供普遍可及且易于遵循的生活方式促进和代谢风险控制，对于减少这种不平衡至关重要。该研究提示为了减少教育程度不平等对健康的不利影响，除了改善教育水平较低人口的社会经济地位，还应该改善他们闲暇时间的体育活动和饮食等因素。

（4）中国慢性病与危险因素监测的6轮调查数据[9]显示，2004—2018年，标化的高血压患病率从20.8%增加至24.7%，知晓率从30.8%增加到38.3%，治疗率从25.9%增加到34.6%，控制率从7.1%增加到12.0%。2018年，约有2.4亿高血压患者血压没有得到充分控制；1.64亿患者不知晓自己患有高血压，1000万患者没有接受合适的治疗。该数据研究结果表明，在中国成年人群中，尽管高血压的患病率和管理情况有了一定的改善，但高血压治疗率和控制率仍然较低，应努力扩大高血压的检测，提升高血压患者的血压控制。

（5）中国通心络治疗急性心肌梗死心肌保护研究[6]发现，在指南推荐治疗基础上，相比于安慰剂组，通心络降低30天心脑血管事件风险达36%，降低30天心源性死亡风险达30%；1年时这些临床获益仍可见。该研究为中医药救治急性心肌梗死开辟了新路径。

4.2.2　心血管疾病临床研究注册情况

ClinicalTrial网站注册信息显示，近5年我国研究者参与的心血管领域临床试验数量呈逐年增长趋势，

2023年新注册685项，较2019年增加了65%（图4-2-2）。

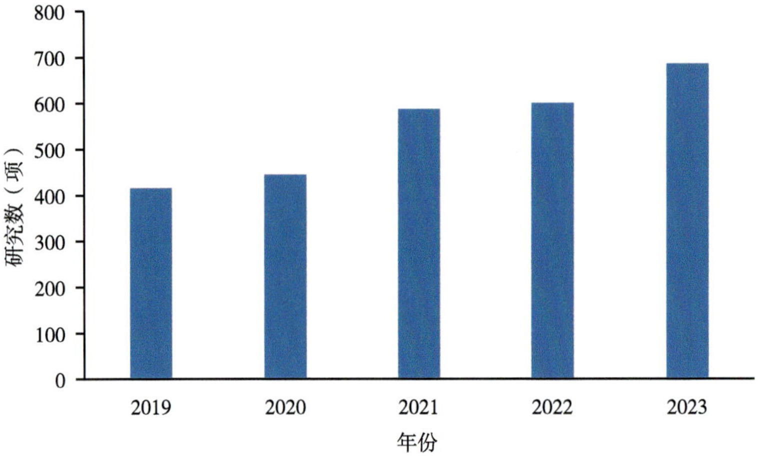

图4-2-2　2019—2023年中国研究者在ClinicalTrial网站参与注册的临床研究

此外，国家卫生健康委员会大力建设的研究者发起的临床研究管理平台已投入使用，无疑将为规范我国临床研究的开展并提升临床研究的水平发挥巨大作用。

4.2.3　小结

高水平心血管疾病临床研究是持续改善心血管疾病临床实践的重要基石。我们已经看到高水平心血管疾病临床研究论文不断涌现，提供了来自国人的科学证据。随着随机对照试验数量的增加，未来将产出更多的来自国人的高质量循证医学证据，为改善我国心血管健康提供科学依据。

（执笔人：李　静　审稿人：朱　毅）

参考文献

[1] WU H，XU L，ZHAO X，et al. Indobufen or aspirin on top of clopidogrel after coronary drug-eluting stent implantation（OPTION）：a randomized，open-label，end point-blinded，noninferiority trial [J]. Circulation，2023，147（3）：212-222.

[2] YANG J，SHAN D，WANG X，et al. On-site computed tomography-derived fractional flow reserve to guide management of patients with stable coronary artery disease：the TARGET randomized trial [J]. Circulation，2023，147（18）：1369-1381.

[3] WANG H Y，ZHANG R，DOU K，et al. Left main bifurcation stenting：impact of residual ischaemia on cardiovascular mortality [J]. European heart journal，2023，44（41）：4324-4336.

[4] JIANG S，FANG C，XU X，et al. Identification of high-risk coronary lesions by 3-vessel optical coherence tomography [J]. Journal of the American College of Cardiology，2023，81（13）：1217-1230.

[5] TU S，XU B，CHEN L，et al. Short-term risk stratification of non-flow-limiting coronary stenosis by angiographically derived radial wall strain [J]. Journal of the American College of Cardiology，2023，81（8）：756-767.

[6] YANG Y，LI X，CHEN G，et al. Traditional Chinese medicine compound（Tongxinluo）and clinical outcomes of patients with acute myocardial infarction：the CTS-AMI randomized clinical trial [J]. JAMA，2023，330（16）：1534-1545.

[7] HE J，OUYANG N，GUO X，et al. Effectiveness of a non-physician community health-care provider-led intensive blood pressure intervention versus usual care on cardiovascular disease（CRHCP）：an open-label，blinded-endpoint，cluster-randomised trial [J]. Lancet，2023，401（10380）：928-938.

[8] ZHANG X，ZHANG P，SHEN D，et al. Effect of home cook interventions for salt reduction in China：cluster randomised controlled trial [J]. BMJ，2023，382：e074258.

[9] ZHANG M，SHI Y，ZHOU B，et al. Prevalence，awareness，treatment，and control of hypertension in China，2004-18：findings from six rounds of a national survey [J]. BMJ，2023，380：e071952.
[10] WANG J，HUANG P，YU Q，et al. Epilepsy and long-term risk of arrhythmias [J]. Eur Heart J，2023，44（35）：3374-3382.
[11] CHEN H，LI C，HAN B，et al. Circumferential pulmonary vein isolation with vs without additional low-voltage-area ablation in older patients with paroxysmal atrial fibrillation：a randomized clinical trial [J]. JAMA cardiology，2023，8（8）：765-772.
[12] CAI A，QIU W，XIA S，et al. Sex-specific characteristics and outcomes in hospitalized heart failure with preserved ejection fraction：the China Cardiovascular Association Database-Heart Failure Center Registry [J]. Eur Heart J，2023，44（44）：4715-4718.
[13] YUAN X，LIANG F，ZHU J，et al. Maternal exposure to PM（2.5）and the risk of congenital heart defects in 1. 4 million births：a nationwide surveillance-based study [J]. Circulation，2023，147（7）：565-574.
[14] ZHANG Q，ZHU F，SHI G，et al. Maternal outcomes among pregnant women with congenital heart disease-associated pulmonary hypertension [J]. Circulation，2023，147（7）：549-561.
[15] TIAN Z，LI L，LI X，et al. Effect of mavacamten on Chinese patients with symptomatic obstructive hypertrophic cardiomyopathy：the EXPLORER-CN randomized clinical trial [J]. JAMA cardiology，2023，8（10）：957-965.
[16] FANG J，LIU Y，ZHU Y，et al. First-in-human transapical beating-heart septal myectomy in patients with hypertrophic obstructive cardiomyopathy [J]. J Am Coll Cardiol，2023，82（7）：575-586.
[17] XU R，HUANG S，SHI C，et al. Extreme temperature events，fine particulate matter，and myocardial infarction mortality [J]. Circulation，2023，148（4）：312-323.
[18] JIANG Y，HUANG J，LI G，et al. Ozone pollution and hospital admissions for cardiovascular events [J]. Eur Heart J，2023，44（18）：1622-1632.
[19] LU J，WU C，ZHANG X，et al. Educational inequalities in mortality and their mediators among generations across four decades：nationwide，population based，prospective cohort study based on the ChinaHEART project [J]. BMJ，2023，382：e073749.
[20] SHAN Z，WANG F，LI Y，et al. Healthy eating patterns and risk of total and cause-specific mortality [J]. JAMA internal medicine，2023，183（2）：142-153.
[21] WU J，LI H，HUANG Y，et al. Chinese contribution to NEJM，Lancet，JAMA，and BMJ from 2011 to 2020：a 10-year bibliometric study [J]. Annals of translational medicine，2022，10（9）:505.

4.3 心血管疾病器械研究

4.3.1 2023—2024年入选国家药品监督管理局创新医疗器械审评通道的心血管类产品

2023年7月20日至2024年7月31日，国家药品监督管理局共批准74项医疗器械进入创新医疗器械审评通道，其中36项心血管类产品，占比达到48.6%；而且国产原创产品有72项，占到97.3%，说明心血管领域的创新在我国医疗器械创新领域占优势地位。

4.3.1.1 心血管支架类产品

心血管支架类的产品有4项，涉及腹主动脉覆膜支架系统、TIPS覆膜支架系统等产品，但是冠状动脉支架随着集采之后，现在已经完全没有创新产品申报。详见表4-3-1。

表4-3-1　进入创新医疗器械审评通道的心血管支架类产品

产品名称	申请人
腹主动脉覆膜支架系统	杭州唯强医疗科技有限公司
TIPS覆膜支架系统	上海拓脉医疗科技有限公司
分支型术中支架系统	北京市普惠生物医学工程有限公司
外周静脉支架取栓系统	深圳佰特微医疗科技有限公司

4.3.1.2　瓣膜类产品

瓣膜类的产品有4项，全部都是介入类瓣膜，外科手术瓣膜没有申报项目。详见表4-3-2。

表4-3-2　进入创新医疗器械审评通道的瓣膜类产品

产品名称	申请人
经导管主动脉瓣膜系统	苏州杰成医疗科技有限公司
经导管主动脉瓣膜系统	上海翰凌医疗器械有限公司
经导管二尖瓣瓣膜系统	江苏臻亿医疗科技有限公司
经心尖二尖瓣腱索修复系统	瀚芯医疗科技（深圳）有限公司

4.3.1.3　治疗心律失常类产品

治疗心律失常类产品有14项，这是今年最大的一类创新产品组，说明心律失常类产品成为现在的热门。详见表4-3-3。

表4-3-3　进入创新医疗器械审评通道的治疗心律失常类产品

产品名称	申请人
植入型心脏转复除颤器	苏州无双医疗设备有限公司
心脏冷冻消融系统	上海安钛克医疗科技有限公司
一次性使用压力监测脉冲电场消融导管	四川锦江电子医疗器械科技股份有限公司
一次性使用磁电定位压力监测脉冲电场消融导管	湖南埃普特医疗器械有限公司
心脏脉冲电场消融仪	上海宏桐实业有限公司
心脏脉冲电场消融设备	上海商阳医疗科技有限公司
脉冲电场消融系统	杭州睿笛生物科技有限公司
心脏脉冲电场消融系统	深圳北芯医疗科技有限公司
心脏脉冲电场消融系统	苏州艾科脉医疗技术有限公司
一次性使用冠状动脉血管内冲击波导丝及血管内冲击波治疗设备	上海微创旋律医疗科技有限公司
经导管心肌射频消融系统	杭州德晋医疗科技有限公司
射频房间隔穿刺设备	慧扬医疗科技（苏州）有限公司
心脏外科冷冻消融系统	海杰亚（北京）医疗器械有限公司
植入式心电事件监测器	苏州无双医疗设备有限公司

4.3.1.4　左心辅助类产品

左心辅助类产品有7项，其中6项都是介入式左心辅助产品，成为新的市场热点。详见表4-3-4。

表4-3-4　进入创新医疗器械审评通道的左心辅助类产品

产品名称	申请人
介入式左心室辅助系统	安徽通灵仿生科技有限公司
植入式心脏收缩力调节器	乐普医学电子仪器股份有限公司
介入式心室辅助设备	苏州心岭迈德医疗科技有限公司
介入式心室辅助设备	上海焕擎医疗科技有限公司
介入式心室辅助系统	心擎医疗（苏州）股份有限公司
介入式左心室辅助系统	上海心恒睿医疗科技有限公司
介入式左心室辅助装置	脉凯斯私人有限公司

4.3.1.5　其他心血管类产品

其他心血管类产品7项，详见表4-3-5

表4-3-5　进入创新医疗器械审评通道的其他心血管类产品

产品名称	申请人
一次性使用冠状动脉旋磨装置	嘉兴匠鑫医疗科技有限公司
微创心肌旋切系统	武汉微新坦医疗科技有限公司
一次性使用外周血管内超声导管及血管内超声治疗设备	北京华通集智医疗器械有限公司
一次性使用超声溶栓导管	北京荷清和创医疗科技有限公司
心腔内超声诊断系统	西安华峰医疗科技有限公司
动脉瘤瘤内栓塞系统	北京泰杰伟业科技股份有限公司
一次性使用外周血管旋切导管	江苏金泰医疗器械有限公司

4.3.2　2023—2024年国家药品监督管理局入选优先医疗器械的心血管类产品

2023年7月20日至2024年7月31日，国家药品监督管理局共批准11项医疗器械进入优先医疗器械审评通道，有1项为心血管类产品，来自宁波健世科技股份有限公司的“经导管人工主动脉瓣膜系统”产品。

4.3.3　2023—2024年国家药品监督管理局审批获得临床试验批件的心血管类产品

2023年7月20日至2024年7月31日，国家药品监督管理局共批准了0项三类医疗器械产品（心血管产品）的临床试验批件。说明心血管医疗器械现在进入临床试验的门槛逐渐降低，大部分产品已经不需要获得临床批件即可进入临床试验。

4.3.4　2023—2024年国家药品监督管理局批准获得三类医疗器械注册证的心血管类产品

2023年7月20日至2024年7月31日，国家药品监督管理局共批准获得心血管领域三类医疗器械注册证206项，其中178项为国产产品，其中2项产品曾进入国家创新医疗器械审评通道（表4-3-6）。与2022年8月至2023年7月一年的数据相比（获批196项注册证，国产产品156项，其中4项曾进入国家创新医疗器械审评通道），可以看到现在的国家药品监督管理局在心血管器械审批方面的速度提升，获批创新医疗器械占比有所降低，但是中国目前在心血管医疗器械领域的产业化发展进入高速发展阶段的趋势不会变化。

表4-3-6　2023—2024通过创新医疗器械审评通道获批三类医疗器械注册证的国产心血管类产品

产品名称	申请人	产地
一次性使用心脏脉冲电场消融导管	杭州德诺电生理医疗科技有限公司	浙江
医用血管造影X射线机	上海联影医疗科技股份有限公司	上海

这178项国产产品中，介入类产品有136项，成像类产品12项，血流测量系统0项，开放手术类产品有7项，有源手术类产品7项，AI软件11项，诊断类产品5项。但是从总体数据来看，竟然有90项产品是导管类产品，超过整个获批心血管三类医疗器械注册证产品总数的一半以上。尽管导管也是三类医疗器械，但是相对拿证难度较小，技术非常成熟，属于相对低端的心血管医疗器械。而且很多企业是以代工的形式生产报证，如此多同类型低端产品井喷式上市，有悖于市场规律，建议有关部门予以重视。

2023—2024年常规获批三类医疗器械注册证的国产心血管类产品详见表4-3-7。

表4-3-7　2023—2024年常规获批三类医疗器械注册证的国产心血管类产品

产品名称	申请人	产地
一次性使用人体动脉血样采集器	江西青山堂医疗器械有限公司	江西
一次性使用动脉采血器	深圳市理邦精密仪器股份有限公司	广东
冠状动脉功能计算软件	北京阅影科技有限公司	北京
胸主动脉覆膜支架系统	湖南埃普特医疗器械有限公司	湖南
分体式分支型胸主动脉覆膜支架系统	杭州唯强医疗科技有限公司	浙江
胸主动脉覆膜支架系统	北京有卓正联医疗科技有限公司	北京
经导管二尖瓣夹系统	杭州德晋医疗科技有限公司	浙江
双极临时起搏导管	山东柏新医疗制品有限公司	山东
一次性使用心内标测导管	康沣生物科技（上海）股份有限公司	上海
一次性使用磁定位可调弯标测导管	四川锦江电子医疗器械科技股份有限公司	四川
一次性使用血管内成像导管	南京沃福曼医疗科技有限公司	江苏
一次性使用血管内超声诊断导管	苏州博动戎影医疗科技有限公司	江苏
一次性使用心腔内超声诊断导管	江苏霆升科技有限公司	江苏
一次性使用造影注射器连接导管	深圳安特医疗股份有限公司	广东
导引导管	河北康誉医疗器械有限公司	河北
微导管	苏州徕瑞医疗技术有限公司	江苏
冠状动脉球囊扩张导管	湖南埃普特医疗器械有限公司	湖南
冠脉刻痕球囊扩张导管	鼎科医疗技术（苏州）有限公司	江苏

续　表

产品名称	申请人	产地
冠状动脉球囊扩张导管	金禾中科医疗器械（北京）有限公司	北京
可调弯导引导管	康泮生物科技（上海）股份有限公司	上海
冠状动脉球囊扩张导管	金禾中科医疗器械（北京）有限公司	北京
一次性使用冠状动脉球囊扩张导管	东莞天天向上医疗科技有限公司	广东
微导管	山东创微医疗科技有限公司	山东
紫杉醇药物涂层冠脉球囊扩张导管	上海以心医疗器械有限公司	上海
导引导管	宁波韦科医疗科技有限公司	浙江
导引导管	微创龙脉医疗科技（嘉兴）有限公司	浙江
支撑导管	广州易介医疗科技有限公司	广东
造影导管	河北康誉医疗器械有限公司	河北
冠脉延长导管	业聚医疗器械（深圳）有限公司	广东
远端通路导管	山东创微医疗科技有限公司	山东
冠状动脉球囊扩张导管	上海微创医疗器械（集团）有限公司	上海
造影导管	广州易介医疗科技有限公司	广东
导引导管	上海泰佑医疗器械有限公司	上海
一次性使用无菌导管鞘组	南京脉创医疗科技有限公司	江苏
冠状动脉球囊扩张导管	亚都医疗科技（河南）有限公司	河南
微导管	徐州秀微医疗科技有限公司	江苏
造影导管	上海泰佑医疗器械有限公司	上海
球囊扩张导管	杭州德晋医疗科技有限公司	浙江
冠状动脉棘突球囊扩张导管	赛诺医疗科学技术股份有限公司	天津
造影导管	江苏健朗医疗科技股份有限公司	江苏
心脏瓣膜球囊扩张导管	成都纽脉生物科技有限公司	四川
微导管	环心医疗科技（苏州）有限公司	江苏
微导管	南京友德邦医疗科技有限公司	江苏
冠脉球囊扩张导管	融冲（深圳）生物医疗科技有限责任公司	广东
双层球囊扩张导管	上海微创心通医疗科技有限公司	上海
紫杉醇药物涂层冠状动脉球囊扩张导管	浙江乾合畅脉医疗科技有限公司	浙江
一次性使用无菌导管鞘组	江西德合医疗器械有限公司	江西
微导管	环心医疗科技（苏州）有限公司	江苏
支撑导管	湖南埃普特医疗器械有限公司	湖南
输送导管	广州易介医疗科技有限公司	广东
导引导管	江苏健朗医疗科技股份有限公司	江苏
微导管	广东博迈元通医疗科技有限公司	广东
造影导管	湖南瑞康通科技发展有限公司	湖南
一次性使用心脏电生理标测导管	深圳惠泰医疗器械股份有限公司	广东
一次性使用血管内超声诊断导管	深圳北芯生命科技股份有限公司	广东
一次性使用血管内成像导管	苏州微创阿格斯医疗科技有限公司	江苏
主动脉瓣膜球囊扩张导管	上海蓝帆博奥医疗科技有限公司	上海

续　表

产品名称	申请人	产地
冠状动脉指引延长导管	安吉特（天津）科技有限公司	天津
微导管	北京普益盛济科技有限公司	北京
一次性使用冠脉血管内冲击波导管	上海蓝帆博元医疗科技有限公司	上海
冠状动脉球囊扩张导管	上海微创医疗器械（集团）有限公司	上海
一次性使用造影导管	深圳市业聚实业有限公司	广东
一次性使用微导管	东莞天天向上医疗科技有限公司	广东
冠状动脉球囊扩张导管	上海蓝帆博元医疗科技有限公司	上海
一次性使用微导管	杭州亿科医疗科技有限公司	浙江
标测造影导管	科塞尔医疗科技（苏州）有限公司	江苏
一次性使用双腔微导管	深圳北芯生命科技股份有限公司	广东
冠状动脉球囊扩张导管	深圳市益心达医学新技术有限公司	广东
冠脉血栓抽吸导管	湖南埃普特医疗器械有限公司	湖南
冠脉球囊扩张导管	易生科技（北京）有限公司	北京
冠状动脉高压球囊扩张导管	为泰医疗器械（深圳）有限公司	广东
微导管	为泰医疗器械（深圳）有限公司	广东
一次性使用瓣膜球囊扩张导管	东莞天天向上医疗科技有限公司	广东
冠脉球囊扩张导管	宁波韦科医疗科技有限公司	浙江
药物涂层冠脉球囊扩张导管	乐普（北京）医疗器械股份有限公司	北京
冠脉刻痕球囊扩张导管	深圳市业聚实业有限公司	广东
微导管	株洲茂物医疗科技有限公司	湖南
冠状动脉球囊扩张导管	浙江桐轩医疗科技有限公司	浙江
微导管	山东安得医疗用品股份有限公司	山东
远端通路导引导管	苏州徕瑞医疗技术有限公司	江苏
输送导管	赛诺神畅医疗科技有限公司	江苏
穿通微导管	深圳市业聚实业有限公司	广东
一次性使用输送导管	北京泰杰伟业科技股份有限公司	北京
输送导管	北京泰杰伟业科技股份有限公司	北京
造影导管	湖南埃普特医疗器械有限公司	湖南
微导管	上海博畅医疗科技有限公司	上海
微导管	上海英威思医疗科技有限公司	上海
微导管	上海心玮医疗科技股份有限公司	上海
一次性使用无菌导管鞘组	厦门鑫康顺医疗科技有限公司	福建
冠脉乳突球囊扩张导管	乐普（北京）医疗器械股份有限公司	北京
微导管	上海英威思医疗科技有限公司	上海
可调弯微导管	科睿驰（深圳）医疗科技发展有限公司	广东
双腔微导管	上海微创旋律医疗科技有限公司	上海
一次性使用冠脉血管内冲击波导管	苏州中荟医疗科技有限公司	江苏
一次性使用磁定位心脏射频消融导管	四川锦江电子医疗器械科技股份有限公司	四川
一次性使用冠脉血管内冲击波导管	谱创医疗科技（上海）有限公司	上海

续 表

产品名称	申请人	产地
一次性使用心脏脉冲电场消融导管	杭州德诺电生理医疗科技有限公司	浙江
一次性使用冠脉血管内冲击波导管	乐普（北京）医疗器械股份有限公司	北京
左心室导丝	武汉唯柯医疗科技有限公司	湖北
微导丝	山东创微医疗科技有限公司	山东
一次性使用亲水涂层导丝	深圳市业聚实业有限公司	广东
亲水涂层导引导丝	上海瑛泰医疗器械股份有限公司	上海
导丝	深圳脉腾医学技术有限公司	广东
微导丝	山东维心医疗器械有限公司	山东
弹簧圈推送导丝	湖南埃普特医疗器械有限公司	湖南
造影导丝	河北康誉医疗器械有限公司	河北
导引导丝	上海瑛泰医疗器械股份有限公司	上海
神经血管导丝	神途医疗科技（上海）有限公司	上海
亲水涂层导丝	上海泰佑医疗器械有限公司	上海
一次性使用硬导丝	广东海思卡尔医疗科技有限公司	广东
硬导丝	成都纽脉生物科技有限公司	四川
导引导丝	易生科技（北京）有限公司	北京
造影导丝	深圳市联科翰微医疗科技有限公司	广东
一次性使用亲水涂层导丝	深圳市新业聚介入医学科技有限公司	广东
亲水涂层导丝	米新医疗科技（苏州）有限公司	江苏
一次性使用血管内微导丝	南京纽诺英特医疗科技有限公司	江苏
微导丝	巴特勒生物科技（苏州）有限公司	江苏
导丝	湖南埃普特医疗器械有限公司	湖南
房间隔穿刺导丝	心诺普医疗技术（北京）有限公司	北京
心外科生物补片	上海欣吉特生物科技有限公司	上海
二尖瓣心脏瓣膜成形环	北京市普惠生物医学工程有限公司	北京
心脏瓣膜成形环	北京市普惠生物医学工程有限公司	北京
限位可扩张人工生物心脏瓣膜	北京佰仁医疗科技股份有限公司	北京
心脏射频消融仪	上海宏桐实业有限公司	上海
心脏脉冲电场消融仪	四川锦江电子医疗器械科技股份有限公司	四川
一次性使用心脏停搏液灌注器	大连JMS医疗器具有限公司	辽宁
心脏脉冲电场消融仪	杭州德诺电生理医疗科技有限公司	浙江
一次性使用心脏停搏液灌注器	西安西京医疗用品有限公司	陕西
临时心脏起搏电极导线	深圳市先健心康医疗电子有限公司	广东
临时心脏起搏电极导线	深圳市先健心康医疗电子有限公司	广东
可解脱弹簧圈	上海加奇生物科技苏州有限公司	上海
外周带纤毛栓塞弹簧圈	上海小鱼医疗科技有限公司	上海
外周可解脱带纤维毛弹簧圈栓塞系统	归创通桥医疗科技股份有限公司	浙江
外周可解脱带纤毛弹簧圈栓塞系统	上海小鱼医疗科技有限公司	上海
外周可解脱带纤维毛栓塞弹簧圈	归创通桥医疗科技股份有限公司	浙江
外周栓塞弹簧圈系统	苏州中天医疗器械科技有限公司	江苏
带纤毛栓塞弹簧圈	南京思脉德医疗科技有限公司	江苏

续 表

产品名称	申请人	产地
带纤维毛机械解脱弹簧圈	深圳佰特微医疗科技有限公司	广东
一次性使用无菌血栓抽吸器	巴特勒生物科技（苏州）有限公司	江苏
一次性使用血栓抽吸器	江苏朴芃医疗科技有限公司	江苏
静脉支架系统	苏州茵络医疗器械有限公司	江苏
血流导向密网支架	北京久事神康医疗科技有限公司	北京
肺动脉取栓支架系统	上海腾复医疗科技有限公司	上海
髂静脉支架系统	归创通桥医疗科技股份有限公司	浙江
血管内回收装置	深圳佰特微医疗科技有限公司	广东
血管鞘	苏州美创医疗科技有限公司	江苏
医用血管造影X射线系统	飞利浦医疗（苏州）有限公司	江苏
医用血管造影X射线系统	飞利浦医疗（苏州）有限公司	江苏
医用血管造影X射线机	北京万东医疗科技股份有限公司	北京
医用血管造影X射线机	北京万东医疗科技股份有限公司	北京
医用血管造影X射线机	北京通用电气华伦医疗设备有限公司	北京
血管内超声诊断设备	天津恒宇医疗科技有限公司	天津
医用血管造影X射线机	北京唯迈医疗科技股份有限公司	北京
血管内成像设备	天津恒宇医疗科技有限公司	天津
医用血管造影X射线机	上海联影医疗科技股份有限公司	上海
血管内超声诊断仪	上海博动医疗科技股份有限公司	上海
冠状动脉CT造影图像血管狭窄辅助评估软件	上海联影智能医疗科技有限公司	上海
冠脉CT造影图像血管狭窄辅助评估软件	推想医疗科技股份有限公司	北京
血管介入手术计划软件	柏意慧心（杭州）网络科技有限公司	浙江
血管内冲击波治疗设备	乐普（北京）医疗器械股份有限公司	北京
血管内冲击波治疗设备	谱创医疗科技（上海）有限公司	上海
血管缝合器	归创通桥医疗科技股份有限公司	浙江
血管内回收装置	上海宏普医疗器械有限公司	上海
血管内异物抓捕器	深圳市创心医疗科技有限公司	广东
血管鞘组	湖南埃普特医疗器械有限公司	湖南
一次性使用血管鞘组	中科炬鸣（长春）医疗器械有限公司	吉林
医用血管造影X射线机	上海联影医疗科技股份有限公司	上海
医用血管造影X射线机	北京通用电气华伦医疗设备有限公司	北京
血管内超声诊断仪	深圳北芯生命科技股份有限公司	广东
医用血管造影X射线机	西门子（深圳）磁共振有限公司	广东
医用血管造影X射线机	北京通用电气华伦医疗设备有限公司	北京
冠脉CT造影图像血管狭窄辅助评估软件	浙江医准智能科技有限公司	浙江
冠脉CT造影图像血管狭窄辅助评估软件	深圳睿心智能医疗科技有限公司	广东
冠脉CT血管造影图像辅助评估软件	推想医疗科技股份有限公司	北京
冠脉造影图像血流储备分数计算软件	乐普（北京）医疗装备有限公司	北京
冠状动脉CT血流储备分数计算软件	杭州阿特瑞科技有限公司	浙江
冠状动脉CT血流储备分数计算软件	杭州深睿博联科技有限公司	浙江
冠状动脉CT血流储备分数计算软件	上海联影智能医疗科技有限公司	上海

4.3.5　2023—2024年各省常规获批心血管产品三类医疗器械注册证数量对比

从全国各地的心血管医疗器械拿证的数量来看，长三角、珠三角和北京地区依然是产业聚集的核心区域，这三个区域拿证的总数接近全国80%的总和，而单独长三角地区就占全国总数近50%，见图4-3-1。

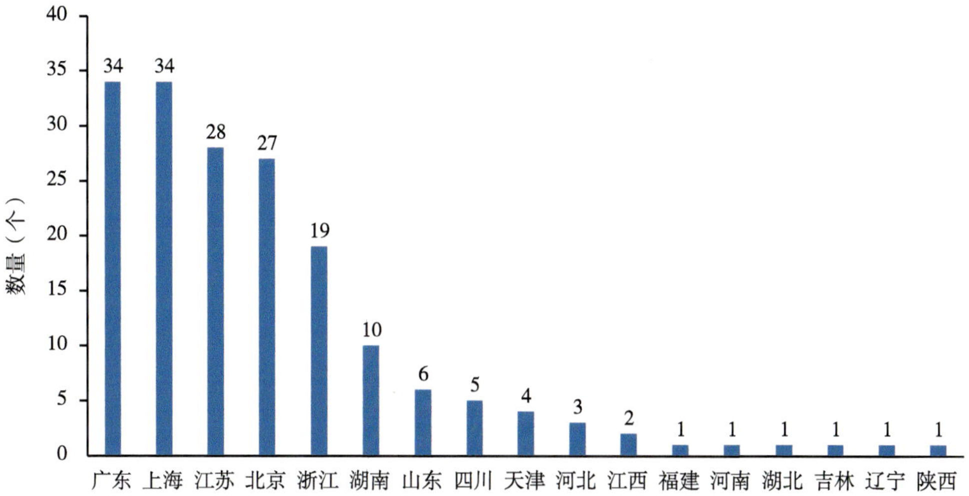

图4-3-1　2023—2024各省获批三类医疗器械注册证的数量

4.3.6　2023—2024部分获批三类医疗器械注册证的国产心血管产品临床数据

详见表4-3-8，表4-3-9。

表4-3-8　2023—2024年部分获批三类医疗器械注册证的国产心血管产品临床数据

序号	项目	内容
1	分体式分支型胸主动脉覆膜支架系统	杭州唯强医疗科技有限公司
	纳入标准：	1）年龄18～80周岁，性别不限 2）能够理解试验的目的，自愿参加本研究，受试者本人或法定代理人签署知情同意书，愿意按照方案要求完成随访 3）确诊为Stanford B型主动脉夹层且需要重建左锁骨下动脉血运的患者 4）近端锚定区直径（左颈总动脉开口后缘主动脉）范围为18～42mm 5）近端锚定区长度（左颈总动脉开口后缘至第一破口的距离）≥15mm 6）左颈总动脉与左锁骨下动脉距离≥5mm 7）左侧椎动脉距离左锁骨下动脉开口≥15mm，左锁骨下动脉起始部直径范围为6～20mm 8）具有合适的股动脉、髂动脉、肱动脉入路可以行主动脉腔内治疗
	试验组样本量：	单组，120
	干预措施：	动脉支架植入

续　表

序号	项目	内容
2	经导管二尖瓣夹系统	杭州德晋医疗科技有限公司
	纳入标准：	1）年龄≥18周岁 2）具有临床症状且经胸超声心动图证实为中重度（3+）或重度（4+）功能性二尖瓣反流 3）NYHA纽约心功能分级Ⅱ～Ⅳ级 4）根据研究心脏团队的判断，受试者已经按照适用的标准进行了充分的治疗，包括针对冠状动脉疾病、左心室功能障碍、二尖瓣反流和心力衰竭的治疗； 5）左室射血分数≥25%，左室舒张末期内径≤5mm 6）经评估受试者股静脉入路合适且经房间隔穿刺可行，二尖瓣解剖上适合进行二尖瓣瓣环修复 7）预计生存期超过≥12个月，能遵守随访计划 8）受试者已被告知本研究的性质，理解临床研究的目的，自愿参加并签署知情同意书
	试验组样本量：	20
	干预措施：	经导管瓣膜成形环系统
3	静脉支架系统	苏州茵络医疗器械有限公司
	纳入标准：	1）年龄18～80周岁，性别不限，且研究者评估其预期寿命超过1年 2）急性下肢静脉血栓，且血栓可得到有效清除者，或慢性下肢静脉疾病诊断CEAP“C”≥3或VCSS疼痛评分≥2 3）受试者能够理解研究目的，且应能配合临床随访，自愿参加临床试验，签署知情同意书
	试验组样本量：	193
	干预措施：	静脉支架系统
4	血流导向密网支架	北京久事神康医疗科技有限公司
	纳入标准：	1）年龄18～80岁 2）动脉瘤位置：前循环或后循环 3）载瘤动脉直径：2.5～6.0mm 4）受试者或其法定代理人能够理解研究目的，显示对研究方案足够的依从性，并签署知情同意书 5）适合单独或合并弹簧圈使用血流导向装置治疗的患者
	试验组样本量：	10
	干预措施：	密网支架植入
5	肺动脉取栓支架系统	上海腾复医疗科技有限公司
	试验组样本量：	申请人通过临床试验路径开展临床评价。临床试验采用前瞻性、多中心、单组目标值的临床试验设计。临床试验在15家临床试验机构开展，计划入组126例受试者，实际入组受试者127例，其中，FAS集127例，PPS集123例，SS集127例
6	分支型胸主动脉覆膜血管内支架系统GORE® TAG® Thoracic Branch Endoprosthesis	戈尔及同仁有限公司W.L. Gore & Associates，Inc.
	研究所处阶段：	
	纳入标准：	1）DTA动脉瘤的存在被认为需要手术修复，需要在2区放置近端移植物 2）签署知情同意书时年龄≥18岁 3）受试者能够遵守方案要求，包括随访 4）知情同意书（ICF）由受试者或法定代表人签署 5）必须有适当的近端主动脉着陆区 6）必须有适当的远端主动脉着陆区 7）必须有适当的LSA着陆区
	试验组样本量：	31
	干预措施：	介入

续 表

序号	项目	内容
7	经导管主动脉瓣膜系统 Medtronic Evolut PRO＋System	美敦力公司MEDTRONIC INC.
	纳入标准：	1）主动脉瓣面积（AVA）＜1.0 cm^2（或指数AVA＜0.6 cm^2/m^2）或平均梯度＞40 mmHg，或最大主动脉流速＞4.0 m/s 2）定义为sts-prom评分≥8%且≤15%的SAVR高风险，或有记录的心脏团队同意由于虚弱或合并症导致的AVR高风险 3）主动脉瓣狭窄和NYHA≥Ⅱ的症状
	试验组样本量：	58
	干预措施：	介入

表4-3-9　2023—2024年获得美国FDA批准或通过的医疗器械

序号	项目	内容
1	TriClip G4 System	Abbott Medical
	TriClip G4系统	雅培医疗
	用途：	TriClip G4系统应仅用于患有严重泄漏三尖瓣的患者 处于传统的中等或更大的风险心脏直视手术，该装置可以将三尖瓣的泄漏降低到中等或更少
	临床：	TriClip装置减少在错误方向上移动通过三尖瓣的血液的量。在一项临床研究中，比较了用TriClip装置和药物治疗的175例患者和仅用药物治疗的175例患者的结果，接受TriClip装置治疗的100人中有2人在手术后30天内经历了重大的安全并发症，包括： 死于与心脏有关的原因；新肾衰竭；感染；需要手术 接受TriClip装置治疗的100人中有88人的三尖瓣反流在1年后降至中度或更低，并且成功的可能性是其2倍。相比之下，100人中有8人仅接受药物治疗。成功的减少意味着人们的生活质量得到改善，症状减轻或减少，例如疲倦，呼吸急促或疲劳
2	AGENT Paclitaxel-Coated Balloon Catheter	Boston Scientific Corporation
	紫杉醇涂层球囊导管	波士顿科学公司
	用途：	当向先前用支架治疗过的心脏供血的动脉由于CAD再次变窄或阻塞时，使用DCB剂。当脂肪物质（斑块）在这些动脉中积聚时，就会发生CAD，这可能导致动脉硬化或狭窄（动脉粥样硬化），限制富氧血液流向心脏。CAD患者可能会出现限制生活方式的症状，例如胸痛或不适，虚弱和呼吸急促
	临床：	DCB剂将打开一条狭窄或阻塞的动脉，为心脏供血。在治疗以前用支架治疗的动脉时，该装置被证明比未涂有药物的球囊导管更安全、更有效。在手术后12个月，与使用无涂层球囊导管治疗的患者相比，接受DCB药物治疗的患者心脏病发作、死亡和需要重复手术的发生率降低了11.1%

续 表

序号	项目	内容
3	INTELLANAV STABLEPOINT Ablation Catheter & Force Sensing System on the RHYTHMIA HDX Mapping System	Boston Scientific Corporation
	RHYTHMIA HDX标测系统上的INTELLANAV STABLEPOINT消融导管和力感应系统	波士顿科学公司
	用途:	节律性HDX标测系统上的INTELLANAV STABLEPOINT消融导管和力感应系统可治疗患有耐药性、复发性、症状性阵发性心房颤动（AF）的成人患者-上心腔内不规则心跳的重复发作。阵发性AF症状可能包括呼吸缩短，心跳加速，胸痛或头晕。它还可以治疗成人的典型心房扑动（右心房心动过速）
	临床:	该设备用于调节阵发性心房颤动患者的心跳。在一项临床研究中，医生安全有效地使用该设备治疗了299例心律失常患者，包括心房颤动、心房扑动和房性心动过速。术后及术后1个月、3个月、6个月和12个月检查患者的不良事件和心律失常复发情况。
4	XACT Carotid Stent System	Abbott Vascular Inc.
	XACT颈动脉支架系统	雅培血管公司
	用途:	XACT颈动脉支架系统与ENROUTE NPS一起用于血管中度阻塞的患者（≥50%或70%，取决于患者的症状），以及那些根据医生的审查有资格接受TCAR程序的患者
	临床:	支架打开血管中的阻塞区域以防止未来的卒中。在从CREST-2注册表收集的真实世界证据中，39人接受了XACT颈动脉支架系统与ENROUTE NPS系统的组合治疗。所有使用该设备的患者都被成功治疗，并且没有观察到这种类型的程序的有害反应或影响
5	Edwards EVOQUE Tricuspid Valve Replacement System	Edwards Lifesciences LLC
	Edwards EVOQUE三尖瓣置换系统	爱德华兹生命科学有限责任公司
	用途:	EVOQUE瓣膜用于治疗三尖瓣严重渗漏的患者（三尖瓣反流）通常由心脏扩大或受损的天然瓣膜瓣（称为小叶）引起
	临床:	EVOQUE瓣膜可以减少通过三尖瓣沿错误方向移动的血液量。因此可以提高生活质量；缓解疲劳或疲劳等症状；提高锻炼能力

注：以上数据均来自国家药品监督管理局对外公开数据。

（执笔人：欧阳晨曦　审稿人：卜　军）

第五部分　心血管疾病卫生经济学

5.1　心血管疾病经济负担

5.1.1　心脑血管疾病患者出院总人次数及其变化趋势[1-4]

2022年中国医院心脑血管病患者出院总人次数为2633.87万，占同期出院总人次数（包括所有住院病种）的14.73%，其中心血管疾病1425.20万人次，占54.1%，脑血管病1208.67万人次，占45.9%，见图5-1-1。

心脑血管疾病患者出院人次数中，以缺血性心脏病（IHD）[876.40万人次，其中心绞痛417.65万人次、急性心肌梗死（AMI）145.97万人次]和脑梗死（825.30万人次）为主，分别占比为33.27%和31.33%；其余依次为高血压（174.07万人次，其中高血压性心脏病和肾脏病23.70万人次）、心力衰竭（251.12万人次）、脑出血（138.50万人次）、心律失常（98.54万人次）、肺栓塞（13.38万人次）、慢性风湿性心脏病（10.68万人次）、急性风湿热（1.01万人次），见表5-1-1和图5-1-2。

1980—2022年，糖尿病出院人次数年均增速为12.34%、脑梗死为11.00%、IHD为10.16%、脑出血为7.99%、高血压为5.54%、高血压性心脏病和肾脏病为4.84%、慢性风湿性心脏病为−0.87%；1987—2022年，AMI出院人次数年均增速为10.98%；2018—2022年，心力衰竭出院人次数年均增速为21.41%、心绞痛14.33%、肺栓塞9.07%、心律失常−1.90%、急性风湿热−13.05%。

表5-1-1　2019—2022年中国五种心血管疾病患者出院人次数（万）

	2019年	2020年	2021年	2022年
心绞痛	276.27	280.65	416.78	417.65
心力衰竭	139.44	153.57	209.64	251.12
心律失常	112.92	97.13	113.54	98.54
肺栓塞	10.54	10.55	13.52	13.38
急性风湿热	1.56	1.53	1.26	1.01

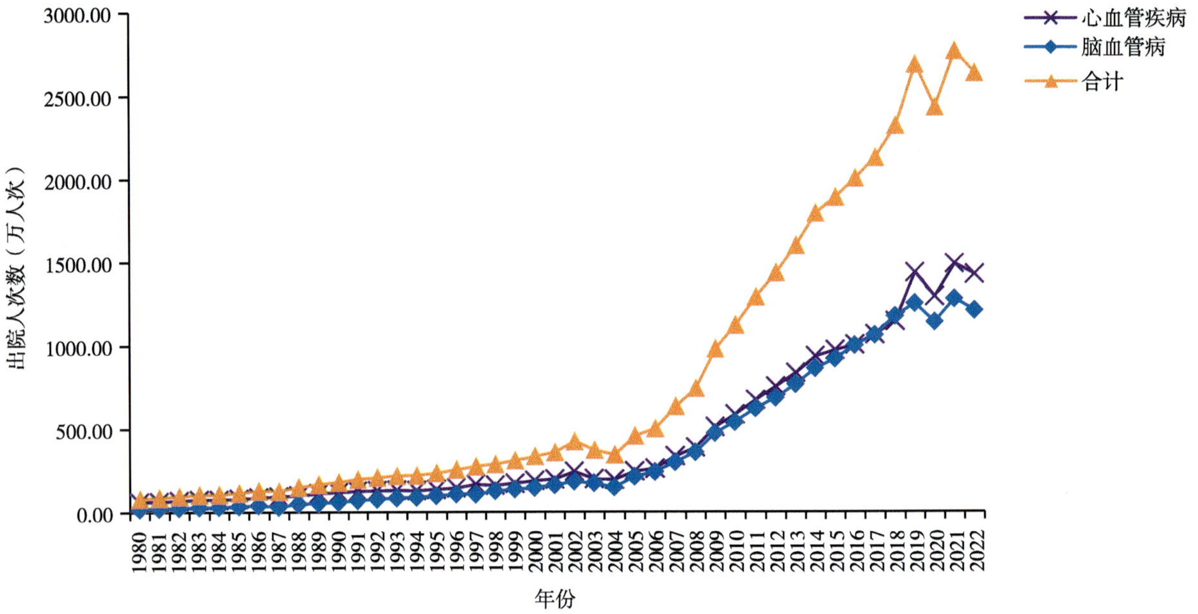

图5-1-1　1980—2022年中国心脑血管病患者出院人次

注：心脑血管病包括缺血性心脏病（心绞痛、急性心肌梗死及其他）、慢性风湿性心脏病、急性风湿热、肺栓塞、心律失常、心力衰竭、高血压病（包括高血压性心脏病和肾脏病）及脑血管病（脑出血和脑梗死），其中2002年以前，缺血性心脏病在卫生统计年报中的名称是冠心病，2021年不包括慢性风湿性心脏病。

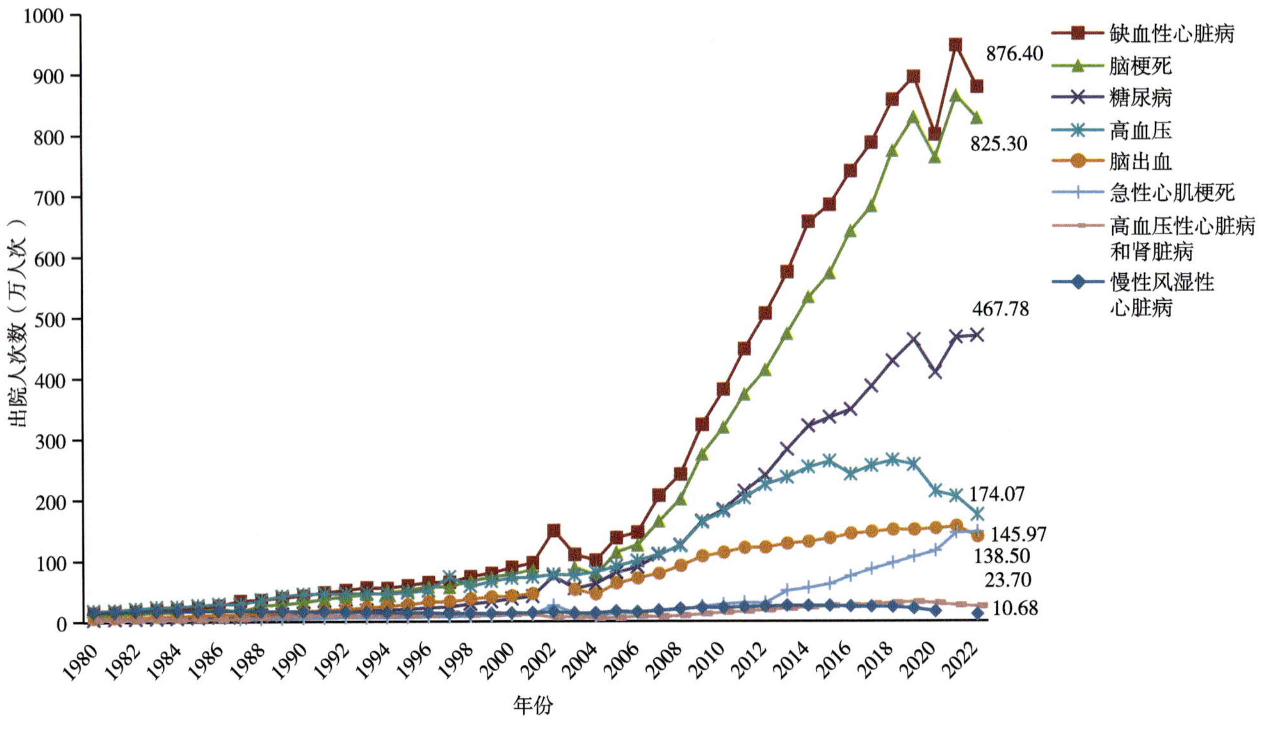

图5-1-2　1980—2022年中国心脑血管病和糖尿病患者出院人次

注：2021年慢性风湿性心脏病未报。

5.1.2　心血管疾病患者出院总人次

本部分心血管疾病包含冠心病、心力衰竭、高血压、心律失常、瓣膜性心脏病及其他心血管疾病（主动脉和外周动脉疾病、先天性心脏病、肺血管病和心肌病），不包含脑血管疾病。

根据2023年医院质量监测系统（HQMS）监测数据，2023年以主要诊断或非主要诊断为依据的心血管疾病患者出院总人次为7634.4万人次，高血压占比最大，为66.0%（5037.1万人次），其余依次是冠心病

32.2%（2455.1万人次）、心力衰竭18.7%（1429.1万人次）、心律失常16.4 %（1254.5万人次）以及瓣膜性心脏病3.5%（266.1万人次）。

2023年以主要诊断为依据的心血管疾病患者出院总人次为1777.7万。心血管疾病患者总出院人次中，以冠心病为主，其占比为47.1%（836.8万人次），其次是心力衰竭，占比为13.3%（236.4万人次），其余依次为高血压10.2%、心律失常6.1%、瓣膜性心脏病1.0 %，见表5-1-2。

表5-1-2　2023年心血管疾病出院人次

	主要诊断或非主要诊断出院人次（万人）[1]	构成比（%）	主要诊断出院人次（万人）[2]	构成比（%）
总计	7634.4	100.0	1777.7	100.0
冠心病	2455.1	32.2	836.8	47.1
心力衰竭	1429.1	18.7	236.4	13.3
心律失常	1254.5	16.4	107.7	6.1
瓣膜性心脏病	266.1	3.5	18.0	1.0
高血压	5037.1	66.0	181.9	10.2

注：1.以主要诊断或非主要诊断为判断依据；2.以主要诊断为判断依据。

5.1.3　冠心病患者出院人次及住院总费用

本部分心血管疾病定义同5.1.2。根据2023年HQMS监测数据，在2023年主要诊断为心血管疾病的患者中，住院人次以及住院总费用最高均为冠心病。在以冠心病为主要诊断的出院患者中，以不稳定型心绞痛住院为主，其占比为40.0 %（334.4万人次）、其余依次是未分类冠心病27.0 %（225.8万人次）、稳定型心绞痛17.1 %（143.0万人次）、ST段抬高型心肌梗死（STEMI）6.8 %（57.1万人次）、非ST段抬高型心肌梗死（NSTEMI）6.3 %（52.6万人次）、AMI 1.5 %（12.5万人次）和急性冠脉综合征（ACS）1.3 %（11.4万人次），见表5-1-3。

表5-1-3　2023年冠心病（主要诊断）出院人次和住院总费用

	出院人次（万人）	构成比（%）	住院总费用（亿元）	构成比（%）
冠心病	836.8	100.0	1191.1	100.0
ACS	11.4	1.3	20.0	1.7
AMI	12.5	1.5	30.1	2.5
NSTEMI	52.6	6.3	126.3	10.6
STEMI	57.1	6.8	158.3	13.3
不稳定型心绞痛	334.4	40.0	486.4	40.8
稳定型心绞痛	143.0	17.1	146.8	12.3
未分类冠心病	225.8	27.0	223.2	18.8

注：ACS，急性冠状动脉综合征；AMI，急性心肌梗死；NSTEMI，非ST段抬高型心肌梗死；STEMI，ST段抬高型心肌梗死。

2023年以冠心病为主要诊断的患者住院总费用中，不稳定型心绞痛占比最高，达40.8 %（486.4亿元），其次依次是未分类冠心病18.8 %（175.4223.2亿元）、STEMI 13.3 %（158.3亿元）、稳定型心绞痛12.3 %（146.8亿元）、NSTEMI 10.6 %（126.3亿元）、AMI 2.5 %（30.1亿元）和ACS 1.7 %（20.0亿元），见表5-1-3，图5-1-3。

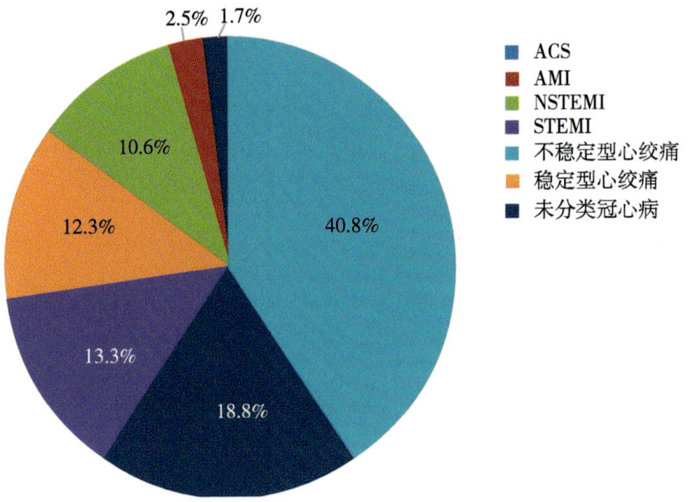

图5-1-3　2023年冠心病住院总费用的疾病构成

注：ACS，急性冠状动脉综合征；AMI，急性心肌梗死；NSTEMI，非ST段抬高型心肌梗死；STEMI，ST段抬高型心肌梗死。

5.1.4　心血管疾病次均治疗费用

本部分心血管疾病定义同5.1.2。根据2023年HQMS监测数据，2023年主要诊断为心血管疾病的患者次均住院总费用为15 944.0元，其中材料费占比最高，为35.7%（5689.8元），其余依次为诊断费21.5%（3421.5元）、药费15.3%（2431.7元）以及治疗费13.7%（2179.2元）等。在次均治疗费方面，手术治疗费明显高于非手术治疗费（1705.6元vs 570.4元）；在次均药费方面，西药费明显高于中药费（2100.9元vs 330.9元）。此外，在次均材料费中，手术材料费的费用最高（4229.4元），见表5-1-4。

瓣膜性心脏病的次均住院总费用最高（71 274.3元），其余依次是心律失常（30 067.6元）、冠心病（14 234.6元）、心力衰竭（9724.5元）以及高血压（6239.8元）。在冠心病、心律失常和瓣膜性心脏病中，材料费占住院总费用的比例较其他费用更高，而在心力衰竭和高血压中，诊断费的占比更高，见图5-1-4。

在冠心病患者中，STEMI的次均住院总费用、诊断费、治疗费以及材料费均为最高，AMI的次均药费

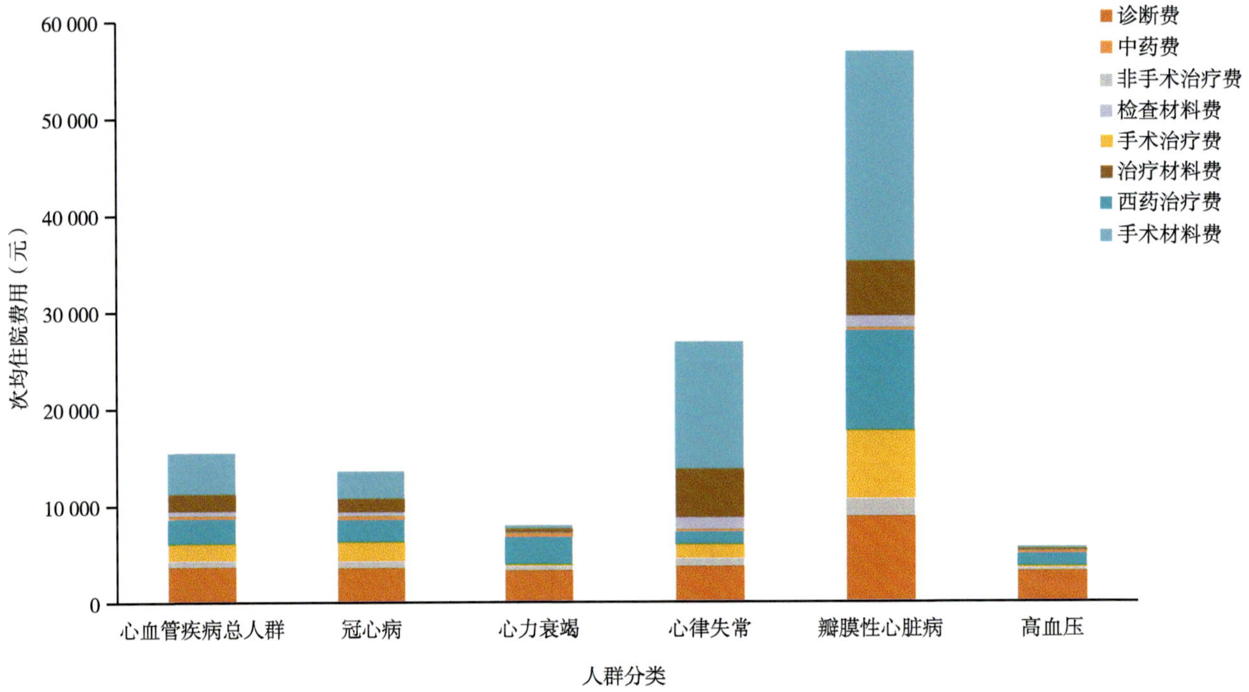

图5-1-4　2023年心血管疾病分病种次均住院费用

最高。冠心病患者及冠心病亚组者均显示手术治疗费高于非手术治疗费、西药费高于中药费以及手术材料费在材料费中占比最大，见表5-1-4。

2023年心血管疾病平均住院天数为8.3天，瓣膜性心脏病平均住院天数最高为13.2天，其次为心力衰竭10.4天、高血压8.9天、冠心病7.8天、NSTEMI 8.6天、STEMI 8.3天、稳定型心绞痛7.1天、不稳定型心绞痛6.6天，以及心律失常6.4天。

表5-1-4　2023年心血管疾病分病种次均住院费用

	出院人次（万人）	次均住院总费用（元）	诊断费（元）	治疗费（元）			药费（元）			材料费（元）			
				非手术治疗费	手术治疗费	合计	西药治疗费	中药费	合计	检查用	治疗用	手术用	合计
总计	1777.7	15 944.0	3421.5	570.4	1705.6	2179.2	2100.9	330.9	2431.7	406.3	1609.4	4229.4	5689.8
冠心病	836.8	14 234.6	3425.6	613.9	1940.6	2436.3	1929.1	391.5	2320.6	364.9	1284.9	2869.1	4129.4
ACS	11.4	17 510.8	3904.2	727.2	1731.9	2362.9	3004.5	441.2	3445.7	359.7	1377.9	4187.8	5398.5
AMI	12.5	24 102.0	4796.7	1215.2	2864.5	3882.9	4312.5	412.3	4724.7	557.8	2308.0	4672.5	6904.0
NSTEMI	52.6	23 999.3	4793.0	1121.5	3403.9	4308.8	3225.6	358.5	3584.1	723.5	2522.1	5408.9	7960.4
STEMI	57.1	27 713.6	5155.0	1373.2	4307.1	5431.4	3924.1	391.3	4315.4	824.6	2915.1	5704.9	8800.0
不稳定型心绞痛	334.4	14 548.3	3333.7	586.5	2158.2	2599.2	1751.3	411.3	2162.6	463.2	1440.2	3329.0	4714.3
稳定型心绞痛	143.0	10 269.0	2942.0	465.5	1158.5	1553.9	1434.3	457.2	1891.5	171.2	757.5	1599.1	2304.6
未分类冠心病	225.8	9885.8	3009.9	397.5	1103.3	1443.5	1511.1	325.3	1836.4	138.5	626.7	1507.6	2304.6
心力衰竭	236.4	9724.5	3176.6	399.1	160.8	541.9	2605.4	371.7	2977.2	80.5	414.3	377.8	797.0
心律失常	107.7	30 067.6	3655.7	806.3	1627.5	2329.3	1209.7	189.2	1398.9	1177.2	5199.6	15 148.0	19 603.6
瓣膜性心脏病	18.0	71 274.3	9533.5	1787.1	7594.3	9168.2	9800.9	277.3	10 078.2	1362.1	7105.1	26 893.5	32 703.9
高血压	181.9	6239.8	2948.7	202.2	296.2	481.7	911.4	237.4	1148.8	46.6	159.8	232.8	401.9

注：ACS，急性冠状动脉综合征；AMI，急性心肌梗死；NSTEMI，非ST段抬高型心肌梗死；STEMI，ST段抬高型心肌梗死。

5.1.5　心血管疾病分病种住院总费用

本部分心血管疾病定义同5.1.2。2023年以心血管疾病为主要诊断的住院总费用合计为2834.3亿元。住院总费用以冠心病为主，占比达42.0 %（1191.1亿元），其余依次是心律失常11.4 %（323.9亿元）、心力衰竭8.1 %（229.8亿元）、瓣膜性心脏病4.5 %（128.4亿元）、高血压4.0 %（113.5亿元）、主动脉和外周动脉疾病8.9%（252.9亿元）、先天性心脏病2.7%（77.0亿元）、肺血管病2.6%（73.9亿元）、心肌病1.1%（32.0亿元）等，见图5-1-5。

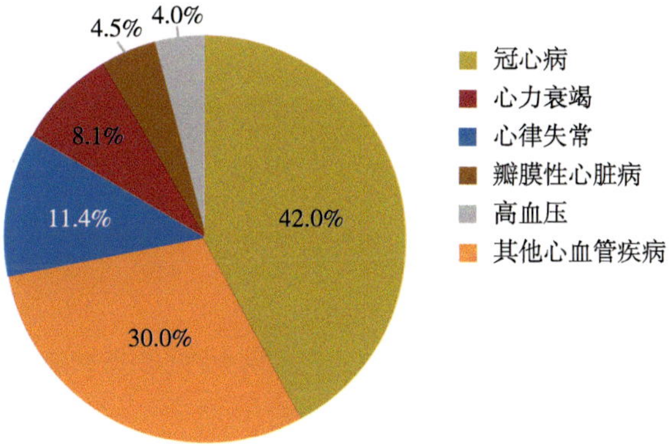

图5-1-5　2023年心血管疾病住院总费用构成比

5.1.6　心血管疾病治疗费用按患者的性别、年龄、病种分析

本部分心血管疾病定义同5.1.2。2023年心血管疾病治疗费用集中在老年人群，60岁及以上老年人花费了64.3%的心血管疾病治疗费用。根据第七次全国人口普查年龄构成比，从50岁起，心血管疾病治疗总费用占比开始超过人口年龄构成比，在70～79岁年龄段差距最大，该年龄段人群占总人口的5.0%，却花费了25.0%的心血管治疗费用，见图5-1-6。30岁及以上的冠心病患者的治疗费用占比最高（60.7%），30岁以下患者中，心律失常治疗费用占比更高（46.8%），见图5-1-7。与女性相比，男性心血管疾病治疗费用占比更高（60.5%），在冠心病、心力衰竭、心律失常、瓣膜性心脏病患者中均显示男性的心血管疾病经济负担更高，见图5-1-8。

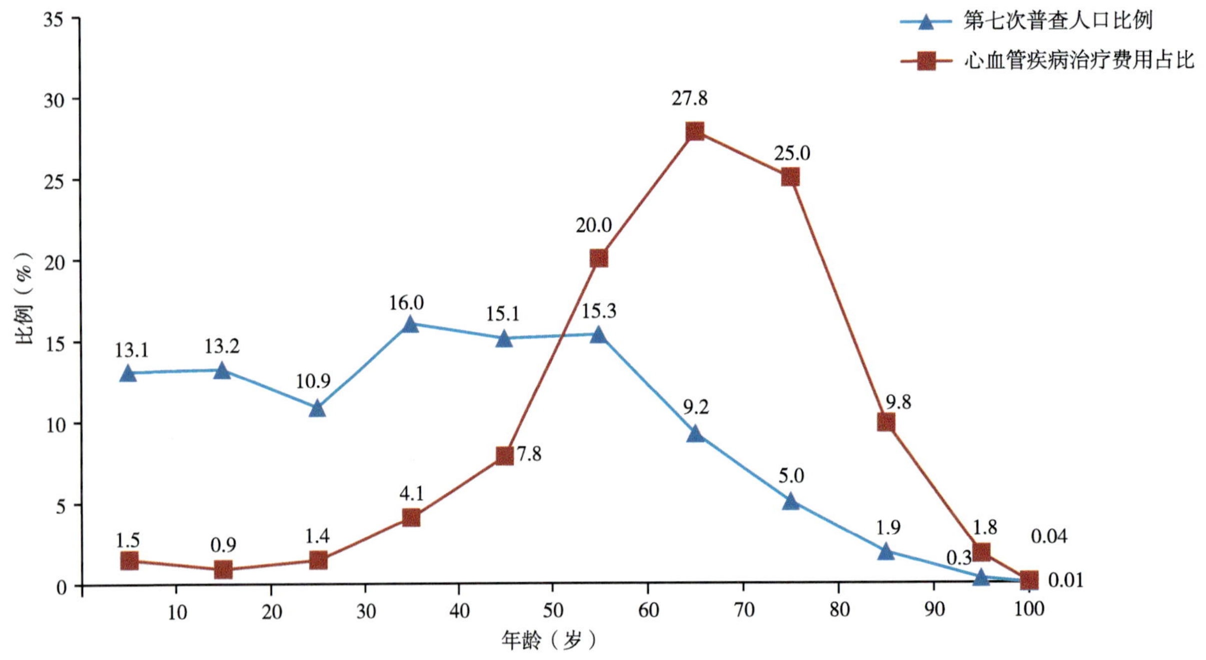

图5-1-6　2023年心血管疾病患者治疗费用年龄别人群分布

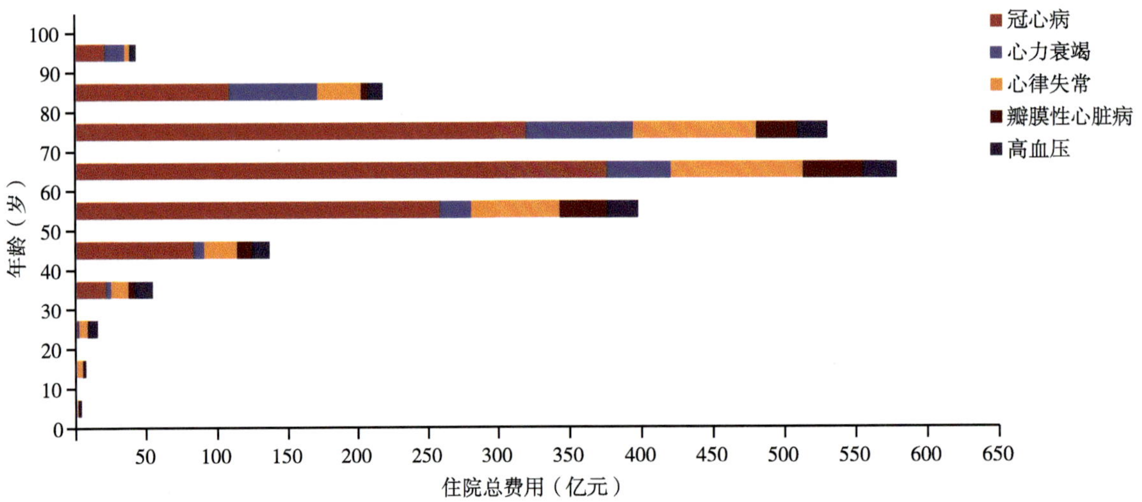

图5-1-7　2023年按年龄别医疗费用中的心血管疾病构成

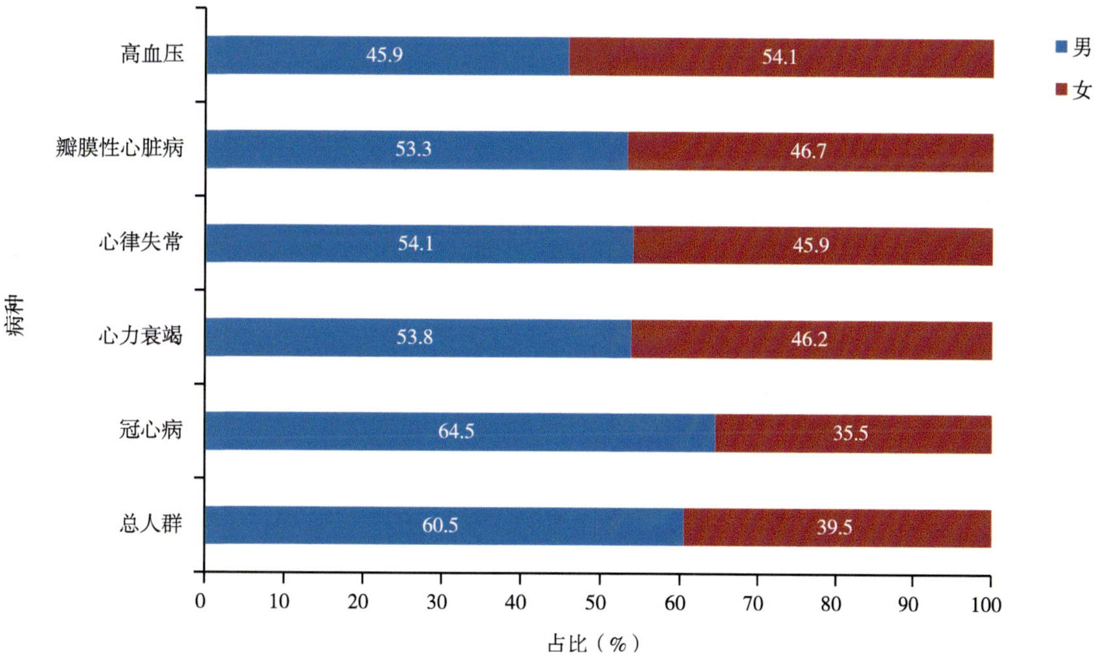

图5-1-8　2023年心血管疾病治疗费用的性别构成

5.1.7　小结

中国心血管疾病的住院费用较为昂贵，男性老年患者尤为突出。该项费用虽低于欧美等国，但由此造成的经济负担仍然较重[5-7]。冠心病已成为30岁及以上人群心血管疾病主要的疾病经济负担；并在各年龄段都显示出高的住院人次和住院费用。在冠心病患者中，STEMI和NSTEMI的患者医疗费用较高，不稳定型心绞痛的单次费用较低，但其总的疾病经济负担更大，因此临床治疗中，除了要关注心肌梗死患者的治疗，还需加强不稳定型心绞痛的预防与管理。尽管瓣膜性心脏病住院人次占心血管疾病住院人次相对较低，但其人均疾病经济负担是最高的。心律失常在青少年人群中占比较大，这一人群的防治工作应得到更多关注。因此对各年龄段人群的不同心血管疾病分布和患病情况需要采取有针对性的措施，如提高诊断水平、扩大筛查覆盖面、定期开展健康教育等，旨在有效推进心血管疾病的防治工作，降低心血管疾病的发病率，减轻心血管疾病的经济负担。

5.1.8　对报告引用数据及有关内容的说明

1.部分数据来源于《中国卫生健康统计年鉴》，为保持与既往历年（2021年及以前）年报报告结果的一致性，结果的计算方法均与既往年报所用方法相同。

2.部分数据来源于2023年HQMS数据，HQMS数据包括了2023年1月1日至2023年12月31日的心血管疾病相关诊疗数据，全部来源于患者个人出院病案首页。

3.出院人次数（1980—2022年）：由于卫生部统计信息中心分别在1987年和2002年两次调整相关病种统计口径，同一病种调整前后的出院人次数数据出现波动。鉴于此，心脑血管病住院费用2003年的数据未被计入本报告，但《中国卫生健康统计年鉴》数据能展现出院人次数的历年趋势。

（执笔人：黄宜林　赵延延　王　杨　审稿人：李　卫）

参考文献

[1] 中华人民共和国卫生部．全国卫生统计年报资料2001[M]．北京：中国协和医科大学出版社，2001.

[2] 中华人民共和国卫生部．中国卫生统计年鉴2012[M]．北京：中国协和医科大学出版社，2012.

[3] 国家卫生和计划生育委员会. 中国卫生和计划生育统计年鉴2017 [M]. 北京：中国协和医科大学出版社，2017.
[4] 国家卫生健康委员会. 中国卫生健康统计年鉴2023 [M]. 北京：中国协和医科大学出版社，2023.
[5] BH Foundation. Heart and Circulatory Disease Statistics 2024. [EB/OL]. [2024-08-27]. [2024-09-23]. https：//www.bhf.org.uk/statistics.
[6] LUENGO-FERNANDEZ R，WALLI-ATTAEI M，GRAY A，et al. Economic burden of cardiovascular diseases in the European Union：a population-based cost study [J]. Eur Heart J，2023，44（45）：4752-4767.
[7] MARTIN SS，ADAY AW，ALMARZOOQ ZI，et al. 2024 Heart Disease and Stroke Statistics：a report of US and global data from the American Heart Association [J]. Circulation，2024，149（8）：e347-e913.

5.2 心血管疾病卫生经济学评价

5.2.1 心血管健康影响因素

5.2.1.1 合理膳食

在老年护理机构盐替代品的成本－效果和盐供应限制（DECIDE-SALT）集群随机临床试验中[1]，以1∶1∶1∶1的比例将中国的48家老年护理机构随机分为4组，对2种钠减少策略进行了为期2年的评估。成本－效果分析结果显示，与普通盐相比，盐替代品在1年和2年时人均增量质量调整生命年（QALY）分别为0.039和0.093，意味着完全健康的情况大约增加了14.24和34.09天，同时还节约了成本（表5-2-1）。如果将盐替代策略推广到中国的所有老年护理机构，估计在头两年内可减少48 101例主要心血管事件（MACE）和107 857例高血压病例，节省54 982 278美元。该项研究为中国政府和其他国家规划、实施减少钠摄入量和盐替代运动提供了有力的证据。

表5-2-1 干预措施在不同阶段的成本－效果分析结果

指标	干预组	对照组	差值
盐替代品VS普通盐			
1年			
成本（美元）	42.44	52.21	−9.77
效用值（QALY）	−0.107（−0.188～−0.027）	−0.139（−0.232～−0.046）	0.039（−0.100～0.178）
2年			
成本（美元）	76.27	102.22	−25.95
效用值（QALY）	−0.268（−0.375～−0.161）	−0.345（−0.468～−0.223）	0.093（−0.106～0.293）
限制供应VS正常供应			
1年			
成本（美元）	43.04	52.04	−9.00
效用值（QALY）	−0.133（−0.222～−0.044）	−0.113（−0.199～−0.027）	−0.015（−0.154～0.125）
2年			
成本（美元）	89.66	88.94	0.71
效用值（QALY）	−0.314（−0.430～−0.199）	−0.298（−0.413～−0.183）	−0.001（−0.201～0.199）

5.2.1.2　健康体重

在中国儿童和青少年超重和肥胖预防和治疗的投资回报研究中[2]，采用确定性Markov队列模型，从社会成本视角预测2025—2092年间在中国实施基于循证的几项干预措施对发病率和死亡率的影响。纳入模型的5项干预措施包括对含糖饮料征收20%的税收、限制向儿童销售不健康食品、通过手机短信传播母乳喂养知识、以学校为基础的儿童肥胖干预及医生提供营养咨询。基于目前儿童超重肥胖现状，如果不采取任何干预措施，2025—2092年间，中国将面临33亿伤残调整生命年（DALY）、218万亿元人民币的损失，平均每个受影响的儿童将面临250万元人民币的经济损失。如果在中国全面实施上述5项干预措施，预计能够减少1.794亿DALY的损失，并带来13.1万亿元的经济收益（表5-2-2）。其中，对含糖饮料征收20%税收和限制向儿童销售不健康食品两项干预措施的投资回报率最高，预计在实施后的10年内开始显现经济效益。研究显示财政和监管政策提供了最大的健康效果和经济收益。

表5-2-2　在模型队列的生命周期内干预措施对DALY减少的影响

干预措施	生命周期DALY减少（百万）
对含糖饮料（SSB）征收20%的消费税	59.8
以学校为基础的联合干预	59.0
限制向儿童和青少年推销不健康食品	45.8
医生的营养咨询	11.3
e-Health：通过手机短信向孕妇推广母乳喂养知识	3.5
套餐1：SSB税和市场限制	105.6
套餐2：市场限制、e-Health母乳喂养推广联合学校综合干预	108.3
所有5种干预措施	179.4

注：DALY，伤残调整生命年。

5.2.2　心血管疾病危险因素

5.2.2.1　高血压

一项研究构建决策分析模拟模型模拟在10年和终生范围内药物治疗对中国收缩压（SBP）/舒张压（DBP）为130～139/80～89 mmHg且心血管风险高成年人的成本-效果[3]。研究发现，在10年内，与非药物治疗相比，成年人服用抗高血压药物可以获得0.034个增量QALY，增量成本效果比（ICER）值13 321.29美元/QALY，即获得一个QALY多产生13 321.29美元的成本（表5-2-3）。ICER值低于1倍的人均国内生产总值（21 318美元），表明抗高血压药物治疗策略具有高的成本-效果。此外，不考虑治疗开始时的年龄，对这种血压层的成年人进行抗高血压药治疗在一生中都是非常具有成本-效果，中青年人口将受益最多。

表5-2-3　10年内药物治疗和非药物治疗成本-效果

治疗策略	平均成本（美元）	增量成本（美元，95% UI）	平均QALY	增量QALY（95% UI）	ICER（美元/QALY）
非药物治疗	614.86	—	8.10	—	—
药物治疗	1068.67	454.48（423.56，482.92）	8.13	0.034（0.030，0.038）	13 321.29（11 352.22，15 789.64）

注：UI，不确定性区间；QALY，质量调整生命年；ICER，增量成本效果比。

在一项中青年1级高血压高危患者药物治疗的成本-效果的研究中[4]，采用微观模拟模型从社会角度预测药物治疗的质量调整生命年、医疗保健成本和增量成本-效果比。在15年内，该模型预测药物治疗产生的QALY为9.36，预期成本为3735美元，而非药物治疗在1级高血压患者中产生的QALY为9.07，产生的成本为3923美元。与非药物治疗相比，药物治疗具有绝对优势（成本更低而获得的QALY更多）。将随访期缩短到8年，药物治疗的ICER值为189美元/QALY，低于支付意愿（WTP）阈值。因此，药物治疗可能为政策制定者和临床医生权衡中青年1级高血压患者药物治疗的利弊提供依据。

5.2.2.2 高脂血症

一项研究评估英克司兰和他汀类药物联合使用与单独使用他汀类药物治疗血脂异常的成本-效果[5]，构建马尔可夫决策模型，以心血管疾病和血脂水平高于他汀类药物治疗目标水平的患者为目标人群。研究发现，如果英克司兰的每次注射价格为20 000.00元人民币，则与他汀类药物组相比，英克司兰联合他汀类药物组的患者将产生449 233.56元的增量成本，在其生命周期中多获得0.21个QALY，则ICER值2 127 756.78元/QALY，明显高于WTP阈值（3倍的中国人均GDP，即257 094.00元/QALY），表明英克司兰联合他汀类药物的联合使用不具有成本-效果。如果将英克司兰每次注射的价格降至2500.00元，英克司兰联合他汀类药物组的ICER值为257 790.63元/QALY（表5-2-4），略低于WTP阈值，表明英克司兰联合他汀类药物将具有成本-效果。

表5-2-4 基础案例和情景分析的终生成本-效果

	成本（元/美元）	增量成本（元/美元）	QALY	增量QALY	ICER（元或美元/QALY）
英克司兰基础价格					
他汀类药物	¥26 765.81/$ 3979.40	—	9.21	—	—
英克司兰+他汀类药物	¥475 999.37/$ 70 769.00	¥449 233.56/$ 66 789.60	9.42	0.21	¥2 127 756.78/$ 316 343.32
英克司兰价格降至2500元					
他汀类药物	¥26 765.81/$ 3979.40	—	9.21	—	—
英克司兰+他汀类药物	¥81 193.18/$ 12 071.36	¥54 427.37/$ 8091.97	9.42	0.21	¥257 790.63/$ 38 326.91

注：QALY，质量调整生命年；ICER，增量成本效果比。

5.2.2.3 糖尿病

一项使用床旁检测（POCT）糖化血红蛋白（HbA_{1c}）筛查中国城市和农村地区2型糖尿病的经济学评价结果显示[6]，在支付意愿阈值为37 653美元时，与空腹毛细血管葡萄糖（FCG）相比，POCT HbA_{1c}具有成本-效果，城市地区的增量成本-效用比（ICUR）为500.06美元/QALY，农村地区的ICUR为185.10美元/QALY。城市和农村地区，POCT HbA_{1c}与静脉血HbA_{1c}相比成本更低，效用更高。在静脉血HbA_{1c}和FCG的比较中，静脉血HbA_{1c}在城市地区具有成本-效果（ICUR＝20 833/QALY），农村地区则不然（ICUR＝41 858/QALY）。可以考虑在中国未来的临床实践中使用POCT HbA_{1c}进行2型糖尿病筛查。在选择静脉血HbA_{1c}或FCG时，需要考虑地理位置、当地经济状况和居民依从性等因素。

在针对2型糖尿病患者的长期治疗中，每周一次使用司美格鲁肽与西格列汀的成本-效果研究显示[7]，对个体患者而言，与西格列汀相比，每周一次0.5mg司美格鲁肽使QALY增加0.08，节约5173美元，而每周一次1mg司美格鲁肽作为二甲双胍的补充，使QALY增加0.12，节约7142美元（表5-2-5）。因此，与西格列汀相比，两种剂量的每周一次司美格鲁肽都被认为是较优方案，具有更高的QALY效果和更低的成本。

表 5-2-5　西格列汀与司美格鲁肽＋二甲双胍的成本－效果

	司美格鲁肽 0.5mg＋二甲双胍	司美格鲁肽 1mg＋二甲双胍	西格列汀 100mg＋二甲双胍
QALY	12.23	12.27	12.15
成本，元（美元）	248 546（36 893）	235 279（34 923）	283 394（42 065）
增量QALY	0.08	0.12	—
增量成本，元（美元）	−34 848（−5173）	−48 115（−7142）	—
ICER	司美格鲁肽0.5mg＋二甲双胍绝对优势	司美格鲁肽1mg＋二甲双胍绝对优势	—

注：QALY，质量调整生命年；ICER，增量成本效果比。

5.2.2.4　肾脏疾病

一项研究构建成本－效果模型（FINE-CKD）[8]，从医疗保健系统的角度评估非奈利酮＋SoC（标准照护）与单独使用SoC在中国慢性肾病和2型糖尿病患者中的成本－效果。与单独使用SoC相比，非奈利酮＋SoC组患者质量调整生命年增加了0.321个（8.660 vs 8.338），非奈利酮＋SoC组每名患者的总成本低于单独使用SoC组（38 1130元vs 39 2390元）（表5-2-6）。因此，与单独使用SoC相比，在SoC中添加非奈利酮可能是具有成本－效果的治疗选择。

表 5-2-6　非奈利酮＋SoC与单独使用SoC的成本－效果

成果指标	非奈利酮＋SoC	SoC	增量
总成本（元）	381 130	392 390	−11 260
总生命年	10.115	9.778	0.337
总质量调整生命年	8.660	8.338	0.321
ICER	绝对优势		

注：ICER，增量成本效果比。

5.2.3　心血管疾病

5.2.3.1　冠心病

麝香保心丸（SBP）作为中国稳定型冠状动脉疾病标准疗法的附加治疗方案[9]，一项研究使用马尔可夫模型模拟SBP组（SBP联合标准疗法组）和标准治疗组（安慰剂联合标准疗法）的成本－效果。经过30年的模拟，与标准治疗组相比，SBP组多获得了0.32个QALY，节约了841.00元的成本。对中国女性30年模拟情景分析结果表明，SBP疗法增加了0.82个QALY，成本降低了19 474.00元（表5-2-7）。因此，SBP作为标准疗法的附加治疗似乎是中国冠心病患者的一种具有成本－效果的策略。

表 5-2-7　麝香保心丸与标准疗法治疗冠状动脉疾病的成本－效果

治疗策略	成本（元）	增量成本（元）	QALY	增量QALY	ICER（元/QALY）
基础结果					
标准治疗组	104 730.00	—	8.80	—	—
SBP组	103 889.00	−841.00	9.12	0.32	−2628.13
情景分析					
标准治疗组	104 730.00	—	8.80	—	—
SBP组	82 943.00	−21 787.00	9.62	0.82	−26 569.51

注：QALY，质量调整生命年；ICER，增量成本效果比。

5.2.3.2 卒中

一项研究构建决策树和马尔可夫模型，从中国医疗保健系统的角度探讨血管内治疗（EVT）联合标准药物治疗（SMT）与单独使用SMT对中国基底动脉闭塞（BAO）患者的疗效和经济效应[10]。研究表明，在终生模拟中，每位接受EVT联合SMT的BAO患者将获得2.15个QALY（3.88个生命年），成本为32 213美元。相比之下，单独使用SMT获得1.46个QALY（3.03个生命年），成本为13 592美元。ICER值为27 265美元/QALY（22 098美元/生命年），低于WTP阈值。与单独使用SMT相比，在SMT中加入EVT被证明对BAO患者具有成本-效果。

一项基于中国山东半岛的急性缺血性卒中血管内治疗的卫生经济学评价研究表明[11]，与EVT＋IVT（静脉溶栓）相比，无论是短期还是长期，单独的EVT的成本都较低。直到99%的AIS（急性缺血性卒中）患者死亡，得到的ICER值为696 399.30元/QALY（表5-2-8），超过了支付意愿阈值（3倍的山东省人均地区生产总值）。在中国东北沿海地区，与EVT＋IVT相比，单独的EVT治疗更具成本-效果。

表5-2-8 不同时间范围内EVT与EVT＋IVT的成本-效果

时间范围	策略	成本（元）	QALY	成本-效果比	ICER（元/QALY）
3个月	EVT	71 329.86	0.15	461 844.71	9 288 851.75
	EVT＋IVT	108 463.60	0.16	684 558.18	
1年	EVT	82 358.75	0.74	111 565.82	20 041 82.77
	EVT＋IVT	119 568.88	0.76	157 998.14	
终身	EVT	271 740.90	2.82	96 234.35	696 399.30
	EVT＋IVT	359 160.29	2.95	121 779.32	

注：EVT，血管内治疗；IVT，静脉溶栓。

5.2.4 小结

心血管健康影响及相关疾病危险因素的卫生经济学评价的多项研究表明，通过优化资源配置进行合理的预防和干预能够较大幅度减轻心血管疾病负担和经济负担。这些经济学评价结果为选择适当的干预和治疗措施、确定干预人群和时机，以及推动昂贵药品降价提供了较有力的证据。例如，在中国老年护理机构中，推广使用盐替代品有助于控制高血压和预防心血管疾病；征收含糖饮料20%的税收和限制向儿童销售不健康食品等预防中国儿童青少年超重肥胖的干预措施，具有较好的经济效益；对130～139/80～89 mmHg或者1级高血压且心血管风险高的患者进行抗高血压药物治疗，具有较好的成本-效果，中青年将从中获得较大益处；城市地区使用POCT HbA_{1c}进行2型糖尿病筛查具有较好的成本-效果。

（执笔人：冯芮华 审稿人：陈育德）

参考文献

[1] LAI X，YUAN Y，WANG H，et al. Cost-effectiveness of salt substitute and salt supply restriction in eldercare facilities [J]. JAMA Network Open，2024，7（2）：e2355564.

[2] MA G，MEYER C L，JACKSON-MORRIS A，et al. The return on investment for the prevention and treatment of childhood and adolescent overweight and obesity in China：a modelling study [J]. The Lancet Regional Health-Western Pacific，2023，43：100977.

[3] LI J，ZHAO D，CAI J，et al. Cost-effectiveness of treatment in adults with blood pressure of 130-139/80-89 mmHg and

high cardiovascular risk in China：a modelling study［J］. The Lancet Regional Health-Western Pacific，2024，42：100962.

［4］ZHOU Y-F，DENG H，WANG G-D，et al. Cost-effectiveness of drug treatment for young and middle-aged stage 1 hypertensive patients with high risk［J］. Journal of Global Health，2023，13：04147.

［5］ZHOU W，LIANG Z，LOU X，et al. The combination use of inclisiran and statins versus statins alone in the treatment of dyslipidemia in mainland China：a cost-effectiveness analysis［J］. Frontiers in Pharmacology，2024，15：1283922.

［6］SHAO Q，XIE X，WANG L，et al. Point-of-care Testing HbA_{1c} screening for type 2 diabetes in urban and rural areas of China：a cost-effectiveness analysis［J］. Frontiers in Public Health，2024，12：1438945.

［7］GU S，GU J，WANG X，et al. The long-term cost-effectiveness of once-weekly semaglutide versus sitagliptin for the treatment of type 2 diabetes in China［J］. Health Economics Review，2024，14（1）：26.

［8］MING J，HONG G，XU Y，et al. Cost-effectiveness of finerenone in addition to standard of care for patients with chronic kidney disease and Type 2 diabetes in China［J］. Advances in Therapy，2024，41（8）：3138-3158.

［9］RAY A，PAN J，PING P-D，et al. Cost-effectiveness analysis of Shexiang Baoxin Pill（MUSKARDIA）as the add-on treatment to standard therapy for stable coronary artery disease in China［J］. Plos One，2024，19（3）：e0299236.

［10］WANG L，YU Y，ZHOU L，et al. Endovascular treatment for basilar artery occlusion：a cost-effectiveness analysis based on a meta-analysis［J］. Frontiers in Neurology，2023，14：1267554.

［11］HAN L，LAN K，KOU D，et al. Cost-effectiveness of endovascular treatment for acute ischemic stroke in China：evidence from Shandong Peninsula［J］. Health Economics Review，2024，14（1）：37.

常用英文缩略语

A

ABI 踝臂指数

ADHF 急性失代偿性心力衰竭

ACC 美国心脏病学会

ACEI 血管紧张素转化酶抑制剂

ACM 致心律失常型心肌病

ACR 尿白蛋白与肌酐比值

ACS 急性冠脉综合征

AF 心房颤动

AHA 美国心脏协会

AKI 急性肾损伤

AMI 急性心肌梗死

APE 急性肺栓塞

AR 主动脉瓣关闭不全

ARB 血管紧张素Ⅱ受体拮抗剂

ARVC 致心律失常性右室心肌病

AS 主动脉瓣狭窄

ASCVD 动脉粥样硬化性心血管疾病

ASMR 年龄标化死亡率

B

BAV 二叶瓣

BMI 体重指数

BPA 球囊肺动脉成形术

BRS 生物可吸收支架

C

CABG 冠状动脉旁路移植术

CAMI 中国急性心肌梗死注册研究

CANCDS 中国成人营养与慢性病监测

CAS 颈动脉支架成形术

CCACH 中国儿童青少年心血管健康调查

CCB 钙通道阻滞剂

CCC 中国心血管疾病医疗质量改善项目

CCDRFS 中国慢性病及危险因素监测

CCr 肌酐清除率

CCS 慢性冠脉综合征

CCSR 中国心脏外科注册研究

CDS 中华医学会糖尿病分会

CEA 颈动脉内膜剥脱术

CHARLS 中国健康与养老追踪调查

CHD 冠心病

ChinaHEART 心血管病高危人群早期筛查与综合干预项目

China-HF 中国心力衰竭注册登记研究

China-PAR 中国动脉粥样硬化性心血管疾病风险预测研究

CHLS 中国健康素养调查

CHNS 中国健康与营养调查

CHS 中国高血压调查

cIMT 颈动脉内膜中层厚度

CKB 中国慢性病前瞻性研究

CKD 慢性肾脏病

CK-MB 肌酸激酶同工酶

CLHLS 中国老年健康影响因素跟踪调查

CMR 心脏磁共振

CNDMDS 中国糖尿病和代谢异常研究

CNHS 中国居民营养与健康状况监测

CNNS 中国居民营养调查

CNSCKD 中国慢性肾病工作组调查

CNSSPP 中国卒中筛查与预防项目

COPD 慢性阻塞性肺疾病

CPACS 中国急性冠状动脉综合征临床路径研究

CRRT 连续性肾脏替代治疗

CRT 心脏再同步化治疗

C-STRIDE 中国慢性肾脏病队列研究

CTD 结缔组织病 CTEPH 慢性血栓栓塞性肺动脉高压

CT-FFR CT 血流储备分数

CTO 慢性完全闭塞

CTPEH 慢性血栓栓塞性肺动脉高压

CURB 射频消融联合球囊扩张术

CVD 心血管疾病

D

DALY 伤残调整生命年

DCM 扩张型心肌病

DM 糖尿病

DVT 深静脉血栓形成

E

ECMO 体外膜肺氧合

eGFR 估算肾小球滤过率

EMS　紧急医疗服务
ESC　欧洲心脏病学会
EVAR　腹主动脉腔内修复术

F

FBG　空腹血糖

G

GBD　全球疾病负担
GLP-1RA　胰高糖素样肽受体激动剂

H

HbA_{1c}　糖化血红蛋白
HCM　肥厚型心肌病
HCR　冠状动脉杂交术
HDL-C　高密度脂蛋白胆固醇
HF　心力衰竭
HFpEF　射血分数保留的心力衰竭
HFmrEF　射血分数轻度降低的心力衰竭
HFrEF　射血分数降低的心力衰竭
HOCM　肥厚型梗阻性心肌病
HOS　出血性及其他卒中
HQMS　医院质量监测系统
HR　风险比
HSAT　家庭睡眠呼吸暂停监测

I

IABP　主动脉内球囊反搏
IBP　有创血压
ICD　植入型心律转复除颤器
ICER　增量成本－效果比
ICH　脑出血
IDF　国际糖尿病联盟
IHD　缺血性心脏病
INR　国际标准化比值
IPAH　特发性肺动脉高压
IS　缺血性卒中

L

LBBB　左束支传导阻滞
LBBP　左束支起搏技术
LDL-C　低密度脂蛋白胆固醇
LEAD　下肢动脉疾病
LVEF　左室射血分数
LVNC　左室心肌致密化不全

M

MACE　主要不良心血管事件
MACCE　主要不良心脑血管事件
MET　代谢当量
MFR　肌肉－脂肪比
MINOCA　冠状动脉非阻塞性心肌梗死
MR　二尖瓣反流
MS　代谢综合征

N

NCEP　美国国家胆固醇教育计划
NIBP　无创血压
NIHF　非缺血性心力衰竭
NHSS　全国健康服务调查
NSTEMI　非ST段抬高型心肌梗死
NSVT　非持续性室性心动过速
NYHA　纽约心脏协会

O

OCT　光学相干断层成像术
OR　比值比
OSA　阻塞性睡眠呼吸暂停
OSAHS　阻塞性睡眠呼吸暂停低通气综合征

P

PA　身体活动
PAD　外周动脉疾病
PADN　肺动脉去神经术
PAF　人群归因分值
PAH　动脉型肺动脉高压
PAR%　人群归因危险度百分比
PCI　经皮冠状动脉支架植入术/冠状动脉介入治疗
PCSK9　前蛋白转化酶枯草溶菌素9
PE　肺栓塞
PEA　肺动脉血栓内膜切除术
PH　肺动脉高压
PSS　原发性干燥综合征
PTCA　经皮冠状动脉腔内成形术
PTPA　经皮肺动脉成形术

Q

QALY　质量调整生命年
QFR　定量血流储备分数

R

RAS　肾动脉狭窄
RCM　限制型心肌病
RFCA　导管射频消融
RR　相对危险度

S

SAH　蛛网膜下腔出血
SAVR　单纯外科主动脉瓣置换术
SCD　心源性猝死
SDB　睡眠呼吸障碍
SDI　社会人口学指数
SGLT2i　钠－葡萄糖共转运蛋白-2抑制剂
SLE　系统性红斑狼疮

SNP 单核苷酸多态性
SSc 系统性硬化症
STEMI ST段抬高型心肌梗死
STEP 老年高血压患者血压干预策略

T

TAR＋FET 主动脉全弓置换＋冷冻象鼻手术
TAV 三叶瓣
TAVI 经导管主动脉瓣植入术
TAVR 经导管主动脉瓣置换术
TC 总胆固醇
TCAR 经颈动脉血管重建
TEER 经导管缘对缘修复术
TEVAR 胸主动脉腔内修复术
TF-TAVR 经股动脉经导管主动脉瓣置换术
TG 甘油三酯
TIA 短暂性脑缺血发作
TMVR 经导管二尖瓣置换术
TRV 三尖瓣反流速度
TSP 总悬浮颗粒物

U

UACR 尿白蛋白肌酐比

V

VTE 静脉血栓栓塞症

W

WHO 世界卫生组织

Y

YLD 健康寿命损失年
YLL 寿命损失年